# 患者安全临床警示案例汇编

张　艳　熊红静　熊慧芳／主编

东南大学出版社
SOUTHEAST UNIVERSITY PRESS
·南京·

## 内 容 提 要

　　本书内容共分为四章，分别为患者安全的概述、安全警示案例 80 篇、医疗卫生法律法规临床相关常识答疑篇以及信息汇总篇，可指引读者更好地理解现行的法律法规适用原则。其中开篇叙述患者安全的"前世今生"；第二章中所列举的医疗纠纷诉讼案例共分三类：医疗损害责任纠纷 64 例、医疗服务合同纠纷 13 例、其他纠纷 3 例。诉讼内容性质也分为三类：第一类是在临床实践中没有按照诊疗规范及常规操作，或者没有尽到应尽的注意义务、审慎安保义务而导致患者不良后果的事件，即《民法典》侵权责任所规定的医疗技术损害责任；第二类是没有尊重患者权利，如知情同意权、隐私权等，给患者造成损害的案例，符合侵权责任的伦理损害责任；第三类是故意伤人、故意杀人等刑事案件。

　　本书案例清晰、实用性强，对即将踏入临床一线的医疗保健领域的从业人员具有重要的实践指导意义和实际应用价值。

**图书在版编目（CIP）数据**

患者安全临床警示案例汇编 / 张艳，熊红静，熊慧芳主编. -- 南京：东南大学出版社，2024.9. -- ISBN
978 - 7 - 5766 - 1618 - 7

Ⅰ. R197.323.2

中国国家版本馆 CIP 数据核字第 2024VZ6057 号

责任编辑：胡中正　　责任校对：李成思　　封面设计：毕　真　　责任印制：周荣虎

**患者安全临床警示案例汇编**

Huanzhe Anquan Linchuang Jingshi Anli Huibian

| | |
|---|---|
| 主　　编 | 张　艳　熊红静　熊慧芳 |
| 出版发行 | 东南大学出版社 |
| 出 版 人 | 白云飞 |
| 社　　址 | 南京市四牌楼 2 号（邮编：210096　电话：025 - 83793330） |
| 网　　址 | http://www.seupress.com |
| 电子邮箱 | press@seupress.com |
| 经　　销 | 全国各地新华书店 |
| 印　　刷 | 南京京新印刷有限公司 |
| 开　　本 | 890 mm×1240 mm　1/16 |
| 印　　张 | 20.75 |
| 字　　数 | 520 千字 |
| 版　　次 | 2024 年 9 月第 1 版 |
| 印　　次 | 2024 年 9 月第 1 次印刷 |
| 书　　号 | ISBN　978 - 7 - 5766 - 1618 - 7 |
| 定　　价 | 90.00 元 |

本社图书若有印装质量问题，请直接与营销部联系，电话：025 - 83791830。

# 《患者安全临床警示案例汇编》

## 编委会名单

**主　　审：** 张小红　湖北省中医院（湖北中医药大学附属医院、湖北省中医药研究院）

**特别鸣谢：** 肖明朝（重庆医科大学附属第一医院）

仇永贵（江苏省南通大学附属医院）

**主　　编：** 张　艳　熊红静　熊慧芳

**副 主 编：** 舒　瑶　江建玲　杜建雄

黄晓菁［湖北省妇幼保健院（湖北省妇女儿童医院）］

周雯霏　曹　芳

**编　　委：** 湖北省中医院（湖北中医药大学附属医院、湖北省中医药研究院）：

尹　玲　秦世菊　周　琼　杨　晶　陈　青　袁　琴

屈月清　张　涛　张　春　冯　琳　鲁红平　郭慧丽

袁　莉　肖　婷　杨　佳　吴　解　陈　洁　梅琳琳

郭娅丽　费　云　叶　方　周子旖　吴子璇　袁梦玲

闵　凡　李梓宸　钟　义　吴　明　蔡　毅　魏　弘

万　瑶　卢真华　尹　谧　徐慧莹　李　朦　周　敏

钱　菲　钱正嫒　黄会娟　王金黎　陈海艳　张　浩

熊　芬　兰文平　贺艳红　严　翠　胡玉玲　占秀云

陈　宝　彭秋艳　陈　思　邹　怡　宋丽娜　余娇玉

樊胡雪

武汉市中西医结合医院：

韩　芳　桂　冠　程　潇　段晶晶　赵丽玲

其他人员：

李　凡　任　甜　曾倩雯

**法律顾问：** 张　浩（湖北今天律师事务所律师）

# 汇编出版说明

医学是一门集科学性、人文性、社会性于一体的实践科学，其发展过程充满了不确定性和未知性。在医疗领域追求患者安全和职业安全"零伤害"愿景的路上，一味要求医务人员在职业生涯中"零差错"是不现实的，但这也不能成为允许发生"过失、疏忽、错误"的理由和借口。加强对患者安全的重视和避免重蹈覆辙，是我们可以做到的！在推进更高水平平安中国建设与推动公立医院高质量发展过程中，除了要打造一批综合实力强、技术优势明显的"国家队"医院，同时还要兼顾平衡优质资源的区域分布。因而在区域发展不均衡的过程中，难免出现一些不太和谐的现象，医患恶性事件时有发生，医患矛盾与纠纷呈上升趋势，严重危害了正常的医疗秩序和职业安全。如何妥善处理好医疗服务和消费纠纷成为当下社会关注的焦点。2024年3月19日国卫办医急发〔2024〕9号《关于进一步加强医疗机构投诉管理的通知》强调了在卫生健康领域坚持和发展好新时代"枫桥经验"，提高医疗机构投诉处理规范化、科学化、法治化水平，推行接诉即办模式，改善医疗服务，提升患者满意度。

2024年5月30日世卫组织（WHO）在瑞士日内瓦第77届世界卫生大会（World Health Assembly，WHA）上发布的首份《2024年全球患者安全报告》与2021年5月底第74届世界卫生大会上发布的WHA74（13）号决定——《2021—2030年全球患者安全行动计划》保持一致，全面概述了全球患者安全措施。报告详细分析和总结突出了不安全医疗照护带来的负担，以及不同国家为提高卫生保健安全而采取的战略及行动；通过案例研究和专题报道提供了有关患者安全最佳实践和优先行动领域的见解和经验教训，并介绍在实施全球患者安全战略过程中的主要发现。"安全行动计划"的侧重点共识则是提出患者安全是全球卫生的首要问题，需要成员国和所有合作伙伴采取紧急行动，以减轻当前世界各地难以承受的可避免伤害负担，为更安全的医疗照护创造有利条件和因素，确保患者安全的总体概念涵盖并深入安全、临床和卫生系统计划的具体领域，如药物安全、手术安全、感染预防和控制、输血安全、注射安全、患者身份识别安全、辐射安全、免疫安全、诊断安全、护理质量、抗菌药物耐药性、孕产妇健康、心理健康、传染病和非传染病。它不仅覆盖医疗保健的所有领域，也包括社会科学、伦理和法律等其他相关领域。该安全行动计划提出了愿景、使命、目标、指导原则、行动伙伴、行动框架的7个战略目标和35个具体战略。

临床医务工作者除了要具备良好的医德医风和不断精进的医疗、护理技术与水平，更要重视患者安全文化和法治意识建设，才能更好地发挥法治固根本、稳预期、利长远的重要作用，从而保障医疗领域的安全和医患关系的和谐，最大可能减少或避免对患者和第二受害者的伤害或损害。2020年5月28日，十三届全国人大三次会议表决通过了《中华人民共和国民法典》，2021年1月1日起施行，2010年7月1日开始施行的《中华人民共和国侵权责任法》同时废止。这个历史转折点对医疗卫生领域也产生了巨大的影响，法制在不断完善，法治内涵建设能否与时俱进，前路可期。《最高人民法院关于为促进消费提供司法服务和保障的意见》（法发〔2022〕35号）第13条则明确为助力推进健康中国建设提出了具体要求。

汇编撰写此书，旨在增强全社会对患者安全工作的认识和重视，同时提高患者共同参与程度。医疗保健领域的从业人员通过吸取国内医疗诉讼的经验与教训，避免出现类似错误，更好地提高医疗服务质量，最终保护患者安全、保障职业安全。在全国法院裁判文书库2024年上线前，截至2023年底，中国裁判文书网共收纳 1.4 亿余篇裁判文书，我们整理其中法院已公开审理的医疗领域中关于临床患者安全医疗活动的 80 例实际案例，对典型案例的场景、事件的发生发展以及涉及的人、环境、法律的全过程进行闭环回顾和再现。

本书一共分为四章，从患者安全的概述、安全警示案例分享（80 篇）到医疗卫生法律法规临床相关常识答疑以及信息汇总，以指引读者更好地理解现行的法律法规适用原则。其中开篇"患者安全的概述"叙述患者安全的"前世今生"。"安全警示案例分享"的医疗纠纷诉讼案例共分三类：医疗损害责任纠纷 64 例、医疗服务合同纠纷 13 例、其他纠纷 3 例。诉讼内容性质也分为三类：第一类是在临床实践中没有完全按照诊疗规范及常规操作，或者没有尽到应尽的知情同意告知注意义务、审慎安保义务而致患者不良后果的事件，即《民法典》侵权责任所规定的医疗技术损害责任；第二类是没有尊重患者权利，如知情同意权、隐私权等，给患者造成损害的案例，符合侵权责任的伦理损害责任；第三类是故意伤人、杀人等刑事案件。本书案例清晰、实用性强，对即将踏入临床一线的医疗保健领域的从业人员具有重要的实践指导意义和实际应用价值。案例的汇编过程中可能会出现"同案不同判"的现象，其源于对法律适用的理解、诉讼形式、区域经济的不同，故书的案例及相关判决不能完全独立成为法律依据。案例分析部分，严格从医学科学角度来分析，可能有证据不充分的情况，如电子病历真实性的认定是当前司法实践中争议较大的地方，也可能存在片面、粗糙或者主观的情况。可喜的是，2024 年 5 月 12 日发布的《医务人员依法廉洁从业指南》及《关于病历真实性的专家共识》正在逐步弥补或清晰这种异议。医之为道，非精不能明其理，非博不能致其得。编写本书最终目的是希望通过对一些真实发生的医疗纠纷案子的介绍、分析获得一些启示与警诫，避免再次发生这些既往类似的过失、疏忽或者错误；使医务人员能明确和快速落实相应的安全防范措施，以法律意识和规范的流程制度保障患者安全；通过对"患者安全"的普法契机学习来提高广大医务人员对安全的深刻认知，以便更加积极参与"完整患者安全体系"的建设。

本科普书的汇编工作除了长期工作在临床一线的医护人员、护理管理者的参与，同时得到了长期参与医疗纠纷案件诉讼的张浩律师及其所在的湖北今天律师事务所团队的大力支持。

在此特别鸣谢两位"患者安全研究领域"的专家给予的帮助和专业指导：一位是我国唯一获得"患者安全特殊贡献专家"称号的重庆医科大学第一附属医院的肖明朝院长；另一位是患者安全领域的实战专家，曾入选全国 2021 年度法治人物候选人的江苏省南通大学附属医院门诊部主任、法务部主任、司法鉴定所负责人仇永贵主任。由衷地感谢他们对患者安全领域做出的突出贡献，引领我们在护理领域向患者安全"零伤害"的目标更进一步！

由于相关案例受到法律施行的时效性限制，本书仅作医疗相关法律法规的学习交流及参考所用，不作为法律依据和其他用途。汇编者水平有限，还望读者在阅读使用过程中不吝赐教，提出您的宝贵意见，以便本书继续修订完善。谢谢！

编者
2024 年 6 月

# CONTENTS | 目 录

**第一章 患者安全的概述** ················································· 001

一、患者安全的概念 ······················································ 002

（一）行动目标 ························································· 002

（二）工作任务 ························································· 002

（三）工作要求 ························································· 003

二、患者安全的演变史 ···················································· 004

三、国内外患者安全现状 ·················································· 007

（一）国外关于患者安全的现状 ··········································· 008

（二）国内关于患者安全的现状 ··········································· 014

（三）护理安全管理的现状 ··············································· 025

四、患者安全的未来 ······················································ 029

（一）思维的改变 ······················································· 029

（二）实施早期培训的必要性 ············································· 030

（三）遵守患者安全规则的必要性 ········································· 030

五、世界患者安全日 ······················································ 031

六、患者安全和医疗质量安全的区别 ········································ 032

**第二章 患者十大安全目标之安全警示案例分享（80篇）** ················· 035

一、患者安全警示篇之意外伤害 ············································ 036

（一）跌倒案例17篇 ····················································· 036

（二）跳楼/溺水案例8篇 ················································· 083

（三）喂食/进食意外案例6篇 ············································· 098

二、患者安全警示篇之加强有效沟通 ········································ 114

三、患者安全警示篇之医护人员诊疗与救治义务 ······························ 130

四、患者安全警示篇之用药安全 ············································ 159

五、患者安全警示篇之医疗护理文书规范 ···································· 172

六、患者安全警示篇之分级护理 ············································ 187

七、患者安全警示篇之护理不良事件 ········································ 200

八、患者安全警示篇之医护人员职业环境安全 ·········· 223

**第三章 现行相关医疗卫生法律法规常识答疑** ·········· 233

**第四章 医疗卫生常见法律法规信息汇总** ·········· 289

一、法律法规网络大全 ·········· 290

二、相关法律法规信息汇总表 ·········· 292

三、常用中医药法律法规汇编 ·········· 293

（一）法律 ·········· 293

（二）行政法规 ·········· 296

（三）部门规章及规范性文件 ·········· 297

（四）批复或回函 ·········· 301

（五）地方性法律法规类 ·········· 301

（六）规范或标准 ·········· 301

**附录** ·········· 303

附录一 特别鸣谢 ·········· 303

附录二 微信公众号——患者安全热门兴趣话题 ·········· 306

附录三 我国关于患者安全的教育与培训状况 ·········· 310

附录四 经典阅读赏文 ·········· 313

附录五 我国"患者安全"领域的部分论著介绍 ·········· 316

附录六 患者安全目标团体标准 ·········· 320

**参考文献** ·········· 321

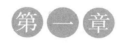

# 患者安全的概述

**一、 患者安全的概念**

　　"患者安全"这一概念是在 1984 年麻醉患者安全基金（Anesthesia Patient Safety Foundation，APSF）率先提出来的。患者安全的第一个行动发生在 1847 年，塞麦尔维斯（Ignaz Semmelweis）建议产科医生用漂白粉溶液消毒双手以清除带给产妇死亡的尸体颗粒。从此以后，产科门诊的死亡率从 18% 下降至 1%。"患者安全"正在成为全球公共卫生领域面临的巨大挑战。任何人都不应该在医疗救治的过程中受到本不应发生的伤害。然而，据世卫组织披露，低收入和中等收入国家中每年却有 1.34 亿起患者安全事件因医院的不安全医疗操作所导致，每年造成 260 万人死亡。经合组织（OECD）国家 15% 的住院支出可归因于患者安全事故；在全球范围内，有 40% 的患者安全事件发生在基层医疗和门诊环境中，其中高达 80% 是本可避免的事件。

　　医疗卫生环境的日益复杂化会使人们更可能出现错误，成熟的卫生系统应考虑到这一点。犯错是人之常情，奢望人们在复杂和高强度压力环境中工作且表现完美不太现实。我们要做的应该是为他们创造一个能尽量避免失误的环境，而从可能引发安全事件的体系开始关注，就是改进的开始。因此保障患者安全已然成为一个严肃的公共卫生问题，如何有效避免患者在医疗诊疗过程中受到伤害，提升医院医疗质量管理和服务水平则成为一个迫在眉睫的挑战。

　　2022 年在《"中国经济发展前景一定会更加光明"——习近平总书记引领统筹推进高质量发展和高水平安全述评》中强调要"坚持统筹发展和安全，坚持发展和安全并重，实现高质量发展和高水平安全的良性互动"。

　　2023 年再次提出了《全面提升医疗质量行动计划（2023—2025 年）》，旨在加强基础质量安全管理、关键环节和行动管理、质量安全管理体系的完善与建设。

## （一）行动目标

　　利用 3 年时间，在全行业进一步树立质量安全意识，完善质量安全管理体系和管理机制，深入健全政府监管、机构自治、行业参与、社会监督的医疗质量安全管理多元共治机制，不断巩固基础医疗质量安全管理，提升医疗质量安全管理精细化、科学化、规范化程度，加快优化医疗资源配置和服务均衡性，提升重大疾病诊疗能力和医疗质量安全水平，持续改善人民群众对医疗服务的满意度。

## （二）工作任务

　　1. 加强基础质量安全管理，夯实结构质量

　　（1）健全医疗质量管理组织体系。

　　（2）完善质量安全管理制度。细化完善并严格落实 18 项医疗质量安全核心制度。

　　（3）优化质量安全工作机制。

　　（4）加强医务人员管理。

　　（5）强化药品器械管理。

　　（6）规范医疗技术管理。

　　（7）提升急诊质量。

　　（8）改善门诊医疗质量。

　　（9）提高日间医疗质量。

（10）保障手术质量安全。

（11）提高患者随访质量。

（12）优化要素配置和运行机制。

2. 强化关键环节和行为管理，提高过程质量

（1）严格规范日常诊疗行为。

（2）全面加强患者评估。

（3）提升三级查房质量。

（4）提升合理用药水平。

（5）提高检查检验质量。

（6）加强病历质量管理。

（7）加强会诊管理。

（8）提高急难危重救治效果。

（9）强化患者安全管理。

（10）提供优质护理。

3. 织密质量管理网络，完善工作机制

（1）健全质控体系和工作机制。

（2）加强质量安全信息公开。

（3）完善"以质为先"的绩效管理机制。

（4）强化目标导向，优化改进工作机制。

（5）充分发挥考核评估指挥棒作用。

（6）加强中医药质控。

## （三）工作要求

1. 加强组织领导

落实落细各项工作，强化基础医疗安全管理，加强医疗质量安全日常监测、分析和反馈，推动行动顺利开展。

2. 做好政策协同

各地卫生健康行政部门要对照法律法规、部门规章和有关文件等要求制定完善配套文件，指导医疗机构建立健全相关制度规范并加强日常监管。充分利用医院评审、绩效考核、专科评估等工作抓手，将医疗质量安全提升工作落实落细，推动医疗质量安全持续改进。

3. 强化科学管理

各级卫生健康行政部门、质控组织和医疗机构要密切关注医疗质量安全管理领域前沿进展，吸纳国内外先进管理经验和方法，加强医疗质量安全管理相关学习培训，推广单病种管理、全面质量管理等医疗质量管理工具，提升质量安全管理科学化程度和管理效能。

4. 加强宣传引导

各级卫生健康行政部门和质控组织要注重从多维度、多层面挖掘行动落实先进典型，充分利用行业主流媒体和短视频、公众号等网络新媒体多种形式进行宣传推广，营造良好氛围。省级以上卫生健康行政部门要遴选具有代表意义的典型案例予以通报表扬，充分调动医疗机构参与行动的积极性。

5. 建立长效机制

《全面提升医疗质量行动计划（2023—2025年）》在实践落地过程中，具体实施计划总结为以下三点：

（1）按年度进行行动工作部署，细化政策措施，明确责任分工。

（2）加强医疗质量安全日常监测、分析和反馈。

（3）加强宣传推广先进做法和经验，总结经验，将好的做法、措施以制度的形式固定下来。

但是，在现实中护理安全管理方面却存在诸多现实问题，面临困境。如：

（1）态度：缺乏责任心；

（2）建设：重结果轻过程、重形式轻实战；

（3）体系：制度不完善、管理不到位、流程不清晰、标准不规范；

（4）专业：缺乏专业知识与技能教育培训；

（5）文化：缺乏主动报告文化、缺乏分享文化、缺乏安全氛围评价。

我国不良事件发生上报率低、问题被隐藏，安全问题将付出沉重代价。如英国部分医院不良事件发生率高达10%左右，美国2010年有13.5%的医疗保险参保患者在住院期间发生不良事件，而我国医疗质量安全不良事件年度平均上报率连续3年均低于1%，远低于发达国家水平。

根据美国卫生保健系统报道：

（1）7%的患者遭受过用药错误；

（2）平均每位住进ICU的病人都遭受过不良事件；

（3）每年至少有44 000~98 000人死于可避免的医疗差错；

（4）每年大约有10万人死于医疗照护相关感染（healthcare-associated infections，HAIs）；

（5）估计每年有3万到6.2万人死于中央导管相关血流感染（Central line-associated bloodstream infections，CLABSIs）。

美国每年为此付出代价为280亿~330亿美元，我国亦得出相同的结论。

安全问题不容小觑，医疗质量、工作效率、医院声誉、患者报告结局均不同程度影响着医院高质量发展。

## 二、患者安全的演变史

20世纪90年代，卫生保健系统虽然在医学上取得了显著的进步，但在患者安全方面未见显著成效，主要因为"常有患者发生感染并受到伤害陷入窘境"，因此"感染"促使卫生保健系统开始迅速着手进行患者安全实践。以下便是非常有纪念意义的历史事件。

1. 患者安全的第一个行动——塞麦尔维斯

患者安全的第一个行动发生在1847年，匈牙利医生塞麦尔维斯建议产科医生用漂白粉溶液消毒双手以清除带给产妇死亡的尸体颗粒，使得产科门诊的死亡率从18%下降至1%。如手卫生达标能让院内感染降低70%左右。

2. 患者安全的提灯女神——弗洛伦斯·南丁格尔（Florence Nightingale）

1853年国际统计学会才开始编制统一的疾病名称和死因分类，即现在的ICD（国际疾病分类，又称《疾病和有关健康问题的国际统计分类》，是世界卫生组织对世界各国人口的健康状况和分析死因的差别面对各种疾病作出的国际通用的统一分类）。但是在1863年的英国，各地医院各自为政，疾病命名与分类混淆不清。南丁格尔制定了医疗统计标准模式，被描述为"在统计的图形显示方法上，是一个真正的先驱"。她使用极坐标区域图（即赫赫有名的南丁格尔玫瑰图），向不会阅读统计报告的国会议员，报告克里米亚战争的医疗条件。后来被英国各医院相继采用，被公认为一件了不起的贡献。

1854 年至 1856 年，英国、法国、土耳其联军与沙皇俄国在克里米亚爆发战争，英国的参战士兵死亡率高达 42%。"提灯女神"南丁格尔率领 38 名护士抵达前线照顾伤员，半年左右时间使得伤病员死亡率下降到 2.2%。战争结束后，她被人们推崇为民族英雄。她所使用的饼图虽由威廉·普莱费尔所发明，但她所创玫瑰图，相当于现代圆形直方图，展示了其管理野战医院的时候，病人死亡率受不同季节变化而有影响，且士兵死于疾病的频率高于战伤，但通过改善患者照护可以降低患病率及死亡率。

1858 年和 1859 年，她成功地游说成立一个皇家委员会，研究印度的情况。1859 年南丁格尔被选为英国皇家统计学会的第一个女成员，后来成为美国统计协会的名誉会员。据 1873 年报道，卫生改革 10 年后，印度士兵的死亡率已经从每千名 69 人，降低至每千名 18 人。

3. "患者安全"的发展

（1）国外"患者安全"的发展史

20 世纪后期才引入患者安全（patient safety）一词。在 60—80 年代间，高死亡率被广泛关注，第一个英国国民医疗服务体系（NHS）监督组织产生了，建立了英国医院健康咨询服务局（Hospital Advisory Service，HAS）。1998 年，HAS 出版了《一流服务》向 NHS 介绍了临床监管概念并指出：临床监管是通过医疗服务体系创造的利于危重医疗救护发展的环境、持续改善服务质量和高质量标准的医疗照护落地实现其管理框架的。1999 年，美国医学研究所（Institute of Medicine，IOM）发布报告《人非圣贤孰能无过：建立更加安全的卫生体系》，提出确保患者安全、避免患者的事故伤害可以通过建立一个可操作的系统和规程阻止医疗错误的可能性最大化。

2002 年，WHO 开始讨论关于患者安全的决议，此后，各国开始重视患者安全。

患者安全大事记——美国全国性的患者安全讨论进展情况部分汇总如下：

1999 年：美国医学研究所（IOM）出版的《人非圣贤孰能无过》是美国医疗卫生系统的一个分水岭。

2001 年：随着 IOM《跨越质量鸿沟：21 世纪新的卫生系统》的发布，一系列卫生保健质量活动开始启动；建立了美国国家患者安全局（National Patient Safety Agency，NPSA）。

2002 年：创建了约翰·艾什伯格患者安全和质量奖。

2004 年：建立了网站（www. hospitalcompare. hhs. gov），公示医院患者安全检测结果；国际质量论坛（NQF）批准了护理质量安全敏感指标的非强制性共识标准。

2006 年：美国医疗保健研究与质量局（AHRQ）与美国国防部（DOD）发布了"提高医疗质量和患者安全的团队策略与工具包"（Team Strategies and Tools to Enhance Performance and Patient Safety，TeamSTEPPS）。TeamSTEPPS 是一个教育和培训员工关键技能的框架，培训课程为美国患者安全团队合作培训提供了新的国家标准，具有里程碑式的意义。

2007 年：WHO 在发现有 1/10 的患者遭受过因医疗错误导致的伤害后，提出了"九项患者安全解决方案"。

2008 年：WHO 建立了一份安全手术清单。通过这份清单，每年可以拯救 50 万人的生命。

2009 年：WHO 公布了专家组经过为期 3 年的研究获得的《患者安全国际分类》的研究报告，对涉及患者安全的相关概念或术语进行了界定。

2013 年：卢西恩（Lucian Leape）医生发现每年因医疗错误死亡的美国人可能远多于 14 年前 IOM 发表的《人非圣贤孰能无过》中的估值。

2014 年：美国医疗保健研究与质量局（AHRQ）发布了 TeamSTEPPS 2.0 版本。

2015 年：美国国家科学、工程和医学院发表了一份题为《改善医疗诊断》（*Improving Diagnosis in*

*Health Care*）的报告，使诊断错误成为患者安全的主要关注对象之一。

2015 年：健康研究与教育信托基金（Health Research and Educational Trust，HRET）、美国医院协会（American Hospital Association，AHA）、卫生质量领导层研讨会（Symposium for Leaders in Healthcare Quality，SLHQ）发布了《合作改善质量和安全：同患者和家庭顾问合作的框架》；联合委员会（TJC）在美国医学会杂志（*JAMA*）上发布了《医生及卫生保健生组织必须采用新方法改善医疗质量和安全》。TeamSTEPPS 在国际范围内被世界创新峰会评为医疗保健领域快速创新推广的成功范例。

2018 年：世界卫生组织和英国政府开展建立"全球患者安全合作"（Global Patient Safety Collaborative）的新战略。

2019 年：正式将每年 9 月 17 日核定为世界患者安全日。

2021 年：世界卫生组织颁布《2021—2030 年全球患者安全行动计划》。

2023 年：美国医疗保健研究与质量局（AHRQ）发布了 TeamSTEPPS 3.0，它建立在原有框架的基础上，同时引入了更多关于患者和家庭参与的虚拟资源。

（2）"患者安全"步入中国

患者安全事件不仅给患者及其家庭带来伤害，更是造成大量医疗卫生资源的浪费与挤兑。在我国一直使用的表述是"医疗安全"而非"患者安全"。从 2002 年发布和施行的《医疗事故处理条例》第一章第一条"为了正确处理医疗事故，保护患者和医疗机构及其医务人员的合法权益，维护医疗秩序，保障医疗安全，促进医学科学的发展，制定本条例"到 2018 年发布和施行的《医疗纠纷预防和处理条例》第一章第一条"为了预防和妥善处理医疗纠纷，保护医患双方的合法权益，维护医疗秩序，保障医疗安全，制定本条例"对照可以看出，"医疗安全"这一表述侧重于体现保障医疗机构运行安全和医护人员行医安全、保障医患双方权益、预防医疗纠纷和医疗事故发生，在一定程度上理解为以"不出事"为主。虽然"医疗安全"和"患者安全"目标均是指向"保障患者安全"，但重视安全的"主体"不一样，后者的表述更直观地体现"以患者为中心"的理念，这与 2023 年第五届世界患者安全日提出的活动主题"鼓励患者参与患者安全"相契合，旨在使患者参与自身的护理，确保以患者为中心的安全。

因此，随着"以患者为中心"意识增强，"患者安全"的理念得到了更多的重视。中国医院协会自 2017 年发布《患者安全十大目标》便开始沿用"患者安全"的表述方式。

4. 向航天航空业和国防领域学习安全—杜绝不良事件

（1）医疗不良事件分享对患者安全实践的意义

在促进患者安全实践的早期，卫生保健领导者普遍存在一种不太成熟的想法，认为只要重构系统和检查就能促进患者安全。标准化、简单化、约束机制三要素构成假设的重构系统模型。如：医生们甚至粗暴地认为只需要通过限制性（约束机制中有一种类型为强制约束功能）使用就可以杜绝错误的发生。因此人们开始受到思潮的影响从工程的角度来看待医疗改善。促使一些可行的改进方案产生，如：电子病历化医师处方和合理使用静脉注射泵；如从专业角度入手改进，让医生团队合作和相互支持。医务人员逐渐意识到医疗错误分享得越多，卫生系统就越优化，患者安全实践才能提高得更显著。因为从错误中学习，总结经验教训，认识更深刻，更有利于防患于未然，这也就是不良事件上报的前生。此后，专家们达成了共识并对患者安全现状进行总结并得出结论：为了改善目前不佳的患者安全状态，需要在全国每一个医疗机构开展一系列活动，无论机构大小。活动包括：避免苛责错误的发生；公开分享医疗错误以促进从错误中学习预防措施；对从事具有危险性工作的员工进行培训并给予支持。至此，患者安全实践开始走上持续质量改进的道路，不断地积累、总结和摸索以及制定促进防范措施与制度。

（2）深刻思考医疗保健领域对不良事件归因的认识

在医疗保健领域，被发现的错误的数量取决于发生错误的医疗机构，而实际上发生率比看见的有可能更高，因为部分错误未被发现。如果一个医务人员在非常有名的医院如克利夫兰医学中心发生错误，错误很可能会被发现。但是，如果在一家一般教学医院或者一家医疗资源匮乏的医院犯了错误，那么错误更有可能被忽略。据不完全报道，有28％的不良事件是由于医务人员一时疏忽造成的。当医务人员忽视错误或者没有就系统故障和错误的问题对医务人员进行适当的培训，医疗机构因此还会付出更惨重的代价。据不完全统计，疏忽患者安全造成20％～40％的医疗开销被浪费，某些国家投入近190亿美元用于患者安全事件的处理。当然，还有其他不可测量的代价，如患者及家属的精神损害或者医生名誉受损。但是，这些代价也表明：想要促进患者安全，亟须向安全管理典范行业（航天航空业和国防）学习持续安全质量改进。那就必须提高对患者安全重视程度，提升当地培训卫生保健领域实践者的认知，加强培训与再教育，因为医务人员如果长期局限在某一物理区域工作，他们就只可能偏安一隅，如盲人摸象一般不知全貌从而失去认知不同类型错误的机会。其中培训尤其要重视系统失效和其他行业错误的经验总结、系统故障和错误导致的继发危害、不同类型的系统失效和错误三个方面。

（3）向航天航空业和国防领域学习安全质量管理

据统计，乘客遭遇空难的概率是1/470 000 0，而患者在卫生保健机构中受到伤害的概率是1/300。

航空业是高风险行业之一，面临的遭遇突发事件、恶劣环境、迫于时间压力的影响只是冰山一角，容易导致发生决策性失误。问题是，当人们意识到系统中潜在隐患、面对窘境与无能之错，能否不畏权威大声说出来、包容接纳且将风险减小到最低？

正是经历了阵痛，航空业有了彻底变革的觉醒。国际民航安全管理理论发展经历了机械致因理论、人为因素理论及安全管理体系理论三个阶段，完成了安全文化的变革，从错误中学习，把人为因素当作事故调查和预防的切入点而非终止点，从系统安全的角度来处理人—机—环三大因素，最大限度地保障了飞行安全，使其成为安全管理领域的典范。

正是对患者安全的关注，后来才有了南斯与凯瑟琳的深入交流，才有了《向航空业学管理——医疗质量与患者安全的终极飞行计划》的问世。他将航空史上一次次让人震惊的但原本可以避免的灾难放在篇首，让读者在痛惜、深思的同时，引入了对航空业与医疗行业发生事故时异同的比较，通过比较，引出了对医疗系统安全现状的深思。

## 三、 国内外患者安全现状

由于研究背景和目的的不同，不同的学术研究和组织机构对患者安全有着不同的概念界定。

美国医学研究所（IOM）认为，患者安全就是避免患者的意外伤害。确保患者安全要求医疗机构通过建立规范的程序和制度，最大限度地防止医疗差错的发生。美国医疗机构评审国际联合委员会（JCI）将患者安全定义为在医疗服务过程中采取必要措施，来避免或预防患者的不良结果或伤害，包括预防错误、偏差及意外。WHO于2009年将患者安全定义为："将卫生保健相关的不必要伤害减少到可接受的最低程度的风险控制过程。"同时指出，这种可接受的最低程度的风险是指在医疗保健现有的、可获得的知识、资源和情境条件下，经控制所能达到的水平。为避免过多的术语和概念界定给研究和实践带来的因素的困惑，2009年，WHO公布了专家组经过为期3年研究获得的"患者安全国际分类"的研究报告，对涉及患者安全的相关概念或术语进行了界定：（1）医疗相关损害；（2）损害；（3）意外；（4）失误。

滕苗等认为患者安全是指患者在临床环境中不受任何与健康护理相关的伤害，是确保医疗服务质量的前提，是医院管理的核心，也是全球医疗系统的根本宗旨。从而患者安全成为全球卫生保健系统政策制定和改进战略的首要任务。因此，患者安全是现代卫生保健的一个战略重点，是各国努力实现全民健康覆盖的核心，也是各医疗机构和患者间的共同目标。WHO报告显示，在全球每年住院患者人数占比中，患者安全事件发生率约为 8%，其中 83% 的不良事件可以预防，30% 可能导致患者直接发生死亡。

护士大多数时候作为直接为患者提供医疗照护服务的执行者，其患者安全胜任力将直接影响患者安全与疾病转归。作为接触患者时间最长、频率最多的群体，在保障患者安全领域自然承担着更多重的角色。总体来说，患者安全都是通过防止医疗系统中不安全的规程、操作从而使得患者避免医疗过程中不必要的伤害，将与之相关的不必要伤害风险降低至可以接受的最低水平。

最新的定义则认为：患者安全是指在卫生系统中建立的推动安全并尽可能降低对患者的伤害风险的流程、程序和文化。

## (一) 国外关于患者安全的现状

### 1. 国际患者安全发展趋势和研究热点

刘彤、肖明朝、赵庆华通过回顾 1 111 篇符合"患者安全"研究筛选纳入要求的文献（其中英文文献 773 篇，中文文献 338 篇）进行汇总、分析研究后发现国际患者安全的发展趋势和研究热点多聚焦在以下六个方面：

(1) 制定政策以消除可避免伤害；

(2) 高可靠性卫生组织及患者安全文化；

(3) 临床工作流程的安全管理；

(4) 鼓励患者及家属参与患者安全；

(5) 医务人员教育与培训和数字化信息传递和风险管理等方面；

(6) 数字化信息传递和风险管理。

传统医学教育课程强调以疾病或临床为导向的循证实践和标准，可避免医疗伤害的发生，其实也可以从系统视角看待、从人为因素培训着手进行改进。2002 年，WHO 将患者安全问题列为严重的全球公共卫生问题，2008 年启动了"患者安全本科医学教育"项目，2009 年出版了《医学院校患者安全课程指南》，并辅以多学科综合版，包括临床医学、护理学、药学等多个专业，被全球多国投入使用。

2004 年 WHO 指出，"从错误中学习"是最好的方法。2009 年发布《国际患者安全分类》、2020 年发布《患者安全事件报告和学习系统：技术报告和指南》积极倡导使用患者安全事件报告系统进行深度学习并改进以持续降低风险和改善患者安全现状。2008 年 WHO 发布《手术安全核查表》，2015 年发布《安全分娩核查表》建立了规范、统一的临床操作流程，这对加强临床工作流程的医疗质量安全管理起到了重要的推进作用。2019 年，WHO 更新了《患者安全 10 个事实》，指出每 10 名患者中就有 1 名在医院接受治疗期间受到伤害，由不安全治疗引发的不良事件是全球十大致死致残原因之一。2021 年，WHO 将"制定政策以消除卫生保健中可避免的伤害"作为全球患者安全 10 年行动计划的首要战略目标，同时设立了"零伤害"以及创建高可靠性卫生组织及文化已被公认为患者安全的未来发展目标。

### 2. 2023—2024 年全球患者安全现状

(1)《2023 年全球患者安全现况》

受慈善机构"患者安全观察"的委托，伦敦帝国理工学院的"全球健康创新研究所"编制了一份设定了 89 个患者安全指标，涵盖了从候诊到可治疗死亡率的各个领域的《2023 年全球患者安全现况》报告，通过分析过去 20 年的公开数据，揭示了当前世界各地面临困难与困窘以及未来的机遇，面对全球患者安全的现状提出了"让患者免受可避免的伤害"的倡议。作者希望通过数据更好地去反映患者的治疗经历、感受和体验；敦促医疗保健专业人员、决策者和利益攸关方探索完整的报告和数据仪表板，以深入了解全球患者安全；通过比较国家之间医疗体系存在复杂的差异，虽然不能完全通过排名来评估其医疗体系，但是可以激励行动，促进改进，更好地鼓励数据收集，培养合作方法，以提高全球范围内的患者安全。如：基于 38 个经合组织国家的 4 个患者安全关键性指标：孕产妇死亡率、可治疗死亡率、药物治疗不良反应和新生儿疾病进行患者安全排名。排前三位的是：挪威、瑞典和韩国。需要关注的是英国，在 38 个国家中排名第 21 位。根据现有的最新数据，如果英国的表现达到经合组织国家前 10％ 的水平，英国本可以挽救 17 356 条生命。这意味着每年可治疗死亡人数可减少 15 773 例，新生儿死亡可减少 776 例、孕产妇死亡可减少 27 例，因药物治疗不良作用导致的死亡人数可减少 780 例。

报告中所展示的案例在安全测量和改进措施方面贡献突出，患者安全数据仪表板首次提供了 89 个公开可用的全球患者安全指标的综合视图，通过选定亮点、趋势和机会三个要素进行分析和对照清晰可见差距并提出三项关键建议，以加强安全措施，减少差异，并在全球范围内改善患者安全测量。

（2）《2024 年全球患者安全报告》

此报告是《2021—2030 年全球患者安全行动计划》在全球各国实施以来出台的第一份全球患者安全报告，该报告对会员国数据及其他公开来源的数据进行了全面详细的调查，深入分析了全球患者安全状况，并规划了下一步行动。通过落实全球行动计划中可避免伤害的政策、高可靠性系统、临床流程安全性、患者及其家属参与等七大核心目标，指导各国进行系统性变革，进一步促进患者安全。

3.《患者安全权利的新宪章》从达成共识到发布

（1）制定《患者安全权利宪章》达成共识

2023 年 9 月 12 日和 13 日在日内瓦世卫组织总部举行了世界卫生组织主办的患者安全和患者参与的全球会议，来自世卫组织所六个区域 2 300 多人与会，其中包括倡导患者权益的人士和患者团体代表，在制定患者安全权利宪章上达成一致。宪章概述所有患者在卫生保健安全方面的核心权利，力求协助各国政府和其他利益攸关方确保患者呼声被听到、被看见。世卫组织公布了两项新资源，用以支持主要利益攸关方落实患者、家属和护理人员参与提供卫生保健服务的工作。根据与新加坡保健集团患者安全与质量研究所（SingHealth Institute for Patient Safety and Quality Singapore）的战略合作伙伴关系建立的全球知识共享平台支持与患者安全相关的全球资源、最佳实践、工具和资源的交流，承认知识共享在促进安全方面的关键作用。这是全球致力加强卫生系统安全的重要一步，也是作为 2023 年世界患者安全日纪念活动的一部分。

（2）WHO 发布了《患者安全权利宪章》

2024 年 4 月 17 日至 18 日，在智利首都圣地亚哥举办第六届全球患者安全部长级峰会上，世界卫生组织发布了首份在安全背景下诠释患者权利的宪章《患者安全权利宪章》。为各利益相关方制定保障患者安全所需的法律、政策和指南提供参考依据。

《患者安全权利宪章》中所述的十项基本患者安全权利，包括：

① 获得及时、有效、适宜的医疗照护权利；

② 获得安全的卫生保障流程和实践的权利；

③ 获得合格且胜任的卫生保健工作者的权利；

④ 获得安全医疗产品及其安全合理使用的权利；

⑤ 享有安全和有保障的卫生保障设施的权利；

⑥ 享有尊严、尊重、无歧视、隐私和保密的权利；

⑦ 获得信息、教育及辅助决策的权利；

⑧ 查阅医疗记录的权利；

⑨ 发表意见的权利和公平的解决办法；

⑩ 患者及其家属的参与权利。

患者安全是一项伦理和道德要求，植根于"首先，不伤害！"这条医疗保健原则，是确保优质卫生保健系统和实现全民健康覆盖工作的核心。据估计，全球每年有300多万人死于不安全的卫生保健。大多数对患者的伤害可以预防，而减少伤害最重要的策略之一是患者、家属和护理人员的参与。这样做需要实现模式的转变，从护理方案为患者而设计改为与患者家属和护理人员共同规划护理方案。

世界卫生大会第WHA72.6号决议"全球患者安全行动"和《2021—2030年全球患者安全行动计划》将患者和家属的参与作为努力消灭卫生保健中可避免伤害的关键战略。世界患者安全日根据同一决议设立，目的是提高公众意识和参与度，增进全球理解，努力实现全球团结，争取各国和各界合作伙伴采取行动促进卫生保健安全。患者安全日每年选定一个主题，揭示对患者安全至关重要的重点领域。

4. 历年全球患者安全部长级峰会情况

（1）全球患者安全部级峰会的来由

自2016年以来，英国和德国政府与世卫组织合作，共同发起了一个倡议：每年组织一次关于全球患者安全部级峰会（Global Ministerial Summits on Patient Safety），以寻求政治承诺和领导力，将全球患者安全优先考虑。一方面，卫生部长、高级别代表、专家和国际组织的代表每年召开一次会议，在政治层面上推进，每年邀请不同的国家主办该峰会。另一方面，WHO将致力于维护和推动这一全球倡议，并与各国合作，建立改善患者安全、风险管理及预防患者伤害的体系。

（2）2016年—2024年全球患者安全部长级峰会

从伦敦（2016年）、波恩（2017年）、东京（2018年）、吉达（2019年）、蒙特勒（2023年）到智利（2024年），一共举行了6次全球患者安全部长级峰会，会议旨在提高人们对卫生保健中可避免的患者伤害负担的认识，促进了加强患者安全的战略方法，见表1-1：

表1-1　2016—2024年全球患者安全部长级峰会

| 序号 | 时间 | 地点 | 达成共识 | 主题 |
|---|---|---|---|---|
| 第一届 | 2016年 | 伦敦（英国） | 每年组织一次关于全球患者安全部级峰会（Global Ministerial Summits on Patient Safety），以寻求政治承诺和领导力，将全球患者安全优先考虑 | 首届峰会是该系列峰会的跳板，该峰会启动了部长和其他关键利益相关者之间关键的高层对话，包括通过调整政策和金融体系等措施以加强全球患者安全 |
| 第二届 | 2017年3月29—30日 | 波恩（德国） | 两份报告：《患者安全最佳实践》；《患者安全的经济影响——在国家层面上施行基于价值的患者安全改进方法》 | 第二届峰会共同呼吁建立世界患者安全日，强调了患者安全的经济方面，并启动了"第三个世卫组织全球患者安全挑战：药无伤害" |
| 第三届 | 2018年4月13—14日 | 东京（日本） | 《患者安全东京宣言》（Tokyo Declaration on Patient Safety） | 第三届峰会将患者安全定位为全民健康覆盖的一个组成部分，并呼吁建立"高水平的政治论坛"以便在世界各地提供更安全的医疗照护服务 |
| 第四届 | 2019年3月2日至3日 | 吉达（沙特阿拉伯） | 《患者安全吉达宣言》（Jeddah Declaration on Patient Safety） | 第四届峰会关注面临全球伤害负担中占最大比例的中低收入国家，并强调了分享经验教训和建立战略伙伴关系的重要性 |
| 第五届 | 2023年2月23至24日 | 蒙特勒（瑞士） | 《蒙特勒患者安全宪章》（The Montreux Charter on Patient Safety） | 第五届全球患者安全部长级首脑会议的口号是"减少伤害，更好的医疗照护——从决议到实施"。这次首脑会议是所有国家集中精力缩小患者安全方面的实施层面差距的一剂催化剂。 |
| 第六届 | 2024年4月17日至18日 | 圣地亚哥（智利） | 《患者安全权利宪章》 | 这是首份在安全背景下诠释患者权利的宪章，为各利益相关方制定保障患者安全所需的法律、政策和指南提供参考依据 |

5. 患者安全：一门新的医学教育基础科学

从 20 世纪 90 年代开始，在医院安全和质量的研究中，不断呈现关于患者安全和质量的问题。全世界都需要训练有素的医务人员为患者提供更安全的医疗照护。患者安全的医疗教育成为新的基础学科，以患者安全为中心，减少"可避免的伤害"到"零伤害"的医疗照护，采用 MDT 合作模式，使用循证实践和应用质量改进概念相关的能力，从知识获取教育到促进安全实践开展适应时代变迁的医学教育课程改革，从而提高技能的培养和行为的改变以便在预见性的工作中建立研究和评估机制，最终达到患者安全目标。

【相关报道】

世界卫生组织（WHO）的一项研究发现，每年七种类型的不良事件导致 4300 万人受到伤害，这种可预防的伤害成为全球第二十大常见发病和死亡的原因，或许医疗错误更为常见。

【医疗教育的改变】见表 1-2

表 1-2　医疗教育的改变

| 序号 | 内容 | 以往 | 现在 |
| --- | --- | --- | --- |
| 1 | 患者受到的伤害 | 单纯个体所致 | 医疗保健系统造成的（2000 年以后） |
| | | 医疗错误归因个别医务人员 | 个人属于团队成员更是医疗保健系统的一部分，并与系统的其他部分相互作用 |
| 2 | 解决问题的方式 | 问责制一个人 | 系统问题的解决方案 |
| 3 | 文化差异 | 责备文化（羞耻、责备和惩罚）、针对患者和家属疑问采取否认和辩解的态度 | 鼓励不良事件上报 向患者公开有关医疗错误的信息 |
| 4 | 界定违规行为 | 允许不遵守患者安全原则的人走捷径或者逃避惩罚，从而导致错误不断发生 | 实施严格的违规行为界定对自己的行为负责，并承担起监督他人的责任，可减少继续危险行为 |

【挑战】

（1）将患者安全纳入医学教育和培训课程还存在着挑战，因为医学教育中最难做的事就是在医学院课程中增加一门新课程。众所周知，大学以其专业的组织机构和对变革的抵制而闻名，即使其结构很明显无法适应现在的医疗目标。改变医学高等教育的障碍主要与态度、组织结构和资源有关。

（2）改变高等教育的人为因素障碍也是一种挑战，包括：

① 缺乏意识（包括缺乏兴趣、参与）、支持、专业、政策制定和认可。

② 资源需求，包括资金支持、工作压力和时间不足，信息缺乏，缺少统一的立法和实践场所。

（3）将患者安全纳入卫生职业教育的挑战，包括缺乏：意识、认同、隐性课程教育、参与、领导力；基于医学和健康照护的学科结构、抵抗变革、课程过多、重于知识的获取、缺少对于教育工作者支持的专业知识以及资金、工作压力和缺乏时间、理论与实践的差距。

【护理人员的教育质量与患者安全的相关影响因素】

（1）护理人员的教育质量与患者安全

Stefan Lindgren（世界医学教育联合会主席）认为"患者安全是一种核心态度，因此需要在医学教育中尽早引入，然后在研究生教育和继续医学教育过程中得以加强。"在医疗保健领域中，护士对患者安全发挥着重要作用。具有里程碑意义的美国医学研究所的报告《保护患者安全：改变护士的工作环境》提到：由于这种广泛的作用，护士对患者结局和安全产生了巨大影响。长期研究发现，虽然护理人员的数量和护理环境很重要，但个体护理人员的教育质量也很重要。影响患者的安全的相关因素归纳如下：

① 护士与患者的人员配置；

② 具有高学历、专业化的护士队伍；

③ 能有效照顾患者的工作环境。

因此，高品质的本科护理教育的标准、课程和实施对于促进患者安全尤为重要。

（2）护理课程标准进展与变化

无论是WHO从2002年拟定、2005年开始实施的护士质量与安全教育项目，还是2021年将"质量与安全"作为其10个能力领域之一，被描述为"护理实践的核心价值，通过系统有效性和个人绩效提高质量并将对患者和提供者的伤害风险最小化"的美国护理学会（American Association of Colleges of Nursing，AACN）均包含了"患者安全、护理质量、团队合作和循证实践"四个组成部分。护理课程标准进展与变化见表1-3：

表1-3　护理课程标准进展与变化

| 序号 | 比较 | 传统 | 现代 |
|---|---|---|---|
| 1 | 教育模式的改变 | 以知识为基础的教学模式 | 以能力为基础的教育 |
| 2 | 学习方式的改变 | 重点是学习者在固定时间段结束时通过分级的书面作业或测试向老师展示他们的总体知识 | 能力本位教育（competency based education，CBE）；侧重于使用知识、技能和能力来展示他们所学知识的应用；有多种机会向学生提供反馈，以及确定能力成就的总结性评估 |
| 3 | 教育模式目的的改变 | 学习相关理论知识 | 培养出更有能力和自信的护士，他们能够更好地应对现代医疗环境的动态挑战 |
| 4 | 教学策略 | 知识的获取作为重点；理论结合实践存在较大差距；安全文化价值观缺失 | 先提供基本知识：安全概念整合到课程中，在讲座和阅读中了解患者安全的概念；然后提供基本技能：在临床轮转期间的教育中患者安全的概念加强；讲座、案例研究（一次性使用和展开的场景）、技能实验室和模拟练习相结合。培养决策过程中考虑患者安全原则和最佳实践 |
| 5 | 课堂教学 |  | 模拟后的反馈使教师能够通过分析和评估个人行为、临床推理过程、团队动力学和沟通对结果的影响来指导学生。为了帮助教育工作者和管理人员，QSEN有一个教学策略库，其中包括广泛的循证教学材料和专门为灌输患者安全而设计的策略 |
| 6 | 课程设置 | 隐性课程 提供患者安全教育有限 重点是基础科学和医学专业知识。就业后的教育更关注技能培训 | 公开课程 患者安全的实践和质量改进所必需的关键概念、态度和技能得到重视 |
| 7 | 负面影响的风险 | 存在一定的负面影响风险 | 模拟允许学生在现实的场景中应用技能，重要的是，通过失败学习，而不会对患者产生负面影响的风险 |

（3）护理教育中的难点——临床轮转

护士教育中最困难的部分之一是理论结合实践，理论指导临床，临床促进理论完善的闭环过程。因为课堂只是为理论知识的获取提供了一个结构化和可控的环境，但临床环境为他们的决策引入了动态和不可预测的现实世界背景。医学院校的教育将强调安全能力作为课程的组成部分，缩小理论与实践之间的差距。这种一致性有利于学习目标与指导评估的促进发展。

临床实习过程中，身历其境去感受诸多不良事件，常见的有三类：职业暴露、针刺伤、用药错误。医院院感部门制定有一套完善的上报流程及处理、报销、医疗保障流程，有助于建立临床护理教育的循证最佳实践。

6. 护理在未来 IT 时代的挑战

（1）现代医院信息化领域所应用的 IT 新技术：优势和挑战

现代 IT 技术飞速发展，商业智能（BI）、人工智能（AI）、机器人、ChatgGPT、神农大脑、盘古大模型区块链技术、物联网（IOT）技术、大数据多模态融合和数据模型算法等 IT 技术的迅速发展对全球护理的影响越来越大，但现状是护理人员尚未跟上信息化技术的发展，一定程度上延缓了信息技术在护理实践和患者护理中应用带来的益处，这也是新的安全挑战。如在临床实践中，医院信息管理系统（HIS）、电子病历（EMR）、实验室信息系统（LIS）、护理信息管理系统（NIS）、医学影像信息系统（PACS）、医院资源管理系统（HRP）、移动护理系统、血糖管理系统、临床路径系统、供应室追溯系统、体检管理系统、急救信息系统、医院 OA/内控系统、绩效管理系统、火树系统、BI 系统、智能决策支持系统以及远程医疗等，诸多信息化系统在临床的广泛应用。IT 技术在护理实践中应用的获益、挑战与对未来的影响见表 1-4。

表 1-4　IT 技术在护理实践中应用的获益、挑战与对未来的影响。

| 数字技术 | 获益 | 挑战 | 未来影响 |
|---|---|---|---|
| 人工智能/大数据 | 为识别大流行/疫情应对提供决策支持；帮助追踪接触者和人口健康应对策略 | AI 当前数据模型和算法可能导致偏见；AI 技术复杂，可能会无意中降低护理人员对这些系统开发的参与程度；AI 道德问题、责任划分、透明度和隐私问题 | 基于 AI 急性医疗照护和初级保健的护理需求研究；专业问责制的配套政策；与 AI 和数据分析相关的教育、领导力、机会 |
| 自动化技术（机器人，无人机） | 机器人可以支持有认知、感官和运动障碍的人；帮助生病或受伤的人；支持护理人员协助其他临床工作人员 | 技术人员、研究人员、提供商（信息技术公司）和用户（护理从业人员）必须通力合作 | AI 和机器人技术相结合的新兴创新将对护理实践及其专业文化产生有意和无意的变化；护理人员必须共同参与设计和开发解决方案，以补充实践。需要对开发使用的资源和复杂卫生技术进行成本效益分析 |
| 辅助生活技术或"智能家居"技术 | 家庭运动监控系统可以帮助有记忆问题的老年人量身定制护理决策 | 隐私问题；不同技术的多样性和更替迭代对设备兼容性的影响；技术水平和研发费用障碍 | 患者、护理人员和信息技术人员多方合作，参与系统的设计、开发和实施 |
| 临床决策支持系统 | 系统可以检测传染病并触发适当的医疗行为 | 过度提醒临床医生会导致警觉疲劳；解决方法由于缺乏研究严谨性，在某些临床环境（如急诊科）中的影响和有效性尚不清楚 | 护理人员应参与系统设计、开发和实施；应设计改进工作流程中考虑系统可用性，而不是破坏决策 |
| 电子病历系统（EHR） | 护理电子记录文档在数据完整性、易读性和结构方面优于纸质记录 | 由于所需时间或系统或界面设计不佳等因素，文档质量和数量不佳/不理想 | 护理人员需要专门的时间和设备支持信息化工作；将有 AI 驱动的临床决策系统集成到 EHR 中以促进决策，有利于寻找疾病预期和意外后果；护理领导者应重新设计 EHR 以减轻文档负担 |
| 移动健康 APP | 指导患者以改善短期结果为目的的应用程序 | 包含临床决策支持的移动应用程序缺乏可负担性和可靠性；在使用移动医疗时，特别是在医院环境中，影响护理人员专业形象 | 需要制定政策和专业文化，支持在临床实践中使用移动设备。在必要时，集成 EHR 和其他模块（如检查检验系统 LIS、PACS、RIS、CDSS 等）。 |

| 数字技术 | 获益 | 挑战 | 未来影响 |
|---|---|---|---|
| 远程医疗 | 在传染病暴发期间（如在 covid-19）有益于减少隔离并确保居民和护理人员的安全 | 护理人员的技术技能和对远程医疗的消极态度、隐私数据保护担忧可能成为障碍 | 护理人员应支持与患者和护理人员共同设计远程医疗系统和构建新兴的虚拟护理模式 |
| 个性化/精准医疗 | 个性化治疗方案促使护理人员能够提供更个性化的照护策略和措施 | 技术变革的步伐和与技术获取有关的公平问题可能破坏精准医疗的发展 | 护理人员应倡导患者和家庭能够公平地访问其健康数据，以促进个性化和精准医疗保健解决方案构建 |
| 社交媒体和线上信息（互联网） | 多样化的健康信息库优化护理过程、支持患者的健康教育和护生的教育 | 由于互联网上健康相关的信息质量参差不齐和可信度差异，特别是在社交媒体上，可能导致健康风险或不安全的健康行为 | 在教会护理人员正确使用社交媒体和线上健康信息前提下，支持患者使用互联网技术来改善自我健康管理水平 |
| 虚拟现实和增强现实 | 虚拟现实在儿科和成人人群中使用、培训可以改善健康教育效果，可作为治疗工具或提供临床干预工具 | 可模拟包括头晕和视力障碍在内的疾病或症状 | 低成本设备和软件应由护理人员和教育工作者开发，可以与现有的移动设备、互联网和其他数字技术集成 |

（2）护理信息学的崛起

推进护理信息学的发展，开设信息学课程，重视护理信息化人才的培养。多学科深度融合发展，横向与工程学和其他跨学科专才一起工作和学习。如，加强护理人员提高信息素养综合能力，能深度挖掘现象背后的客观规律的数据、科学应用和处理数据来分析问题和解决问题从而指导创造护理知识及支持临床实践。最终拥抱时代新的 IT 技术在医疗领域里的应用，敢于构建新的患者护理模式促进护理事业的发展。

美国护理学院协会发布的护理教育核心能力要求就明确指出：信息学、社交媒体和新兴技术是信息技术对护理决策和质量影响的专业实践关键因素。

（3）未来的人工智能（AI）

未来护理实践少不了人工智能的参与和对人类决策以及劳动力的影响。

人工智能使用的增加也带来了新的政策、监管、法律安全和道德影响。护理人员必须根据新兴的伦理框架来审视其角色、流程和知识，这些框架探索 AI 和类似创新带来的机遇和风险，同时还应倡导患者参与 AI 的安全开发和应用。

Floridi 等提出了有关 AI 发展的原则，以及使用此类创新的道德与伦理考虑，呼吁以"确保人们的信任，服务于公共利益，加强共同的社会责任"为原则开发 AI 技术。此外，他们还主张增强人的能动性、提高社会能力、培养社会凝聚力和促进人类自我实现，重点是灌输和融入人类尊严作为 AI 的指导原则。

人工智能需要在安全的实践政策、监管框架和道德准则下进行护理实践。

（4）面对 IT 技术的挑战

护理行业必须通过投资信息学教育、研究和实践来加速向数字化职业的转型。

护理人员应提高数据科学和其他数字健康主题的技能，以确保 AI 等新兴技术在护理实践和患者照护中得到适当和安全的开发。

护理行业必须投资和领导数字健康发展，并与他人合作开发和提供患者和公众所需的数字化工具。

护理人员应在专业实践的所有领域倡导信息学，在数字健康领域创造领导机会，并为该领域的卫生政策提供必要和专业信息。

## (二) 国内关于患者安全的现状

### 1. 我国患者安全发展面临的挑战

刘彤、肖明朝、赵庆华通过回顾 1 111 篇符合"患者安全"研究筛选纳入要求的文献（其中英文文献

773 篇，中文文献 338 篇）进行汇总、分析研究后发现国际患者安全的发展趋势和研究热点聚焦的六个方面对我国患者安全研究发展提供了参考和启示：一定要重视患者安全文化建设。过去，患者安全多通过政策文件、规章制度来引起医疗机构的重视，但归根结底是由于对患者安全文化的重视程度不够。在医疗卫生行业，患者安全是医院高质量发展的前提，而不良事件管理是保障患者安全的重要举措。国家卫生健康委从 2011 年印发的《医疗质量安全事件报告暂行规定》、2018 年发布《关于进一步加强患者安全管理工作的通知》、2020 年印发的《三级医院评审标准》到中国医院协会从 2007 年开始连续发布的《患者安全目标》，都强调了患者安全管理工作的重要性，加强临床流程的安全管理，鼓励患者及家属参与患者安全，加大医务人员教育与培训力度，利用信息技术促进患者安全发展，对持续医疗质量安全改进的提升有明显促进作用，亟需积极组织开展患者安全文化变革，树立消除可避免伤害的理念，构建从错误中学习、无责备的文化环境，推动患者安全从理念到行动的转变，共同实现"零伤害"。

2. 患者安全管理领域政策的基本情况

我国患者安全管理领域的专项政策较少，大多数政策文件侧重在保障措施、体制机制建设与策略性措施，较少运用子工具包括考核评估、政策宣传和体系协同方面。从时间分布来看，"加强患者安全保障"的政策目标基本贯穿始终，目标为"促进患者安全规范化管理"的政策文本从 2015 年开始出台，"提高患者安全管理水平"的政策目标则主要集中在 2016 年—2018 年，且政策目标主要集中于提升患者安全管理水平方面、加强患者安全保障、患者安全管理规范化。在提高患者安全管理水平方面，需求型政策少于供给型政策的情况决定了应对我国医疗机构患者安全问题的发生领域与发生率存在一定的压力，可能出现导致患者安全隐患增多、不良事件与医患矛盾频发等问题。亟须加强患者安全保障、促进规范化管理方面的政策支持从而明确优化管理的着力点。

来自中南大学湘雅医院临床护理教研室的刘庆庆、彭伶丽，通过以分析 X（政策工具）—Y（政策目标）二维交叉政策构建的患者安全管理领域政策的二维分析框架研究，得出其相关性，如图 1-1、图 1-2，并给予建设性的政策建议：优化政策工具内部结构，重视供给型和需求型工具，加大向需求型政策工具的倾斜力度，均衡环境型政策工具的内部结构。

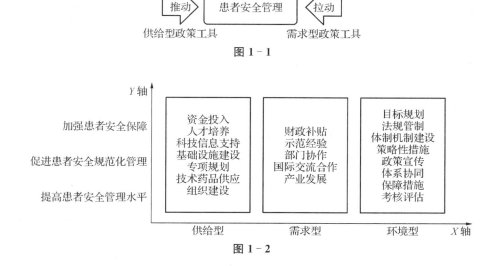

图 1-1

图 1-2

从 2021 年起至 2024 年 5 月，国家卫生健康委一共发布了 17 项关于加强患者安全保障、促进规范化管理方面的政策，且在国家层面统筹安排下通过多部门联动政策主体融入的方式加大支持力度推动分散式政策衔接整合，形成全局合力，促进患者安全管理政策体系建设、健全。最为突出的则是在医疗领域开展《国家医疗质量安全改进目标》和《全面提升医疗质量行动计划（2023—2025 年）》，逐步完善供给型、需求型、环境型政策工具的内部平衡结构。

2021 年开始，国家卫生健康委连续 4 年发布年度《国家医疗质量安全改进目标》（以下简称《目标》），以《目标》为导向科学精准开展医疗质量安全改进工作，通过保障《目标》的科学性、时效性、可行性，指导行业以《目标》为切入点，开展系统改进工作，推动整体医疗质量安全水平提升。

随着医疗行业纵深发展和工作的不断推进，医疗质量安全情况也随之发生了不同程度的复杂变化趋势，通过引导行业聚焦医疗质量安全的薄弱环节和关键点，明确工作改进方向。根据 2023 年目标改进情况和变化趋势，结合全面提升医疗质量行动（2023—2025 年）以及年度医疗质量安全监测数据情况，2024 年 2 月 1 日国家卫生健康委印发《2024 年国家医疗质量安全改进目标》。其中，保留了 2023 年 8 项目标，新增了 2 项目标，通知各卫生健康行政部门、医疗机构、质控组织和行业团体要继续把推动目标实现作为年度工作重点，坚持守正创新，加强工作协同、细化改进策略，培育良好的质量安全文化，以"钉钉子"的精神抓好落实，推动工作取得实效。最显目的新增目标之八"提高关键诊疗行为相关记录完整率（NIT-2024-Ⅷ）"与《全面提升医疗质量行动计划（2023—2025 年）》五大专项行动之三"病历内涵质量提升行动"直接相关。《2024 年国家医疗质量安全改进目标》通知明确：关键诊疗行为相关记录完整是指在接受治疗的出院患者病历中，对该诊疗行为相关的医嘱、病程记录、查房记录、讨论记录、知情同意书、安全核查表、评估或者访视记录等内容符合《医疗质量安全核心制度要点》《病历书写基本规范》等文件要求。回顾《全面提升医疗质量行动计划（2023—2025 年）》第二主题"强化关键环节和行为管理，提高过程质量"中第 18 条"加强病历质量管理"：以提升病历内涵质量和完整性、及时性为核心任务，加强编码管理和病历质量培训，规范病历书写。以首次病程、上级医师查房、手术记录、阶段小结、出院小结等反映诊疗计划和关键过程的病历内容为重点强化管理，提升医疗质量安全意识和水平。推行门（急）诊结构化病历，提高门（急）诊病历记录规范性和完整性，提高门（急）诊电子病历使用比例。其中五项专项行动之三即为"病历内涵质量提升行动"，明确要求：引导医疗机构落实国家病历书写、管理和应用的相关规定，提高病历内涵意识，提升病历客观、真实、准确、及时、完整、规范水平，更好地体现临床诊疗思维和过程。到 2025 年末，病案首页主要诊断编码正确率不低于 90%，病历记录完整性和及时性进一步提高。将病案内涵质量纳入全面提升医疗质量行动计划和国家医疗质量安全目标，可见病历内涵质量已经成为影响医院全面质量提升的重要问题。

关于开展《全面提升医疗质量行动（2023—2025 年）》的通知中第 21 条强化患者安全管理的专项行动之四具体内容如下：

医疗机构开展全员参与覆盖诊疗服务、基础设施、应急处置全过程的安全隐患排查行动，优化应急预案并加强演练。强化非惩罚性报告机制，提高识别能力，优化报告途径，鼓励医务人员报告不良事件，塑造良好的质量安全氛围。到 2025 年末，每百出院人次主动报告不良事件年均大于 2.5 例次。

旨在使医疗机构进一步提升医务人员患者安全意识和对医疗质量（安全）不良事件的识别能力，强化医疗质量（安全）不良事件的主动报告，定期对患者医疗质量（安全）不良事件发生情况进行分析，查找存在的共性问题和薄弱环节，开展系统性改进工作。2023 年 9 月 27 日国家卫生健康委办公厅关于印发患者安全专项行动方案（2023—2025 年）的通知（国卫办医政发〔2023〕13 号），为维护患者健康权益，保障患者安全，进一步提升医疗机构患者安全管理水平，按照《全面提升医疗质量行动计划（2023—2025 年）》有关安排，制定本方案。其行动目标：利用 3 年时间，进一步健全患者安全管理体系，完善制度建设，畅通工作机制，及时消除医疗过程中以及医院环境中的各类风险，尽可能减少患者在医院期间受到不必要的伤害,保障患者安全。连续3年每年至少完成1轮全院巡检排查和全院患者安全专项培训,至2025年末,患者安全管理水平进一步提升,每百出院人次主动报告不良事件年均大于2.5例次,低风险病种住院患者死亡率进一步降低。一共从三个方面(确保医疗服务要素安全、保障医疗服务过程安全、优化患者安全管理机制),12个项目(加强药品耗材安全管理、排查医疗设备设施安全隐患、规范医务人员管理、强化检查检验安全管理、严格诊疗行为安全管理、落实患者日常安全管理、提高急诊急救能力、保障诊疗信息安全、健全常态化管理体系、完善不良事件报告处理机制、提升全员安全意识、构建良好患者安全文化)阐述。

3. 从法治建设的视角了解"患者安全"

近年来,我国医疗纠纷发生数量居高不下。医患双方对患者出现身体组织器官损伤、致残、死亡及其他不良后果原因的责任归属、赔偿等问题不能达成一致而产生的纷争即为医疗纠纷。医疗纠纷中,经司法诉讼途径的医疗损害责任纠纷代表了医患矛盾不可调和的最严重情形。医患纠纷的发生与医疗不良事件的程度、频率相关,患者及其家属对于不良患者安全结局寻求解释是提出医疗司法诉讼索赔的主要动机之一。目前国内医疗诉讼案例相关文献中从患者安全伤害结局角度进行研究的大样本数据的文献较少,而回顾医疗诉讼案例涉诉患者损害结局情况的研究和汇编相关著作在2021年之后逐渐增多。

不同等级、不同区域、不同类型的医院在处治急危重症、疑难杂症等方面的医疗救治水平也存在参差不齐,发生不良结局的法律风险也各不相同,医疗纠纷在所难免。因此在临床护理工作中,绝大部分关注点仅是从"不良事件"的角度成为切入点,从公开分享医疗错误以促进从错误中学习,对不良事件进行院内或者行业内案例收集、归纳整理、警示教育培训、经验交流,并提出一系列的预防措施从而降低医疗风险。很少涉及追踪从患者伤害结局角度来反思如何改变促进安全性来推动临床护理工作高质量发展,从而减少因为医护人员的一些原因(如:"疏忽""过失""错误"及"危险工作")造成患者的二次伤害。每年,全球有数百万患者因不安全的卫生保健而受到伤害或死亡,仅低收入和中等收入国家每年就会发生1.34亿起不良事件,导致260万人死亡。即使在高收入国家,大约十分之一的患者也会在接受医院医疗照护时受到伤害,其中有28%的不良事件是由于医务人员一时疏忽造成的。据估计,这些事件中几乎有一半是可以预防的。据有关报道,某些国家因疏忽患者安全造成20%~40%的医疗开销被浪费后只能接着再开销近190亿美元作为"错误的代价"为处理这些患者安全事件买单。作为一名临床护理人员,虽然知晓患者安全是一项伦理和道德要求,植根于"首先,不伤害!"这条医疗保健原则,但从他们面对不良后果选择"推卸责任、逃避问题、掩盖错误、担心被惩罚"的普遍做法到认识到改变思维模式直视问题、想办法解决并分享错误可以促从错误中学习才会更有效地从"脱离责备文化"中迈出来。促进患者安全从"减少不必要的伤害"开始到"减少可避免的伤害"再到"避免患者的意外伤害",最终目标是实现患者"零伤害"愿景,这段路艰难漫长且险阻,《全球患者安全行动计划2021—2030》旨在"零伤害"的思维模式以及为规划提供医疗卫生制定参考框架,能给目前充斥着大量可避免伤害的医疗卫生环境带来巨大转变。使得每一个计划中的每一个想法,每一个项目设计中的每一个步骤,每一次临床接触中的每一个决定,每一个吸取错误经验中的每一次学习机会,都建立在这一理念上,从而催生出医疗卫生新模式,使得变革更具有意义而非空谈,尽量减少不安全医疗照护造成的死亡、残疾和身心伤害。

来自国家自然科学基金项目(72074147)研究支持的宋可玉等所在团队在2023年发表在《中国医院管理》上关于"2008—2020年我国三级甲等医院医疗诉讼案例患者损害研究"的研究成果文献,则是通过对我国2008—2020年三级甲等医院医疗诉讼案例患者损害结局及其影响因素进行回顾与探索,了解我国医疗诉讼中涉诉患者安全现况。其研究结果显示损害的发生既受患方自身健康基础的影响,也由各诊疗环节不规范医疗行为导致,需从整体出发构建全流程患者损害风险预警机制,以提升医疗质量,保障患者安全。

这期间审结的"医疗损害责任纠纷"判决书（来源：北大法宝网），涉诉医院为历年入选4大医院排行榜——中国医院排行榜（复旦版）、中国医院科技影响力排行榜（中科院）、中国最佳临床学科评估排行榜（北大版）、中国顶级医院排行榜（艾力彼）的367所三级甲等医院，共计分析数据集样本量为9 609例。得出如下结论：

（1）三级甲等医院集中地区医疗诉讼高发，从案件年度分布情况来看，2014年后，我国三级甲等医院医疗诉讼数逐年攀升。2008—2020年三级甲等医院医疗诉讼数达9 609例，基本呈逐年攀升趋势，在2019年达到峰值2 172例，2020年疫情对于民事诉讼时效性有较大影响，在医疗诉讼领域表现为在疫情影响下诉讼数量由2019年的2 172例下降至2020年的827例，同时出现死亡结局占比升高和法院判赔率的上升。疫情后法院审理案件判赔率高出疫情前均值6.2个百分点，且患者死亡结局占比高出疫情前约3个百分点。从涉诉医院的地区分布上来看，医疗诉讼案例发生地区较为集中在华东和华北地区（分别占40.5%和20.8%，表1-5）。从法院判决结果来看，9 606例中共78.3%（7 523例）医疗诉讼案例法院最终判决医方赔偿或补偿患方，判决赔偿或补偿的案例中，赔偿中位数为15.3万元，四分位间距为28.0万元（各年赔偿金额已根据居民消费价格指数调整）。

表1-5　不同区域的医疗诉讼案例分布情况

| 地区 | 例数（例） | 占比（%） |
| --- | --- | --- |
| 西北 | 438 | 4.6 |
| 东北 | 905 | 9.4 |
| 华北 | 2 000 | 20.8 |
| 华中 | 1 132 | 11.8 |
| 华东 | 3 892 | 40.5 |
| 华南 | 627 | 6.5 |
| 西南 | 615 | 6.4 |

（2）涉诉科室分布及患者损害亚组分析

① 诉讼高发科室呈现一定的集中趋势，外科、内科及妇产科为易发科室。

② 从绝对量上看，二级科室中最易发的5个科室为普通外科（1 608例）、骨科（1 036例）、妇产科（979例）、急诊医学科（764例）、神经外科（754例）。

③ 外科大类中，普通外科（外科中占比26.1%）及骨科（16.8%）诉讼发生率最高。

④ 内科大类中，涉诉频率最高的科室为呼吸内科（21.0%）和消化内科（20.8%）。

以上李国红得出的结论与周贝贝及谢冬玲分别基于江苏省、四川省医疗诉讼的研究相似，提示医疗诉讼多易发于具有创伤性操作的专科，不同地区、等级医院均呈现类似特点。

（3）从伤残率结局看，妇产科、外科伤残率最高（分别为46.5%和43.3%）；而从死亡结局看，内科和急诊科发生率最高（均达51.4%）。外科诉讼患者严重损害结局发生率（伤残率及死亡率总和）达76.2%，在所有科室中排名第一。

（4）医疗过失情况安全结局亚组分析

阿图·葛文德曾说过，"人类的错误主要分为两类：一类是'无知之错'，一类是'无能之错'。'无知之错'是我们因没有掌握正确的知识而犯下的错误，'无能之错'则是我们因没有正确使用所掌握的正确知识而犯下的错误。"医疗过失，我们时有发生，但是如何分类、总结经验、研究改变与促进安全性是一直以来研究的关注点和热点问题。

医疗过失分类采用的是周贝贝的分类方法，分为诊断过失、治疗技术过失、知情同意过失、医疗管理过失、医疗用品过失、护理过失、其他过失7类医疗过失。这7类医疗过失的发生率存在差异，治疗技术过失发生率最高（51.6%）。医疗用品过失和护理过失发生率较低（1.5%和1.9%）。治疗技术过失中，手术过失和治疗过失的发生率最高（28.9%和19.2%）。医疗管理过失中医疗记录过失（10.2%）和沟通过失（8.3%）最为常见。发生治疗技术过失的患者对应的严重损害结局占比最高，达95.4%，其次为医疗管理过失，达95.2%。其余诊断过失、医疗用品过失的严重损害结局发生率均达90%以上；护理过失、知情同意过失、其他过失患者严重损害结局发生率均在70%~80%。死亡结局在医疗管理过失、诊断过失、治疗技术过失中发生率最高；而伤残结局在医疗用品过失、治疗技术过失、诊断过失中发生率最高。

73.6%的医疗诉讼案例被鉴定为在诊疗过程中存在医疗过失，且合并发生2种及以上医疗过失的情况常见，占全部案例的28.1%。这一结果与杨风针对江苏省医疗损害案件的描述性统计结果相似。从患者安全角度来看，当发生1种医疗过失时，患者发生严重损害结局的比例为93.8%；发生2种及以上医疗过失时，严重损害结局的比例为95.0%，总体上看，患者损害严重程度随院方诊疗过程中医疗过失类别数增加而增加；无过失医疗诉讼案例中82.3%的患者安全未受影响或受轻微影响。

医疗风险同样具备"风险"的一般属性，即不可避免性、类型复杂性、危害严重性、不可预测性等特点，其中医疗机构法律风险的重大转折点发生在2021年1月1日施行《中华人民共和国民法典》（以下简称《民法典》）后。《民法典》颁布和执行后，法律风险与以往的情形发生了较大的变化，其对比条目如表1-6。为了进一步维护患者和医务人员的合法权益，无论民众还是医疗领域的职业者均需要加强法治素养和法律意识的培养，人人参与普法的学习，减少医疗机构法律风险，重视并提出相应的防范措施，从源头上防范此类医疗纠纷的发生，最大限度地防范风险的发生。

表1-6　《民法典》与《侵权责任法》的区别

| 序号 | 《民法典》 | 《侵权责任法》 |
|---|---|---|
| 1 | 第一千二百一十八条　患者在诊疗活动中受到损害，医疗机构或者其医务人员有过错的，由医疗机构承担赔偿责任 | 第五十四条　患者在诊疗活动中受到损害，医疗机构及其医务人员有过错的，由医疗机构承担赔偿责任 |
| 2 | 第一千二百一十九条　医务人员在诊疗活动中应当向患者说明病情和医疗措施。需要实施手术、特殊检查、特殊治疗的，医务人员应当及时向患者具体说明医疗风险、替代医疗方案等情况，并取得其明确同意；不能或者不宜向患者说明的，应当向患者的近亲属说明，并取得其明确同意。医务人员未尽到前款义务，造成患者损害的，医疗机构应当承担赔偿责任 | 第五十五条　医务人员在诊疗活动中应当向患者说明病情和医疗措施。需要实施手术、特殊检查、特殊治疗的，医务人员应当及时向患者说明医疗风险、替代医疗方案等情况，并取得其书面同意；不宜向患者说明的，应当向患者的近亲属说明，并取得其书面同意。医务人员未尽到前款义务，造成患者损害的，医疗机构应当承担赔偿责任 |
| 3 | 第一千二百二十条　因抢救生命垂危的患者等紧急情况，不能取得患者或者其近亲属意见的，经医疗机构负责人或者授权的负责人批准，可以立即实施相应的医疗措施 | 第五十六条　因抢救生命垂危的患者等紧急情况，不能取得患者或者其近亲属意见的，经医疗机构负责人或者授权的负责人批准，可以立即实施相应的医疗措施 |
| 4 | 第一千二百二十一条　医务人员在诊疗活动中未尽到与当时的医疗水平相应的诊疗义务，造成患者损害的，医疗机构应当承担赔偿责任 | 第五十七条　医务人员在诊疗活动中未尽到与当时的医疗水平相应的诊疗义务，造成患者损害的，医疗机构应当承担赔偿责任 |
| 5 | 第一千二百二十二条　患者在诊疗活动中受到损害，有下列情形之一的，推定医疗机构有过错：<br>（一）违反法律、行政法规、规章以及其他有关诊疗规范的规定；<br>（二）隐匿或者拒绝提供与纠纷有关的病历资料；<br>（三）遗失、伪造、篡改或者违法销毁病历资料 | 第五十八条　患者有损害，因下列情形之一的，推定医疗机构有过错：<br>（一）违反法律、行政法规、规章以及其他有关诊疗规范的规定；<br>（二）隐匿或者拒绝提供与纠纷有关的病历资料；<br>（三）伪造、篡改或者销毁病历资料 |

| 序号 | 《民法典》 | 《侵权责任法》 |
|---|---|---|
| 6 | 第一千二百二十三条　因药品、消毒产品、医疗器械的缺陷，或者输入不合格的血液造成患者损害的，患者可以向药品上市许可持有人、生产者、血液提供机构请求赔偿，也可以向医疗机构请求赔偿。患者向医疗机构请求赔偿的，医疗机构赔偿后，有权向负有责任的药品上市许可持有人、生产者、血液提供机构追偿 | 第五十九条　因药品、消毒药剂、医疗器械的缺陷，或者输入不合格的血液造成患者损害的，患者可以向生产者或者血液提供机构请求赔偿，也可以向医疗机构请求赔偿。患者向医疗机构请求赔偿的，医疗机构赔偿后，有权向负有责任的生产者或者血液提供机构追偿 |
| 7 | 第一千二百二十四条　患者在诊疗活动中受到损害，有下列情形之一的，医疗机构不承担赔偿责任：<br>（一）患者或者其近亲属不配合医疗机构进行符合诊疗规范的诊疗；<br>（二）医务人员在抢救生命垂危的患者等紧急情况下已经尽到合理诊疗义务；<br>（三）限于当时的医疗水平难以诊疗。<br>前款第一项情形中，医疗机构或者其医务人员也有过错的，应当承担相应的赔偿责任 | 第六十条　患者有损害，因下列情形之一的，医疗机构不承担赔偿责任：<br>（一）患者或者其近亲属不配合医疗机构进行符合诊疗规范的诊疗；<br>（二）医务人员在抢救生命垂危的患者等紧急情况下已经尽到合理诊疗义务；<br>（三）限于当时的医疗水平难以诊疗。<br>前款第一项情形中，医疗机构及其医务人员也有过错的，应当承担相应的赔偿责任 |
| 8 | 第一千二百二十五条　医疗机构及其医务人员应当按照规定填写并妥善保管住院志、医嘱单、检验报告、手术及麻醉记录、病理资料、护理记录等病历资料。患者要求查阅、复制前款规定的病历资料的，医疗机构应当及时提供 | 第六十一条　医疗机构及其医务人员应当按照规定填写并妥善保管住院志、医嘱单、检验报告、手术及麻醉记录、病理资料、护理记录、医疗费用等病历资料。患者要求查阅、复制前款规定的病历资料的，医疗机构应当提供 |
| 9 | 第一千二百二十六条　医疗机构及其医务人员应当对患者的隐私和个人信息保密。泄露患者的隐私和个人信息，或者未经患者同意公开其病历资料的，应当承担侵权责任 | 第六十二条　医疗机构及其医务人员应当对患者的隐私保密。泄露患者隐私或者未经患者同意公开其病历资料，造成患者损害的，应当承担侵权责任 |
| 10 | 第一千二百二十七条　医疗机构及其医务人员不得违反诊疗规范实施不必要的检查 | 第六十三条　医疗机构及其医务人员不得违反诊疗规范实施不必要的检查 |
| 11 | 第一千二百二十八条　医疗机构及其医务人员的合法权益受法律保护。<br>干扰医疗秩序，妨碍医务人员工作、生活，侵害医务人员合法权益的，应当依法承担法律责任 | 第六十四条　医疗机构及其医务人员的合法权益受法律保护。干扰医疗秩序，妨害医务人员工作、生活的，应当依法承担法律责任 |

此次我们通过检索中国裁判文书网（https：//wenshu.court.gov.cn/）中关于临床护理工作中常见问题如：意外伤害（跌倒、自杀）、有效沟通、用药安全、医疗护理文书规范、分级护理、不良事件、职业环境安全八个方面的典型医疗纠纷案例作为研究、学习对象，从患者伤害结局的角度反思影响患者伤害的重要因素，探索目前《民法典》背景下医院医疗法律风险以及其法律规则、适用原则与之前的《侵权责任法》之间的差异性。提出相应的防范措施，改变并促进安全性的保障实施方案，从源头上防范此类医疗纠纷的再次发生。其中最困惑临床护理工作的当数"跌倒"不良事件，也是令医院管理者非常头疼的问题。不同原因、不同地点、不同方式、不同气候等各种摔法，给医患双方都带来了压力和伤害。越来越多的医院开始借鉴和制定相关规章制度和多项措施（如：安全警示、健康宣教、防滑设施、足够的照明设施、合理布置各类设施、加装扶手栏、清除通道障碍、保障通行环境安全、提供便捷安全出行方式轮椅、平车等）来降低患者跌倒的风险，以及启动摔倒事件的紧急预案，争取在事件发生后把握最佳时机进行救治，将对患者的伤害降到最小。据统计，美国医院每年发生 70 万～100 万例跌倒事件。在中国、新加坡等国家，住院患者每年跌倒发生率为 14.7%～34.0%，不仅给患者造成了严重的身心健康

损害，还给患者带来了巨大的医疗经济负担。跌倒作为全球公共安全问题已引起国际社会高度重视。

《民法典》实施后，对于医院内跌倒的问题，《民法典》则直接给出了明确责任划分，涉及的法律条文主要有以下条款：

（1）《民法典》第一千一百六十五条，过错责任原则与过错推定责任

行为人因过错侵害他人民事权益造成的伤害，应当承担侵权责任。依照法律规定推定行为人有过错，其不能证明自己没有过错的，应当承担侵权责任。

（2）《民法典》第一千一百九十八条，安全保障义务的侵权

宾馆、商场、银行、车站、机场、体育场馆、娱乐场所等经营场所、公共场所的经营者、管理者或者群众性活动的组织者，未尽到安全保障义务，造成他人损害的，应当承担侵权责任。因第三人的行为造成他人损害的，由第三人承担侵权责任；经营者、管理者或者组织者未尽到安全保障义务的，承担相应的补充责任。经营者、管理者或者组织者承担补充责任后，可以向第三人追偿。

【理解与适用】

安全保障义务，是指宾馆、商场、银行、车站、机场、体育场馆、娱乐场所等经营场所、公共场所的经营者、管理人或者群众性活动的组织者所负有的，在合理限度范围内保护他人人身和财产安全的义务。

条文参见

《最高人民法院关于审理旅游纠纷案件适用法律若干问题的规定》第7条。

（3）《民法典》第一千二百一十八条，医疗损害责任归责原则

患者在诊疗活动中受到损害，医疗机构或者医务人员有过错的，由医疗机构承担赔偿责任。

【理解与适用】

医疗损害责任适用过错责任原则，即只有医疗机构或者其医务人员在诊疗活动中有过错的，才对在该医疗机构就医的患者所受损害承担医疗损害的赔偿责任。

诊疗活动包括诊断、治疗、护理等环节，对此可以参考《医疗机构管理条例实施细则》第88条的有关规定，即诊疗活动是指通过各种检查，使用药物、器械及手术等方法，对疾病作出判断和消除疾病、缓解病情、减轻痛苦、改善功能、延长生命、帮助患者恢复健康的活动。

条文参见

《医疗事故处理条例》第2条、第49条；《最高人民法院关于审理医疗损害责任纠纷案件适用法律若干问题的解释》。

对于以上条款的适用原则和实际案例，袁江帆有着较为深刻的研究，采取通过检索中国裁判文书网中2020年1月至2022年6月78份与患方在医院内跌倒的裁判文书作为研究对象，查阅CNKI数据资源库相关文献，对《民法典》背景下患方院内跌倒法律规则、适用原则进行研究。

78份患方在医院内跌倒的裁判文书中，涉及门诊患者48例、住院患者25例和陪同家属4例，即跌倒的主体在进行主张权利的时候除了患者还有患者陪同人员。原告以公共场所管理失当责任为案由起诉该医院27例，医疗损害赔偿为案由51例。经法院判决认为医院存在过错的案例有66例，12例判决认为医院尽到了谨慎注意义务和告知义务，医院不应当承担赔偿责任。

4. 计量可视化分析患者安全相关文献

（1）截至2024年5月通过中国知网总库检索主题为"患者安全"，一共检索出103 363篇文献。计量可视化分析检索结果如图1-3、图1-4、图1-5、图1-6。

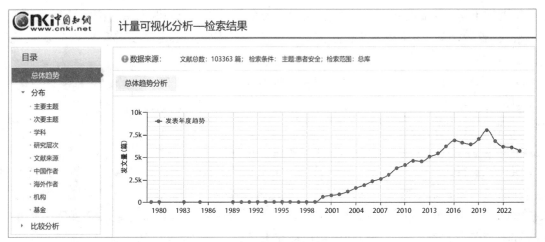

图 1-3　总体发文量年度趋势分析

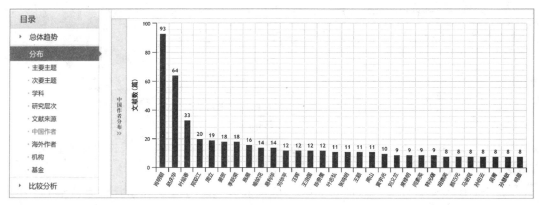

图 1-4　中国作者文献分布情况

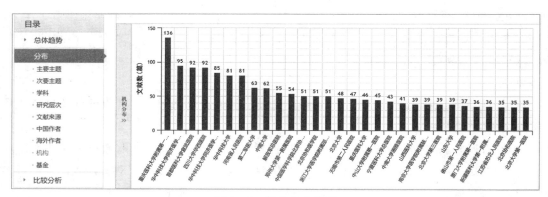

图 1-5　机构分布情况

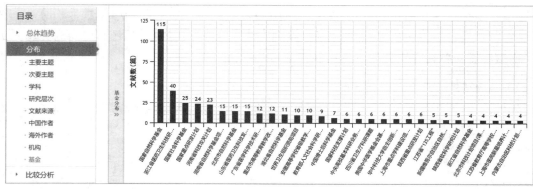

图 1-6　基金分布情况

（2）基于中国知网的近 10 年质量安全问题梳理见图 1-7。

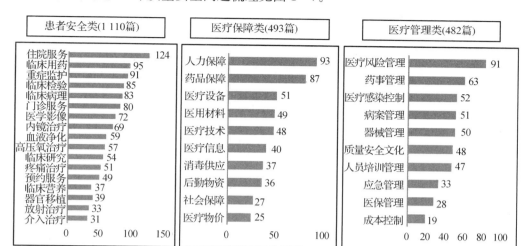

图 1-7　基于中国知网梳理归纳了我国近 10 年 3 个方面质量安全问题

5. 我国的患者安全目标历程

患者安全目标是倡导和推动患者安全活动最有效的方式之一，是绝大多数国家的通行做法。我国积极响应世界卫生组织世界患者安全联盟工作，中国医院协会从 2006 年起连续发布《患者安全目标》以及世界患者安全日宣传画及海报，在目标条目遴选过程中，参考了世界卫生组织世界患者安全联盟的"患者安全行动"、美国 JCI "国际患者安全标准"、国家卫生计生委《医院管理评价指南》等相关标准与内容，并广泛听取了业内专家的建议。

我国采取了保障患者安全的一系列措施加强患者安全保障、促进规范化管理方面的政策，促进患者安全管理政策体系建设、健全。其中最为突出的则是 2021 年始连续 4 年在医疗领域开展《国家医疗质量安全改进目标》和《全面提升医疗质量行动计划（2023—2025 年）》，以目标为导向科学精准开展医疗质量安全改进工作，通过保障目标的科学性、时效性、可行性，指导行业以目标为切入点，开展系统改进工作，推动整体医疗质量安全水平提升。至 2023 年 9 月 27 日国家卫生健康委发布的《患者安全专项行动方案（2023—2025 年）》，旨在利用 3 年时间，进一步健全患者安全管理体系，完善制度建设，畅通工作机制，及时消除医疗过程中以及医院环境中的各类风险，尽可能减少患者在医院期间受到不必要的伤害，保障患者安全。连续 3 年每年至少完成 1 轮全院巡检排查和全院患者安全专项培训，至 2025 年末，患者安全管理水平进一步提升，每百出院人次主动报告不良事件年均大于 2.5 例次，低风险病种住院患者死亡率进一步降低。

（1）《中国医院质量安全管理》团体标准概况

国际经验表明，建立医疗质量管理标准体系是患者安全和医疗质量持续改进与提升的保障。各国根据本国的国情建立了不同的管理标准，旨在通过标准提供行为规范，通过标准落实与管理避免医疗风险、保证患者安全、提高医疗质量。

① 中国医院协会 2007 年起面向全国每年发布《中国医院协会患者安全目标》，为全国医院患者安全管理提供引领，推动了我国患者安全工作的开展。2017 年，中国医院协会组织了 25 个分支机构和全国 60 家医疗机构，启动了《医院质量安全管理》系列团体标准的编制，该标准体系由总则、患者服务、医疗保障和医疗管理 4 个部分 64 个分册组成，目前正式发布了 50 册标准。

② 2022 年 2 月 18 日国家标准化管理委员会等十七部门联合印发《关于促进团体标准规范优质发展的意见》。其核心是聚焦患者在医院诊疗过程中的质量安全问题，系统性设计涵盖患者诊疗全流程的标准体系框架，包括 4 部分 64 个分册，截至 2023 年 5 月已发布 50 分册。同年 9 月 17 日，中国医院协会发布

《中国医院协会患者安全行动计划框架》（2023—2025）、《2022 年患者安全目标实践典型案例》。

③ 2023 年《中国医院质量安全管理》T/CHAS 10—2—1—2023，第 2—1 部分：患者服务—患者安全目标，中国医院协会 2023 年 10 月 28 发布，2023 年 12 月 30 日实施。

本标准按照 GB/T 1.1—2020 给出的规则起草，由中国医院协会提出并归口。

主要起草单位：重庆医科大学附属第一医院，北京大学第一医院，香港大学深圳医院，复旦大学附属华山医院，医院标准化专业委员会。

主要起草人：肖明朝，赵庆华，贾英雷，王平，徐小平，王惠英，郑双江，黄欢欢，彭颖，杜星瑶，刘彤，李雪连，周鹭，马应卓，李慧平，刘月辉，刘丽华。

（2）我国患者安全的大事记

2019 年 9 月 16 日国家卫生健康委医政医管局周长强副局长曾在中日友好医院北区出席的新闻发布会上指出：患者安全主要是指通过采取系统性、预防性的措施，降低医疗过程中以及医院环境中的各类风险，使患者在医院期间尽可能减少不必要的伤害，维护患者及整个医疗环境的安全状态。患者安全是个系统的工程，涉及医疗质量安全、医疗服务、医疗风险防范等方方面面，一直受到国际社会的广泛关注。在我国患者安全方面发生的大事记见表 1-7。

表 1-7　中国医院协会关于"患者安全"的大事记

| 序号 | 时间 | 中国医院协会关于"患者安全"的大事记 |
|---|---|---|
| 1 | 2006 年至今 | 中国医院协会积极响应世界卫生组织号召，在国家卫生健康委医政司和医疗应急司的领导和指导下已连续发布了 7 版《患者安全目标》。2022 年 11 月正式发布最新版《中国医院协会患者安全目标》。目标是以"预防为主、系统优化、持续改进"为核心，遵循"实用性、可行性、可测量性、可比性"的原则编制，共涵盖 10 条目标 54 项细目。下一步，中国医院协会将继续致力于推进医疗质量与患者安全工作在医院的落实落地。 |
| 2 | 2009 年 | 中国医院协会通过科学出版社出版《实施患者安全目标指南》 |
| 3 | 2012 年 | 获世界卫生组织授权，编译出版《患者安全教程指南：多学科综合版》中文版 |
| 4 | 2014 年 9 月 | 积极为行业搭建患者安全交流平台，牵头组织成立了患者安全教育与研究协作网。协作网成员涵盖全国 14 个省的 100 余家医院，定期组织开展患者安全案例分享和系统改进分析 |
| 5 | 2016 年至今 | 开展患者安全目标实践典型案例的征集工作基于循证开展患者安全系统分析和改进，收集入库案例 |
| 6 | 2018 年 | 印发了《关于进一步加强患者安全管理工作的通知》，专门就患者安全工作做出部署，明确提出五项主要任务和《患者安全目标实践指南》 |
| 7 | 2018 年 7 月 | 建立了医疗质量（安全）不良事件报告制度及院内上报信息系统。优先改善患者身份识别、药物使用、围手术期管理等重点领域的患者安全管理工作，最大限度减少不良事件发生 |
| 8 | 2018 年 | 中国医院协会首发了《医疗安全不良事件管理标准》和《住院患者静脉血栓栓塞症防治标准》，建立了基于标准体系的质量安全资源库，在患者安全标准化建设方面取得新的突破 |
| 9 | 2019 年 5 月 | 协会配合国家卫生健康委医政医管局开展了《患者安全简报》的定期发布工作。<br>联合北京大学第一医院开展建立全院患者安全文化模式研究。<br>联合《健康报》开展了患者安全专题组稿，在《中国医院》《中国卫生质量管理》等学术期刊上，开办设立了患者安全专栏 |

6. 我国患者参与患者安全实践及管理的现状

世界卫生组织（WHO）2004 年提出，患者参与患者安全（Patients for Patient Safety，PFPS）是指以"患者为中心"的医疗服务，通过患者参与的行为协助医疗服务者减少和避免危害患者健康的一切医疗过失。WHO 将 9 月 17 日定为"世界患者安全日"，2023 年"世界患者安全日"的主题是"鼓励患者参与患者安全"。患者参与患者安全是提升医疗质量、确保医疗安全、构建和谐医患关系的一种重要方式，患者参与到医疗安全中，对促进医疗护理安全有着重要作用。

国外许多国家制定了 PFPS 实施规范及标准，以及推荐的管理策略。国内研究多关注 PFPS 的临床实践经验及医患双方认知等，但是对于患者参与的具体有效策略、参与程度及参与后效果的评价方面的研究却甚少。程海丹的研究通过回顾调查分析 2019 年 11 月至 12 月全国 16 个省市（包括：北京市、广东省、安徽省、黑龙江省、江苏省、山东省、上海市、辽宁省、山西省、青海省、四川省、云南省、湖北省、湖南省、浙江省、江西省）102 所医院患者参与患者安全实践及管理现状，分别从 5 个维度（包括医院层面在促进 PFPS 实施中的组织体系、制度建设、教育培训、支持保障、评价反馈等核心管理举措）调查医疗机构 PFPS 的管理现状和 7 个方面调查 PFPS 护理实践情况，包括 PFPS 开展范围、教育培训情况、PFPS 护理实践主要内容及患者参与安全核查、手术安全、用药安全、安全事件预防、照护决策等重点护理环节的实践情况研究 PFPS 现状和存在的问题，发现：我国患者参与患者安全的相关工作虽然广泛开展但因为各地区、各级、各类医院患者的参与程度不同，缺乏完整、系统的标准化 PFPS 管理策略。

（1）调查的 102 家医院中仅 45 所医院设立负责患者安全工作的管理部门或委员会。目前大多数医院采用统筹管理与归口管理相结合的方式，将患者安全事件根据发生类别及涉及人群分部门管理，而国外多数国家和地区都结合当地实际情况组建了相对独立的患者安全组织，专门负责推进患者安全工作。制度建设层面约 15% 的医院尚未形成系统的制度和工作方法，制度建设尚不健全，与以往研究结果一致。

（2）西部较经济发展水平较高的东部和中部，在医院规模、硬件设施、医疗水平等方面处于弱势，因此开展 PFPS 相关工作会更具有挑战性。但在促进患者参与患者安全实施方面核心管理举措存在西部地区在制度建设及教育培训方面与其他地区存在显著差异；在组织体系、制度建设、教育培训 3 个方面呈现的趋势为三级医院优于二级及以下医院、综合医院优于专科医院的状况。

① 其中患者参与患者安全的护理实践主要集中在参与安全核查、手术安全、药物使用、安全事件预防及改进、照护决策及沟通等重点护理环节，但是尚未形成能促进患者安全文化建设相关的工作规范及标准化患者安全管理策略。

② 为进一步规范我国患者参与患者安全相关工作，制定患者安全策略，提供了客观依据。

我国包含医疗机构的一般情况、患者参与患者安全的管理现状及护理实践情况，为护理管理者制定管理举措提供决策依据。

## （三）护理安全管理的现状

1. 国际护理安全管理

2023 年全世界最佳医院排行榜前 100 名之榜首举例。

（1）梅奥诊所

核心价值观七个字：病人的需求第一。全院实行年薪制，没有奖金，没有分红，医生的出诊数量、手术数量不会影响到收入，直接把生理需求、安全感需求这一类低层次需求满足了，让员工用更多的精力去追求自我实现等高层次需求。

（2）麻省总医院

麻省总医院是美国历史最悠久的综合性医院。美国护士协会属下的美国护士资格认证中心将麻省总医院评为美国第一所"磁性医院"。大面积惠及员工，着力营造 Excellence everday 的医院文化，让所有员工因身为 MGH 一员而深感自豪。致力为患者提供最高质量、最为安全的治疗和护理。在医疗质量与患者安全中，医护卓越的服务起到了纽带作用。

（3）约翰·霍普金斯医院

关注患者体验，注重四种价值：人性价值、质量与安全性的价值、声誉价值、财务价值。

核心价值观：卓越、发现/ 领导力、正直/多样化、包容 /尊重、共同掌权。

（4）新加坡中央医院

于 2008 年加入了 JCI 安全和质量标准体系，2010 年被评为"亚洲第一磁性医院"，有着严密的质量管理体系和高效的流程管理。

（5）海德堡大学医院

成立于 19 世纪初，是德国最古老的大学医院。

宗旨：用卓越的科研手段为病人的健康服务。

它是欧洲最先进的医疗中心之一，它在各个领域按照最高的国际标准对各种患者提供了最好的医疗服务。

2. 共同管理模式

共同管理模式是指临床一线护士和护理领导共同参与决策并对决策负责，以提高护理质量、护理安全、提升工作环境为目的。从根本上挑战护士长期持有的信仰和实践方式。

（1）六项原则：信任、尊重、自主、合作、授权、主人翁精神/问责。

（2）优点：自主权、提升士气和工作满意度；降低辞职率；培养管理能力；更好了解质量、目标和价值观。

（3）缺点：需要花费时间和精力；需要护士、管理者和组织者共同参与；需要给予护士灵活的非临床时间；需要护理管理者"放手"给护士决策权。

（4）领导—导师—帮助者的多角色

① 新角色：护理管理者；

② 变革者：推动实践；

③ 培养者：领导力的培养。

3. 关注护理安全管理

（1）错误预测

① 遵循五项可靠性原则；

② 重视失误；

③ 不要将失误简单化；

④ 对失误有高度敏感性。

（2）控制不良事件

① 处理问题有灵活度；

② 注重专家意见。

4. 护理安全问题的处理

针对团队而不是个人、针对流程或者系统管理、防范在先优于解决问题。

（1）人都会犯错；

（2）制定药物使用指引；

（3）仪器检修有效期；

（4）可信赖的安全文化；

（5）报告文化——在发生失误或者接近失误时进行上报；

（6）不责备文化——出了问题，是否要责怪员工？

（7）灵活度文化——我们对压力、节奏和强度的突然和根本性变化的适应程度如何？

分享：充分地将获得的经验教训转化为重新配置的假设、框架和行动。评价医护人员的安全文化程度可采用安全态度量表（safety attitudes questionnaire，SAQ），通过评价医护人员对安全氛围和团队合作的看法测量安全文化。

5. 我们可以为安全文化做些什么

基于科室的总和安全项目（The Comprehensive Unit-based Safety Program，CUSP）：由科室团队实施，通过加强医护人员对其工作环境中安全问题的责任感，发现、分析、改正存在的患者安全问题，加强医护之间、医患之间的沟通，加大纠正系统错误的力度，显著提高患者安全。创建临床一线护士人人参与的安全文化。CUSP 程序见图 1 - 8。

**CUSP 程序**

对护士进行安全培训

让员工参与识别不足

高层管理者合作

从错误中学习

找团队解决问题

数据收集并分析（护理资源中心）

护理敏感质量指标：

病人跌倒率

压疮率

护理失时效

护士满意度

患者满意度

相关性血流感染举例

尿管相关性感染预防措施

基于数据制定行动计划

拔出尿管的自动提示

注意无菌操作

有针对性的监测以证据为基础的维护实践

实施效果，实施问责制

图 1 - 8 CUSP 程序

6. 医院安全管理的思考

（1）零事故不是我们追求的目标，零风险才是我们永远的目标，关注风险预防。

（2）安全质量没有最好，只有更好，关注问题的解决。

（3）开展以病人安全为导向的管理项目。

（4）将以病人为中心的理念体现在实际行动上。

（5）安全管理人人有责，责任重于泰山，关注发挥主人翁的精神。

（6）主动报告文化：领导高度重视并参与安全讨论：医院安全文化好坏与行政领导的重视程度密切相关，医院要把安全管理列入发展战略。

（7）不良事件分享文化：敢于汇报不良事件，进行错误经历分析，更好地改善和进步。

（8）建立安全态度评估的文化：定期评估医务人员对团队合作氛围、安全氛围、工作满意度及对管理的看法，进行工作条件和压力识别，找出问题并分析原因进行改善。

7. 新质生产力与患者参与患者安全

（1）高素质护士特征

① 有专业技能和综合知识；

② 技术适应能力强；

③ 人际和沟通技能；

④ 有多元文化能力；

⑤ 有团队合作和领导力；

⑥ 有批判性思维和解决问题的能力；

⑦ 有伦理和法律知识；

⑧ 有自我管理和心理韧性。

未来的高素质护士将是技术熟练、人文关怀、跨文化沟通和团队合作能力兼备的多面手，他们在保证患者安全、提升医疗质量和推动医疗创新方面发挥不可替代的作用。

（2）高素质的医院领导者特征

① 有远见的思维；

② 敏捷性和灵活性；

③ 看数字素养；

④ 情商高；

⑤ 跨学科合作；

⑥ 能创新解决问题；

⑦ 对公平的承诺；

⑧ 道德决策；

⑨ 财务敏锐度；

⑩ 全球的视野。

这些特征凸显了从传统领导模式向更具活力、包容性和创新性的方法的转变，这些方法可以驾驭未来医疗环境的复杂性。最有效的领导者将是那些能够融合这些技能以指导他们的组织应对未来挑战和机遇的领导者。

（3）高素质患者特征

① 更高的健康意识和自我管理能力；

② 良好的医患沟通；

③ 对医疗信息的理解和应用能力强；

④ 对新技术的接受和利用快；

⑤ 主动参与疾病预防和健康促进活动；

⑥ 对医疗伦理的理解；

⑦ 尊重医疗专业人员。

未来的高素质患者将是医疗健康管理的积极参与者，不仅体现在自身健康的管理上，也反映在与医疗系统的互动中。通过与医疗专业人员的有效沟通和合作，高素质的患者能够在保持健康的同时，为医疗服务质量和促进公共健康做出贡献。

（4）卓越医生的特质

卓越的医生除了有常规医学知识外，还有一些超越医学知识的特质。

① 做一个像夏洛克一样的侦探；

②保持健康和放松；

③做一个善于倾听的人；

④找到工作中的激情所在；

⑤整体观治疗病人；

⑥有同理心；

⑦注意细节；

⑧勇于承担责任——责任止于你；

⑨坚持理想。

8. 住院患者护理安全生态圈的相关因素

护理安全是医疗质量与安全的重要组成部分，其安全性的高低直接影响医院服务能力和水平。有研究表明，约90％用药错误被护理人员发现并及时阻止。因此，护理人员在保障患者安全方面有着重要意义。

"生态圈"概念源于生态学，指特定区域内的有机体与其生存环境构成的共同体，由相互关联的利益相关者组成的相互作用的生态系统。住院患者护理安全生态圈是指住院期间，患者与其所在的环境相互关联、相互影响以实现患者护理安全目标快速推进、医疗质量安全管控的应用闭环，可为完善住院患者护理安全生态环境、创新患者安全发展战略奠定基石。Edozien将生态医学模式应用于妇产科患者的管理中，并认为基于生态医学模式的管理方法比个人或系统的方法更适合提高患者安全。

华中科技大学同济医学院附属协和医院护理部喻姣花主任带领的护理研究团队最新研究认为：以"4M1E分类模式"为理论基础，结合临床安全时间发生的实际情况，通过德尔菲法和层次分析法研究住院患者护理安全生态圈指标构建过程中，发现人员素质及能力、仪器设备、药品卫材管理、主旨管理和组织环境这五个维度成为核心要素。

目前的状况：国际质量论坛（NQF）于2004年批准了护理质量安全敏感指标的非强制性共识标准。以病人为中心，考虑患者的预后，将护理工作质量安全的指标（例如跌倒和压疮）和系统措施联系在一起，它包含了护理专业技术组合、护理时间、护理执业环境（包括人员比例）的评估，以及护士周转等。这些措施既反映护理的质量，又能说明是提供的环境有利于护士不犯错误，从而提高患者安全。

那么由学习系统（教育与培训）、患者和家属参与、员工安全、文化领导力和治理（护理缺失、临床工作流程的安全管理、风险管理、护理缺失的防范）、患者安全文化等组成的整体护理患者安全生态圈，在建立以患者为中心的安全（要素包含：尊重、信息共享、参与、合作）指导思想下，下一步该如何落地生态圈持续良性循环发展促进患者安全工作的开展，则成为广大护理工作者面临的挑战和机遇，我们期待"零伤害"的愿景在不久的将来成为现实。

## 四、患者安全的未来

持续开展促进患者安全的系统工程中各项工作，任重而道远。

### (一) 思维的改变

#### 1. 不破不立

促进患者安全的第一步就是打破思维的墙。在"患者安全"理念之前，大多数医务人员深受责备文化的影响。法律的不健全、制度的不够完善使得他们无法直视问题和面对不良后果，因此很难选择担起责任的行动，更多是选择逃避、躲藏、隐瞒与推卸。当时，推卸责任这一做法相当普遍，与现在直报不良事件有所不同。想办法解决并分享错误可以促使人们从错误中学习，这比掩盖错误更有效。本质上，人们需意识到错误不仅仅由一个简单的动作引起，而是由一连串行为引起，要素包括：（1）工作场所的条件；（2）个人情景因素；（3）组织和管理层的决定。

### 2. 责备文化

最有可能源于被称为归因论的心理学术语，人们常常使用归因论去寻找事物的本质。查尔斯·佩洛（Charles Perrow）是最早反对指责理论的人员之一，该理论指出 60%～80% 的系统失效是由操作者的失误引起的。其中最典型的三种"错误"的管理人为方式与其互相指责，还不如去管理人类的错误：（1）认识到人类行为常常不完全受自身的直接控制；（2）如果医务人员技能强、经验丰富、心地善良的话，犯错概率将大大降低；（3）采取适当的措施可以避免某些错误的发生。

### 3. 重视界定违规行为

违规行为的界定可以使医疗机构避免指责，可以将错误看作系统的错误。不只是责怪医生不洗手，而是思考他们省略这个重要流程的原因。最后，界定违规行为可进一步提升患者安全和照护质量。到目前为止，实施强制性法规和政策已经减少了医疗错误的发生。例如，在 2000 年到 2010 年间，注射器重复使用率下降了 88%，在 2010 年到 2013 年，医院获得性感染的发生率下降了 17%。

（1）如果这些错误没有得到纠正，人们可能不会从错误中吸取教训。这就是为什么每个医院对不遵守患者安全原则的人实施严格的违规行为界定的重要原因。

（2）如果允许医务人员走捷径或者逃避惩罚，其他人将纷纷效仿此行为，从而导致错误不断发生。相反，管理者应该建立榜样。管理者应该让每一位员工对自己的行为负责，并承担起监督他人的责任。

（3）如果员工清楚地知道他们必须对自己的行为负责，将不太可能继续危险行为。

（4）三种常见类型的医疗违规行为

① 违反常规，例如医生为了节约时间在检查两个病人的间隙不洗手。

② 必要违规，例如护士由于没有足够时间，明知故犯地不按规范步骤配药。

③ 选择违规，例如一医生忙于处理自己的病人，让实习医生独自给患者进行操作。

## （二）实施早期培训的必要性

培训的时期选择很重要，早期的效果远甚于中期或者晚期。当对医生和护士实施持续培训时，患者安全的培训教育应该从医学院校就要开始进行教学，包括法制的科普学习。因为早教育早受益，医疗保健领域的各类医务人员越早学习相关知识，就有越多的时间去实践，从而将知识内化为习惯。而在培训和教育结束的时候他们应该能掌握大量患者安全相关知识。

## （三）遵守患者安全规则的必要性

医疗保健领域的各类从业人员均应该在整个职业生涯中遵守患者安全相关规则与法律法规，包括：

（1）与患者建立良好的关系；

（2）错误发生后，不要相互指责；

（3）实践循证护理；

（4）严格遵循伦理道德；

（5）医务人员重视自我保健；

（6）对患者进行持续护理；

（7）了解不良事件的上报技巧；

（8）询问患者回家后可以使用的康乐设施以更好地了解其他卫生系统。

一个有效的患者安全策略是多要素构成体。许多因素是简单并有效的。当很多人以缺乏资金这样的理由来解释高错误率的时候，我们更应该想办法克服障碍以更好地改善卫生保健系统。持续的培训、教育以及从错误中学习，能够预防错误发生。监测新员工并在错误发生时实行违规相关政策能帮助建立一个更好的功能系统，这个功能系统可促进卫生保健行业一体化并为患者带来更好的福音。

**说明：**患者安全在医疗领域是一个永恒的主题，此文参考罗伯特·沃切特医学博士的《了解患者安全》而改动，系美国患者安全相关信息，不一定适合我国国情，主要用于参考借鉴学习交流，不做其他用途。

## 五、世界患者安全日

WHO在患者安全的工作始于2004年世界患者安全联盟的成立，并随着时间的推移而发展。目前已经建立了WHO患者安全与风险管理部（The WHO Patient Safety and Risk Management unit），用于协调、传播并加速改善病人的安全，管控卫生保健方面的风，防止对患者的伤害。

1. 节日起源

国际患者安全日（International Patient Safety Day，IPSD）最早是由德国患者安全联盟（Aktionsbündnis Patientensicherheit e. V.（APS））发起的一项倡议，于2015年APS成立10周年之际首次开展活动。瑞士患者安全基金会（The Swiss Foundationfor Patient Safety）和奥地利患者安全平台（Austrian Platform forPatient Safety）在动议之初就积极加入，随后有许多国家积极响应并加入，直到世界卫生组织开展的全球公共卫生宣传活动于2019年5月25日在第72届世界卫生大会委员会上讨论关于《全球患者安全行动的报告》时通过了《全球患者安全行动》（EB144. R12号决议）以及WHA72.6号决议"全球患者安全行动"，因此正式将每年9月17日核定为世界患者安全日。这一日，全球患者安全行动将有助于实现全民健康覆盖，同时以提高公众意识和参与程度，增强全球认识，推动全球团结互助，并敦促会员国采取行动，增进患者安全。其设立目的便是为了提高公众认识和参与，增进全球了解，并努力实现全球团结和会员国行动，以加强患者安全和减少对患者的伤害。

2. 历年世界患者安全日情况（表1-8）

表1-8　历年世界患者安全日

| 世界患者安全日 | | 活动主题/口号 | 行动目标 |
|---|---|---|---|
| 第六届 | 2024年9月17日 | 主题：提高诊断质量　确保患者安全<br>口号：判断对，保安全 | 强调了正确及时诊断对确保患者安全和改善健康的重要性 |
| 第五届 | 2023年9月17日 | 主题：鼓励患者参与患者安全<br>口号：提升患者的声音 | 根据《2021—2030年全球患者安全行动计划》在各级各类医疗机构中，给予患者和家属专业知识，提高患者、家属和照护人员的参与度，提高患者的安全性 |
| 第四届 | 2022年9月17日 | 主题：用药安全<br>口号：避免用药伤害 | 提高全社会对用药错误导致伤害的重视程度，普及用药安全知识，鼓励患者和家属参与用药安全自我管理，采取有效措施提升患者用药安全水平 |

| 世界患者安全日 | | 活动主题/口号 | 行动目标 |
|---|---|---|---|
| 第三届 | 2021 年 9 月 17 日 | 主题：孕产妇和新生儿的安全照护<br>口号：现在就行动起来，确保安全、有尊严的分娩 | 提高全社会对孕产妇和新生儿安全问题，特别是在分娩期间安全问题的认识，呼吁采取有效措施，确保安全的孕产妇和新生儿医疗服务 |
| 第二届 | 2020 年 9 月 17 日 | 主题：卫生工作者安全：实现患者安全的首要任务<br>口号：安全的医务人员，安全的病人 | 为医务人员安全发声！ |
| 第一届 | 2019 年 9 月 17 日 | 主题：患者安全：全球卫生保健的首要问题<br>口号：为患者安全发声 | 动员医院各个岗位的工作人员、患者及其家属、社会各界共同关注患者安全、人人参与患者安全，由点到面、形成合力，共同编织一个紧密的安全网，提升医院安全水平，保障患者健康权益。口号确定为"人人参与患者安全" |

## 六、 患者安全和医疗质量安全的区别

患者安全是医院工作的重要底线和基本要求，是进一步保证医疗服务质量的前提和基础，也是护理质量的六大目标之一。

冯倩认为两者都旨在保障患者就医的安全和高质量的医疗服务。但是医疗质量安全侧重于医疗机构运行安全和医护人员的行医安全，而患者安全更强调"以患者为中心"的理念，即医疗机构和医务人员的一切活动和工作应紧紧围绕患者安全这个核心。两者侧重点不同，其具体差别包括以下几方面：

1. 权利—责任导向思路

患者安全是"权利"导向思路，医疗质量安全是"责任"导向思路。患者安全理念尊重患者行使权利的自由，重视保障患者权利，包括保障患者的生命健康、知情同意及隐私等权利。医疗质量安全更强调责任，通过追责促进医疗服务的安全。这也使得医疗质量安全的实施本质上是对义务的强调，无论是对质量问题的事先预防还是事后惩戒，都是对医疗机构履行安全保障职责的强制性要求。

2. 伦理照拂—避免医疗技术风险

患者安全包含对患者身心的伦理照拂以及对医学伦理的遵循，医疗质量安全更注重避免医疗技术风险。过度医疗中医疗机构或医务人员违背临床医学伦理准则，不能为患者真正提高诊治价值，只是徒增医疗资源耗费，被视为患者安全的典型问题。患者安全还强调对患者病情和心理全方位的关心，包括在医患沟通中对患者意见的倾听和尊重，也包括实施诊疗措施时的心理抚慰和关怀，更包括在处理医疗差错事件中不要加重患者及其家属的痛苦等。而医疗质量安全的重点在医疗质量风险的控制，强调对技术风险的预防和避免。

3. 医疗风险治理—管理本身

患者安全要求全社会协同关注医疗风险治理，而医疗质量安全多着眼于医疗管理本身。患者安全的提升来自多方推力，包括政府、社会、医疗机构及患者自身。政府应通过立法和制订相关政策改善患者安全，社会应通过协助提供保障患者安全的各种途径，医疗机构要实行院务公开，患者应主动将诊断、治疗所需要的信息提供给医务人员，并通过必要参与为自身安全提供助力。由此可见，患者安全的内涵包括以权利保障和公共安全的视角看待医疗安全，而非将其孤立或隔绝为医疗机构内部问题。这也符合

医疗服务是公共服务的本质属性。

4. 评价住院患者的医疗照护质量与安全

美国卫生服务与质量研究所（AHRQ）提出质量指标（QI）之患者安全指标（Patient Safety Indicators，PSI）帮助评价住院患者的医疗照护质量与安全。

当然，如此进行比较并不意味着否定医疗质量安全的价值，从降低医疗风险的意义上，两者各有其功能和优势，甚至无可否认，两者有大量重合的内容。需要澄清或强调的是，患者安全在现代医疗风险治理中的内涵、作用及价值可能与传统的医疗质量安全有一定区别，只有正确认识其所带来的观念革新，以及对与之配套的政策进行优化，才能更全面、更有效、更切实地降低医疗风险。

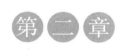

# 患者十大安全目标之安全警示案例分享（80篇）

（本章 80 个案例的相关信息均引自中国裁判文书网法院公开判决内容，仅作学习交流使用，不得用于其他用途。）

从"混乱"到"有序"，从"知道"到"做好"，从以患者安全为"中心"到实现患者安全"零伤害"，这是所有医务工作者在职场生涯中的一场漫长的修行。由美国朱莉·约翰逊（Julie Johnson）、海伦·哈斯克尔（Helen Haskell）和保罗·巴拉赫（Paul Barach）原著的 *Case Studies in Patient Safety*（肖明朝 2017 年中译本《患者安全案例研究》），从患者及家属的视角讲述了来自世界各地发生的 24 个真实医疗案例，描述了本可避免的各种医疗差错让患者及其家属遭受的巨大痛苦和损失，这些案例提醒医务工作者需要不断深思如何从"以医生为中心"向"以患者为中心"的医疗体系进行转换，同时也阐释了医学专业八大核心能力范畴和 58 项改善安全与质量的医务人员核心能力，期望从事件的细节中分析经验教训，总结实用的可行性措施，以期不让悲剧重演。虽然约翰·J. 南斯博士的专著提出了向航空业学安全文化在临床中实践以及绘制医疗航线图，但医疗行业远未像航空、国防和化学制造等行业那样，营造出令人印象深刻的"安全文化"。"我们究竟要向航空业学习什么？如何实现医疗质量安全与患者安全的终极飞行计划？"从而完成圣·米伽勒医院的"取经"之旅。清华大学医院管理研究院教授郝宏恕曾直言："文化的改变，不是一件容易的事情。"但"他们"已向我们证明：改变并非不可能，前路可期！

大多数医疗错误往往来自系统，而非个人。在不良事件中，倘若患者发生非预期的伤害和不良感受，Ta 便是最直接的受害者，我们称之为"第一受害者"。那么，谁是第二受害者呢？直到 2000 年由艾伯特·吴（Albert Wu）首次提出术语"第二受害者"后塞斯（Seys）和他的同事以及所在的美国医疗保健改进研究所（IHI）已经从差错和不良事件的发生中确定了三个层次的伤害：即患者、临床医生和医疗保健组织机构。

如果能通过组织持续系统地培训一些基本的理论模型（如：事故发生模型之瑞士奶酪模型、卡里什的模型、健康照护系统的"尖端与钝端"（sharp end/blunt end）模型）及模式来学习患者安全，对相关政策、前沿研究、文献报道、不良事件、实际医疗纠纷相关的法律案件、患者安全评价系统（如应用风险管理工具——医疗失效模式与效应分析，Healthcare Failure Mode and Effect Analysis，HFMEA）等进行归纳、总结、分类、分析、研究以及复盘造成患者伤害的原因，重视患者安全事件，才有可能从血的教训中吸取经验和反省，最终达到真正的"避免伤害，切实患者安全"—"零伤害"才会有事半功倍的效果。

## 一、患者安全警示篇之意外伤害

《基本医疗卫生与健康促进法》第四十六条规定，明确了医疗机构属于"公共场所"。因此医院安全保障义务是医疗机构不可忽视的重要责任。这也是平安医院建设的重要内涵。在医疗机构发生的摔倒、坠楼、坠床、擅自离院和跳楼自杀等案件在司法实践中最终是否承担法律责任均与其是否充分履行安全保障义务相关。如何履行安全保障职责，减少或防范人身损害赔偿纠纷或争议发生，则可以通过法律知识学习和以下部分案件中吸取经验。

### （一）跌倒案例 17 篇

#### 案例 1　病床护栏损坏导致患者坠床

这是一起发生在河南的医疗损害责任纠纷真实案例。

1. 案件回顾

1）事情经过

2012 年 12 月 11 日，77 岁的女性患者张某以"突发胸闷、气促、呼吸困难 4 小时"为主诉入住 A 医院住院治疗，先被安置在心血管四科急救室接受诊治，经诊断为：（1）高血压、心脏病（心律失常）；（2）高血压Ⅱ级（极高危）；（3）陈旧性脑梗死；（4）脑膜瘤术后。经院方予以强心、利尿、平喘及改善心功能治疗，张某病情稍好转，其后被转入心内四科15病室43床住院治疗。主治医师告知其有心衰加重、心肌梗死、猝死、脑出血、脑梗死等风险，要求卧床休息并留有床上使用便器。

在入院后第五天（12月15日晚10时），张某不慎摔伤，经医生诊断为左股骨颈骨折。

12月16日，张某被转入该院骨科治疗，12月24日行左半髋关节置换术。

2）处理过程

回顾调查摔伤原因：张某住院病历上记载的护理级别为一级护理，住院期间由张某家属王某一人陪护。其使用的病床存在较大安全隐患，一侧护栏上横杆缺失，另一侧护栏定位手柄损坏且两个竖格条断开，完全丧失保护功能，张某家属考虑其身体状况曾多次要求A医院配置有护栏的病床未果。

张某家属认为张某摔伤应由A医院承担责任，故提起上诉。

根据所在地法医临床司法鉴定：张某的左股骨颈骨折损伤程度已构成伤残，评定为七级伤残。

一审法院酌定A医院承担65％责任。

A医院不服一审法院判决，故提起上诉。

二审法院查明的事实与一审判决认定的事实相一致。

3）事件结果

维持一审判决，A医院承担65％责任。

2. 法院判决原文

1）一审法院判决

（1）A医院于本判决书生效后十日内赔偿张某医药费等各项费用共计50 291.24元。

（2）驳回张某其他诉讼请求。

（3）案件受理费2 510元，由张某承担1 368元，A医院承担1142元。

2）二审法院判决

（1）驳回上诉，维持原判。

（2）二审案件受理费1 057元，由A医院承担。

本判决为终审判决，案号为（2014）平民三终字第228号，中国裁判文书网公布于2014年6月25日。

3. 案件分析

1）一审法院对A医院的责任认定

防护功能缺失导致张某从病床上跌落这一事实成立，因此张某摔伤与A医院病床护栏损坏存在一定的因果关系，张某因治疗产生的相关费用A医院应当予以赔偿，结合查明事实，对A医院的过错程度酌定为65％。

2）一审法院对A医院赔偿认定

（1）医药费，扣除医保已经报销的部分，余5 372.09元，予以支持；对自购药物（白蛋白）2 140元，根据医嘱单记载属于其实际花费，且有票据证实，予以支持；

（2）护理费，标准参照当地上一年度居民服务业平均收入标准计算，为1 946.88元；

（3）伤残赔偿金为40 885.24元（按照当地2012年度城镇居民人均纯收入标准20 442.62元/年×5年×伤残赔偿系数40％计算），对司法鉴定费700元予以支持；

（4）住院伙食补助费840元（30元/天×住院天数28天）、营养费280元（10元/天×住院天数28天）；

（5）交通费，法院酌定为 1 000 元；

（6）对其购买轮椅的费用 1 000 元和助行步椅费用 130 元，因张某已构成七级伤残，购买残疾辅助器具有必要性和合理性，且有购买发票相佐证，予以支持。

以上共计 54 294.21 元。结合 A 医院过错程度 65% 计算为 35 291.24 元。因张某伤情已构成七级伤残，法院酌情支持精神损害抚慰金 15 000 元。

3）二审法院认为

张某于 2012 年 12 月 15 日晚在 A 医院住院期间因摔伤受到伤害后要求 A 医院赔偿，应属于医疗损害责任纠纷。根据已经查明的事实可以认定，张某摔伤时所住的病床一侧护栏上横杆缺失，另一侧护栏定位手柄损坏且两个竖格条断开的事实，可以推定 A 医院在提供医疗服务设施方面存在过错。

本案所涉事故发生时，A 医院根据张某病情将其确定为一级护理对象，根据我国有关基础护理服务工作规范的规定，一级护理内容不仅包括医院对其患者病情的护理，也包括对患者生活方面的护理，院方要对存在的危险因素采取相应的预防措施并向患者进行指导，预防跌倒、坠床等，医院应提供安全的医疗设施，采取有效措施，消除不安全因素，降低风险。

A 医院上诉称张某"护理等级虽然是一级，此护理级别仅是对其病情应当给予更高级别的关注，而非其个人生活上，根据我国目前的医疗诊治活动中的惯例，病人住院期间的生活护理完全是家人承担责任"，该说法恰恰证明院方未对张某尽到生活上的护理义务。

故原审综合以上因素，确定张某摔伤与 A 医院病床护栏损坏及护理过错存在一定的因果关系，对 A 医院的过错程度酌定为 65% 较为适当，二审法院予以确定。

综上，一审判决认定事实清楚，适用法律正确，故二审法院驳回上诉，维持原判。

4. 知识链接

1）提高安全防范意识，提供安全就医环境，减少伤害。

医院应提供合格的医疗设施和完善的医疗服务，尽到安全审慎的护理义务和安全护理与照顾。按照《中华人民共和国国家卫生和计划生育委员会卫医政发（2010）9 号》所规定的《住院患者基础护理服务项目（试行）》中关于基础护理服务工作规范的规定，院方要对存在的危险因素采取相应的预防措施并向患者进行指导，预防跌倒、坠床等，医院应提供安全的医疗设施，采取有效措施，消除不安全因素，降低风险。

严格参照《护理分级标准》，落实分级护理要求，提供规范的专业护理服务。患者在医院住院治疗时的护理级别为一级，医院应尽更谨慎的注意义务和承担更严格的护理责任。

《侵权责任法》第五十四条对应的是《民法典》第一千二百一十八条，患者在诊疗活动中受到损害，医疗机构或者其医务人员有过错的，由医疗机构承担赔偿责任。诊疗活动是医疗机构及其医务人员依据医疗合同，对患者进行的诊断、治疗的医学活动。该案张某在 A 医院住院期间因摔伤受到伤害后要求医院方赔偿，属于医疗损害责任纠纷。

2）预防患者从床上跌倒的建议

（1）评估风险：首先，对每位患者进行全面的评估，以确定他们跌倒的风险。这包括评估患者的年龄、性别、病史、药物使用情况、平衡能力、视力和听力等因素。

（2）保障医疗设备使用的安全性：如常见的使用病床需时刻提高安全意识，定期检查床的安全性，确保床的结构稳固，没有松动的螺丝或其他安全隐患，及时维修。

（3）安全规范使用病床：① 使用安全护栏，如对于高风险患者，确保床栏始终处于升起状态。② 床栏可以防止患者在夜间或无意识状态下翻身时滚落；高风险区域环境设置一定的安全护栏，如卫生间（洗漱、马桶区域）等。③ 调整床垫高度：确保床垫高度适中，使患者在坐起或站立时不会滑落。如果需要，可以使用枕头或毯子来调整床垫高度。④ 减少床边杂物：确保床边没有多余的物品，如枕头、毯子、水杯等，这些物品可能导致患者在起身时被绊倒。

（4）使用防滑地毯（垫）：在床边铺设防滑地毯（垫），以增加摩擦力，降低患者滑倒的风险。

（5）建议患者穿戴适当的鞋子：如防滑鞋，以提供足够的支撑和抓地力。避免使用拖鞋或过于松散的鞋子，如一次性拖鞋、人字拖、高跟鞋等。

（6）鼓励患者进行康复训练：对于有平衡问题的患者，鼓励他们进行康复训练，以提高平衡能力和肌肉力量。

（7）积极鼓励患者和家属参与患者安全管理：向患者和家属提供关于跌倒预防的教育，包括如何正确起床、如何安全行走等。确保他们了解跌倒的风险和预防措施。

（8）全面掌握患者状况：密切关注患者的病情变化，如疼痛、眩晕、虚弱等，及时采取措施预防跌倒。

### 案例 2　住院患者意外坠床

这是一起发生在山东的真实的医疗服务合同纠纷案例。

1. 案件回顾

1）事情经过

2021 年 5 月 12 日，82 岁的张某在 A 医院入住普通病房，诊断为：高血压Ⅲ级、2 型糖尿病、冠状动脉粥样硬化性心脏病等，住院后次日晚上 9 点多睡觉时不慎从病床（病床的标准：长 1.95 米×宽 0.9 米×高 0.5 米）坠落到地上，5 月 15 日，张某出院，前往 B 医院检查治疗，支出医疗费 608.82 元。5 月 17 日，张某到 B 医院住院治疗，入院诊断为：胸椎压缩性骨折、背部二度烧伤、高血压、2 型糖尿病等，住院治疗 13 天，5 月 30 日，张某出院，其个人负担的医疗费 9113.2 元已由 A 医院负担。张某住院期间，由其女儿护理。

张某在 A 医院住院期间，与 A 医院签订协议书一份，载明"张某，女，82 岁，于 2021 年 5 月 12 日在本院（A 医院）住院，于 5 月 13 日晚 9 点多睡着时不慎从病床上滚到地上，引起胸 12 椎体压缩性骨折。医经与家属协商，同意由本院领导联系 B 医院专家给予治疗，治疗期间病人自负部分费用由 A 医院承担"。

2）处理过程

司法鉴定结果：张某椎体损伤构成九级伤残；张某所需护理期限建议为 90 日。张某支出鉴定费 2 080 元。

诉讼过程中，A 医院提出鉴定申请，要求对 2021 年 5 月 12 日至 5 月 15 日期间张某诉称的胸椎压缩性骨折是否存在护理过错；张某诉称的胸椎压缩性骨折与护理过错行为之间是否存在因果关系；若存在护理过错，该过错与张某损伤构成伤残九级的参与度进行鉴定。

法院依法对外委托司法鉴定所出具不予受理告知书，理由：因 A 医院所申请事项超出该所鉴定范围，不予受理。A 医院表示不再对上述事项申请鉴定。

张某起诉 A 医院存在过错，其中护理过错行为导致了胸椎压缩性骨折，造成侵权损害，提出赔偿诉求。

3）事件结果

法院认定 A 医院承担 30% 的责任比例。

2. 法院判决原文

1）A 医院于判决生效之日起十日内支付张某各项经济损失 15809.91 元。

2）驳回张某其他诉讼请求。

本判决现已审理终结，案号为（2021）鲁 0285 民初 7451 号，中国裁判文书网公开发布于 2022 年 6

月1日。

### 3. 案件分析

法院认为，张某在A医院住院期间，双方形成医疗服务合同关系。法律规定，患者在诊疗活动中受到损害，医疗机构及其医务人员有过错的，由医疗机构承担赔偿责任。本案中，A医院作为医疗机构，不仅负有对患者进行治疗、护理的合同义务，同时还负有合理限度内的安全保障义务。张某系82岁高龄的老年人，A医院在张某入院后，未及时通知其家属到医院护理，在诊疗活动中未尽到合理限度内的护理、安全保障义务，应承担相应的赔偿责任。张某作为完全民事行为能力人，住院期间具有自理能力，其坠床主要是其未尽到安全注意义务。结合本案案情，法院以确定A医院对张某的经济损失承担30%赔偿责任为宜。

张某主张的医疗费908.82元，其中608.82元是因为治疗本伤害支付的，法院予以认定，余额300元张某未提供证据证明，不能证明与治疗本伤害有关，法院不予认定；张某主张交通费1750元，未提供证据证明，根据本案案情，法院酌定张某交通费为300元；张某主张精神抚慰金5000元，不符合法律规定，法院不予支持。

### 4. 知识链接

患者在医院中出现意外摔伤事件，建议如下处理：

1) 立即评估伤势：医护人员应立即对患者进行全面的身体检查，确定受伤的部位和程度。

2) 处理伤口：对于开放性伤口，应立即进行清洗和消毒，以防感染。

3) 冷敷受伤部位：在摔伤后的初期，适当的冷敷可以有效减少肿胀和疼痛。

4) 限制活动：根据伤势的严重程度，可能需要对受伤部位进行适当的固定。

5) 请相关科室会诊：如果伤势较重，应尽快前往医院进行进一步的诊断和治疗。

6) 相关诊疗治疗：根据医生的诊断结果，进行药物治疗、物理治疗或手术治疗等。

7) 加强巡视：医护人员应加强对住院患者的巡视，及时发现并劝阻擅自离院行为。

8) 明确告知风险：医护人员应向患者明确告知住院期间外出的风险，并据实记录。

9) 据实记录：医护人员应详细记录患者的离院情况、劝阻过程以及患者的反应，以备不时之需。

10) 及时上报：一旦发现患者不在病房，医护人员应立即上报给相关部门，并采取措施寻找患者。

11) 建立健全防跌倒规章制度和工作规范，做好警示告知，制定紧急预案处理流程，直报系统及时上报不良事件。

12) 持续质量改进患者安全相关的系统问题，避免重蹈覆辙，减少患者不必要的伤害

## 案例3　睡眠中意外坠床

这是一起发生在南充的医疗损害责任纠纷真实案例。

### 1. 案件回顾

1) 事情经过

2011年4月10日，张某因长期大量饮酒患酒精所致精神障碍及脑萎缩入A医院治疗，入住的病房系采取全封闭式（全托式）管理的病房。家属按医院要求，在特定的时间内探视病人。2011年4月21日凌晨零时左右张某睡觉时不慎从病床摔落地上至右大腿受伤。同日，张某家属为其办理A医院出院手续并将其送入B医院住院手术治疗至2011年6月18日，出院诊断为：右股骨粗隆间粉碎性骨折。

张某在A医院产生住院费3401.00元，在B医院产生医疗费44719.30元，张某摔伤后A医院借支给了张某5000.00元。张某因行动不便购置轮椅一辆花费450.00元。张某出院后，要求A医院承担赔偿责任未果，遂于2011年10月18日诉至法院，要求A医院赔偿其医疗费、护理费、误工费、残疾赔偿

金、住院伙食补助费、被抚养人生活费、交通费、营养费、继续治疗费、残疾辅助器具费、精神抚慰金、鉴定费等共计 80 000.00 元。审理中，二次重新鉴定后，张某将其诉讼请求金额变更为 271 222.90 元。

2）处理过程

法院先后两次委托司法鉴定，第一次鉴定意见书结论为：右股骨粗隆间粉碎性骨折术后，右下肢短缩大于 4 厘米（6 厘米），评定为六级伤残（按《劳动能力鉴定职工工伤与职业病致残等级》标准鉴定）。

A 医院认为张某下肢短缩 6 厘米系 B 医院治疗不当和张某自身因素造成，遂申请追加 B 医院为本案被告参加诉讼，并申请对 B 医院在治疗张某的过程中是否存在过错进行司法鉴定。法院通知 B 医院作为被告参加诉讼后，委托另一法鉴定中心对 B 医院在治疗张某过程中是否存在过错以及是否存在张某自身因素进行鉴定，后因 B 医院无法提供张某受伤当时和术后影像学检查的 X 片，鉴定机构无法作出鉴定而退回了上述鉴定申请。

A 医院认为张某伤残等级鉴定适用标准不当，申请重新鉴定。第二次法院再次委托原司法鉴定中心重新鉴定，结论为：张某的伤残等级为八级伤残。依据是《道路交通事故受伤人员伤残评定》（GB18667—2002）。

双方对张某的伤残等级为八级的鉴定结论予以认可。

结合本案实际，一审法院酌定由 A 医院承担张某 30％的损失，由 B 医院承担张某 60％的损失，由张某自行承担 10％的损失。

一审判决后，B 医院、张某均不服该判决，向法院提起上诉。

二审法院查明的案件事实与一审法院查明的案件事实一致，予以确认。

3）事件结果

二审法院维持原判。

2. 法院判决原文

1）一审法院判决

（1）A 医院赔偿张某 67 796.02 元，B 医院赔偿张某 145 592.04 元，A 医院和 B 医院相互承担连带责任。以上款项限于本判决生效之日起十日内付清。

（2）驳回张某其他诉讼请求。

2）二审法院判决

（1）驳回上诉，维持原判。

（2）二审案件受理费 4 500 元，由 B 医院负担 4 000 元、张某负担 500 元。

本案现已审理终结，案号为（2014）南中法民终字第 2030 号，中国裁判文书网公开发布于 2014 年 12 月 16 日。

3. 案件分析

1）一审法院对 A 医院、B 医院责任比例划分和赔偿金额认定

一审法院认为，张某作为一名长期大量饮酒致精神障碍的病人，在 A 医院全封闭式（全托式）管理的病房住院治疗期间，A 医院对其负有相应看护责任，应当预料到张某存在摔伤或发生其他意外的风险，并应采取如安排有防护栏的床铺等预防措施。但该院并未采取相应的预防措施，属护理不当，故应对张某半夜从床上摔落地上受伤负相应护理过错，应对张某的损失承担一定的赔偿责任。

因 B 医院不能提供张某受伤当时和术后影像学检查的 X 片，不能确定张某入院时的实际伤情，也使得对其在张某右下肢非正常短缩 6 厘米这一治疗后果是否存在过错的鉴定无法进行，应当承担举证不能的法律后果，应对张某右下肢非正常短缩形成伤残的损失承担相应责任。从本案实际情况来看，该部分损失属于张某的主要损失，B 医院应承担主要责任。

张某摔伤时，其长期大量饮酒所致精神障碍疾病已经治疗好转，具有一定自控能力，应对自己不小心掉下病床承担一定责任，且其长期大量饮酒等自身因素对骨折愈合效果也有不良影响，故张某应自负一定损失。

综上，结合本案实际，酌定由 A 医院承担张某 30% 的损失，由 B 医院承担张某 60% 的损失，由张某自行承担 10% 的损失。A 医院和 B 医院的侵权行为叠加致张某最终损害后果，应承担连带责任。

对张某主张的各项损失确认为：张某在 A 医院产生的医疗费 3 401.00 元、张某在 B 医院所产生的医疗费 44 719.30 元、误工费 19 600.00 元、护理费 4 720.00 元、交通费 300.00 元、住院伙食补助费 1 770.00 元、营养费 1 500.00 元、残疾赔偿金 134 208.30 元、被扶养人生活费 4 085.80 元、后续治疗费 7 000.00 元、残疾用具费 450.00 元、鉴定费用 6 300.00 元、精神抚慰金 15 000.00 元，共计 242 653.40 元，由 A 医院赔偿张某 30% 即 72 796.02 元，扣除其借支的 5 000.00 元后，还应支付张某 67 796.02 元；由 B 医院赔偿张某 60% 即 145 592.04 元；由张某自行负担 10% 即 24 265.34 元。

2）二审法院认定

张某在 A 医院住院期间发生摔伤致右股骨粗隆骨折，A 医院因为护理管理的特殊性，负相应护理过错，承担张某 30% 的损失。因 B 医院不能提供张某受伤当时和术后影像学检查的 X 片，不能确定张某入院时的实际伤情，也使得对其在张某右下肢非正常短缩 6 厘米这一治疗后果是否存在过错的鉴定无法进行，应当承担举证不能的法律后果，承担张某 60% 的损失。张某摔伤时，其长期大量饮酒所致精神障碍疾病已经治疗好转，具有一定自控能力，应对自己不小心掉下病床承担一定责任，且其长期大量饮酒等自身因素对骨折愈合效果也有不良影响，故张某应自负 10% 损失。

护理人员在临床工作实践中对于"患者安全"要尽到看护责任，对于一些潜在风险隐患或其他意外风险有一定的评估力，对于高危因素人群需要加强预判意识和采取一定的相应的预防措施从而避免不必要的意外伤害。对于此案例吸取的经验和教训，如护理人员评估后发现其有潜在安全风险可加强防跌倒宣教、建议护工留陪照顾、病床防护栏加设功能位置、加强等级护理巡视等措施。

《侵权责任法》第五十八条规定对应《民法典》第一千二百二十二条，患者在诊疗活动中受到损害，有下列情形之一的，推定医疗机构有过错：① 违反法律、行政法规、规章以及其他有关诊疗规范的规定；② 隐匿或者拒绝提供与纠纷有关的病历资料；③ 遗失、伪造、篡改或者违法销毁病历资料。

4. 知识链接

1）法官使用裁定的方式和方法

判决书中的金额计算错误是一个在司法实践中相对常见的问题，这种错误可能因法官、书记员等人为因素或计算器等技术故障造成。

要纠正判决书中因计算错误而出现的金额问题，可以通过向承办案件的法官提出，请求法院出具裁定书进行更正。根据民事诉讼法和相关司法解释，裁定书可以用于补正判决书中的笔误，包括金额的误算。步骤如下：

（1）确认错误类型：需要确定判决书中的错误是否仅为金额上的计算错误，而不涉及事实认定等实质性问题。如果只是计算错误，则可适用补正裁定。

（2）联系承办法官：发现金额计算错误后，应当立即联系案件的承办法官或法院工作人员，告知他们判决书中存在的计算错误。

（3）提交补正申请：当事人可以书面形式提交补正错误的申请，说明具体的错误情况及正确数额，并附上相关证据材料。

（4）法院审核调查：承办法官收到补正申请后，会审核相关材料，确认错误属实，并核对计算过程。

（5）出具裁定书：法院确认计算错误后，将出具补正裁定书，对原判决书中的金额错误进行更正。

（6）裁定书送达：补正裁定书作出后，应当及时送达各方当事人，该裁定一经送达即发生法律效力，并对原判决书有溯及既往的效力。

（7）后续处理：若当事人不服裁定书的内容，仍可通过上诉或申请再审等法定程序进一步维护自己的权益。

综上所述，通过裁定书补正判决书中金额计算错误是依法进行的正当程序，但需要在法律允许的范围内操作，严格遵循法律规定，确保当事人的合法权益得到保障。

2）护理过失

（1）概念：护理人员在医疗护理活动中，因违反医疗卫生管理法律、行政法规、部门规章和护理规范、常规，对医院正常的诊疗护理活动造成不良影响，甚至给病人或他人造成人身损害。一般过失是指发生的过失无不良后果者。严重过失是指发生的过失造成一定不良影响者。

（2）医疗事故是根据对患者人身造成的损害程度，医疗事故（护理事故）分为四级：一级医疗事故，造成患者死亡、重度残疾的；二级医疗事故，造成患者中度残疾、器官组织损伤导致严重功能障碍的；三级医疗事故，造成患者轻度残疾、器官组织损伤导致一般功能障碍的；四级医疗事故，造成患者明显人身损害的其他后果的。

（3）常见的护理过失有：护理投诉、患者受伤、药物错误、输液、输血反应、标本错误、医嘱执行错误、压疮、职工纪律、设施使用不当、保安问题、院内感染、运送途中安全、收费、烫伤、坠床/跌倒、药物外渗（造成不良后果）、管道滑脱（造成不良后果）、针刺伤（病人、家属、护士）、护理事故。

（4）护理过失范围

① 核心制度落实

a. 未严格执行查对制度而打错针、发错药、输错血等造成不良后果者；由于不认真执行操作规程，不采取必要的安全措施，发生烫伤、跌到、坠床、压疮者。

b. 因不认真执行消毒隔离制度，消毒液浓度配制不准确，供应、使用的器械和敷料等物品不符合灭菌要求，或不认真执行无菌操作规程，造成感染者。

c. 因查对不仔细，误将带有霉菌药液注入静脉者。

d. 手术中不严格执行清点制度，将敷料、器械等物遗留在体腔内。

e. 违反保护性医疗制度，泄露患者隐私。

② 特殊环节的安全控制

a. 处理医嘱错误而影响病人治疗者。

b. 漏做药物过敏试验或做过了过敏试验未及时观察结果又不再重做者；未做青霉素皮试而注入病人者。

c. 错服、漏服、多服药、冷热敷等按临床治疗时间延迟或提前超过 2 小时者。

d. 抢救病人或对患有心功能不全、严重脱水、各型休克、肺炎等病人，未按医嘱要求进行静脉推注药物或补充液体，影响疗效或引起明显副作用；静脉输液中液体渗入皮下，造成局部组织感染坏死者。

③ 护士安全行为准则

a. 护理人员工作不负责任，不按规定交接班，观察病情不仔细，病情变化发现不及时，不按要求巡视观察或不坚守岗位，延误病情者。

b. 对疑难问题不会正确处理，但又不请示汇报，主观臆断，擅自盲目处理者（而）造成不良后果者；监测数据不准确、不真实、弄虚作假者；护理观察项目遗漏，发生漏测、漏看、漏做者；护理记录不及时，计算发生误差，漏记、错写、误写者。

c. 在助产工作中，由于不认真观察产程进展，或违反助产原则和操作规程，造成产妇死亡或会阴三度撕裂伤者，婴儿死亡或锁骨骨折和臂丛神经损伤。

d. 分娩时婴儿牌挂错或出院时婴儿调错，但被纠正者；或婴儿性别写错引起意见，或产下畸形婴儿（如无肛门婴儿）在 24 小时内未发现者。

e. 因责任心不强遗失或弄错标本，而贻误诊断增加病人痛苦和经济负担。

f. 误发、漏发各种治疗饮食，对病情有一定影响者；手术病人应禁食而未禁食以致拖延治疗时间者。

g. 各种检查、特殊标本收集、手术准备，因护理人员的原因影响检查及延误手术时间者。

④ 其他：凡精神病发生自杀、自伤、伤人等行为时，工作人员虽有不足之处，但后果不严重者。

3）举证不能

举证不能，是指当事人由于客观上的原因不能向人民法院提供能够证明其诉讼主张的证据的各种情形。

B 医院不能提供影像学检查的 X 片，致使鉴定机构无法作出分清是否存在医疗过错的鉴定意见，因此需要承担举证不能的责任，承担张某的一定损失。

## 案例 4　患者在洗漱间被其他人推倒致摔跤

这是一起发生在辽宁的真实医疗服务合同纠纷。

1. 案件回顾

1）事情经过

2022 年 2 月 27 日，女性患者张某，因"瘴症性精神病复发"入住 A 医院实行封闭式治疗，既往有 2 型糖尿病、冠心病、高血压病史，2022 年 7 月 2 日 8 时 30 分，张某在洗漱室被其他精神病人推倒造成左股骨粗隆间骨折（摔倒过程有视频影像记录），未采取任何治疗措施。7 月 2 日 15 时许张某家属接到主治王医师电话让其接张某转院治疗。7 月 2 日 21 时，张某至 B 医院住院 22 天，治疗左股骨粗隆间骨折，住院期间的医疗费除部分由张某家属支付外，其余已由 A 医院承担。张某虽经治疗，但长期卧床不起、生活不能自理，疾病加重，于 2022 年 9 月 26 日死亡。

2）处理过程

张某家属提出鉴定申请，要求对张某被推倒致摔伤（左股粗隆间骨折）与死亡之间因果关系及参与度进行鉴定。司法鉴定认为，张某已经过世，无法进行查体确定其损伤程度，按委托书所列的委托项目，依据现有所提供的材料并结合现有鉴定条件，致使鉴定工作无法继续进行，该所决定予以退鉴。后双方同意委托另一司法鉴定所进行鉴定，但予以退鉴了。

张某家属起诉 A 医院在医疗服务过程中对张某监护不当存在过错，未尽合理的安全保障义务应承担违约责任。

3）事件结果

本案以医疗服务合同法律关系审理，法院判 A 医院因违约造成的伙食补助费、护理费、医疗费、营养费、交通费等损失，合计 10 668.9 元，予以全额赔偿违约金。

2. 法院判决原文

1）A 医院于本判决发生法律效力后十日内赔偿张某家属各项损失 10 668.9 元。

2）案件受理费 34 元，张某家属已预交，由 A 医院负担。张某家属已预交的案件受理费 865 元，应予退还。

本案现已审理终结，案号为（2022）辽 0283 民初 6474 号，中国裁判文书网公开发布于 2023 年 6 月 15 日。

3. 案件分析

根据张某伤后治疗情况及家属诉请，法院确认张某家属合理损失（张某住院 22 天）如下：

（1）除 A 医院垫付的医疗费外，张某家属支付 318.9 元，A 医院无异议，予以确认；

（2）住院伙食补助费，参照本地区国家机关一般工作人员出差伙食补助标准 100 元/天计算，共计 2 200 元；

（3）营养费 1 100 元；

（4）护理费 6 600 元；

（5）交通费，张某家属主张 450 元，被告无异议，予以确认。

上述合计 10 668.9 元。诉讼中，张某家属向法院提交情况证明，确定本案以医疗服务合同法律关系审理。

根据《民法典》第一百八十六条规定，因当事人一方的违约行为，损害对方人身权益、财产权益的，受损害方有权选择请求其承担违约责任或者侵权责任。

现张某家属选择违约诉至法院，故本案为医疗服务合同纠纷。A 医院在提供医疗服务过程中，负有保证患者安全的基本义务。本案中，由于被告未尽合理的安全保障义务，致张某被其他病人推倒摔伤，A 医院的行为已然构成违约，故应承担违约责任。

张某家属主张因 A 医院违约造成的损失为 10 668.9 元，应由 A 医院予以全额赔偿。对张某家属的诉讼请求，法院予以支持。

A 医院有关不同意赔偿张某家属主张的死亡赔偿金、丧葬费及处理丧葬事宜误工费等项费用的辩解意见，因张某家属已将诉讼请求予以变更未主张，故法院不再作评析。

4. 知识链接

### 无法进行司法鉴定的情况

（1）超出业务范围：当委托鉴定事项超出鉴定机构的业务范围时，鉴定机构不得受理该鉴定委托。

（2）材料违背真实合法：如果发现鉴定材料不真实、不完整、不充分或者取得方式不合法，鉴定机构应当拒绝受理。

（3）违背社会公德：鉴定用途不合法或违背社会公德的情况下，不得进行司法鉴定。

（4）不符合技术规范：若鉴定要求不符合司法鉴定执业规则或相关技术规范，鉴定机构应不予受理。

（5）超出技术条件：如果鉴定要求超出了鉴定机构的技术条件或能力，鉴定机构也不得受理。

（6）同时委托其他机构：委托人就同一鉴定事项同时委托其他司法鉴定机构进行鉴定的情况下，鉴定机构不应受理。

（7）违反法规规定：其他不符合法律、法规、规章规定的情形也会导致无法进行司法鉴定。

此外，在实际操作中，如果选定的鉴定机构无法进行鉴定，人民法院可另行委托具备资质的鉴定机构，或者依据举证责任的分配原则和双方当事人的过错程度对全案证据进行分析，进而对案件事实作出认定。

依据中华人民共和国司法部令（第 132 号）《司法鉴定程序通则》第十五条。

## 案例 5　护工陪同下从轮椅滑落摔跤

这是发生在北京的一起关于生命权、身体权、健康权纠纷的真实案例。

1. 案件回顾

1）事情经过

2019 年 1 月 15 日，67 岁男性患者张某，因"支气管哮喘急性发作期"入住 A 医院住院治疗，期间与段某家政服务公司签订《委托陪护协议书》委托 1 名护工完成其基本的生活护理服务工作。住院期间，张某病历记载：1 月 20 日，患者诉咳痰量较前减少，喘憋好转；1 月 21 日发现"于 1 月 20 日 3：00 左右在护工陪护下从轮椅滑落至地面上"及左小腿青紫，1 月 20 日血常规检查示患者白细胞及中性粒细胞升高，1 月 21 日血常规检查示患者白细胞及中性粒细胞仍较高，血红蛋白急剧下降达 75 g/L，感染加重；

1月22日患者诉喘憋加重、背部疼痛,查体发现左侧腰部青紫,查血常规患者白细胞及中性粒细胞仍较高,血红蛋白继续下降达56 g/L;1月24、25日动脉血气分析提示患者$CO_2$潴留,病情逐渐加重,查血常规:血红蛋白下降为55 g/L,床旁查X线片示:左侧第8、10肋骨骨折,左侧第5、7肋骨骨折可能,左侧胸腔积液;1月26日查体:呼吸急促,双肺可闻及明显哮鸣音;1月27日查体:呼吸困难;2月1日外二科医师给予患者左胸置板,加压绷带;2月2日B超检查提示多考虑左侧胸腔积液,较厚处约5.7 cm;2月3日行胸腔穿刺置管引流……2月11日,向患者家属交代病情危重,家属表示理解,决定放弃治疗,120救护车转运回家。

张某于2月11日15时死亡,其死亡证明书记载的死亡原因为冠心病。

张某于2019年1月15日至1月19日发生住院费12 695.02元,于1月20日至2月11日发生住院费100 493.4元,共计113 188.42元,其中,个人支付部分为32 045.74元。

2)处理过程

张某家属诉讼A医院和段某家政服务公司,理由如下:

(1)段某公司作为专业护理机构,在为张某提供护理服务时未能尽到谨慎护理的义务,造成张某摔伤骨折后病情恶化、引发新的病症,最终导致张某死亡的严重后果。

(2)同时,张某摔伤事件发生在A医院住院期间,A医院对张某亦存在护理义务及安全保障义务,对于张某的摔伤也应承担一定的责任。

另案一审法院委托司法鉴定:

(1)A医院在对张某的诊疗过程中存在一定的过错,其医疗过错与损害后果(死亡)之间存在一定的因果关系,建议A医院诊疗过错行为在损害后果中的作用因素应为次要原因至同等原因;

(2)段某家政服务公司对张某的行为不存在医疗过错。

另案一审法院确定A医院应承担40%的赔偿责任,段某家政服务公司对张某的行为不存在医疗过错。

张某家属不服另案一审判决,故提起上诉。

另案二审法院维持原判。

现张某家属在没有新的事实出现的情况下,再次以相同事实及请求项目对A医院提起诉讼,此案法院认为在另案中已对A医院关于张某的医疗损害责任纠纷进行了处理,现构成重复起诉,故此案法院对张某家属对A医院提起的诉讼,依法裁定驳回起诉。

3)事件结果

此案法院结合另案鉴定报告的意见、A医院的过错程度等因素酌定段某家政服务公司应承担20%的赔偿责任。

2. 法院判决原文

1)另案一审法院判决

(1)A医院于本判决生效后七日内赔偿张某家属医疗费11 380.62元、住院伙食补助费880元、营养费400元、护理费1 376元、死亡赔偿金393 130.4元、丧葬费21 232.8元、交通费80元、精神损害抚慰金20 000元。

(2)驳回张某家属的其他诉讼请求。

2)此案法院判决

(1)段某家政服务有限公司于本判决生效之日起七日内赔偿张某家属医疗费5 690.31元、住院伙食补助费440元、营养费200元、护理费688元、死亡赔偿金196 565.2元、丧葬费10 616.4元、交通费40元、精神损害抚慰金10 000元。

（2）驳回张某家属的其他诉讼请求。

（3）案件受理费2 542元，由张某家属负担1 271元（已交纳），由段某家政服务有限公司负担1 271元（于本判决生效后七日内交纳）。

本案现已审理终结，案号为（2021）京0106民初36680号，中国裁判文书网公开发布于2022年7月5日。

3. 案件分析

1）另案鉴定结论

2021年3月27日，司法鉴定意见分析说明：

（1）关于A医院对张某的诊疗行为评价，A医院于2019年1月21日、22日发现张某有背腰部大面积软组织损伤、喘憋加重及背部疼痛，"于2019年1月20日3：00左右在护工陪护下从轮椅滑落至地面上"及血红蛋白急剧下降的情况，对此情况A医院重视程度不够，未积极寻找血红蛋白下降原因，未及时进行进一步检查（如B超、影像学等检查），明确是否有肋骨骨折及血气胸等损伤，确定血红蛋白下降及喘憋加重是否与外伤有关，直到1月25日才给予床旁X线辅助检查，未能及时给予必要辅助检查；A医院于1月25日床旁X线辅助检查发现张某左侧第8、10肋骨骨折、左肺体积缩小及左侧胸腔可能有较多量积血，复查血常规示血红蛋白继续下降，针对此情况，A医院亦未予以足够重视，到2月1日、3日才分别行左胸置板、加压绷带及置管闭式引流，未能给予及时处理；综上，A医院在针对左侧第8、10肋骨骨折及血胸方面，检查、处理不及时、不积极，存在一定的医疗过错。

（2）A医院于2019年2月2日以后至出院前多次对张某进行了血气分析组合、肝功能、肾功、B型钠酸肽、血常规＋C反应蛋白及心肌酶谱检查，可现有住院病历材料中未有上述检查相应检验单，A医院病历保管上不符合医疗机构病历管理相关规定，A医院病历保管方面存在一定医疗过错。

（3）A医院医疗过错行为与损害后果之间因果关系及过错原因力大小分析，据现有鉴定材料，综合分析认为，张某死亡主要与肺部感染合并心肺等多脏器功能衰竭有关，张某胸部左侧第8、10肋骨骨折属新鲜骨折，且伴有错位，左肺体积缩小，肋膈角钝圆，结合血液中血红蛋白下降迅速，考虑其胸腔内积血量应较多，A医院应及时给予处理，胸腔内积血是病原微生物良好培养基，如不及时清除积血，容易加重并发感染，形成脓胸，同时胸腔积血后压迫左肺，造成左肺受压缩小，影响肺脏功能，易加重机体组织缺氧，而长时间缺氧不利于抗感染及改善呼吸功能，故如有肺部感染，出现血胸后更应积极、及时清除积血，以改善呼吸功能，利于抗感染，而A医院针对肋骨骨折及血胸，检查及处理不及时、不积极，延误了诊治，增加了肺部感染的风险，加重了呼吸功能障碍，使张某丧失了康复生存机会，故而A医院过错行为与其死亡的损害后果之间存在一定因果关系；张某属老年人，患有哮喘多年，经常根据病情规律服用甲泼尼龙糖皮质激素，免疫功能等基础条件差，以及患者家属放弃治疗等因素亦与其死亡损害后果存在因果关系，鉴于此，建议A医院过错行为在损害后果中的作用因素应为次要原因至同等原因。

（4）关于段某家政服务有限公司与张某之间情况分析说明，段某家政服务有限公司不属于医疗机构，而其工作人员对张某的行为认定为诊疗疾病为目的行为亦无依据，故而该公司对张某的行为不存在医疗过错。

2）另案法院认定A医院承担责任比例及赔偿金额

另案一审法院确定A医院应承担40%的赔偿责任，而本案系医疗损害责任纠纷，段某家政服务有限公司非医疗机构，故非本案适格主体，张某家属以医疗损害责任纠纷为由，要求段某家政服务有限公司连带赔偿其相应损失，缺乏依据，法院未支持，但本案裁判结果不影响张某家属另循其他法律途径维护自身合法利益。

根据鉴定意见书，A医院的诊疗过错系发生在2019年1月20日之后，故对A医院主张的该日之前的医疗费、护理费、住院伙食补助费不应由其承担的意见，法院予以采信。因双方未能举证证明该日（包含该日）之后张某家属个人实际支出的医疗费金额，故法院根据相应比例依法确定为 28 451.54 元，护理费经核算为 3 440 元，住院伙食补助费依法确定为 2 200 元。关于营养费，法院根据患者情况依法酌定为 1 000 元。关于交通费，张某家属未提交证据，但病历记载张某出院时系由 120 救护车转运回家，鉴于必然存在交通费的支出，故法院依法酌定为 200 元。关于张某家属主张的死亡赔偿金 982 826 元合法有据、丧葬费 53 082 元不超过相关规定，法院均予以支持。

3）此案法院认定段某家政公司承担责任比例及赔偿金额

另案法院认为段某家政公司不属于医疗机构，而其工作人员对张某的行为认定为诊疗疾病为目的行为亦无依据，故而该公司对张某的行为不存在医疗过错。

此案法院认为张某家属与段某家政公司签订《委托陪护协议书》，约定段某公司委派护工对张某就医期间进行生活护理，其应全面履行合同义务。病历记载张某在护工的陪同下于轮椅上滑落至地面，影像报告亦显示张某肋骨骨折系新鲜骨折，鉴定报告显示张某骨折受伤是造成其病情加重并最终死亡的原因之一。现段某公司不认可张某在护工照顾期间存在摔伤一事，但未提供证据予以证明，对其答辩意见法院不予采信。法院结合病历记载、影像报告、鉴定结论等证据，确定张某在段某家政公司的护工人员陪护下摔伤并造成肋骨骨折，段某家政公司应对张某由此造成的死亡后果承担相应赔偿责任。

关于赔偿责任比例，法院结合鉴定报告的意见、A 医院的过错程度等因素酌定段某家政公司应承担 20% 的赔偿责任。关于赔偿数额，生效判决中已对 2019 年 1 月 20 日之后发生的医疗费 28 451.54 元、护理费 3 440 元、住院伙食补助费 2 200 元，营养费 1 000 元、交通费 200 元、死亡赔偿金 982 826 元、丧葬费 53 082 元予以确认，法院对此不持异议。关于精神损害抚慰金，张某的死亡给张某家属造成巨大的精神损害，故法院对该项主张予以支持，具体数额由本院根据损害结果、双方过错程度等依法予以确定。

4. 知识链接

1）临床护理人员在工作期间应该做到的谨慎义务与职责

（1）临床 18 项核心制度的落实，如建立健全护理文书管理和病案管理制度，规范护理文书的书写和管理，遵循护理文书书写的六大原则：客观、真实、准确、及时、完整、规范，确保医疗、护理活动信息的准确性、完整性和可追溯性，提高护理安全质量，保障患者安全与权益。

（2）提高临床护理人员的法律意识，加强法制建设与普法工作的推广，通过学习与再教育相结合方式持续高度关注卫生相关领域的法律、法规和规章制度，熟悉并掌握一系列临床法律程序办理流程规范要求，如：执业资格管理、病历保管与复印、紧急封存病历等临床活动与实践。

2）司法鉴定判定医疗过错责任及赔偿

（1）鉴定内容

一般而言，在医疗过错司法鉴定中，会对这样一些内容进行鉴定：

① 医疗机构的诊疗行为有无过错；

② 医疗机构是否尽到告知义务；

③ 医疗机构是否违反诊疗规范实施不必要的检查；

④ 医疗过错行为与损害结果之间是否存在因果关系；

⑤ 医疗过错行为在损害结果中的责任程度；

⑥ 人体损伤残疾程度；

⑦ 其他专门性问题。

（2）医疗过错责任划分

根据《医疗事故技术鉴定暂行办法》第三十六条规定，医疗事故中医疗过错行为责任程度分为：

① 完全责任

指医疗事故损害后果完全由医疗过错行为造成。（赔偿全部损失的 100%）

② 主要责任

指医疗事故损害后果主要由医疗过错行为造成，其他因素起次要作用。（赔偿全部损失的 60—90%）

③ 次要责任

指医疗事故损害后果主要由其他因素造成，医疗过错行为起次要作用。（赔偿全部损失的 20—40%）

④ 轻微责任

指医疗事故损害后果绝大部分由其他因素造成，医疗过错行为起轻微作用。（赔偿全部损失不超过 10%）

⑤ 特殊情况

a. 实践中还存在对等责任，即医、患双方各负担 50%。

b. 责任程度的不同，对于赔偿数额的影响较大，突显了过错程度与承担责任一致的原则。

### 案例 6　有护工照护情况下患者不慎摔跤

这是发生在广东的一起真实的由医疗保险待遇纠纷引起的案例。

1. 案件回顾

1）事情经过

2017 年 9 月 16 日，患者张某 89 岁，因"胸闷、胸痛 6 小时"入 A 医院心血管内科重症监护室。入院诊断为：（1）胸痛待查：急性冠脉综合征？（2）腰椎骨折术后；（3）人工髋关节置换术后。入院当日进行相关检查，检查结果包括窦性心动过缓、偶发房性早搏、两肺少许实质性病变待排除、主动脉硬化等。入院后予心电监护、抗血小板聚集、抗凝、降脂、护胃、改善心肌代谢等治疗。当日张某家属在《入住 CCU 病房温馨告知书》上签名，该告知书写明：张某因病情需要入住 CCU 监护病房，为保证良好的休养环境，入住期间不需家人陪伴，可按时探视；探视时间为 17：00—18：30，送餐时间为早上 7：00—7：30，中午 11：45—12：15；监护室护理观察费和普通病区同为 12 元/天，另需聘请陪护协助生活护理，收费 90 元/天，7：30—23：00 时间段监护室会有专职护士及陪护看护，病床配有床头铃，如有任何需要或不适可按铃求助；卧床期间护士会为病人使用床栏，如无特殊请勿自行放下床栏或擅自下床，以免引起跌倒/坠床等不良事件。同日，张某家属签署《患者跌倒/坠床风险知情同意书》，表示对存在的跌倒/坠床风险清楚、理解，同意配合做好防范措施，并共同承担风险。张某家属聘用 B 物业管理服务有限公司的陪护服务机构护工进行护理工作并口头达成《陪护协议》，未支付费用，该护工为一对多服务。

2017 年 9 月 19 日 21 时 45 分左右，张某不慎摔倒。急查头颅 CT，报告显示"右侧额部皮下血肿形成，局部颅骨线性骨折，颅内散在出血点"。经会诊后，张某转入 ICU 进一步监护治疗，入 ICU 科后告病重、呼吸机辅助通气、抗感染、护胃、祛痰等对症治疗。2017 年 9 月 25 日，转心血管内科进一步治疗，予以抗心肌缺血、降脂、营养神经、醒脑、抗感染、补充白蛋白等治疗，张某精神状态较前好转。2019 年 10 月 9 日，复查胸片提示感染病灶较前稍增多，考虑感染控制欠佳，予停用舒普森，改用美罗培南抗感染治疗，张某拒绝进食，建议留置胃管，患者家属拒绝。2017 年 10 月 11 日，17 时 05 分，张某诉胸闷、心悸，随之出现意识丧失、呼之不应，当时心率快、血压低、对光反射迟钝，予间羟胺、多巴胺升压，加快补液速度等对症处理后，张某意识恢复，复测血压 106/52 mmHg，心率 172 次/分，完善心电图提示快速型心房颤动，予毛花苷 C 控制心室率，予告病重，转入 ICU 进一步治疗。张某拒绝进食，向张某家属说明病情，给予肠外营养支持治疗。2017 年 10 月 14 日进行血常规检查，2017 年 10 月 15 日双肺实质病变复查，与 2017 年 10 月 9 日片比较吸收减少，右膈肌升高，左下胸膜增厚，左侧第 9 肋显示不清，第 6 肋变形可能是陈旧性骨折，继续予营养心肌、抗心律失常、利尿、抗感染、营养支持等治疗，患者张某当时无特殊不适。经治疗后张某病情较前好转，于 2017 年 10 月 20 日出院，出院情况显示："患者无胸闷气促，无咳嗽咳痰，精神状态一般，绝食。查体：血压 130/70 mmHg，肺部未闻及明显干湿啰音，HR67 次/分，律齐，未闻及心脏杂音，双下肢无水肿。"

出院医嘱为：

（1）低盐、低脂饮食，监测血压；

（2）出院带药：比索洛尔 2.5 mg，每日 1 次；胺碘酮 0.2 g，每日 1 次；曲美他嗪 20 mg，每日 3 次；单硝酸异山梨酯 20 mg，每日 2 次；钙尔奇 $D_1$ 片，每日 1 次；骨化三醇 0.25 μg，每日 1 次；

（3）定期复查头颅 CT，心内科复诊，不适随诊。

张某于 2017 年 10 月 20 日出院到 C 颐养院，21 日至 24 日精神和食欲好转，25 日开始精神转差，食量减半，至 28 日凌晨四时去世。《居民死亡医学证明（推断）书》显示，张某死亡地点为 C 颐养院，死亡原因为心源性猝死。

2）处理过程

张某家属认为因 A 医院和护工的护理过失导致张某坠地重伤与死亡有因果关系，故起诉 A 医院和 B 物业管理服务有限公司，要求赔偿。A 医院表示，张某跌倒的时间为非探视时间，但如果家属坚持，医院允许家属 24 小时陪护。张某家属主张医院不允许家属 24 小时陪护，探望时间不超过 1 小时。

庭审过程中，经法院释明：

（1）A 医院及张某家属均表示不对张某死亡与跌倒之间的因果关系申请鉴定，张某家属主张跌倒与死亡之间存在 100% 的因果联系。A 医院于庭后提交鉴定申请，要求鉴定：① 张某的死因；② B 物业管理服务有限公司的陪护责任及大小；③ A 医院的医疗行为是否存在过错及大小。

（2）法院认为，本案为生命权、健康权、身体权纠纷。对于张某住院治疗的情况并无争议，法院予以确认，本案的争议焦点在于张某在住院期间跌倒的事实与其死亡之间是否存在因果联系。A 医院于法庭辩论终结后提出鉴定申请已超过举证期，且从目前证据结合生活常识判断，本案无必须鉴定之必要，法院对该鉴定申请未予准许。

（3）另第三人，当地医疗保险服务中心述称，张某系当地职工社会医疗保险参保人，于 2017 年 9 月 16 日至 2017 年 10 月 20 日期间在 A 医院就医，张某医疗费用发生期间显示其医保待遇正常，当地医疗保险基金已支付其医保待遇，此费用应当由 A 医院支付。

3）事件结果

A 医院对张某跌倒后死亡承担 5% 的责任。

2. 法院判决原文

1）A 医院自本判决发生法律效力之日起十日内向张某家属赔偿 15211.83 元。

2）A 医院自本判决发生法律效力之日起十日内向当地医疗保险服务中心返还 3 465.24 元。

3）驳回张某家属的其他诉讼请求。

4）本案受理费 5 220 元，由张某家属负担 4 959 元，由 A 医院负担 261 元。

本案现已审理终结，案号为（2020）粤 0105 民初 3551 号，中国裁判文书网发布日期 2021 年 1 月 1 日。

3. 案件分析

1）法院认为张某在 A 医院跌倒与死亡之间存在一定的关联性

（1）高龄患者因机体功能退化等原因，发生跌倒的风险较高，引发严重后果的可能性也较大，且张某跌倒后转入 ICU 治疗并多次告病危/病重，按照常理判断，其跌倒与死亡之间应当存在一定的关联性，跌倒可能是死亡的一个诱因。

（2）张某的住院病案及入院、出院记录均未直接显示因跌倒导致死亡的结果，其死亡时间为出院后约一周，死亡报告书和死亡医学证明（推断）书载明的死亡原因为多器官功能衰竭、心源性猝死，张某当时已 89 岁高龄，跌伤前的因"窦性心动过缓、偶发房性早搏、两肺少许实质性变待排除、主动脉硬化"等疾病入住 A 医院心血管内科监护病房，其原本的疾病有可能因跌倒而恶化。

（3）法院对 A 医院主张允许家属 24 小时陪护的答辩意见不予采纳，张某作为跌倒风险较高的高龄患者，A 医院既不允许家属陪护，又未提供必要的安全措施保障，在护理方面存在一定过错。

（4）A 医院应对张某跌倒后死亡承担 5% 的责任。

2）B 物业管理服务有限公司的护工在进行"一对一"或"一对多"陪护时责任不同

张某家属未能举证证明与物业公司签订有书面陪护协议，《陪护服务协议》上乙方（家属）签名及时间处均为空白。即使双方存在口头协议，物业公司提供的陪护服务也不包括 24 小时固定在病人床边的一对一陪护，因此张某家属主张物业公司承担赔偿责任缺乏事实和法律依据，法院不予支持。

3）赔偿金额计算

（1）医疗费。张某在 2017 年 9 月 20 日至 2017 年 10 月 20 日期间自付医疗费应为 77 513.37 元－69 304.81 元＝8 208.56 元。

（2）自购药费 2 590 元。张某家属提交了购买人血清白蛋白的发票，A 医院亦确认在张某跌倒后为其注射了人血清白蛋白，法院对张某家属主张的该项金额予以确认。

（3）护理费。张某家属提交了服务协议书、收据等证明张某跌伤后，2017 年 9 月 25 日至 2017 年 10 月 20 日聘请护工的费用为 6 750 元，可予支持。张某家属主张的租用陪床费 390 元和聘请护工中介费 200 元，较为合理，可予支持。张某家属未能提交证据证明家属护理费的情况，故法院核定护理费为 6 750 元＋390 元＋200 元＝7 340 元。

（4）交通费 100 元。

（5）死亡赔偿金 145 000 元。

（6）丧葬费 40 998 元。

（7）精神损害抚慰金，法院酌定为 5 000 元。

以上（1）～（6）项赔偿金额合计 273 541.37 元（医疗费 77 513.37 元元＋自购药费 2 590 元＋护理费 7 340 元＋交通费 100 元＋死亡赔偿金 145 000 元＋丧葬费 40 998 元），由 A 医院在 5% 的责任范围内赔偿，其中第三人当地医疗保险服务中心垫付的医疗费由 A 医院直接返还给第三人 3 465.24 元（69 304.81 元×5%＝6 930.48 元），A 医院另向给张某家属赔偿 10 211.83 元（273 541.37 元×5%－3 465.24 元）及精神损害抚慰金 5 000 元，合计 15 211.83 元。

4. 知识链接

1）患者安全保障

临床护理人员对于跌倒风险较高的高龄住院患者进行管理的时候，特殊病房（ICU）管理制度常规虽然是由护理人员和护工共同照顾，不允许家属陪护但依旧有必要和家属保持持续良好的沟通，保障探视条件。不仅限于签署风险告知书而且要提供必要的安全措施保障患者安全，尽量减少跌倒和其他意外风险。

2）护理服务职责与内容

（1）护理服务是指医护人员对病人进行生活照料、心理疏导、卫生保健等方面的服务。护理服务可以分为住院护理服务和家庭护理服务两种形式。

① 住院护理服务是指医院为住院患者提供的各种护理服务包括生活照料、心理疏导、药物管理、疾病监测等方面的服务；

② 家庭护理服务是指医护人员为患者提供的各种护理服务，包括居家照料、药物管理、疾病监测、康复训练等方面的服务。

（2）根据不同的服务对象和服务需求，护理服务可以分为不同的种类：

① 康复护理服务

康复护理服务是针对患者康复过程中的各种需求而提供的服务，包括康复训练、康复评估、康复计划制定等方面的服务。康复护理服务可以帮助患者尽快恢复健康，提高生活质量。

② 病情监测服务

病情监测服务是对患者病情进行监测和评估的服务，包括生命体征监测、疾病进程监测等方面的服务。病情监测服务可以帮助医护人员及时掌握患者病情变化，及时采取相应的治疗措施。

③ 生活照料服务

生活照料服务是对患者日常生活进行照料的服务，包括饮食、洗漱、换床单等方面的服务。生活照料服务可以帮助患者保持身体清洁、营养充足，提高生活质量。

### 案例 7　因交通事故致颅脑损伤后患者洗漱时意外摔倒

这是发生在四川省峨眉山市的一起真实的由侵权责任纠纷引起的案例。

**1. 案件回顾**

**1）事情经过**

2019 年 1 月 25 日 06 时 38 分许，行人张某在峨眉山市金顶北路步行，被告 B 某驾驶未经登记入户的二轮电动车（属性为机动车）与行人张某相撞，造成张某受伤。案发后，被告 B 某既未报警，也未抢救伤者，而是弃车逃逸（后经峨眉山市交通警察大队交通事故认定书认定：B 某负全责，张某无责）；06 时 40 分许，被告 C 某驾驶小型普通客车行至事发地金顶北路时，对受伤平躺在道路上的张某右踝发生碾压，造成张某二次受伤，案发后，被告 C 某驾车驶离现场（后经峨眉山市交通警察大队道路交通事故认定书认定：C 某负全责，张某无责）。

事故发生后，张某被路人送入 A 医院抢救治疗，初步诊断为：（1）特重型颅脑损伤；（2）小脑幕切迹疝；（3）右侧额颞部硬膜下血肿；（4）脑挫裂伤；（5）枕骨骨折；（6）头皮裂伤。

入院后，张某家属于 2019 年 2 月 5 日与 D 健康管理有限公司签订陪护服务协议，约定服务费 180 元/天，陪护服务内容包括协助住院病人服药、进食、洗漱、擦浴、翻身、康复、大小便等；甲方权利与责任包括由于陪护人员疏忽或陪护不当造成病人意外，负相应的责任。

在住院治疗过程中张某于 2019 年 8 月 2 日在洗漱时意外摔倒再次伤及头部，经多次手术抢救，张某精神状况呈持续性植物生存状态。

**2）处理过程**

司法鉴定意见：

（1）张某于 2019 年 1 月 25 日因交通事故致颅脑损伤，后又于 2019 年 8 月 2 日因摔倒再次致伤头部，目前的精神状况符合持续性植物生存状态，评定为伤残等级一级；

（2）张某需要完全护理依赖；

（3）张某的后续治疗费用暂定为 36 000 元；

（4）张某 2019 年 8 月 2 日摔倒所致头部外伤的残疾后果（持续性植物生存状态）中作用力大小为主要作用，其损伤参与度建议为 60%～70%。

张某家属依法提起诉讼，诉讼过程中，张某于 2020 年 6 月 26 日因治疗无效死亡。

2020 年 9 月 8 日经司法鉴定其死亡原因为：

（1）张某因颅脑损伤后出现严重并发症和处于植物生存状态，体型极度消瘦，营养极差，呈恶病质状态，各器官功能衰竭导致其死亡；

（2）张某于 2019 年 8 月 2 日颅脑损伤后，继发重度双肺肺炎、急性脾炎、极度营养不良致各器官功能衰竭是导致死亡的主要原因，建议过错原因力为 60%～80%。

庭审中，双方对交通事故发生的事实和交警部门的事故认定书，张某死亡原因，双方无争议，法院予以确认。

3）事件结果

张某在前两次交通事故中受伤，治疗过程中又因为护理失误导致再次伤害，多种因素叠加导致其植物生存状态，并最终死亡，法院认为各被告都应承担相应法律责任。

2. 法院判决原文

1）被告 D 健康管理有限公司在本判决生效后十日内赔偿张某家属各项损失共计 245 499.66 元。

2）被告 B 某在本判决生效后十日内赔偿张某家属各项损失共计 194 334.46 元。

3）被告 C 某车辆承保保险公司在本判决生效后十日内赔偿张某家属各项损失共计 12 889.63 元。

4）驳回张某家属的其他诉讼请求。

5）案件受理费 18 519 元，由被告 B 某负担 4 500 元，C 某负担 2 019 元，D 健康管理有限公司负担 12 000 元。

本案现已审理终结，案号为（2020）川 1181 民初 1413 号，中国裁判文书网公布于 2021 年 2 月 24 日。

3. 案件分析

1）各被告承担责任比例分析

法院认为，张某住院治疗摔伤前（2019 年 1 月 25 日—2019 年 8 月 2 日）的赔偿责任，因第一次交通事故侵权人 B 某弃车逃逸，导致张某被 C 某开车发生二次碾压，造成张某二次受伤，且张某的伤情，主要由第一次交通事故造成，故 B 某应承担 60% 的主要赔偿责任，C 某承担 40% 的次要赔偿责任。

张某在 A 医院住院治疗过程中由 D 健康管理有限公司提供陪护服务，张某于 2019 年 8 月 2 日洗漱时摔倒再次伤及头部，经多次手术抢救，张某精神状况呈持续性植物生存状态，直至死亡。此过程的赔偿责任，因有市交通警察大队委托司法鉴定中心对死亡原因和摔倒致张某死亡参与度进行鉴定，均无异议。D 健康管理有限公司辩称张某应对意外摔倒承担部分责任，但未提供张某应承担责任的证据，也没有证据证明 D 健康管理有限公司陪护人员已尽到全部陪护责任；虽然从 7 月 21 日起服务费从 180 元/天变更为 150 元/天，但双方陪护服务协议没有变更，同时，根据 D 健康管理有限公司生活照护服务内容，张某住院期间摔倒，D 健康管理有限公司应承担全部责任，张某不承担责任。

法院酌情认定，对于张某的死亡，由 D 健康管理有限公司承担 70% 赔偿责任，B 某承担 18% 赔偿责任，C 某承担 12% 赔偿责任。

2）张某申请损害赔偿项目分析

法院予以确认项目有以下内容：

（1）医疗费、门诊费共 269 717.75 元；

（2）住院伙食补助费：2019 年 8 月 2 日前 5 400 元，后 8 700 元；

（3）营养费：2019 年 8 月 2 日前 5 400 元，后 8 700 元；

（4）死亡赔偿金 325 386 元；

（5）精神损害抚慰金酌情定为 50 000 元；

（6）护理费共 73 673 元；

（7）交通费 2 000 元；

（8）丧葬费 34 633 元；

（9）鉴定费，有正式票据的 20 900 元；

（10）住院期间护理用品，因无发票，酌情认可 2 000 元；

（11）前期诉讼支付的诉讼费 1 685 元，不属于直接损失，不予支持；

（12）病历资料复印费 400 元，无发票且不属于直接损失，不予支持。

上述法院确认的张某家属请求的总损失共 806 509.75 元，其中，2019 年 8 月 2 日前的医疗费、门诊费、住院伙食补助费、营养费、护理费共 190 387.38 元，先由被告 C 某车辆承保保险公司在交强险医疗费项内赔偿 1 0000 元，余下 180 387.38 元由 B 某承担 60% 赔偿责任即 108 232.43 元，C 某承担 40% 赔偿责任即 72 154.95 元。2019 年 8 月 2 日后的各项费用 616 122.37 元，先由被告 C 某车辆承保保险公司在交强险死亡伤残项内赔偿 110 000 元，余下 506 122.37 元，由 D 健康管理有限公司承担赔偿 506 122.37 元×0.7＝354 285.66 元，B 某承担赔偿 506 122.37 元×0.18＝91 102.03 元，C 某承担赔偿 506 122.37 元×0.12＝60 734.68 元。

综上，B 某在本案中承担赔偿总额为 108 232.43 元＋91 102.03 元＝199 334.46 元，已赔偿 5 000 元，还应赔偿 194 334.46 元。C 某承担赔偿总额为 72 154.95 元＋60 734.68 元＝132 889.63 元，C 某应承担的赔偿 132 889.63 元由车辆承保保险公司赔付，保险公司辩称医疗费需扣除 20% 自费药，因未提交保险合同及相关证据，法院不予支持；C 某车辆承保保险公司在本案应承担赔偿为 120 000 元（交强险）＋132 889.63 元（C 某）＝252 889.63 元，本案 C 某车辆承保保险公司已先行支付医疗费 240 000 元，还应赔偿 12 889.63 元。D 健康管理有限公司承担赔偿 354 285.66 元，已垫付治疗费、丧葬费、护理费 108 786 元，还应赔偿 245 499.66 元。

4. 知识链接

本案中张某两次因交通事故受伤，且在住院治疗中摔倒再次伤及头部，共三次受伤，法院认定责任分担明确。依据来自《民法典》第 1172 条，二人以上分别实施侵权行为造成同一损害，能够确定责任大小的，各自承担相应的责任；难以确定责任大小的，平均承担责任。

交通事故与医疗损害共同侵权时，医疗过失行为是否与损害结果之间存在因果关系是医疗机构承担赔偿责任与否的关键。受害人因道路交通事故受伤，其后在治疗过程中可能存在因医疗机构过失导致损害扩大的情况发生，判断医疗机构是否应承担责任时应当由具备该项鉴定资质的司法鉴定所进行鉴定，判断造成损害后果的原因力大小，从而由交通事故赔偿责任人与医疗机构按原因力大小各自承担相应的责任。此类案件在审理过程中可以先通过鉴定判断各方导致损害结果发生的原因力大小，既有利于一次性解决纠纷，亦有利于被侵权人的损失得到全面赔偿。

## 案例 8　患者自行下床发生摔倒

这是发生在四川的一起真实的由侵权责任纠纷引起的案例。

1. 案件回顾

1）事情经过

张某于 2016 年 1 月 5 日就医于 A 医院被确认为一级护理。后张某家属雇佣护工王某对张某进行全天候的护理，护理期为 2016 年 1 月 6 日到 2016 年 2 月 21 日，张某家属于 2016 年 2 月 21 日将护理费用结清，并由护工王某向其出具落款为"内分泌科王某"的收条。2016 年 2 月 20 日，护工王某口头委托医院劝导员李某代为护理张某后，护工王某离开医院，期间张某在劝导员李某离开吃饭期间自行下床发生摔倒，并致右侧额顶部硬膜下血肿，并于 2016 年 2 月 21 日转入神经外科 ICU 进行治疗。

　　2016 年 3 月 3 日，张某因救治无效死亡，其实际抢救天数为 13 天。死因系多器官功能不全、右侧额顶部慢性硬膜下血肿、右侧枕叶血肿、脑疝，凝血功能障碍、糖尿病、糖尿病酮症、糖尿病高渗性昏迷、糖尿病大血管病变、糖尿病肾病、轻型头伤、肺部感染、胸腔积液、慢性肾功能不全（氮质血症期）、糖尿病肾病、肾性贫血、肾性骨病、高血压Ⅲ级（极高危）、冠心病、心肌缺血、腔隙性脑梗死、电解质紊乱、高钾血症、慢性胃炎、双眼白内障、脑萎缩、脑白质脱髓鞘、T3、T4 椎体压缩性骨折、胸椎退变、皮肤瘙痒症、骨质疏松症、胃肠功能障碍、严重营养不良、低蛋白血症、继发性癫痫、癫痫持续状态、尿路感染、多器官功能不全、肝功能不全。

　　护工王某既不是 A 医院的备案医护陪伴和护工人员，也不是当地卫生计生委员会卫生计生人才服务中心的已备案护工人员。张某死后，张某家属在其死亡医学证明书（存根）的尸检说明栏处手写"不尸检"，表示不对张某进行尸检。张某家属称张某摔倒后产生的医药费用尚未向 A 医院支付。

　　张某家属认为 A 医院就张某摔倒及死亡存在着管理不善的责任，且与护工王某存在事实劳动关系；张某家属还认为护工王某擅自离开护理岗位造成张某摔倒死亡。提起上诉，经一审法院判决 A 医院承担 20％的赔偿，护工王某承担 30％的赔偿，患者张某承担 50％。

　　2）处理过程

　　张某家属不服一审判决，故向二审提起上诉。

　　二审审理过程中，张某家属一方向法院提交了住院病人出院病情证明书、当地医疗卫生单位住院费用结算票据、当地医疗保险支付结算表、当地大病医疗互助补充保险结算表、A 医院住院病人分类费用汇总清单等证据，拟证明住院期间住院费的结算情况，上述证据经当庭质证，A 医院对上述证据的真实性无异议，护工王某未发表质证意见。法院认为上述证据加盖 A 医院公章，对其真实性、合法性、关联性予以采信。

　　A 医院向二审法院提交了以下证据：

　　（1）A 医院住院费用票据（补打），当地医疗保险支付结算表、张某费用清单 3 套（其中第一套清单显示 2016 年 1 月 5 日至 2016 年 2 月 21 日 14 点的费用为 66 593.83 元、第二、三套清单显示 2016 年 1 月 5 日至 2016 年 2 月 21 日 16 点 2 分的费用为 71 676.55 元），张某家属一方质证认为费用清单是 A 医院自行打印，不能反映每日费用情况。二审法院认为 A 医院住院费用票据（补打）、当地医疗保险支付结算表与张某家属一方二审中提交的费用票据金额和支付方式完全一致，能够证明住院期间医疗费的支付情况，法院对其真实性、合法性、关联性均予以采信。针对费用清单的问题，A 医院前后提交了三次费用清单，结算的时间在最后一日略有出入，鉴于张某摔倒时间在 2016 年 2 月 20 日 13 时 23 分，A 医院三次费用清单的截止时间均与摔倒时间不一致，法院对其主张摔倒前治疗费用 71 676.55 元的证明观点不予认可。

　　（2）A 医院与陪护公司于 2015 年 5 月 18 日签订的《陪护服务合作合同》，张某家属一方认为其并非合同主体，对合同的真实性不具备审查条件。法院认为该合同加盖了 A 医院、陪护公司公章，对其真实性予以认可。

　　3）事件结果

　　二审法院认为将一审认定 A 医院 20％的赔偿责任调整至 30％更为适当。

　　2. 法院判决原文

　　1）一审法院判决

　　（1）A 医院在一审判决生效之日起十日内向张某家属支付赔偿款 80 310.6 元。

　　（2）护工王某在一审判决生效之日起十日内向张某家属支付赔偿款 115 465.9 元。

　　（3）驳回张某家属的其他诉讼请求。

　　（4）案件受理费 1 597 元，由张某家属共同负担 798 元，A 医院负担 320 元，护工王某负担 479 元。

2）二审法院判决

二审法院认为一审判决认定事实清楚，适用法律正确，但责任比例划分不当，二审调整后予以变更。因出现新证据，医疗费根据调整后的责任比例予以分担。

判决如下：

（1）维持当地人民法院（2016）川 0108 民初 4775 号民事判决第三项，即"驳回张某家属的其他诉讼请求"；

（2）变更当地人民法院（2016）川 0108 民初 4775 号民事判决第一项为"A 医院在判决生效之日起十日内向张某家属支付赔偿款 117 681.52 元"。

（3）变更当地人民法院（2016）川 0108 民初 4775 号民事判决第二项为"护工王某在判决生效之日起十日内向张某家属支付赔偿款 117 681.52 元。"

一审案件受理费 1597 元，由张某家属共同负担 639 元，A 医院负担 479 元，护工王某负担 479 元；

（4）二审案件受理费 1 479 元，由 A 医院负担 159 元，由张某家属共同负担 1 320 元。

本案现已审理终结，案号为（2017）川 01 民终 14082 号，中国裁判文书网公布于 2018 年 6 月 29 日。

3. 案件分析

1）关于一审法院责任比例认定分析

一审法院认为，护工王某是负责对张某全天候的护理工作，张某是在护工王某外出期间发生的摔倒，虽护工王某有委托他人代为陪护，且口头辩称自己系向张某家属请假后离开的，但并未提供其他有效证据佐证其非擅自离开的主张，且张某家属对其事前请假的事实予以否认，现有证据不足以证明其离开系经过张某家属同意的，故其就张某的摔倒存在着过错，应当承担相应的责任。

本案中，A 医院作为医疗单位，其确定死者张某有严重疾病需要一级护理。根据卫生部于 2009 年 5 月 22 日印发的《综合医院分级护理指导原则（试行）》第十四条"对一级护理患者的护理包括以下要点：（一）每小时巡视患者……"的规定，一级护理应当每小时巡视，根据张某家属所举的护理记录单足以证明医院并未严格遵循一级护理每小时巡视的规定，存在一定过失；且放任护工王某长期在医院病房内进行炊事活动而不加制止，在医院内部场所的管理上存在着过失，故其应对张某的摔倒承担相应的责任。同时由于张某家属提出的证据并不能够证明护工王某系 A 医院推荐给其雇佣且二者存在劳动或雇佣关系，故对张某家属有关护工王某系 A 医院的工作人员，以及 A 医院、护工王某共同侵权的主张，一审法院不予支持。

关于张某的死亡和其摔倒之间的关系，本案中，张某自身患多种疾病，其去世后，家人明确表示"不尸检"；张某在明知自己不能单独下床，且在可以选择按呼叫铃叫护士帮忙的情况下，仍选择不呼叫护士而自行单独下床致摔倒，其对摔倒结果的发生也具有过错；由 A 医院出具的死亡医学证明书"死因"一栏的第 2 项（右侧额顶部慢性硬膜下血肿）及第 5 项（轻型头伤）死因，可以认定张某的摔倒系其死亡结果的发生原因之一。

综合考虑本案具体情况等因素，一审法院认为由 A 医院负担 20%，护工王某负担 30%，死者张某自身负担 50% 较为合理。

2）关于一审法院就赔偿项目认定分析

（1）丧葬费 28 740 元；

（2）被抚养人张某家属的生活费 32 128 元；

（3）死亡赔偿金 288 255 元；

（4）住院伙食补助费 390 元；

（5）护理费，由于张某家属并未提供其具体工资收入的证据，故结合其实际陪护天数酌定为 1 040 元；

（6）营养费无医嘱予以印证，一审法院不予支持；

（7）交通费，酌定为 1 000 元；

（8）精神损害抚慰金，综合考虑本案实际情况，酌定由 A 医院、护工王某各承担 10 000 元；

（9）医疗费，由于张某家属并没有实际支付，且未能提供医疗费支出的单据以及具体的数额请求，故一审法院不予支持。

以上除精神损害抚慰金外共计 351 553 元。A 医院承担金额共计 351 553 元×20%＋10 000 元＝80 310.6 元，护工王某承担金额共计 351 553 元×30%＋10 000 元＝115 465.9 元。

3）二审法院根据双方新提交的证据分析

二审法院根据新证据补充查明以下事实：

（1）证明张某在本次住院治疗期间的医疗费总额为 121 876.73 元，其中基本医疗统筹支付金额为 91 111.83 元、大病医疗互助补充保险支付金额 13 293.05 元，个人账户支付金额 2 701.06 元，个人自付 14 770.79 元；

（2）A 医院病程记载："2016 年 2 月 20 日 14：25 抢救记录患者 13：23 自行起床后不慎摔倒，左侧额部着地"；

（3）A 医院与陪护公司于 2015 年 5 月 18 日签订的《陪护服务合作合同》，合同约定："甲方（A 医院）指定乙方（陪护公司）为唯一向甲方提供陪护服务的机构，由乙方安排陪护人员护理患者。必要时甲方派安保人员配合乙方清理在甲方院内的非乙方陪护人员进行承揽陪护的活动。甲方病区护士在患者入院时，对有请陪护需求的，通知乙方相关管理人员，或告知患者陪护机构的联系方式。甲方接受患者家属关于陪护工作的咨询。陪护人员的工作内容：患者离开病床，进行相关陪伴陪护，保障患者安全。"

4）二审法院关于责任比例划分问题分析

（1）二审法院同一审法院，不予支持张某家属认为护工王某与 A 医院承担连带赔偿责任的主张。

（2）护工王某是负责对张某全天候的护理工作，护工王某外出期间张某下床时无专人陪伴发生摔倒，故其就张某的摔倒存在着过错，一审法院判令其承担 30% 的责任，与其过错程度相当，并无不当。本案中，A 医院作为医疗单位，为了向住院患者提供良好、优质的陪伴护理服务，与陪护公司签订了《陪护服务合作合同》，针对 A 医院的监督职责、陪护人员的管理、培训、考核以及陪护工作内容等进行了约定，还明确陪护公司为唯一向其提供陪护服务的机构，必要时 A 医院派安保人员配合陪护公司清理院内非该陪护公司的陪护人员承揽陪护的活动。本案张某的摔倒事故发生在 A 医院与陪护公司的合同期间内，A 医院明知护工王某并非该陪护公司登记在册的陪护人员，允许其长期在病区内从事陪护活动，对其病区的陪护活动怠于履行管理监督职责。其次，A 医院未严格按照卫生部于 2009 年 5 月 22 日印发的《综合医院分级护理指导原则（试行）》第十四条关于一级护理的相关护理规定，亦存在一定过失。

针对 A 医院在医院内部场所的管理上存在的过失以及护理过失的程度，二审法院人为将一审认定 20% 的赔偿责任调整至 30% 即 115 465.9 元更为适当。

5）二审法院关于医疗费问题分析

二审审理查明张某在本次住院治疗期间的医疗费总额为 121 876.73 元，其中基本医疗统筹支付金额为 91 111.83 元、大病医疗互助补充保险支付金额 13 293.05 元，个人账户支付金额 2 701.06 元，个人自付 14 770.79 元，张某家属实际支付的金额仅为 17 471.85 元，张某摔倒前治疗自身疾病的费用确实应当在本案中予以扣除，考虑治疗的时间段以及 A 医院提供的费用清单，张某家属自行支付部分酌情扣除 50%，也就是认定张某摔倒后自行支付的医疗费确定为 7 385.4 元，按照前述确定的责任比例，A 医院与护工王某各承担 2 215.62 元。

4. 知识链接

《中华人民共和国民法典》

第九百一十九条　委托合同是委托人和受托人约定，由受托人处理委托人事务的合同。

第九百二十条　委托人可以特别委托受托人处理一项或者数项事务，也可以概括委托受托人处理一切事务。

第九百二十一条　委托人应当预付处理委托事务的费用。受托人为处理委托事务垫付的必要费用，委托人应当偿还该费用并支付利息。

第九百二十八条　受托人完成委托事务的，委托人应当按照约定向其支付报酬。因不可归责于受托人的事由，委托合同解除或者委托事务不能完成的，委托人应当向受托人支付相应的报酬。当事人另有约定的，按照其约定。

第九百二十九条　有偿的委托合同，因受托人的过错造成委托人损失的，委托人可以请求赔偿损失。无偿的委托合同，因受托人的故意或者重大过失造成委托人损失的，委托人可以请求赔偿损失。

受托人超越权限造成委托人损失的，应当赔偿损失。

第九百二十三条　受托人应当亲自处理委托事务。经委托人同意，受托人可以转委托。转委托经同意或者追认的，委托人可以就委托事务直接指示转委托的第三人，受托人仅就第三人的选任及其对第三人的指示承担责任。转委托未经同意或者追认的，受托人应当对转委托的第三人的行为承担责任；但是，在紧急情况下受托人为了维护委托人的利益需要转委托第三人的除外。已经进行了明确的规定。

## 案例 9　患者癫痫发作后摔跤

这是发生在广东的一起真实的由医疗损害责任纠纷的案例。

1. 案件回顾

1）事情经过

2018 年 4 月 7 日，张某因"腹胀 4 月余"在 A 医院消化内科住院，因被初步诊断为盆腔包块（卵巢肿瘤待排），于 4 月 9 日转入妇科住院治疗。4 月 11 日，A 医院告知张某，拟行手术查明病情，并向张某家属告知术中可能出现麻醉意外，以及术中损伤肠管、输尿管、膀胱、伤口愈合不良等手术风险。张某家属表示理解，并在相应文书上签字。4 月 12 日，张某被送至手术室行"剖腹探查术"。术中诊断为左侧卵巢黏液性囊腺瘤，遂采取"全身麻醉＋腰硬麻"的麻醉方式，为张某行腹式左侧附件切除术。手术过程顺利，张某于上午 10 时 28 分可经呼唤睁眼。医生遂予吸痰拔除气管导管。

4 月 12 日 10 时 40 分手术结束，医护人员发现张某心率每分钟 44 次，血氧饱和度、血压未见显示，遂立即予面罩吸氧。但张某心率继续下降，血氧饱和度未见上升，遂采取胸外心脏按压、注射肾上腺素等方式救治。11 时 50 分张某被送麻醉复苏室观察，继续采取机械辅助呼吸等治疗措施。后张某症状缓解，于 13 时 40 分转重症医学科进一步治疗。

4 月 26 日，张某转回 A 医院妇科继续治疗，被诊断为心肺复苏术后、缺血缺氧性脑病、左侧卵巢黏液性囊腺瘤。4 月 27 日至 5 月 4 日，张某被转入神经外科住院治疗，"出院"时被诊断为脑梗死（双侧反射冠区）、左侧额窦、双侧筛窦炎。5 月 5 日至 5 月 11 日，张某在 A 医院处住院治疗，期间张某曾癫痫失神发作，"出院"时被诊断为慢性非萎缩性胃炎、继发性癫痫。5 月 12 日至 5 月 17 日，张某以"不慎跌倒致头部及胸部伴疼痛半天"在 A 医院神经外科处住院治疗，"出院"时被诊断为头部损伤、胸部挫伤。5 月 17 日至 5 月 28 日，张某以"跌伤头胸部伴疼痛一天余"在 A 医院住院治疗，"出院"时被诊断为头部多处损伤、胸部软组织挫伤。5 月 29 日至 6 月 16 日，张某在 A 医院住院治疗，5 月 31 日因家属陪护不到位，张某摔倒在地，因左后枕部着地，导致后枕部血肿，"出院"时被诊断为外伤性蛛网膜下腔出血、头部外伤和腰腿痛。6 月 17 日至 7 月 2 日，张某以"腰疼"为由在 A 医院的神经外科住院治疗，6

月19日因自行起床上厕所，致不慎跌倒，头部撞击硬物，"出院"时被诊断为创伤性脑出血、肋骨骨折、桡骨骨折、腰肌劳损等。7月3日至12月28日，张某因"反复颈肩部疼痛一年余"，在A医院神经外科住院治疗，出院时被诊断为颈臂综合征、脑内出血后遗症。

自2018年4月9日起至12月28日止，张某在A医院住院共计264天，支出医疗费249 062.01元，扣除医保统筹承担部分，张某个人支付63 657.4元。根据A医院医嘱，张某外购人血清白蛋白针剂，支出费用20 800元。

2）处理过程

张某家属认为张某的损害后果均是A医院的诊疗行为所导致，A医院应承担所有过错责任，故向法院提起诉讼。

司法鉴定意见：

（1）评定A医院对患者张某的诊疗过程中，未尽到监测、管理义务，存在过错；

（2）评定A医院诊疗行为的过错与患者张某术后出现缺血缺氧性脑病及后遗症存在主要的参与因素，建议过错参与度为61%～90%；

（3）评定张某缺血缺氧性脑病经治疗后，目前四肢肌张力增高，四肢不自主震颤，呈中度非肢体瘫痪运动障碍，构成五级伤残；

（4）对张某的ADL评分为45分，属部分护理依赖。

3）事件结果

法院酌定A医院应对张某的损失承担75%的民事赔偿责任，张某自负25%的责任。

2. 法院判决原文

1）被告A医院应于本判决发生法律效力之日起十日内，赔偿张某家属的各项损失共计693 877.05元。

2）驳回张某家属的其他诉讼请求。

3）案件受理费14 503.21元，由被告A医院负担10 738.77元，张某家属负担3 764.44元。鉴定费21 056元，由被告A医院负担。

本案现已审理终结，案号为（2019）粤0803民初1120号，中国裁判文书网公布于2020年7月3日。

3. 案件分析

1）法院对有争议的证据和事实的认定

（1）2018年4月7日起至4月9日止的医疗费与本案纠纷无关，法院不予认定。法院对其他医疗费单据的真实性、合法性及关联性均予以认定，可以证明张某在A医院住院期间支出的具体费用。

（2）张某家属在医院外自购人血白蛋白支出的费用，因与A医院的医嘱互相对应，与本案事实具有关联性，法院对该证据的真实性、合法性及关联性均予以认定。

（3）司法鉴定意见书，鉴定意见明确，鉴定程序合法，鉴定人具有相应的资格，故可以作为本案的证据使用。

2）对医疗行为的分析

司法鉴定意见：

（1）A医院根据张某的症状、体征、辅助检查结果，诊断盆腔包块性质待排，并行腹式左侧附件切除术，符合诊疗常规，未见明显不当之处。

《外科学》第八版关于麻醉期和麻醉恢复期的监测和管理阐明，病人在手术麻醉期间，外科疾病或并存疾病、麻醉方法和药物、手术创伤和失血以及体位改变等因素都可对生理功能造成不同程度的影响，严重者可危及生命安全。因此麻醉期间应密切观察和监测病人的各种生理功能的变化，主动采取措施预防严重生理变化的发生，一旦发生应力求及早发现和及时纠正，以避免严重并发症。麻醉期间的监测、管理包括呼吸、循环系统等。

（2）张某以全身麻醉加腰硬麻的方式行腹式左侧附件切除术，10 时 28 分，张某呼之能睁眼，潮气量 500 毫升，予吸痰拔除气管导管，麻醉师没有进一步观察张某是否清醒及呼吸功能情况。10 时 40 分术毕，发现患者心率 44 次/分，血氧饱和度、血压均未见显示。张某在术中被拔除气管导管后 12 分钟才发现心率明显下降，血氧饱和度、血压未见显示，很明显是麻醉药物因素致呼吸、循环功能的障碍，麻醉师应在拔管后认真观察张某呼吸情况，出现问题后及时处理。

（3）A 医院在拔除气管导管后 12 分钟才发现张某生命体征的明显变化，对何时出现生命体征变化、变化速度如何，未能及时发现及纠正，对麻醉期间的张某缺乏监测、管理，未尽到诊疗注意义务，存在过错。

（4）张某被发现生命体征明显变化后，虽然 A 医院即予心肺复苏等相关治疗，但对张某因麻醉药物因素致呼吸抑制而出现的呼吸、循环功能障碍的病情未能作出正确评估，延误最佳抢救时间，从而导致张某后期出现缺血缺氧性脑病。

3）对因果关系的分析

司法鉴定意见：

（1）张某在手术麻醉期间被发现心率明显下降，血氧饱和度、血压均未见显示，经抢救及对症治疗后，诊断为缺血缺氧性脑病，并存在部分后遗症状。其缺血缺氧性脑病的诊断明确，诊断依据充分，即缺血缺氧性脑病及后遗症的损害后果明确。即 A 医院对手术麻醉期间的病人缺乏监测、管理的过错，使其未能及时发现患者呼吸、循环等生命体征的变化，从而予以及时纠正呼吸、循环功能不全，致使张某出现缺氧或低灌注性缺血缺氧性脑病，A 医院的过错与张某术后出现缺血缺氧性脑病及后遗症存在直接的参与因素。

（2）考虑医疗的风险性，参照《广东省高级人民法院关于人民法院委托医疗损害鉴定若干问题的意见（试行）》第十七条的规定，认为 A 医院的诊疗行为过错与张某术后出现缺血缺氧性脑病及后遗症存在主要的参与因素，建议过错参与度为 61%～90%。

4）A 医院的诊疗行为是否存在过错，损害结果与过错行为是否存在因果关系

（1）根据鉴定机构的鉴定意见，A 医院对张某的诊疗过程确实存在过错，造成了损害后果，且损害后果与过错之间存在因果关系。

（2）法院参考鉴定意见中对被告过错参与度的建议，并结合张某自身疾病、住院期间自身的过失等，酌定 A 医院应对张某的损失承担 75% 的民事赔偿责任，张某自负 25% 的损失。

（3）A 医院称已经尽到了合理的诊疗义务，张某出现麻醉呼吸障碍属于麻醉并发症，损害后果并非被告的诊疗行为所致，不属于医源性损害等意见，法院不予采纳。

5）关于各项赔偿金额认定分析

根据《最高人民法院关于审理人身损害赔偿案件适用法律若干问题的解释》和《广东省 2019 年度人身损害赔偿计算标准》的有关规定予以确定。具体如下：

（1）医疗费 84 457.4 元。医疗费包括张某个人支出 63 657.4 元以及外购人血清白蛋白针剂 20 800 元。张某请求 86 779.9 元，法院部分支持。

（2）住院伙食补助费 26 400 元。

（3）护理费 39 600 元。法院酌情按每天 150 元、1 人护理的标准计算。

（4）营养费 3 000 元。营养费按 5 000 元×伤残赔偿指数计为 3 000 元（5 000 元×60%）。张某家属请求营养费 5 280 元，法院部分支持。

（5）交通费 7 920 元。

（6）残疾赔偿金 504 792 元。残疾赔偿金按照上一年度城镇居民人均收入计算 20 年，计为 504 792 元（42 066 元/年×20 年×60％）。

（7）后续护理费 219 000 元。根据《最高人民法院关于审理人身损害赔偿案件适用法律若干问题的解释》第二十一条"护理费根据护理人员的收入状况和护理人数、护理期限确定。护理人员有收入的，参照误工费的规定计算；护理人员没有收入或者雇佣护工的，参照当地护工从事同等级别护理的劳务报酬标准计算。护理人员原则上为一人，但医疗机构或者鉴定机构有明确意见的，可以参照确定护理人员人数。护理期限应计算至受害人恢复生活自理能力时止。受害人因残疾不能恢复生活处理能力的，可以根据其年龄、健康状况等因素确定合理的护理期限，但最长不超过二十年。受害人定残后的护理，应当根据其护理依赖程度并结合配制残疾辅助器具的情况确定护理级别"的规定，考虑张某为五级伤残，护理程度为部分护理依赖，法院酌定按照 120 元/天的 50％计算十年后续护理费，计为 219 000 元（120 元/天×50％×10 年×365 天）。张某家属请求 432 000 元，法院部分支持。十年后发生的护理费，张某家属可以再次向 A 医院主张；

（8）精神损害抚慰金 30 000 元。A 医院在诊疗过程中存在过失，并造成张某五级伤残的后果，根据过错因素在损害结果的原因力大小等因素，法院酌定精神损害抚慰金为 30 000 元。张某家属请求 50 000 元，法院部分支持。

除精神损害抚慰金部分外，上述损失共计 885 169.4 元。如前所述，A 医院应对张某的损害后果承担 75％的赔偿责任，故 A 医院应赔偿张某的财产损失为 663 877.05 元，加上应赔偿的精神损害抚慰金 30 000 元，A 医院应赔偿张某的损失共计 693 877.05 元。张某家属请求被告赔偿 1 078 134.71 元，法院部分支持。

4. 知识链接

依据《中华人民共和国精神卫生法》第七十六条：有下列情形之一的，由县级以上人民政府卫生行政部门、工商行政管理部门依据各自职责责令改正，给予警告，并处五千元以上一万元以下罚款，有违法所得的，没收违法所得；造成严重后果的，责令暂停六个月以上一年以下执业活动，直至吊销执业证书或者营业执照：

（一）心理咨询人员从事心理治疗或者精神障碍的诊断、治疗的；

（二）从事心理治疗的人员在医疗机构以外开展心理治疗活动的；

（三）专门从事心理治疗的人员从事精神障碍的诊断的；

（四）专门从事心理治疗的人员为精神障碍患者开具处方或者提供外科治疗的。

心理咨询人员、专门从事心理治疗的人员在心理咨询、心理治疗活动中造成他人人身、财产或者其他损害的，依法承担民事责任。

目前心理咨询师不能从事相关的诊疗活动。

## 案例 10　患者肠镜术后摔跤

这是发生在黑龙江的一起真实的由医疗服务合同纠纷引起的案例。

1. 案件回顾

1）事情经过

2017 年 3 月 30 日，43 岁男性患者张某，因结肠息肉入住 A 医院消化内科，并于次日下午 3 点左右行结肠息肉切除手术。手术中，张某稍感腹胀。术后，在没有医护人员陪护的情况下，A 医院让张某独自去腔镜手术室内的更衣室换衣服，穿完衣服后张某腹胀感加重，在走到更衣室门口时，张某面部朝下摔倒，A 医院对张某的伤情进行简单处置后将张某送回了病房。张某出现鼻子肿胀、出血，头部发晕，处于麻木状态。2017 年 4 月 2 日上午 A 医院为张某做了脑电图检查，下午张某右侧鼻子仍有淡淡的血水流出。A 医院为张某进行了耳鼻喉科的会诊及做了头部核磁（平扫血管），经诊断张某为鼻骨骨折，鼻部 X 光显示鼻骨 2 处骨折。4 月 3 日，A 医院又为张某做神经内科会诊。随后张某转入耳鼻喉科就诊并为张某做鼻骨 CT 平扫，张某花费医疗费 5 238.10 元。4 月 7 日 A 医院为张某做了鼻骨复位手术。在该院住院 18 天。从 4 月 6 日至 17 日共支付（花费）医疗费 8 588.08 元，张某支付复印病历费 32.50 元。张某在某公司任总经理兼项目经理。住院期间由张某妻子护理，张某妻子任某集团财务总监。出院后张某与妻子又到 B 医院和 C 医院进行复查，B 医院复查结果未发现脑电波，支付医疗门诊费 725 元，又在 D 医院鼻科门诊花费 60 元，张某复诊往返交通费共计 744 元（372 元×2 人）。张某出院后复查病情支付交通费 1 844 元。在票据中有 2016 年 12 月 13 日，持票人为案外人员，票价 190 元，2018 年 1 月 20 日，持票人为另一案外人员，票价 178 元。张某实际花费交通费 1 120 元。

2）处理过程

案件审理期间，张某就伤残等级等提出司法鉴定，意见为：

（1）A 医院的医疗和监护行为与张某的损伤后果存在因果关系；

（2）张某伤后未达到伤残等级；

（3）鉴定落款日可行医疗终结；

（4）伤后应支持 1 人护理 2 个月；

（5）伤后 1 个月内应支持营养；

（6）不再支持继续治疗。

在向双方送达鉴定结果时，A 医院要求鉴定中心对参与度一项进行进一步确认，张某对此提出异议。鉴定中心复函一审法院，答复：

（1）经过中心专家组合议后认为，其参与度为 50%。

（2）其医疗终结时间应为 2018 年 2 月 2 日。

A 医院在某保险公司办理了医疗责任保险（每次每人 20 万元，免赔 10%）。一审判决，张某主张的合理损失，由 A 医院购买的某保险公司承担 90% 赔偿责任，余款 10% 由 A 医院承担。

二审中，当事人没有提交新证据，对一审查明的事实予以确认。但某保险公司和 A 医院，因一审法院不采信鉴定机构作出 50% 参与度的鉴定意见，上诉请求依法改判。

3）事件结果

维持原判。

2. 法院判决原文

1）一审法院判决

（1）某保险公司自判决生效之日起三日内赔偿张某医疗费 13 150.06 元；伙食补助费 1 620 元；营养费 2 700 元；误工费 53 997.41 元；护理费 11 096.85 元；交通费 1 677.60 元。

（2）A 医院自判决生效之日起三日内赔偿张某医疗费 1 461.12 元；伙食补助费 180 元；营养费 300 元；误工费 5 999.71 元；护理费 1 232.98 元；交通费 186.40 元；病历复印费 32.50 元。

（3）驳回张某、A 医院、阳光保险公司的其他诉讼请求。

（4）案件受理费 3 680 元，鉴定费 9 600 元（张某已预交），由 A 医院承担。

2）二审法院判决

（1）驳回上诉，维持原判。

（2）二审案件受理费 1 956 元，由 A 医院负担 50 元，某保险公司负担 1 906 元。

本案现已审理终结，案号为（2018）黑 01 民终 8124 号，中国裁判文书网公布于 2018 年 12 月 30 日。

3. 案件分析

1）一审法院认为：

（1）张某因患结肠息肉入住 A 医院消化内科，该科为张某实施结肠息肉切除手术后，张某感到腹部胀痛，A 医院没有派人陪护，又无亲属陪护，让张某独自去腔镜手术室内的更衣室换衣服。穿完衣服后腹胀感加重。在走到更衣室门口时，张某面部朝下摔倒，这一结果的发生是由于 A 医院在提供医疗服务过程中未履行安全保障义务，根据鉴定意见书第一项"A 医院的医疗和监护行为与张某的损伤后果存在因果关系"。

故对张某的医疗费，伙食补助费等费用，A 医院应承担赔偿责任。

因 A 医院在某保险公司办理了医疗责任保险（保险限额 20 万元，免赔率 10％），故应由某保险公司先在医疗责任保险内承担 90％赔偿责任，余款 10％由 A 医院承担。

（2）张某主张的部分路费、误工费、护理人员费用，因未举示纳税证明及相关证据，诉讼请求金额不予支持。

（3）A 医院、某保险公司对司法鉴定结论并没有提到参与度，要求法院重新鉴定，该问题的提出是基于张某自有晕厥性癫痫，摔倒有其自身原因，而张某在 B 医院做视频脑电检查，电生理诊断为轻度异常，检验报告显示未见癫痫波，故对鉴定复函中第一项，参与度 50％，一审法院不予采信。

2）二审法院认为：

A 医院作为专业的医疗机构，在张某因病住院治疗中，除应按照法律法规、诊疗护理规范以及其他相关规定对患者进行诊疗护理外，还应履行高度的安全注意义务，确保患者的人身安全，使其免受伤害。

具体到本案中，A 医院明知在为张某实施结肠息肉切除术过程中，张某已出现了腹胀的症状，且术后行动有所不便，却仍在未安排医护人员陪护的情况下，让张某独自去手术室内的更衣室换衣服，导致其摔伤。

而从一审法院委托的司法鉴定结果出具的"A 医院的医疗和监护行为与张某的损伤后果存在因果关系"的鉴定意见分析，可以认定 A 医院未尽到相应的安全保障义务。

因此，一审法院根据案件实际，依据住院病历、医疗费票据、司法鉴定意见书以及当事人陈述等相关证据，判决 A 医院赔偿张某治疗外伤所需医疗费等各项损失，并无不当。

因本案系张某在住院期间摔伤所提起的医疗服务合同纠纷，而非一审法院确认的医疗损害责任纠纷，且张某请求赔偿的因住院期间摔伤所产生的各项费用，也与 A 医院对其实施的结肠息肉切除术的治疗费用无关，故 A 医院及阳光保险公司上诉请求按照鉴定意见的复函中关于参与度 50％确定其赔偿数额，缺乏事实和法律依据，法院不予支持。

4. 知识链接

1）医疗机构在提供医疗服务过程中应履行安全保障义务。

2）《最高人民法院关于审理人身损害赔偿案件适用法律若干问题的解释》（2003 年）第二十三条第二款"受害人确有必要到外地治疗，因客观原因不能住院，受害人本人及其陪护人员实际发生的住宿费和伙食费，其合理部分应予赔偿"，因一审法院对张某的护理费已经认定，故对护理人员的宾馆住宿费用不予支持。

## 案例 11　患者自行起床坐立床旁小便摔跤

这是发生在湖南省的一起真实的由医疗损害责任纠纷引起的案例。

1. 案件回顾

1) 事情经过

2017年2月24日，张某因急性心肌梗死在A医院心血管科ICU住院治疗。入院后，告病危，医嘱要求绝对卧床休息，并给予心电监护、吸氧、抗凝、扩冠、抗心室重塑，减轻心肌耗氧量、营养心肌等治疗，后病情逐渐好转仍需绝对卧床休息。2017年2月28日18时27分，ICU护工王某将小便器递给张某后离开，让张某自行起床坐立床旁小便，时间达7分钟，且有氧气导管脱落，期间护工王某虽有两次抵近巡视，但未能发现并报告，直至张某摔倒。张某头额部明显受伤，并最终抢救无效死亡。

司法鉴定意见：

(1) A医院在对张某护理过程中没有严格执行医嘱，未尽到护理职责，存在过错；

(2) 张某死亡后未进行尸体检验及法医病理学检查，难以确定其死亡原因，无法确定张某的死亡与医院的护理过错存在直接的因果关系。

一审法院对鉴定结果予以确认，结合本案的实际情况，酌情认定A医院对张某损失承担60%的赔偿责任，即138819元。A医院认为本案中护理人员虽有过错，但张某家属不能证明张某死亡后果与摔倒有直接的因果关系；张某入院治疗时病情十分严重，最终死亡的主要原因是其自身的病因所致，一审法院在无充分证据的情况下，酌情判处A医院承担60%的主要责任，明显不当，故提起诉讼。

2) 处理过程

二审立案后，依法组成合议庭。经查阅案卷、询问当事人，不开庭对本案进行了审理。二审中，当事人没有提交新证据。法院二审查明的事实与一审认定的事实一致。

3) 事件结果

维持一审判决，A医院承担60%的赔偿责任。

2. 法院判决原文

1) 一审法院判决

(1) A医院于本判决生效后十日内赔偿张某家属各项经济损失138819元。

(2) 驳回张某家属的其他诉讼请求。

2) 二审法院判决

(1) 驳回上诉，维持原判。

(2) 二审案件受理费994元，由A医院负担。

本案现已审理终结，案号为（2018）湘05民终108号，中国裁判文书网公布于2018年8月10日。

3. 案件分析

1) 一审司法鉴定意见

A医院在对张某护理过程中没有严格执行医嘱，未尽到护理职责，存在过错；张某死亡后未进行尸体检验及法医病理学检查，难以确定其死亡原因，无法确定张某的死亡与A医院的护理过错存在直接的因果关系。

故酌情认定A医院承担60%的赔偿责任。

2) 二审法院对A医院的责任认定

二审认为：

(1) 张某因急性心肌梗死至A医院治疗，入住重症监护室，经治疗病情有所好转。

(2) 据现场监控及司法鉴定意见，结合三级医院ICU护理常规，可以认定A医院在本案护理过程中明显存在过错。因A医院的护理过错，造成了张某摔倒在ICU地面，致输氧导管脱落，头额部明显受伤，并最终抢救无效死亡。张某死亡后未进行尸体检验及法医病理学检查，难以确定具体死亡原因，双方均有责任。

（3）鉴定机构的鉴定意见无法确定张某死亡与护理过错存在直接的因果关系，但并未排除二者之间具有因果关系。

针对本案具体情况，显然张某死亡的后果是摔伤和其本身疾病的综合原因所导致，属于多因一果，摔倒在地致伤是死亡后果的主要"原因力"之一，在未对张某死亡后进行尸体检验及法医病理学检查的情况下，酌情判决由 A 医院承担 60% 的责任并无不当。

4．知识链接

重症监护室相关护理规范要求，依据 WS/T431—2023《护理分级》：

4.3 分级依据

4.3.1 符合以下情况之一，可确定为特级护理：

（1）病情危重，随时可能发生病情变化需要进行监护、抢救的患者；

（2）维持生命，实施抢救性治疗的重症监护患者；

（3）各种复杂或大手术后、严重创伤或大面积烧伤的患者。

4.3.2 符合以下情况之一，可确定为一级护理：

（1）病情趋向稳定的重症患者；

（2）病情不稳定或随时可能发生变化的患者；

（3）手术后或者治疗期间需要严格卧床的患者；

（4）自理能力重度依赖的患者。

## 案例 12　患者厕所吸烟摔倒

这是发生在黑龙江省的一起真实的由医疗损害责任纠纷引起的案例。

1．案件回顾

1）事情经过

2016 年 10 月 13 日，张某因患精神疾病被其家属送到 A 医院治疗办理住院，A 医院经查体认定张某左下肢可能存在静脉栓塞，A 医院接诊医生要求张某先到相关医院治疗。10 月 14 日，张某家属带其到 B 医院诊治时，因张某精神疾病发作，当时没有拍片诊治，医生按下肢静脉栓塞给开的药。张某家属在与 A 医院沟通后，A 医院同意协助治疗下肢静脉栓塞。当日，张某在 A 医院住院治疗，住院的科别是精神科老年二疗科，诊断为残留型精神分裂症、左下肢深静脉血栓。在办理住院的同时，A 医院向张某家属告知并讲解住院须知：

《A 医院住院患者意外事件防范指导》载明了陪伴患者的家属应知道的精神科相关护理知识及意外防范措施；

《医患沟通记录》载明：张某今日在 B 医院门诊诊断为左下肢深静脉血栓，日前左下肢仍旧肿胀，皮温稍高，表现浅红色。

今张某要求来 A 医院住院，并在 A 医院住院期间静脉滴注尿激酶，告知张某家属，A 医院为精神专科医院，治疗条件有限，住院期间若出现病情加重、血栓脱落甚至猝死等可能，张某家属愿承担责任，不追究 A 医院责任。在病人精神症状支配下，可能产生难以防范的潜逃、自伤、自杀或者伤害他人的行为，张某家属陪护遵守医院制度，不得给张某私自用药，应服从医生的治疗，否则造成一切不良后果由家属承担责任。

《A 医院患者住院须知》载明了 A 医院的相关规定，其中第 11 条载明"医院设有开放和封闭式管理病房，开放病房以及有陪护病人由家属自行管护，病人不具完全行为能力的，家属应 24 小时全程管护，如有意外及时与院方或有关部门联系，因家属管护不当造成病人意外的责任自负。封闭式病房家属脱离陪护时及时向护士交代，必要时签署委托管护协议书"。

张某家属在以上告知的文书上签字。张某在住院时生活能自理，住的是封闭式病房，护理级别为二级护理。

2016年11月1日下午4点，张某与其他患者在老年二病楼洗手间吸烟室吸烟时自行摔伤，当时护士王某在洗手间门口，未在吸烟区内。日常病程记录中载明的"张某在卫生间吸烟摔倒，发现时坐卧在地上，问其原因诉腿没劲就倒了，右侧腿痛，查体生命体征平稳，无外伤，右侧髋骨压痛。电话告知张某家属目前情况，建议外院综合医院具体诊治，张某家属表示尽快来医院，嘱张某卧床，制动，密切观察病情变化"。张某家属当晚将其接回家，11月2日将其送到B医院就诊，经拍片及查体后诊断为右股骨颈骨折，未在B医院治疗。11月3日张某家属将其送到C医院门诊检查，诊断为右股骨颈骨折，医生建议手术治疗并随诊。为了将社会保障卡从A医院取回，11月4日张某家属在A医院办理了出院手续，11月7日A医院为张某提供了住院结算单和发票。

2016年11月7日张某到C医院住院治疗，诊断为右股骨颈骨折，2型糖尿病，高血压Ⅱ级。11月10日做了右侧全髋关节置换术的手术，住院期间一直由张某家属护理，出院时间是11月25日，C医院出院记录的入院时情况和骨外科住院记录现病史均载明"该患者入院前六天在行走时无明显诱因出现头晕并摔倒"。住院医疗费是64 163.03元，统筹基金支付17 898.02元，报销后自费承担46 265元。

（1）查明：张某出院后，分别在2016年12月26日、2017年1月12日到C医院门诊检查，医疗费是300元。于2017年1月20日到D医院门诊检查。张某在2017年1月20日、2017年1月28日乘120救护车到D医院、C医院治疗，救护车费用是150元和105元。

（2）司法鉴定意见：

① 张某右髋关节置换术后七级残；

② 医疗终结时间为伤后六个月；

③ 继续治疗不予评定；

④ 护理150日，住院期间二人护理，余一人护理；

⑤ 营养期180日。

鉴定费共计3 300元，邮寄司法鉴定意见书费用是30元。

（3）查明：负责管护张某的A医院护士王某未取得护士资格证书。

2）处理过程

（1）一审张某家属认为被告A医院侵犯了张某身体权、健康权。

张某家属一审上诉认为A医院对张某在吸烟室摔伤存在过错，请求一审法院判令A医院支付张某住院医疗费46 565元、残疾赔偿金195 593.6元、护理费25 504.08元、住院伙食费1 800元、营养费18 000元、医疗终结期为伤后六个月到医院随时诊疗所产生费用（交通费、医疗费、医药费）6 000元、交通费929元、鉴定费3 330元（其中邮寄费30元）、精神抚慰金2万元，共计317 721.68元。

（2）一审法院经庭审后，酌情认定A医院对张某的损害后果承担20%的赔偿责任。

（3）二审中，各方当事人均未提交新证据。二审法院对一审法院查明的事实予以确认。

3）事件结果

维持一审判决，A医院承担20%的赔偿责任。

2. 法院判决原文

1）一审法院判决

（1）待判决发生法律效力后，A医院立即赔偿张某医疗费、残疾赔偿金、护理费、住院伙食补助费、营养费、精神抚慰金、医疗终结期内医疗费和 120 救护车的费用、鉴定费和邮寄费、交通费共计 62 220 元。

（2）驳回张某家属的其他诉讼请求。

（3）案件受理费 2 089 元（张某家属已预交）由张某家属负担 1 467 元，A 医院负担 622 元，A 医院应将此款连同上述款项一并给付张某家属。

2）二审法院判决

（1）驳回上诉，维持原判。

（2）二审案件受理费 1 253.40 元（张某家属预交 2 089 元），由张某家属负担。

本案现已审理终结，案号为（2018）黑 01 民终 1674 号，中国裁判文书网公布于 2018 年 9 月 17 日。

3. 案件分析

1）一审法院对 A 医院责任认定

一审法院认为张某因患残留性精神分裂症在 A 医院住院治疗，双方形成了医疗服务合同关系。此类患者在诊疗过程中不同于普通患者，除一般性的诊疗活动外，还包括特殊的看护，更有甚者需要特殊约束，但都属于此类病患的诊疗范畴，这虽然和监护人对此类人行使的监护责任相类似，但并不构成监护关系，不发生监护权的转移。监护权是法律赋予的，非经法定事由，不能随便转移。本案受害人张某在 A 医院接受治疗并未形成监护关系，医院没有担任监护人的资格。本案双方虽形成医疗服务合同关系，但张某家属是就张某的赔偿责任提起了侵权责任纠纷中的医疗损害赔偿纠纷。损害赔偿纠纷是医疗机构在诊疗护理工作中，因医务人员诊疗护理过错或者过失，造成病人死亡、残疾、组织器官损伤导致功能障碍事故而引起对受害人的赔偿纠纷，在此类纠纷中，对医疗机构追究的是侵权责任。患方的举证责任是应证明与医疗机构存在医患关系、损害结果、医院存在过错。从张某家属在庭审时关于"只是告知交陪护费，我们没交，因为张某不需要一对一陪护"的自认来看，医院是要求监护人留院陪护的，但监护人并没有同意。张某入院时住在封闭式病房，双方无特殊护理的约定及双方对张某生活能力的自认和陈述来看，张某并未丧失最基本的生活自理能力，二级护理也不是全天 24 小时全程管护，故其每天多次到医院指定的洗手间吸烟行为，应当在其能力可控范围之内。综合考虑张某家属在 C 医院关于"该患者入院前六天在行走时无明显诱因出现头晕并摔倒"的叙述，张某在入院时就患有下肢深静脉栓塞、左下肢仍旧肿胀、皮温稍高、表现浅红色的症状，及日常病程记录中载明的张某回答"腿没劲就倒了"的自诉，无任何证据证实有其他原因致张某摔倒。之所以摔倒受伤主要还是自身的疏忽大意或其他不可控因素，这和张某家属没有陪伴或没有聘请专门的护理人员照顾是有关系的，张某家属存在过错。但 A 医院作为收治此类患者的专业医疗机构，对于张某在住院期间的各项活动行为应予以充分注意，采取合理措施，防范发生事故。A 医院的护士王某没有取得护士资格证，未尽到应有的注意义务，存在过错。故 A 医院作为张某的治疗单位，具有合理限度内的安全保障义务，应承担相应责任，结合本案具体情况，酌情认定 A 医院对张某的损害后果承担 20% 的赔偿责任。

2）一审法院对 A 医院赔偿认定

（1）医疗费，根据其提交的 C 医院住院医疗费票据计算，扣除医保报销的部分，实际支出的医疗费是 46 265 元，符合法律规定，予以支持。

（2）残疾赔偿金 195 593.6 元，张某摔伤时 60 岁且为七级残。

（3）护理费 25 504 元。

（4）住院伙食补助费 1800 元。

（5）营养费 18 000 元。

（6）法院酌定精神抚慰金为 2 万元。

（7）关于家属请求的赔偿医疗终结期伤后六个月期间医院诊疗所产生的交通费、医疗费、医药费6 000元，其提供了出院后到C医院门诊医疗费300元票据、两次乘120救护车到医院诊疗的255元票据，综合考虑张某患有残留性精神分裂症、七级残的具体情况，对上述请求的医疗费300元、交通费255元予以支持，其他超出的部分，因未提供证据证实，不予支持。

（8）鉴定费3 300元和邮寄费30元，予以支持。

（9）交通费54元。

（10）张某家属请求的出院后两次乘120救护车的255元交通费是重复请求，其他交通费没提供证据证实，故对超出的部分不予支持。

以上张某的各项赔偿数额共计311 101.60元，A医院承担20%的赔偿数额是62 220元，其余损失由张某家属自行承担。

3）二审双方争议焦点是为医疗服务合同纠纷还是一般侵权责任纠纷

二审法院认为，张某因在A医院住院时摔伤，以医疗损害赔偿为由向A医院主张赔偿责任。对医疗损害侵权责任构成要件及责任承担主体问题，《侵权责任法》第五十四条规定为："患者在诊疗活动中受到损害，医疗机构及其医务人员有过错的，由医疗机构承担赔偿责任。"即该责任系由以下四项要件构成：

（1）是医疗机构和医务人员的诊疗行为；

（2）是患者的损害；

（3）是诊疗行为与损害后果之间的因果关系；

（4）是医务人员的过错。

而张某受伤是因其在医院卫生间吸烟时因自身原因倒地摔伤，并非是在诊疗活动中因医务人员的诊疗行为所导致，不符合以上法律规定的医疗损害侵权责任的构成要件。故张某家属请求A医院承担医疗损害 侵权责任不符合法律规定。虽然张某在A医院入住的是封闭式病房，但因A医院系精神专科医院，对张某进行的是精神疾病的治疗和看护。张某住院时生活能自理，能够独立行走，并未与院方约定其站立及行走均需要专人陪护。

根据本案事实，张某此次摔倒主要原因是自身身体功能减弱所致，A医院系对其管理上的瑕疵承担责任。且张某在一、二审诉讼中的诉讼理由始终是张某与A医院之间存在医疗服务合同关系，A医院对张某未尽到治疗、护理与管理约束的责任。因此，双方争议应为医疗服务合同纠纷还是一般侵权责任纠纷。

在二审诉讼中，二审法院已释明张某家属是否变更案由，但张某家属明确答复法院坚持医疗损害侵权责任赔偿。故因张某家属的诉讼主张不符合医疗损害侵权责任的构成要件，对其上诉请求，二审法院不予支持。但因C医院同意一审法院判决，未提起上诉，法院维持原判。

4. 知识链接

1）《护士条例》

（1）第二条 本条例所称护士，是指经执业注册取得护士执业证书，依照本条例规定从事护理活动，履行保护生命、减轻痛苦、增进健康职责的卫生技术人员。

（2）第七条 护士执业，应当经执业注册取得护士执业证书。

2）国家卫生健康委于2023年8月29日发布通告最新中华人民共和国卫生行业标准WS/T 431—2023《护理分级标准（2023版）》的分级依据

4.3.3 符合以下情况之一，可确定为二级护理：

（1）病情趋于稳定或未明确诊断前，仍需观察，且自理能力轻度依赖的患者；

（2）病情稳定，仍需卧床，且自理能力轻度依赖的患者；

（3）病情稳定或处于康复期，且自理能力中度依赖的患者。

3）卫生部印发的卫医政发〔2009〕49号文件《综合医院分级护理指导原则（试行）》

第三章分级护理要点中第十五条：对二级护理患者的护理包括以下要点：

（1）每2小时巡视患者，观察患者病情变化；

（2）根据患者病情，测量生命体征；

（3）根据医嘱，正确实施治疗、给药措施；

（4）根据患者病情，正确实施护理措施和安全措施；

（5）提供护理相关的健康指导。

4）《侵权责任法》第五十四条对应的是《民法典》第一千二百一十八条，患者在诊疗活动中受到损害，医疗机构或者其医务人员有过错的，由医疗机构承担赔偿责任。

## 案例13　患者如厕时滑倒摔跤

这是发生在湖南省的一起真实的由医疗损害责任纠纷引起的案例。

**1. 案件回顾**

**1）事情经过**

2018年9月26日，张某因发现肝占位性病变2年，腹胀痛伴恶心呕吐15天前往A医院治疗，并于当日住院。入院中医诊断：肝岩、气阴两虚、瘀毒内结证。西医诊断：（1）肝占位性病变，肝癌可能性大，肝内肺内多发转移，腹腔积液；（2）高血压Ⅲ级（极高危）；（3）慢性乙型病毒性肝炎；（4）胆囊切除术后。根据A医院2018年9月26日病历记录记载："诊疗计划：老年病科护理常规，一级护理，测BP、HRQ8h，间断上氧，陪护，嘱陪护人员注意患者防自杀、防坠床、防摔倒……"当天，张某家属在B护理公司处为张某雇请护工，选择的是160元一天的"一对一"护理，B护理公司安排护理员王某为张某提供护理服务。张某家属于2018年9月30日向B护理公司支付5天的费用共计800元。2018年10月2日凌晨5点左右张某摔倒受伤，当日病历记录记载"患者今晨五点半左右诉腰背疼痛难忍，活动受限，烦躁不安。查体：血压169/79 mmHg，心率74次/分，腰背部明显压痛、叩击痛。进一步追问病情，张某言语不连续描述，疼痛剧烈，情绪烦躁，有只言片语表示被撞后滑倒，具体情况不能详细描述。护理员王某诉张某今晨五点左右需要如厕，遂自行下床，面向病床侧面取站立位；护理员王某取坐便器的同时，张某滑坐在地；护理员王某否认撞到张某……大约五点半，护理员王某今日第二次按铃呼叫，诉张某如厕时在护理员王某取坐便器的同时，张某滑坐在地。遂紧急行胸椎正侧位片、腰椎正侧位片、骨盆正位片检查，考虑第12胸椎压缩性骨折可能性大，请三十病区（脊柱一科）急会诊，会诊意见：查体：T12压痛（＋），叩击痛（＋），椎旁肌紧张，T12-L1棘突间隙增宽。诊断：胸椎压缩性骨折（急性）? 原发性骨质疏松。张某腰背部疼痛难忍尤以活动时明显、烦躁不安，考虑骨折所致疼痛可能性大。骨伤科会诊意见为：评估患者情况，患者在麻醉、手术等方面均存在较大风险，无手术指征。目前暂予内科保守治疗"。张某受伤后，腰背持续疼痛，躁动不安、吵闹。10月3日，B护理公司将张某的护理人员王某替换为另外两名护理人员。当天下午，张某因病痛情绪不稳定咬伤了一名护理人员。10月17日之后，张某家属另行找人对张某进行护理，B护理公司未再提供护理。10月22日上午，张某去世。张某家属未支付B护理公司后续护理期间的护理费用。

**2）处理过程**

张某家属认为A医院和B护理公司护工人员存在过错，直接造成了张某摔倒骨折后死亡的损害结果，应承担赔偿责任。2019年1月9日，张某家属向一审法院申请诉前鉴定，申请事项为：A医院、B护理公司对张某的医疗行为是否存在过错，如存在过错，该过错与张某的损害后果是否存在因果关系，如存在因果关系，对参与度进行鉴定，一审法院依法委托当地司法鉴定中心进行鉴定。

一审法院认定 A 医院和 B 护理公司各承担 10％的责任。

二审法院对一审法院查明的事实予以确认。

3）事件结果

维持一审判决，认定张某自身疾病为损害后果的主要因素应占 80％，A 医院对损害后果承担 10％的责任，B 护理公司对损害后果承担 10％的责任。

2. 法院判决原文

1）一审法院判决

（1）A 医院于判决生效之日起五日内向张某家属赔偿 31 267.6 元。

（2）B 护理公司于判决生效之日起五日内向张某家属赔偿 29 017.6 元。

（3）驳回张某家属的其他诉讼请求。

（4）本案因适用简易程序减半收取案件受理费 3 409 元，由张某家属负担 1 409 元，A 医院负担 1 000 元，B 护理公司负担 1 000 元。

2）二审法院判决

（1）驳回上诉，维持原判。

（2）二审案件受理费 6 818 元，由张某家属负担。

本案现已审理终结，案号为（2021）湘 01 民终 5444 号，中国裁判文书网公布于 2021 年 10 月 19 日。

3. 案件分析

1）司法鉴定意见

认为本次鉴定为医疗损害司法鉴定，只对医疗行为是否存在过错及与患者损害后果是否存在因果关系及原因力大小进行鉴定，护工人员行为不属于医疗行为，本鉴定不涉及陪护行为有无过错及与患者损害后果的因果关系问题。同时分析认为张某摔倒后逐渐出现精神症状，A 医院神经内科会诊建议必要时请外院精神科会诊，但 A 医院在患者精神症状进一步加重的情况下未请精神专科会诊进行专科治疗，存在不足。

故鉴定意见为：

（1）A 医院在为张某诊疗过程中，诊疗行为存在不足。

（2）张某为恶性肿瘤晚期病人，其死亡主要系自身疾病病情进展恶化的自然转归，摔倒事件发生后出现精神症状使得其不能较好地配合 A 医院进行诊疗与其病情的不良转归也存在一定的因果关系，而 A 医院诊疗行为存在的不足不排除是其中的参与因素，仅起轻微作用（参与度拟为 5％～10％）。

2）一审法院对 A 医院、B 护理公司责任赔偿认定

B 护理公司辩称为张某及护工王某之间提供居间服务，根据《中华人民共和国合同法》第四百二十四条规定，居间合同以促成委托人与第三人订立合同为目的，居间人在合同关系中处于介绍人的地位，只是在交易双方当事人之间起介绍、协助作用。

根据本案查明事实及 B 护理公司与护工王某之间的协议，B 护理公司在 A 医院内设有专人负责联系患者，患者直接将护理费交给 B 护理公司，B 护理公司对护理员进行统一招聘、组织、培训，并进行监督、协调、管理，再根据患者需求进行指派，同时为护工提供 B 护理公司的工作服和工牌。

另外，B 护理公司虽主张其为居间人，但其公司的经营范围并不包括居间服务。故 B 护理公司主张其系居间人，缺乏事实依据，一审法院不予采信。

根据病历记录：护工王某称张某是在其去取坐便器时滑倒，而张某自己陈述为被撞倒，当时没有第三人在场且当事人陈述不一致，难以认定张某确系被护工王某撞倒，但基于协议约定，护工王某应在护理过程中尽到积极、妥善的护理义务。患者张某高龄恶性肿瘤晚期患者，通常夜间有如厕的需求，张某

夜间如厕过程中摔倒，护工王某存在护理过失。

无论护工王某与B护理公司之间系劳动关系或劳务关系，B护理公司均应对护工王某的侵权行为承担赔偿责任。

B护理公司辩称张某死亡系因自身疾病所致，B护理公司无需对其死亡承担赔偿责任。

一审法院认为，张某系恶性肿瘤晚期患者，其入院时身体状况已是危急状态，根据现代医学，其死亡已不可避免，然而张某摔倒后发生了骨折，且因身体原因无法进行外科手术治疗，相比入院时的情况，该伤害加剧了张某身体及精神上的痛苦，同时导致其不能较好配合医院治疗，一定程度上加速了张某的死亡。上述损害后果客观存在，对B护理公司该观点，一审法院不予采纳。

根据鉴定意见，A医院在对张某诊疗过程中存在不足，一审法院对此予以确定，A医院亦应对张某家属因张某死亡造成的损失承担赔偿责任。

3）一审法院对A医院、B护理公司应承担责任大小的分析

根据《最高人民法院关于审理人身损害赔偿案件适用法律若干问题的解释》第三条第二款"二人以上没有共同故意或者共同过失，但其分别实施的数个行为间接结合发生同一损害后果的，应当根据过失大小或者原因力比例各自承担相应的赔偿责任"的规定。

本案B护理公司在提供护理过程中存在过失导致出现张某摔倒的后果，而A医院在张某摔倒后的诊疗过程中亦存在不足，双方的行为间接结合导致同一损害后果，不是共同侵权行为，应各自承担按份责任。

一审法院结合司法鉴定意见，综合考虑A医院、B护理公司过错程度及张某直接死因为恶性肿瘤病情恶化等因素，认定张某自身疾病为损害后果的主要因素应占80%，A医院对损害后果承担10%的责任，B护理公司对损害后果承担10%的责任。

4）一审法院对赔偿费用的确定

张某家属主张的医疗费、住院伙食补助费、护理费、营养费等损失，包括张某自2018年9月26日至10月22日死亡期间的所有费用，一审法院认为，张某家属主张的前述损失项目中，张某受伤前所产生的费用，因与A医院、B护理公司的侵权行为没有因果关系，依法应予剔除。

（1）医疗费。一审法院酌情认定此期间医疗费用为35 000元；

（2）住院伙食补助费1 200元；

（3）护理费，3 000元；

（4）交通费，法院酌定1 000元；

（5）住宿费，法院酌定2 000元；

（6）营养费，2 000元；

（7）丧葬费，36 650元；

（8）死亡赔偿金，199 210元；

（9）张某家属主张办理丧葬事宜支出的交通费、住宿费和误工损失等其他合理费用10 000元，虽未提供支出证据，但该费用实际产生，法院酌定5 000元；

（10）张某家属主张鉴定费及鉴定听证、审查、挂号费用等7 616元，法院确认；

（11）精神损害抚慰金法院酌定20 000元。

综上，张某家属因张某死亡的各项损失合计为312 676元，由A医院赔偿10%计31 267.6元；由B护理公司赔偿10%计31 267.6元，扣除张某家属欠付的后期护理费2 250元，还应赔偿29 017.6元。

5）二审法院对B护理公司责任的认定

经查阅病历记录：护工王某称张某是在其去取坐便器时滑倒，而张某自己陈述为被撞倒，当时没有

第三人在场且当事人陈述不一致，难以认定张某确系被护工王某撞倒，但 A 医院病历中反复强调对张某的护理应防坠床、防摔倒、防自杀，护工王某作为专业护理人员，应在护理过程中尽到积极、妥善的护理义务，现患者张某在夜间如厕时摔倒，护工王某存在护理过失，应由 B 护理公司对护工王某的侵权行为承担赔偿责任。

一审法院综合考虑 B 护理公司的过失、张某的病情进展等情形，酌情认定 B 护理公司对损害后果承担 10% 的责任并无不当，二审法院予以维持。

关于精神损害抚慰金的数额。张某的死亡使其家属承受较严重精神损害，一审法院综合张某的病情、各方的责任，酌定精神抚慰金 20 000 元并无不当，二审法院予以维持。

4. 知识链接

二审法院改判的理由主要涉及事实认定错误或不清以及法律适用错误两种情况。

在司法实践中，二审法院作为对一审判决进行复核的高级审判机构，其改判的依据和条件是严格依照法律规定进行的。根据《中华人民共和国民事诉讼法》等相关法律法规的规定，二审法院改判通常基于以下两种情形：

1) 原审判决的事实认定存在错误或不清晰：这包括对关键事实的认定不真实、证据不足或者事实查证不全面等情况。在这种情况下，如果二审法院发现新的证据或重新评估现有证据后认定事实与一审有显著差异，可以依法改变原判决。

2) 原审判决在法律适用上存在错误：这指的是一审法院虽然事实认定正确，但在适用相关法律条文时出现错误，导致判决结果不符合法律规定。在这种情况下，二审法院将根据正确的法律条文重新作出判决。

除了上述两种情况，二审改判还可能涉及程序法的问题，例如一审审判过程中的程序违法等，这些都可能成为二审法院改判的依据。

总的来说，二审法院改判的理由主要集中在事实认定的错误或不清楚以及法律适用的错误两个方面。这些改判理由不仅体现了法律对公正审判的追求，也保障了当事人的合法权益不受不当判决的影响。通过这样的机制，可以有效地纠正一审中可能出现的错误，确保司法公正和效率的提升。

### 案例 14　患者被病友搀扶去厕所时摔跤

这是发生在福建省的一起真实的由医疗损害责任纠纷引起的案例。

1. 案件回顾

1) 事情经过

1997 年 4 月起，张某多次因胡言、无故哭笑等症状到 A 医院就诊。2013 年 4 月 5 日，张某又因复发躁郁症精神疾病，到 A 医院住院，一级护理，并用三条保护带约束张某在床上至 2013 年 4 月 8 日上午 8 时 02 分止解除约束。8 时 12 分张某由同病区的病人搀扶去厕所时摔倒致后脑撞击地面，A 医院医务人员发现后给予紧急抢救，同日上午 10 时 05 分张某因抢救无效死亡。张某死亡被诊断系摔倒后脑外伤致呼吸循环衰竭死亡，尸体没有解剖被火化。

法庭以摇号确认鉴定机构，司法鉴定结论：

(1) A 医院（医生）在诊疗的过程中存在误诊（对颅脑外伤）及延误诊治的过错；

(2) A 医院的医疗过错与患者的死亡之间存有一定程度的因果关系，参与度拟为 50%～70% 为宜。

2) 处理过程

张某家属认为因 A 医院医务人员疏于看护，导致张某在行走过程中摔倒并头部着地，脑外伤致呼吸循环衰竭死亡，对于张某死亡的损害结果，A 医院应承担赔偿责任。

3）事件结果

A 医院存在过错，承担 70％赔偿责任。

**2. 法院判决原文**

1）被告 A 医院在判决生效之日起十日内赔偿张某家属 197 822.45 元；

2）驳回张某家属的其他诉讼请求。

3）本案收案件受理费 3 678 元，由张某家属负担 2 358 元，被告 A 医院负担 1 320 元。

本案现已审理终结，案号为（2013）梅民初字第 649 号，中国裁判文书网公布于 2014 年 6 月 25 日。

**3. 案件分析**

1）关于 A 医院赔偿责任认定

本案张某因复发躁郁症精神疾病，到 A 医院住院治疗期间，在病区去厕所时摔倒致后脑撞击地面，经 A 医院医务人员紧急抢救无效死亡。司法鉴定结论："A 医院（医生）在诊疗的过程中存在误诊（对颅脑外伤）及延误诊治的过错；A 医院的医疗过错与患者的死亡之间存有一定程度的因果关系，参与度拟为 50％～70％为宜"，以上事实，法院予以确认。

根据司法鉴定结论，A 医院医疗过错与张某的死亡之间因果关系，参与度为 50％—70％。综合本案情况，法院认为参与度定为 70％较为合适。

2）关于张某家属主张的损失认定

张某家属的合理损失有死亡赔偿金 199 344 元、丧葬费 22 489.5 元、鉴定费 9 000 元、精神损害抚慰金 50 000 元、亲属办理丧葬误工费 1 770 元，合计 282 603.5 元。

**4. 知识链接**

执行申请提示

《中华人民共和国民事诉讼法》第二百三十九条："申请执行的期间为二年。申请执行时效的中止、中断，适用法律有关诉讼时效中止、中断的规定。前款规定的期间，从法律文书规定履行期间的最后一日起计算；法律文书规定分期履行的，从规定的每次履行期间的最后一日起计算；法律文书未规定履行期间的，从法律文书生效之日起计算。"

## 案例 15　患者在病房摔倒未及时发现

这是发生在西安市的一起真实的由医疗损害责任纠纷引起的案例。

**1. 案件回顾**

1）事情经过

2009 年 6 月，张某因患有风湿性心脏病，进行了二尖瓣置换和三尖瓣的修补术，术后十余年来定期去 A 医院内二科进行常规调理心脏功能。2018 年 12 月 7 日，张某在 B 医院进行脑部 CT 以及 24 小时心电图的检查，结果显示心脏功能略差，建议就医调理。2018 年 12 月 10 日，张某以"间断胸闷、气短 9 年，加重一周"至 A 医院就医。A 医院以"风湿性心脏病"收至心血管内科住院治疗。入院诊断为：（1）脑栓塞；（2）风湿性心脏病、二尖瓣置换术后、三尖瓣修补术后、心律失常、心房颤动、心力衰竭、心功能Ⅳ级；（3）肺部感染。住院后给予一级护理、吸氧、心电、血压监测等。住院当天，A 医院开具了 6 分钟步行试验，试验后张某称感到不舒服并告知了护士，护士回复称是试验后的正常状态，随后回病房休息。张某称夜里 12 时左右准备上卫生间时，不慎摔倒在地，呼叫护士后便失去知觉。第二天即 2018 年 12 月 11 日清晨 6 时 40 分，张某家属接到 A 医院电话，称张某摔倒在地，让张某家属速去 A 医院并告知张某处于昏迷状态，张某家属抵达医院后，主治医生告知家属根据 CT 结果显示，大面积脑栓塞。张某家属商量后决定转院。根据护理记录单显示 2018 年 12 月 10 日最后一次为 21：30，此后护理记录为 2019

年 12 月 11 日 6：40。出院诊断为：（1）脑栓塞；（2）风湿性心脏病、二尖瓣置换术后、三尖瓣修补术后、心律失常、心房颤动、心力衰竭、心功能Ⅳ级；（3）肺部感染。

2018 年 12 月 11 日至 2018 年 12 月 29 日，张某至 C 医院住院治疗。门（急）诊诊断：脑梗死、房颤、瓣膜置换术后、风湿性心脏病。出院诊断为：脑梗死并出血转化（左侧大脑半球）、风湿性心脏病、瓣膜置换术后、心房纤颤、慢性心力衰竭。

2018 年 12 月 29 日至 2019 年 1 月 11 日，张某至 D 医院继续治疗。入院诊断为：脑梗死并出血转化（左侧大脑半球）、风湿性心脏病、瓣膜置换术后、心房纤颤、慢性心力衰竭。出院诊断为同入院诊断。

2019 年 1 月 14 日至 2019 年 2 月 2 日，张某至 E 医院进行康复治疗。入院诊断为：脑梗死后遗症（左侧基底节区）、风湿性心脏病、瓣膜置换术后、心房纤颤、慢性心力衰竭。出院诊断为：胆囊结石伴慢性胆囊炎、脑梗死后遗症（左侧基底节区）、风湿性心脏病、瓣膜置换术后、心房颤动、慢性心力衰竭、上呼吸道感染、右下肢肌间静脉血栓形成。

2019 年 2 月 11 日至 2019 年 2 月 28 日，张某至 D 医院神经康复一科进行康复治疗。入院诊断为：脑梗死并出血转化（左侧大脑半球）、风湿性心脏病、瓣膜置换术后、心房纤颤、慢性心力衰竭。出院诊断同入院诊断。

2019 年 3 月 4 日至 2019 年 3 月 14 日，张某至 B 医院进行康复治疗。入院诊断为：脑梗死（左侧大脑半球）、风湿性心脏病、瓣膜置换术后、心房纤颤、慢性心力衰竭。出院诊断为脑梗死、风湿性心脏病、二尖瓣机械瓣膜置换术后、心房纤颤、心力衰竭（慢性）、高同型半胱氨酸血症、肩周炎、玻璃体混浊、视野缺损。

2019 年 3 月 20 日至 2019 年 4 月 4 日，张某至 D 医院进行康复治疗。入院诊断为脑梗死并出血转化（左侧大脑半球）、风湿性心脏病、瓣膜置换术后、心房纤颤、慢性心力衰竭。出院诊断同入院诊断。后续自行买药检查。

2）处理过程

2019 年 6 月张某家属认为 A 医院在诊疗过程中存在过错，导致张某摔倒出现大面积脑栓塞，故提起上诉。

司法鉴定结论：

（1）A 医院的诊疗行为存在过错，其过错与张某损害后果之间存在因果关系，原因力大小为次要原因。

（2）张某脑梗死后遗左侧肢体偏瘫肌力 4 级以下为七级伤残。张某后续治疗费 4 000 元。

（3）张某误工期、营养期至评残前一日。

张某家属对上述鉴定意见不持异议，被告 A 医院提出书面异议，鉴定中心予以书面回复，认为院方护理不到位，有一定过错，鉴定机构以为与患者损害后果有因果关系，原因力大小为次要原因。

3）事件结果

A 医院承担 40％赔偿责任。

2. 法院判决原文

1）被告 A 医院于本判决生效之日起十日内向张某家属支付 263 978.32 元。

2）驳回张某家属其余诉讼请求。

3）案件受理费 6 317 元，鉴定费 15 600 元，共计 21 917 元，由张某家属承担 10 000 元，由被告 A 医院承担 11 917 元。因张某家属已预交上述费用，故被告 A 医院应将所承担款项与上述款项一并支付张某家属。

本案现已审理终结，案号为（2019）陕 0113 民初 12335 号，中国裁判文书网公布于 2021 年 4 月

30 日。

**3. 案件分析**

1）法院对 A 医院承担责任认定

法院认为，公民的生命健康权受法律保护。张某在诊疗活动中受损害，医疗机构及其医务人员有过错的，由医疗机构承担赔偿责任。

司法鉴定意见：A 医院在对张某的诊疗过程中存在过错，该过错与张某的损害后果存在因果关系，过错原因力为次要原因，现有证据未显示上述鉴定意见存在无法采信的情形，故该鉴定意见依法可以作为定案依据，法院酌情认定 A 医院对张某的损失承担 40% 的赔偿责任。

2）法院对 A 医院赔偿认定

（1）医疗费：被告 A 医院称其不认可张某在 E 医院以及 B 医院的治疗，但并未提供有效证据证明，故法院不予采信，根据医疗费票据等，认定张某个人支付部分为 105 935.68 元；

（2）住院伙食补助费：9 200 元；

（3）营养费：21 060 元；

（4）护理费：法院酌定 70 200 元；

（5）误工费：83 538 元；

（6）残疾赔偿金：302 944 元；

（7）残疾辅助器具费：根据购物清单金额为 765.13 元；

（8）后续治疗费：法院依法支持 4 000 元；

（9）被扶养人生活费：被扶养人有张某之父，由 4 子女共同承担。结合 2020 年当地城镇居民人均消费消费性支出 22 866 元，故张某家属主张的 11 433 元，法院依法予以支持；

（10）交通费：法院酌情共支持 870 元。

以上损失共计 609 945.81 元，A 医院承担 40% 的责任即 243 978.32 元。

法院酌定精神损害抚慰金为 20 000 元。A 医院以上应赔偿数额共计 263 978.32 元。

**4. 知识链接**

民事判决书的执行涉及多个法律条文和司法解释，这些规定共同构成了我国民事执行制度的法律框架。以下是民事判决书执行的主要法律依据：

（1）执行机构及其职责：根据《最高人民法院关于人民法院执行工作若干问题的规定（试行）》（2020 年修正），人民法院设立执行机构负责执行工作，包括对生效法律文书如民事、行政判决、裁定、调解书等进行执行。

（2）执行管辖：执行案件的管辖通常由第一审人民法院或者与第一审人民法院同级的被执行财产所在地人民法院执行。在特定情况下，如涉外仲裁过程中的财产保全，由特定的中级人民法院裁定并执行。

（3）执行申请和移送：当事人应当向有管辖权的人民法院提交执行申请，并提供必要的文件和证件，如生效法律文书副本、身份证明等。对于具有给付内容的生效法律文书，如赡养费、扶养费、抚育费等，由审判庭移送执行机构执行。

（4）执行前的准备：人民法院在收到执行申请后，应在规定时间内发出执行通知，责令被执行人履行义务。若被执行人未履行，则采取相应的执行措施。

（5）金钱给付的执行：对于金钱给付的执行，人民法院有权采取一系列措施，如冻结、划拨被执行人的银行存款，或者对其他财产采取执行措施。

（6）执行异议和复议：当事人或利害关系人认为执行行为违反法律规定时，可以提出书面异议。对于不予受理执行公证债权文书申请的裁定不服，可以在规定时间内向上一级法院申请复议。

（7）执行和解：当事人可以自愿协商达成和解协议，变更生效法律文书确定的权利义务内容。和解协议达成后，可以请求人民法院中止执行。

（8）执行时效：申请执行时效一般为两年，计算方式根据具体情况而定，如法律文书规定履行时间的起算时间等。在时效期间最后六个月内，因不可抗力或其他障碍不能行使请求权的，申请执行时效中止。

### 案例 16　患者在护理员协助坐椅时摔倒

这是发生在上海市的一起真实的由生命权、健康权、身体权纠纷引起的案例。

**1. 案件回顾**

**1）事情经过**

2020 年 8 月 13 日下午 4 点，护理员 A 某对张某进行护理中，张某摔倒受伤。

护理员 A 某出具书面内容原文为：2020 年 8 月 13 日下午 4：30 左右，护理员 A 某，帮助被护理人张某在卫生间上完厕所后，从后面两手插在张某的腋下扶助着，走向隔壁卧室去坐椅子，在临近椅子，护理员 A 某去拉正椅子准备让张某坐下去时，张某也去拉椅子扶手，没有拉住椅子扶手就顺着滑下去了，护理员 A 某也被带着摔下去了。张某被送去 A 医院就医，诊断结果髋关节骨折。以上就是这个事情的发生过程。

护理员 A 某所在护理站服务承诺书第 9 条写明"护理时间内发生下列情况，后果由老人或家属自负，护理服务人员及护理站不承担任何法律和经济责任：b 条款，因老人的其他自身原因引起的意外。"

**2）处理过程**

张某伤情恢复后，司法鉴定意见：张某因外伤所致左股骨颈骨折行假体置换术治疗，构成九级残疾。张某伤后可予以休息至评残前一日、营养 180 日、护理至评残前一日。张某目前 86 岁且原有帕金森疾病需人照顾，张某本次外伤所致左股骨颈骨折与其所需护理依赖程度无明确因果关系，不宜评定护理依赖程度。张某因司法鉴定，支付鉴定费 3 350 元。

张某受伤后，护理员 A 某所在护理站聘请护理人员护理张某三个月。

张某家属认为张某是 80 多岁的老人，行动比较谨慎，且有护理员 A 某在场，即使有不可控因素造成摔倒，但损害后果是可控的，导致患者发生严重损害后果的原因是护理员 A 某压在张某身上。A 某存在侵权行为，其侵权行为与张某损害后果存在因果关系，被告应承担全部赔偿责任。

**3）事件结果**

法院酌定张某对其损害发生的后果自行承担 20% 的责任，护理员 A 某所在护理站承担 80% 的责任。

**2. 法院判决原文**

1）自本判决生效之日起十日内，被告 A 某所在护理站赔偿张某医疗费、残疾赔偿金、营养费、护理费、交通费、鉴定费、精神损害抚慰金，根据本案实际情况及侵权行为的过错、结果等情况按责任比例分担。合计 248 524.64 元。

2）自本判决生效之日起 10 日内，张某返还被告 A 某所在护理站诉前垫付的护理费 1 500 元。

3）本案受理费 5 959.84 元，由张某负担 1 191.96 元、被告 A 某所在护理站负担 4 767.88 元。

本案现已审理终结，案号为（2021）沪 0109 民初 14179 号，中国裁判文书网公布于 2023 年 2 月 28 日。

**3. 案件分析**

被告 A 某所在护理站作为专业的护理机构，为张某提供护理服务时，应当了解张某身体状况，提供与其状况相适应的护理服务。

张某系高龄老人，患有帕金森疾病、行动不便，A 某护理员在护理过程中更应对张某尽到充分注意和保护义务，然护理员在帮助张某行走中，在明知张某的身体状况易发生摔倒情况下，未规范实施护理动作，导致张某摔倒受伤，存在过错，A某所在护理站作为用人单位应对张某损失承担赔偿责任。

但护理员A某搀扶的护理方法并不必然导致张某摔倒受伤的后果，张某作为完全民事行为能力人，对自身行为应尽合理注意义务，维护自身人身安全，配合护理员工作。

虽然原、被告对事发经过陈述不一致，但不论是张某陈述的"事发中张某用力、护理员未扶稳"，还是护理员A某陈述的"张某拉椅子扶手，没有拉住椅子扶手顺着滑下去了"，均可以反映张某、护理员A某在配合中存在不完全契合之处，如要求护理员A某承担全部责任对护理员工作过于苛责。

张某还主张事发时护理员A某压在张某身上致使张某产生严重损害后果，但在案证据无法证明张某该项主张，故法院不予采信。

4. 知识链接

1）生命权、健康权、身体权

生命权是指以自然人的生命安全利益为内容的权利。生命权是法律保护的最高权利形态。生命的丧失是侵害生命权的结果。侵犯生命权的法律后果有特殊性：第一，被侵权人不再是侵权请求权的主体。被侵权人死亡后，权利能力消灭，根据《民法典》的规定，此时应当由其近亲属对侵权人主张侵权责任。第二，生命虽然是法律保护的最高利益，但是生命丧失本身并不能获得赔偿，所谓的死亡赔偿金，并非对"命价"的赔偿，而是对财产损害的赔偿。

健康权是公民维护其身体健康即生理机能正常运行、具有良好心理状态的权利。健康权虽然对维护个人的主体资格具有重要意义，但其并非自然人主体资格存续的前提，也就是说，即使健康权受到侵害，自然人的主体资格也不受影响；而且在健康权遭受侵害的情形下，通过一定的医疗手段可以使个人恢复健康，因此，与生命权的不可恢复性不同，健康权具有一定的可恢复性。

身体权则是指自然人享有的维护其身体完整并自由支配身体各部分的权利。身体权的核心在于身体的完整性和自主支配权。这意味着任何组织或个人都不得非法侵犯他人的身体权，包括但不限于非法搜查、殴打或其他形式的肢体伤害。身体权的独立性在于，即使不影响健康的情况下，对身体的破坏或伤害也构成对身体权的侵犯。同时，身体权还包括了对自己身体组成部分如血液、器官的支配权，这在现代医学和科技背景下显得尤为重要。

此外，这三种权利虽然各有侧重，但在实际操作中往往相互关联。《民法典》将它们并列规定，旨在加强对自然人人格权的全面保护。生命权、健康权和身体权的保护不仅是对个体的保护，也是对社会整体道德和法治秩序的维护。

2）护理员与护理站的关系

护理员是护理站的员工，根据《民法典》第一千一百九十一条【用人单位责任和劳务派遣单位、劳务用工单位责任】用人单位的工作人员因执行工作任务造成他人损害的，由用人单位承担侵权责任。护理员作为护理站的员工，在从事家政服务过程中造成雇主或他人人身或财产损害的，由护理站承担赔偿责任，如护理员在侵权过程中存在故意或重大过失，护理站在承担赔偿责任后可以向该护理员追偿。护理员自己在工作中受伤，依法享受工伤保险待遇。

## 案例17　患者透析完毕返回病房时摔倒

这是发生在湖南省的一起真实的由生命权、健康权、身体权纠纷引起的案例。

1. 案件回顾

1）事情经过

2019年6月5日凌晨，张某因发现"肌酐升高15年余，双下肢浮肿10月，乏力纳差3天"入住A医院。入院前，曾于2004年7月在B医院行"肾移植术"。入院诊断为：（1）慢性肾功能不全、尿毒症期、肾移植术后、动静脉内瘘状态、肾性贫血；（2）高钾血症；（3）高血压Ⅲ级（极高危）；（4）冠状动脉粥样硬化性心脏病、缺血性心肌病、心功能Ⅲ级；（5）慢性丙型病毒性肝炎。

2019年6月8日张某在A医院住院期间接受血液透析治疗，自行返回途中，突发晕厥倒地，后经抢救无效宣告临床死亡。

A医院2019年6月10日《全院大会讨论记录》中肝脏外二科（移植组）王某主任医师陈述：死者张某器官移植术后15年，而器官移植平均使用寿命13.5年。A医院关于张某的死亡讨论记录中记载死亡原因为脑疝。

神经内科赵某主任医师在讨论中陈述：张某意识障碍后突然倒地，发病快，晕厥，一次性全脑缺血，但很快恢复，该患者晕厥倒地后且头部受伤导致醒不过来。该患者晕厥原因目前无明确证据，但考虑心源性的可能性大。

吴某主任医师在讨论中陈述：是先硬膜下出血并脑疝形成后摔倒，还是摔倒后再新发急性硬膜下出血并脑疝形成，也无法明确具体发病过程。

A医院贴出的血液净化中心人员出入流程中体现：进入接诊区，由接诊医生接诊，称体重，医生确定治疗方案和参数，分配至床单位，责任护士根据医嘱逐个上机开始透析治疗；下机后各病友在接诊区称体重后告知接诊医生登记后有序离室，家属陪护请在陪人等候区接病友离开病区。

关于是否对死者张某透析治疗后采取了相应护理措施，A医院主张其已经采取了相应的护理措施。而张某家属提供了视频证据，并主张40余秒尚无法采取相应的护理措施。

据《血液净化标准操作规程（2010版）》，透析治疗前患者应签署知情同意书，评估指标包括症状、体征、肾功能等；回血下机的基本方法包括：

（1）治疗结束嘱张某平卧10～20分钟，生命体征平稳，穿刺部位无出血，听诊内瘘杂音良好；

（2）术后向张某交代注意事项，送张某离开血净中心等。

张某2019年6月8日的血液净化治疗记录单中记载下机时间为17：25分。张某家属主张，张某从透析区走到透析室外耗费时间为43秒，为17：30：45至17：31：14，并提交了视频证据。

另查明，张某生前是A医院某科的主任。张某在A医院住院期间，尚有医药费用85 653.42元未结算。A医院在庭审中主张应在赔偿款中抵扣尚欠的医药费用，并主张住院伙食补助费和护理费，是治疗疾病本身就要花费的，不能计算为损失，交通费缺乏相应凭证，家属处理丧葬事宜的花费缺乏相应证据。该医院对于其他项目损失金额的计算无异议，即死亡赔偿金733 960元，被抚养人生活费25 064元，丧葬费36 650元。经口头释明后，张某家属、A医院均不申请医疗损害鉴定。因此医院的护理过失与患者张某的摔倒之间是否有因果关系无法查明，一审法院判决医院承担24％的责任。

2）处理过程

双方均不服一审法院判决，故提起上诉。

二审中：

（1）张某家属提交证据

① 城镇职工住院结算单，拟证明张某入院时系高钾血症，出院则被诊断为创伤性脑疝，张某在就医期间因A医院医疗存在过失，导致其受伤。

② 殡仪馆收费凭证，拟证明张某死亡后丧葬费6 000元。

（2）A医院提交证据

2019年6月8日16：34至17：31血透室视频，拟证明张某在病床上休息十分钟以上，实际下机时间为17：16。透析过程很顺利，监护也是到位的。

二审法院认为：

（1）对张某家属提交的证据① 的真实性、合法性予以认定，对关联性和证明目的不予认定。对证据② 的真实性予以采信，但该费用应包括在丧葬费中，不再单独认定，故对该证据不予采信。

（2）对 A 医院提交的视频予以采信。

二审认定事实如下：

2019 年 6 月 5 日凌晨，张某入住 A 医院肾内三科。2019 年 6 月 5 日 0 点，A 医院向张某妻子送达《病重/危告知书》。该告知书载明"虽经医护人员积极救治，但目前患者病情危重，并且病情有可能进一步恶化，随时会出现以下一种或多种危及患者生命的并发症：（1）肺性脑病，严重心律失常、心力衰竭、心肌梗死、高血压危象。（2）上消化道出血导致出血性休克，脑出血、脑梗死、脑疝。"

2019 年 6 月 5 日 16 时，因 A 医院肾内三科病区无丙型病毒性肝炎血透机，联系 A 医院其他院区肾病科后，张某转往 A 医院另一院区肾内二科进行治疗。A 医院肾内二科接收记录载明："诊断：（1）移植肾后失功，慢性肾功能不全，CKD5 期，肾性贫血，肾性高血压。（2）冠心病，缺血性心肌病，心功能Ⅲ级。（3）慢性肾小球肾炎。（4）丙型病毒性肝炎。（5）右颈部临时导管置管术后。（6）左前臂动静脉内瘘术后。"

转入后诊疗计划：肾内科护理常规，一级护理，低盐低脂优质蛋白饮食，陪护陪伴，测血压、脉搏，告病重。

2019 年 6 月 5 日，A 医院肾内二科医生向张某送达《危重、疑难病性告知书》。该告知书载明：

（1）危险性：① 严重感染：成人呼吸窘迫综合征，败血症，感染性休克；② 严重出血：颅内出血、内脏大出血、失血性休克；③ 严重心力衰竭、严重水电解质酸碱失衡。

（2）可能出现的并发症：成人呼吸窘迫综合征、败血症、感染性休克、颅内出血、内脏大出血、失血性休克、电解质紊乱、酸碱失衡。

（3）可能的预后：① 出现以上危险将危及生命；② 治疗后病情好转。

张某在该告知书"病人家属"处签字。

2019 年 6 月 8 日 13：25，张某开始上机进行透析治疗。17：16：20 透析治疗结束，开始回血。17：19：50 关闭血透机。17：25：13 封管结束。17：26 张某起身坐在床边。17：30：42 A 医院血液净化中心的护士将张某的血液净化治疗记录单交给张某，由张某出血液净化中心时交由门口接诊处的医生进行评估。17：30：50 张某起身离开血液净化中心。2019 年 6 月 8 日的血液净化治疗记录单中"透析后情况"项下载明了血透时间 4 小时，实际超滤总量 3 L，透析后体重 42.6 kg，体重下降 3.2 kg，体温 37 ℃，脉搏 91 次/分，呼吸 19 次/分、血压 139/80 mmHg，脉心律齐，并注明治疗小结顺利。透析后情况中记载的"体温、脉搏、呼吸、血压"数据与血透过程中 16：25 记载的数据一致。

A 医院血液净化中心人员出入流程载明"病人出入高峰时段管理"：

（1）分别在早晨 7：30—8：00 和中午 13：00—13：30 开始进入接诊区，由接诊区医生接诊，称体重，医生确定治疗方案和参数，分配至床单位，责任护士根据医嘱逐个上机开始透析治疗。

（2）下机后各病友在接诊区称体重后告知接诊医生登记后有序离室，家属陪护请在陪人等候区接病友离开病区。

《血液透析专科护理操作指南》（2014 版）第四章"操作流程"第三部分"血液透析基本操作"第（五）项"回血（密闭式）"中载明："（1）治疗结束，透析机器提示回血，护士确认治疗完成。……注意事项：……拔针后，评估内瘘正常，交代注意事项后，病人方可离开透析室。"

二审查明的其他事实与一审法院查明的事实一致。

3）事件结果

维持一审判决，医院承担 24% 的赔偿责任。

**2. 法院判决原文**

1）一审法院判决

（1）A 医院于本判决生效之日起十日内向张某家属赔偿死亡赔偿金、被抚养人生活费、丧葬费、精神损害抚慰金等合计 137 865.16 元；

（2）驳回张某家属的其他诉讼请求。

（3）本案案件受理费 4 659 元，适用简易程序减半收取 2 329.5 元，由张某家属负担 1 000 元，A 医院负担 1 329.5 元。

2）二审法院判决

（1）驳回上诉，维持原判。

（2）二审案件受理费 4 659 元，由张某家属负担 2 329.5 元，A 医院负担 2 329.5 元。

本案现已审理终结，案号为（2020）湘 01 民终 6626 号，中国裁判文书网公布于 2020 年 12 月 4 日。

**3. 案件分析**

1）一审法院对 A 医院责任赔偿认定

一审法院认为，根据 A 医院的诊断记录，结合生活经验判断，器官移植手术及并发症并非张某死亡的全部原因，摔倒与脑疝的形成和加剧死亡过程存在一定的因果关系。血液透析结束前，需要签署知情同意书等；术后需要采取测量体重、估计透析效果、嘱患者平卧 10～20 分钟等护理措施。A 医院主张其已经采取了相应的护理措施，张某家属根据视频证据主张 40 余秒尚无法采取相应的护理措施。A 医院提交的证据尚无法证明其主张，张某家属提交了视频证据等，已完成其初步举证义务，而 A 医院未提交进一步的证据。结合死者生前系 A 医院的职工，具有较高的医学水平，本案中宜认定 A 医院基于同为医院职工的信任，因医护人员疏忽而在较短的时间内并未按要求采取符合服务质量要求的术后护理措施，其行为既违反了医疗服务合同的法定义务也构成侵权，双方均存在一定的过失。死者生前原本就在住院，A 医院关于护理费、交通费、住院期间伙食补助费不应由其承担的主张予以采信。张某家属处理丧葬事宜的费用，未提交相应证据，相应诉讼请求不予支持。

本案中，与晕厥摔倒相关的损失为：死亡赔偿金 733 960 元、被抚养人生活费 25 064 元、丧葬费 36 650 元，精神损害抚慰金 50 000 元，合计 845 674 元。住院期间尚欠费用 85 653.42 元。鉴于缺乏司法鉴定证据，综合死亡原因、血液透析的术后护理等案情，一审法院酌情认定 A 医院的过错程度为 24%，其应赔偿损失的金额酌情计算为 223 518.58 元[（845 674＋85 653.42）×24%]，抵销尚欠医疗费用，A 医院还需要赔偿 137 865.16 元。

2）二审法院对 A 医院违约合同认定

根据卫生部印发的《综合医院分级护理指导原则（试行）》第九条："具备以下情况之一的患者，可以确定为一级护理：① 病情趋向稳定的重症患者；② 手术后或者治疗期间需要严格卧床的患者；③ 生活完全不能自理且病情不稳定的患者；④ 生活部分自理，病情随时可能发生变化的患者。"和第十四条："对一级护理患者的护理包括以下要点：① 每小时巡视患者，观察患者病情变化；② 根据患者病情，测量生命体征；③ 根据医嘱，正确实施治疗、给药措施；④ 根据患者病情，正确实施基础护理和专科护理，如口腔护理、压疮护理、气道护理及管路护理等，实施安全措施；⑤ 提供护理相关的健康指导。"之规定，对于一级护理的患者，A 医院应当注意观察患者病情变化，正确实施治疗、正确实施基础护理和专科护理、实施安全措施。

本案中，张某从 A 医院肾内三科转入肾内二科时，该院肾内二科主治医生的诊疗计划明确载明，张某需一级护理，陪护陪伴，但其并未告知张某其需要陪护或者通知其家属进行陪护或安排人员陪护。在张某住院期间，A 医院对于一级护理患者张某未尽谨慎义务，未能及时通知其家属陪护，亦未能在无家属陪护时安排人员护送或陪同其至血液净化中心进行治疗，应认为 A 医院对张某的护理存在违反医疗服务合同的行为。

3）关于 A 医院血液净化中心是否存在护理过失的问题

（1）双方对于患者的休息时间起算点存在争议

根据《血液透析专科护理操作指南》（2014 版）中操作流程可知血液透析的结束时间点应为机器提示透析结束。后续患者回血、拔针、封管，评估内瘘正常均系治疗后的护理流程。本案中，张某家属认为 A 医院违反护理流程系其认为《血液净化标准操作规程（2010 版）》"治疗结束嘱患者平卧 10～20 分钟"中的治疗结束为整个回血、封管等护理流程全部结束，而 A 医院主张的治疗结束时间为血液透析机提示治疗结束。

二审法院认为，《血液透析专科护理操作指南》（2014 版）系依据《血液净化标准操作规程（2010 版）》的原则，参照国内外同行相关技术标准而制订，血液透析专科护理人员均按照该指南进行操作，因此，应以该操作指南中载明的治疗结束时间点来起算休息时间。根据 A 医院提供的视频，张某在血透治疗结束后，护士为其完成回血、拔针、封管等护理流程用时约 10 分钟，封管结束至张某离开血液净化中心约 6 分钟。亦即，A 医院在张某血透治疗法结束后已保证其约 15 分钟的休息时间。

（2）张某家属认为 A 医院血液净化中心未护送张某出血液净化中心的问题

二审法院认为，根据 A 医院血液净化中心人员出入流程可知，患者从血液透析室出来后应由陪护接，而非由护理人员护送。加之，从血液透析室至陪护等候区距离较近，在医疗资源紧缺的情况下，护士未护送张某从血液透析室至陪护等候区不应认定其违反护理义务。

（3）张某家属认为 A 医院血液净化中心未对张某血液透析后的身体状况进行评估的问题

二审法院认为，结合张某离开血液透析区至出血液净化中心仅用时 43 秒、身体评估所需时间以及血液透析治疗单上治疗后情况记载数据与血透中第四次测量的数据雷同等因素，在 A 医院未能提供其他证据证明其在 43 秒时间内对张某的身体状况进行评估的情况下，二审法院采信张某家属关于 A 医院未能对张某身体状况进行评估的主张，认定 A 医院存在违反医疗服务合同的行为。

4）二审法院对 A 医院的责任认定

二审法院认为，虽然 A 医院对于张某治疗过程中存在违反医疗服务合同的行为，但是 A 医院的护理过失与张某在血液透析后摔倒之间是否有因果关系，应以张某的摔倒原因为判断依据。本案中，张某家属不同意做医疗损害鉴定，因此，张某系先硬膜下出血并脑疝形成后摔倒，还是摔倒后再新发急性硬膜下出血并脑疝形成无法查明。也即 A 医院的护理过失与张某的摔倒之间是否具有因果关系无法查明。鉴于张某入院时病情危重，且病情有可能进一步恶化，随时会出现脑疝等多种危及患者生命的并发症，在无法排除张某摔倒系自身疾病引起的情况下，不宜以 A 医院存在护理过失而由 A 医院承担全部责任。加之，张某至 A 医院住院治疗时，A 医院已向张某家属送达《病重/危告知书》，张某对其自身病情亦知情，然在无陪人陪伴的情况下，张某仍自行至血液净化中心治疗，对自身的安全注意义务亦有不足。

综合衡量 A 医院的护理情况、张某的病情等因素，二审法院认为一审法院酌情由 A 医院承担 24％的责任，并无不当，二审法院予以确认。

关于张某家属上诉称根据《最高人民法院关于民事诉讼证据的若干规定》第四条第（八）款的规定医疗过错举证责任在于 A 医院，A 医院未完成举证责任，一审法院判决 A 医院承担 24％的责任明显过轻的意见，二审法院认为，最高人民法院已于 2019 年 10 月 14 日发布修改《最高人民法院关于民事诉讼证据的若干规定》的决定，《关于民事诉讼证据的若干规定》的第四条已经删除。加之，根据《侵权责任法》第五十四条:"患者在诊疗活动中受到损害,医疗机构及其医务人员有过错的,由医疗机构承担赔偿责任"之规定,医疗行为与损害后果之间存在因果关系的举证责任一般为患方。本案不存在由 A 医院承担举证责任的法定情形,因此,张某家属主张由 A 医院就因果关系承担举证责任于法无据,二审法院不予采信。

注:《侵权责任法》第五十四条,即《民法典》第一千二百一十八条"患者在诊疗活动中受到损害,医疗机构或者其医务人员有过错的,由医疗机构承担赔偿责任。"

5)二审法院对 A 医院的赔偿认定

(1)关于护理费和交通费,张某系因病住院治疗,其必然会产生护理费用,家属亦会产生交通费用。在现有证据无法证明张某晕厥摔倒与 A 医院未尽医疗服务合同法定义务之间具有因果关系的情形下,一审法院对该两项费用未予支持并无不当。

(2)关于家属处理丧事事宜的费用,因张某家属并未提交证据,故一审法院未予支持并无不当,二审法院予以确认。

4. 知识链接

### 医疗服务合同纠纷与医疗损害责任纠纷的区别

(1)承担责任的前提不同

医疗服务合同纠纷以当事人间存在合同关系为前提,即患者与医疗机构之间建立了医疗服务合同,并因该合同产生了权利义务。医患之间虽然没有签订书面合同,但当患者到医疗机构经挂号,双方以行为这种真实意思表示,建立并形成了一种事实上医疗服务合同关系。(《民法典》第五百一十条)

医疗损害责任纠纷并非依据当事人间建立的医疗服务合同关系,而是医疗机构在医疗活动中其行为构成侵权,即以侵权行为的发生作为依据。(《民法典》一百二十二条、一千一百六十五条、一千二百一十八条等规定。)

(2)侵犯的权利不同

① 医疗服务合同纠纷是侵犯债权产生的民事责任,侵犯的是相对权。

② 医疗损害责任纠纷是侵犯他人的财产权或人身权产生的民事责任,侵犯的是绝对权。

(3)依据的事实基础不同

① 医疗服务合同纠纷不需要有损害事实的存在,只要医疗机构有违约行为就应承担责任。

② 医疗损害责任纠纷则一般要有损害事实存在,才承担责任。

(4)归责原则不同

① 医疗服务合同纠纷主要适用无过错责任原则,即违约就应当承担责任。但应当注意,因医疗服务合同产生的是一种手段债务,并非结果债务,故而患者并不能依据合同而要求医疗机构履行合同必须将其治愈,而是要求依合同义务审查医疗机构是否履行治疗义务和是否恰当地进行治疗。

② 医疗损害责任纠纷一般情况下适用过错责任原则,三种法定情形下适用过错推定原则。(《民法典》一千二百二十二条)

(5)诉讼管辖不同

① 医疗服务合同纠纷可以按照《民事诉讼法》的规定约定管辖,约定原告住所地、被告住所地、合同履行地、合同签订地、标的物所在地人民法院管辖,在没有约定的情况下一般主要是由被告住所地法院管辖,也有可能发生如上门提供医疗服务的情况,从而使上门服务的合同履行地法院也具有管辖权。

② 医疗损害责任纠纷则主要是由侵权行为地或者被告住所地人民法院管辖。

（6）承担责任的范围不同

① 医疗服务合同纠纷的责任范围在于赔偿财产责任。

② 医疗损害责任纠纷不仅可以是财产责任，也可以是非财产责任，包括因人身损害造成的精神损害赔偿。

（7）承担责任的方式不同

① 医疗服务合同纠纷的承担方式是实际履行、违约金责任、财产损失赔偿等责任。

② 医疗损害责任纠纷在于赔偿损失，赔礼道歉虽然均为《民法典》中规定的承担侵权责任的方式，但对医疗损害责任中医疗机构的担责方式，仅在侵犯患者隐私权时为"承担侵权责任"，赔礼道歉一般通过要求侵权人赔付精神损害抚慰金的方式予以救济。

## （二）跳楼/溺水案例 8 篇

### 案例 18　患者翻越栏杆坠楼身亡

这是发生在四川省的一起真实的由生命权、健康权、身体权纠纷引起的案例。

1. 案件回顾

1）事情经过

男性患者张某于 2015 年 9 月经四川省疾病预防控制中心诊断为矽肺三期。2016 年 6 月 13 日，张某因"周围神经病变；矽肺；后循环缺血"入 A 医院神经内科住院治疗，7 月 9 日上午因咳嗽吼喘转入呼吸内科抢救治疗，因张某无家属在院陪伴，故向神志清楚的张某下达病危通知（患者签字）。自 7 月 9 日转入呼吸内科，经治疗，7 月 10 日 17 时至 18 时之间在住院大楼 6 楼肿瘤科，张某自行翻越栏杆坠楼而亡。

一审法院在当地派出所调取的《接（报）处警登记表》，当地派出所分别对各证人的询问笔录，以证实张某死亡系自行翻越栏杆坠楼所致，与 A 医院无关。

2）处理过程

张某家属认为张某死亡与医院有关，要求医院承担死亡赔偿金。

一审判决后，张某家属不服法院判决。

二审中，双方当事人均未提供新证据，二审查明事实与一审查明事实一致，法院予以确认。

3）事件结果

维持一审判决，张某故意坠楼死亡事件中，医院不存在过错，驳回张某家属诉讼请求。

2. 法院判决原文

1）一审法院判决

（1）驳回张某家属的诉讼请求。

（2）案件受理费 1 398 元，由张某家属负担。

2）二审法院判决

（1）驳回上诉，维持原判。

（2）二审案件受理费 1 398 元，由张某家属负担。

本案现已审理终结，案号为（2017）川 14 民终 247 号，中国裁判文书网公布于 2011 年 6 月 28 日。

3. 案件分析

1）一审法院对 A 医院责任认定

一审法院认为：损害是因受害人故意造成的，行为人不承担责任。

张某高空坠落死亡系张某故意造成的，并非他人行为所致，且张某作为完全民事行为能力人，应当能够预见其行为的后果，因此造成的损失应当由行为人张某自行承担。即便 A 医院在对张某的诊疗行为中存在过错，其过错与张某故意坠楼死亡之间也不存在因果关系，张某可提交证据依法主张因医院的诊疗行为过错造成的相应合理损失。

张某家属认为 A 医院的诊疗行为存在过错，主张 A 医院赔偿张某故意坠楼死亡的死亡赔偿金，无事实依据、不符合法律规定。

2）二审法院对 A 医院赔偿认定

张某家属上诉主张，张某病危医院一直未告知家属，而是选择告知张某本人；A 医院护理级别为一级护理，张某消失数小时医院却不采取任何有效措施，张某的死亡与 A 医院在法律意义上存在一定的因果关系。

二审法院查明，张某死亡当天无家属陪伴。张某妻子在二审中陈述张某坠楼的原因是在医院治疗后病情更严重，不能承受病痛折磨，精神上承受很大的压力。二审法院认为，张某翻越栏杆坠楼的行为是故意行为。医院对患者确定护理级别，其目的是观察患者病情有无变化，在患者病情出现变化时能采取及时、有效的护理、治疗措施。不应机械地认为医院没有在规定的时间间隔内巡房就认定其有护理过错。且诊断和护理是否有过错，属于医疗损害的审理范围。本案中张某妻子未提供充分证据证明 A 医院对张某实施了侵权行为，也未提供充分证据证明 A 医院告知张某病危的情况与张某坠楼有必然的因果关系。因此，张某坠楼导致其死亡的后果与 A 医院的行为之间没有必然的因果关系。A 医院对张某的死亡不承担赔偿责任。

4. 知识链接

《侵权责任法》第二十七条规定对应《民法典》第一千一百七十四条，损害是因受害人故意造成的，行为人不承担责任。

## 案例 19　患者从病房窗户跳楼致残

这是发生在吉林省的一起真实的由医疗服务合同纠纷引起的案例。

1. 案件回顾

1）事情经过

自 2016 年起，张某首次被确诊患有精神类疾病后，就开始长期服药，并由其丈夫看护。2021 年 4 月 3 日，张某因精神分裂症发作，吞服大量利培酮片，入住 A 医院后，A 医院针对张某的药物中毒的病情进行了对症治疗；并在消化呼吸内科住院，A 医院向张某家属明确告知了入院须知，对有精神病或有轻生意念的患者应有家属 24 小时陪护。4 月 4 日早 7 时 20 分，张某的丈夫看到张某闭目躺在病床上，就下楼挪车。之后回到病房时，发现张某没在病床上。经查找，发现张某从病房窗户跳楼，后落到病室南侧 1 楼空调外挂机上。A 医院立即对张某进行抢救，张某在病情稳定后，转至 B 医院住院治疗 19 天后出院。

2）处理过程

张某家属认为张某在 A 医院住院期间跳楼受伤，医务人员在诊疗活动中未向患者及家属说明病情和医疗措施，未尽到安全保护义务，A 医院存在过错，医院应承担相应赔偿责任，并要求对张某伤情申请鉴定。

司法鉴定意见：

(1) 左肱骨髁骨折致左肘关节活动障碍评定为十级伤残；

(2) 右肱骨髁上骨折致右肘关节活动障碍评定为十级伤残；

(3) 后续治疗费 3 万元为宜；

(4) 误工天数以 300 日为宜；

(5) 护理天数以 120 日为宜。

3）事件结果

参照《民法典》第五百零九条第一款、第五百七十七条规定。

法院认定张某的损害行为，是因其个人行为导致，不能认定 A 医院在履行医疗服务合同中存在违约或过错，对其诉讼请求，法院不予支持。

2. 法院判决原文

1）驳回张某的诉讼请求。

2）案件受理费 2 772.00 元，由张某负担 2 738.00 元，退回张某 34.00 元。

本案现已审理终结，案号为（2022）吉 0284 民初 242 号，中国裁判文书网公布于 2022 年 12 月 29 日。

3. 案件分析

1）法院判定 A 医院未违反医疗服务合同的分析

本案中，张某以医疗服务合同诉 A 医院承担相应的赔偿责任，是基于其与 A 医院之间的医疗合同，以存在合同关系为前提，那么 A 医院承担的合同的义务，是以其未能履行合同义务为承担责任的要件。本案中，张某因患有精神抑郁疾病，吞服大量的药物利培酮片，致使其中毒入院，入住 A 医院消化科，A 医院对其药物中毒的病情采取了相应的诊疗措施，在诊疗过程中并无违反医疗合同的行为，A 医院在履行医疗服务合同过程中，已经尽到了相应的管理义务或护理义务，不存在违约行为，亦不能认定其存在管理或护理过错行为。

张某的损害发生时，其家属作为监护人，对其当时的状态判断失误，误以为张某在睡觉，故离开病房，下楼挪车时发生的，是因其个人精神抑郁疾病跳楼导致的，与 A 医院的诊疗行为之间没有因果关系，是其自身行为导致的后果。

2）法院判定 A 医院尽到安全注意义务的分析

（1）A 医院在张某入院时，已经以书面形式明确向其告知了陪护须知，张某的家属作为完全民事行为能力人，应当对事项有明确、具体的认知。

（2）张某的损害是因其自身行为及家属未尽到看护行为所致，并非 A 医院的诊疗行为导致。

张某入住的是消化科，主要诊疗的是其过量服药导致的损害，且在入院时由其丈夫陪同、看护，而其家属作为陪护人员，在明知张某自杀住院的情形下，仍将张某单独留在病房内，且其在离开病房时，亦没有向医护人员明确交接看护张某，致使张某在无人看护时跳楼。

（3）A 医院为综合性诊疗医院，并非专门从事精神类疾病治疗的医院，无法像精神类专科医院那样具备各项防护措施，且依照《中华人民共和国消防法》及《人员密集场所消防安全管理》的相关规定，依照消防安全规定，病房内不允许安装防护网等影响消防安全救援的措施，而张某是在病房内跳楼，而非在医院的公共区域，对此所导致的后果不能归结到医护人员的诊疗行为，否则将导致医护人员责任的扩大化。故张某要求 A 医院赔偿其医疗费等费用，于法无据，其外挂机是 A 医院的财产，张某的跳楼行为导致其损坏，无权向 A 医院主张赔偿，且张某自 2016 年起就开始患有精神类疾病，一直在家休养，其劳动能力亦无证据佐证，故其主张的误工费，法院无法支持；A 医院在履行医疗合同不存在过错，亦不能认定 A 医院存在其他违约行为，故张某主张的诉讼请求，法院无法予以支持。

4. 知识链接

精神类疾病病人就医后发生意外由谁负责

精神类疾病病人是指各种外界的有害因素所导致的大脑功能紊乱，临床表现为精神活动异常的人。具体表现为感知、思维、注意、记忆、情感、行为和意志智能以及意识等方面不同程度的障碍。由于心理活动障碍，致使患者扭曲地反映客观现实，丧失了社会适应能力，或伤害自身或扰乱社会秩序者的人。是无行为能力或限制行为能力的人。

确定医院是否要负全部责任需要考虑多个因素，如医院是否采取了合理的预防措施、医护人员是否按照标准程序进行了操作、是否存在医疗错误或疏忽等。

本案中，患者张某在住院期间发生问题，属于医疗疏忽或安全管理不善，《民法典》第一千一百八十八条，无民事行为能力人、限制民事行为能力人造成他人损害的，由监护人承担侵权责任。

在法律的视角中，精神病人通常被视为无民事行为能力或限制民事行为能力的人，因此需要设立一个或多个法定监护人来保护其人身权益和财产权益。以下是具体介绍：

（1）配偶：作为最近亲的家庭成员，配偶通常是精神病人的第一顺序监护人。他们在日常生活中与被监护人共同生活，对被监护人的生活状况和需求了解最为深入。

（2）父母：如果精神病人已婚，但其配偶无法担任监护人，或者未婚且仍为未成年，则其父母便成为其法定监护人。父母在世时，他们的监护权是优先于除配偶外的其他近亲属的。

（3）成年子女：在没有配偶及父母的情况下，成年子女则成为精神病人的法定监护人。他们承担起照顾年长的精神病人的责任，这在社会传统及伦理道德上均有相应的要求。

（4）其他近亲属：兄弟姐妹等其他近亲属也可能成为监护人。这些人通常在精神病人的直系亲属无法履行监护职责时发挥作用。

（5）组织：在缺乏上述亲属或这些亲属均无法担任监护人的情况下，被监护人住所地的居民委员会、村民委员会或者民政部门可以担任监护人。这是为了确保每一个无民事行为能力或限制民事行为能力的精神病患者都能得到必要的照护与保护。

此外，确定监护人的过程中可能出现争议，此时可由上述机构指定监护人，并可通过司法途径解决不服指定的问题。同时，尊重被监护人的真实意愿，并在具有监护资格的人中按照最有利于被监护人的原则进行选择。

综上所述，精神病人的法定监护人涵盖了从直系亲属到社会组织的广泛范围，以确保精神病人的合法权益得到妥善保护。通过这样的安排，可以有效避免因监护人缺失而导致的精神病人的权益受损的情况发生。

## 案例 20　患者从病房窗户跳楼身亡

这是发生在四川省的一起真实的由医疗服务合同纠纷引起的案例。

1. 案件回顾

1）事情经过

2018 年 10 月 25 日，患者张某到 A 医院就医诊断为：慢性胃炎、脑血管病，后入 A 医院住院部治疗，该住院部系钢筋混凝土结构。住院期间由张某之母宋某在医院护理，A 医院对张某实行二级护理。病房西墙由南至北依次摆放有四张病床，病房有一滑动窗户，窗户玻璃可滑动，患者张某住于靠南墙的病房，离窗户还隔两张病床，窗台离地面约 1.1 米。2018 年 10 月 28 日 6 时许，当地派出所接 A 医院报警称：张某跳楼身亡。

事故发生后，当地公安局刑警大队技术室到现场进行勘查后综合分析认为，张某符合高空坠落死亡，其生前无精神病史、无异常表现。

2）处理过程

张某家属认为 A 医院对张某的治疗过程中有治疗、护理过错以及医疗设备、设施布局有误，导致张某的死亡，于是提起诉讼。

3）事件结果

法院确定张某和 A 医院是以医疗服务合同法律关系来审理，A 医院对张某在诊疗过程中并无违反医疗服务合同的行为。

**2. 法院判决原文**

1）驳回张某家属的诉讼请求。

2）案件受理费 3 592 元，由张某家属负担。

本案现已审理终结，案号为（2019）川 1724 民初 1843 号，中国裁判文书网公布于 2019 年 12 月 05 日。

**3. 案件分析**

法院认为：

1）医疗服务合同是指双方当事人约定的由一方当事人提供医疗服务，另一方接受医疗服务并支付医疗费用的合同。

2）本案中张某到 A 医院接受医疗服务并支付了费用，A 医院对张某提供了医疗服务，双方形成了医疗服务合同法律关系。

3）医疗服务合同法律关系对医院而言主要是提供医治服务及管理、安全保障之附随合同义务，是否承担责任就是看双方在合同履行过程中有无违约行为。

4）就本案而言，通过审理查明的事实可以认定，张某在住院期间，A 医院已按双方的约定和法律规定提供了医疗服务，对症治疗，尽到了医疗职责，履行了医疗服务行为。

张某所住医院为普通医院，病房窗台离地面约 1.1 米，无需加装防护设施，符合医院建筑规范。事发当日，同房病人证实，张某还在正常梳头，是自己爬上窗台导致坠亡，显然导致张某高空坠亡并非被告医疗服务或防护设施不当而造成的坠亡。

张某作为一个具有完全民事行为能力人，应该清楚自己的行为可能产生的法律后果，对自己的人身安全负有注意义务。虽然张某死亡原因不明，但无论张某是自杀或是意外事件都要充分考虑到张某是具有完全民事行为能力人这一因素。

因此，就管理及安全保障而言，张某虽在 A 医院处治疗期间坠落死亡，但张某家属没有充分的证据证明 A 医院存在护理失职、疏于管理或未尽安全保障义务等违反医疗服务合同的行为，其死亡后果与 A 医院的医疗行为并没有直接的因果关系。如果张某的死亡后果由 A 医院来承担，不能体现社会公平正义、公序良俗原则。

**4. 知识链接**

什么是完全民事行为能力人？

1）完全民事行为能力人，是指通过自己独立的意思表示进行民事法律行为的能力的自然人。

2）我国法律规定，18 周岁以上的自然人为成年人，成年人为完全民事行为能力人，可以独立实施民事法律行为，承担民事法律责任；16 周岁以上的未成年人，以自己的劳动收入为主要生活来源的，视为完全民事行为能力人。

## 案例 21　患者在家属陪同期间跳楼身亡

这是发生在河北省的一起真实的由医疗损害责任纠纷引起的案例。

**1. 案件回顾**

1）事情经过

2020 年 1 月 18 日，张某因精神激动、情绪亢奋到 A 医院住院治疗，诊断为：（1）双相情感障碍，目前为不伴有精神性症状的躁狂发作；（2）高血压病。给予：利培酮分散片、丙戊酸镁缓释片，日量分别为 4 mg、0.5 g，患者兴奋，行为冲动，易激怒，予氟哌啶醇注射液及异丙嗪注射液治疗。

入院当日张某妻子和医院宣教护士签字确认《陪护人员知情同意告知书》：

① 第一条写明陪护人员需保证病人安全，如有意外情况及时通知医护人员，必须 24 小时陪护患者，不得随便离开病人，必须暂时离开时应征得病区护士长或病区主任同意，陪护人员私自离开病人出现意外事故责任自负；

② 第二条写明禁止携带相关物品；

③ 第十条写明凡在住院期间由于陪护人员监护不当造成病人出现意外情况，责任自负。

入院第三日晚间张某儿子始终在医院四楼病房内陪护，期间曾经用床铺顶住屋门，张某曾外出独行如厕，没有家属陪护，23 时 50 分 47 秒，张某儿子去厕所，52 分 24 秒回病房，52 分 44 秒出病房寻找张某，随后医护人员赶到，各处寻找。发现病房防护网被推开，张某躺卧在楼下地上，瞳孔散大，对光反射消失，呼之不应，A 医院工作人员立刻进行人工心肺复苏，并拨打 120 急救电话，5 分钟后 120 救护车到达现场，将张某转 B 医院继续抢救治疗，但经抢救无效死亡。

2）处理过程

张某家属认为张某从病房坠落的主要原因是 A 医院未对病人进行正常诊治与护理，未按照法律法规及相关规范的要求完善安全保障措施，防护装置及相关设施存在严重问题，形同虚设。被告 A 医院应承担赔偿责任。

3）事件结果

法院认定 A 医院承担赔偿责任比例为 15%。

**2. 法院判决原文**

1）A 医院于本判决生效之日起七日内赔偿张某家属各项损失共计 128 761.18 元；

2）驳回张某家属其他诉讼请求；

3）案件受理费减半收取 6 900 元，由 A 医院负担 1 035 元，由张某家属负担 5 865 元。

本案现已审理终结，案号为（2020）冀 0922 民初 2525 号，中国裁判文书网公布于 2020 年 9 月 17 日。

**3. 案件分析**

1）法院对 A 医院责任认定

法院认为，张某在 A 医院就诊进行精神性疾病治疗，A 医院取得执业许可证属于合法医疗机构，主治医师具有治疗精神卫生专业疾病的执业资格。A 医院在对张某治疗过程中，给予规范的诊断和治疗，治疗无不当。张某入院后跳窗坠楼身亡，其主要原因是其自身意志所决定的，其虽是精神性疾病患者，但具有一定认知能力和危险意识，对于从四楼窗户跳下所造成的后果应有预见；张某的妻子作为陪护人员需保证病人安全，如有意外情况及时通知医护人员，但由于其疏忽大意而未能及时发现张某的跳窗行为，其对于张某坠楼身亡应承担一定的监护责任；A 医院病房防护装置及相关设施存在严重问题，安全保障措施未尽完善，对张某采取一级护理应将张某安置在护士易于观察的病室内，每隔一段时间巡视一次观察患者病情变化，不能将张某的护理职责和风险责任完全转嫁给患者家属。

综上，张某和其妻子自身应承担的责任比例为 85%，A 医院在本案中应承担责任比例为 15%。

2）法院对 A 医院赔偿金额认定

张某家属的损失包括：

（1）医药费 1 293.71 元；

（2）住院伙食补助费 150 元；

（3）停尸费 6 720 元；

（4）丧葬费 37 887.5 元；

（5）死亡赔偿金 714 760 元；

（6）被扶养人生活费 30 930 元，以上总计 791 741.21 元。

张某家属另主张张某误工费 900 元、交通费 1 000 元、营养费 1 000 元，但没有提交任何证据，法院不予支持。

综上，张某家属的损失共计 791 741.21 元，A 医院承担 15％为 118 761.18 元；因 A 医院在诊疗护理过程中存在轻微过错，张某的死亡给其家属造成了精神损害，故张某家属主张的精神损害抚慰金，法院酌情予以支持 10 000 元。

4. 知识链接

《中华人民共和国民法典》第一千一百九十八条明确规定安全保障义务的主体为宾馆、商场、银行、车站、机场、体育场馆、娱乐场所等经营场所、公共场所的经营者、管理者或者群众性活动的组织者，并未直接说明养老机构是否为安全保障义务的主体，也未明确规定安全保障义务合理限度的影响因素，因此关于养老机构安全保障义务的研究仍存在一定的空间。本文通过对法律法规、法学理论和行业规范进行研究发现，养老机构属于安全保障义务的主体范畴，通过对裁判案例综合分析，归纳了养老机构安全保障义务合理限度的影响因素。

1）相关法律条文

（1）《民法典》第一千一百九十八条：宾馆、商场、银行、车站、机场、体育场馆、娱乐场所等经营场所、公共场所的经营者、管理者或者群众性活动的组织者，未尽到安全保障义务，造成他人损害的，应当承担侵权责任。

因第三人的行为造成他人损害的，由第三人承担侵权责任；经营者、管理者或者组织者未尽到安全保障义务的，承担相应的补充责任。经营者、管理者或者组织者承担补充责任后，可以向第三人追偿。

（2）《民法典》第一百八十六条规定：因当事人一方的违约行为，损害对方人身权益、财产权益的，受损害方有权选择请求其承担违约责任或者侵权责任。

2）加强安全管理措施

（1）病区安全管理：改善医院条件，配备完善相关设施，提供安全住院环境，合理安排病房，注意保持环境的安静整洁；医院适配基本设施满足患者的基本生活需求，包括：电视机、微波炉、活动室、中央空调、智慧自动购物机等。杜绝危险因素，管理好门窗，各班交接要认真、仔细、定期检查，收集病室及患者身上的危险物品。患者外出活动时工作人员安排在四周，或者家属（监护人）陪伴，便于管理和照应。

（2）精神症状或者疾病患者入院时，需与患者及其家属或者监护人加强入院宣教、明确病情、陪护要求、意外风险等告知，并要签署《陪护人员知情同意告知书》《劝阻住院患者外出风险告知》《跌倒风险告知书》等告知书，通过充分告知其不良行为可能造成的潜在的安全隐患、后果以及要承担的责任等。详细讲解医院的规章制度，真实准确填写患者及家属（监护人、紧急联系人）信息，确保时刻能保持联系。

（3）加强医患之间沟通建立良好的医患关系，有利于缓解疏导患者因疾病产生的不良情绪，帮助患者适应医院环境，积极配合治疗。

（4）加强外出管理。精神科护士熟练掌握专科护理技术，要有高度的责任心、敏锐的观察力，发现异常，及时处理，才能降低、杜绝患者外走。对要外出会诊或做检查而保留床位的患者，医护人员需仔细记录患者病情、去向及时间，往返均需患者及其家属签字。根据病情要求家属或监护人留陪一人照顾患者。

（5）对无自知力的患者要提高患者对疾病的认识，定期给他们讲解一些有关精神病学知识。提高警惕针对患者具体情况制定有效的护理措施。必要时加强与其家属或者监护人沟通，获得理解和支持，使得患者能获得社会支持系统的保障。

（6）加强交接班工作，注意力高度集中，避免交接班不清而出现一系列问题，充分了解和掌握患者的病情及其心理反应，熟悉医嘱，掌握患者的治疗与处理，对一级护理和重点患者做到心中有数，具有一定预见性的预判，将患者外走行为消灭在萌芽状态。严格落实分级护理制度和巡视制度。

（7）加强普法教育与培训，提高医务人员自身的法律意识和证据意识，同时规范自己的医护行为。

## 案例 22　患者在家属陪同下外出溺水身亡

这是发生在安徽省的一起真实的由医疗服务合同纠纷引起的案例。

1. 案件回顾

1）事情经过

2019 年 7 月 17 日，张某因病入住 A 医院进行治疗。入院中医诊断：膨胀病寒湿困脾证；西医诊断：（1）乙型病毒性肝炎伴肝硬化失代偿期腹水；（2）手术后脾缺失；（3）2 型糖尿病；（4）食管胃底静脉曲张破裂出血内镜治疗后；（5）感染性发热。

入院时，A 医院以书面形式告知病人住院期间一律不准外出，擅自外出者后果自负，张某本人签字确认。

入院后行相关检查，并进行治疗，长期医嘱：一级护理、病重。入院后接连四天张某均有未经院方同意擅自外出，但经院方电话催促后返回情况。

7 月 21 日 12 点时许，张某在妻子陪同下，与五位朋友结伴前往当地水库游泳，16 时张某不慎溺水身亡。

2）处理过程

张某家属认为 A 医院存在没告之病情及注意事项、未按医嘱要严格执行且疏于管理等重大过错，应承担赔偿责任。

3）事件结果

法院判定 A 医院在张某溺水身亡事件中不存在过错。

2. 法院判决原文

1）驳回张某家属的诉讼请求。

2）案件受理费 5 920 元，减半收取 2 960 元，由张某家属承担。

本案现已审理终结，案号为（2019）皖 1182 民初 4726 号，中国裁判文书网公布于 2020 年 4 月 13 日。

3. 案件分析

1）医疗服务合同双方应履行的义务

张某生前住进 A 医院接受治疗，与医院双方形成医疗服务合同法律关系。在合同履行过程中，医院应当为患者提供谨慎科学的医疗服务，患者也应当履行配合诊治、遵守医嘱、遵守住院制度以及未经医生书面同意不得私自离开住院的合同义务。

张某在未经医生同意的前提下，私自离开医院，该行为明显违反合同约定。医院对住院患者具有医疗和护理的责任，护理的目的是对病人进行生命体征观测、根据医嘱或病情，正确实施治疗等相关措施。住院患者的护理以患者配合护理为前提，如果患者擅自离院，显然使医院的巡视观察等护理措施无从实施，且医院没有对患者进行看管、限制患者的行为自由的权力和责任。

2）法院对张某家属主张 A 医院责任认定分析

张某私自行为产生后果与医院管理、护理、履行告知义务之间不存在因果关系，A 医院对张某在诊疗过程中并无违反医疗服务合同的行为。

张某家属认为 A 医院没有发现张某长时间离开属于医院的护理过错，认为 A 医院没有阻止张某私自外出属于医院的护理过错，于法无据，法院不予以采纳。

张某家属认为张某所患疾病不能涉凉水而医院未告知，属于未履行告知义务，具有过错，但张某家属未能说明医院具有此项义务的医学依据及法律依据，该意见法院不予以采纳。

张某家属认为 A 医院疏于管理，在患者外出医院时没有进行阻止，法院认为该主张没有法律依据，不予以采纳。

张某为完全民事行为能力人，在其家人的陪同下私自离院、野外游泳，继而溺水身亡，与医院管理、护理、履行告知义务之间不存在因果关系。故而，法院难以认定被告 A 医院应对张某家属主张的损害承担赔偿责任，对于张某家属的诉讼请求，法院不予支持。

4. 知识链接

医疗机构安全保障义务，建议从以下三方面进行考虑：

（1）环境的安全是否具备

医疗机构作为一个半开放的公共场所，应对其控制内的物件尽到高度注意义务，避免对前来就医的患者人身或财产安全造成损害。所以医院应当保证其建筑物、公共设施、器械设备等符合国家设计及安全标准，并执行严格的巡查、检修制度，确保设施设备的安全运行，及时消除隐患。

（2）提示与告知是否完善

由于医疗机构服务对象的特殊性，要求医疗机构除了保证设施符合标准、设备安全运行之外，还要根据服务群体的特点，对可能存在危险义务的方面，加以提示或明显警示。

（3）是否尽到合理范围内的防范与救助义务

医疗机构在合理限度内，应尽到注意、制止和救助义务。所谓"合理限度"，是指医疗机构对第三人造成损害的赔偿责任，应以"其能够防止或者制止损害的范围"为限，这是因为医疗机构以救死扶伤、诊疗疾病为主要义务，安全保障义务仅为医疗服务合同的随附义务，而不是一种高度全方位的保护义务。

## 案例 23　患者从生活阳台跳楼身亡

这是发生在海南省的一起真实的由医疗服务合同纠纷引起的案例。

1. 案件回顾

1）事情经过

2018 年 7 月 15 日，张某因患"肝多发占位性病变—肝癌"到 A 医院住院治疗，办理住院手续后，被安排在 A 医院住院大楼 6 楼介入中心 5 号病房。2018 年 7 月 17 日约 7 时，张某的妻子准备到住院大楼负一楼买早餐。约 7:10 张某的妻子告知 6 楼护士站值班护士王某帮忙照看张某，护士王某应允并叮嘱张某的妻子尽快赶回。之后，张某的妻子离开 6 楼病区。约 7:50 张某的妻子返回 5 号病房，未见张某，遂四处寻找。不久，张某尸体在 A 医院住院大楼一层的草坪处被发现。经 A 医院紧急抢救，最终抢救无效，张某于 2018 年 7 月 17 日 8:36 被宣告死亡。

2）处理过程

当地派出所接警后，经调查后作出处警结果"民警经现场走访相关目击者及调取监控，发现张某独自一人走到 8 楼走廊尽头阳台处，并坐在阳台上，过了一会，发现窗台上没有人了，随后 A 医院保安发现张某坠落到一楼。当地刑警队到场后，询问张某之妻对死者张某的死因是否有异议，是否需要解剖，张某之妻称对死因无异议，也不需要解剖。随后死者张某被送往殡仪馆处理，现场移交给当地刑警处理"。

事件发生后，张某的妻子未与 A 医院办理出院结算手续。A 医院向当地殡仪服务公司垫付张某殡葬服务用品费合计 9 665 元。

案发后，张某的妻子向当地医调委申请调解，但未能达成一致，且认为 A 医院护理人员存在过失，没有照看好张某，A 医院也没有积极协商赔偿事宜。张某的妻子认为医院存在过错，应当承担赔偿责任，故提起上诉。

3）事件结果

A 医院不承担民事赔偿责任。

2. 法院判决原文

1）驳回张某家属的诉讼请求。

2）案件受理费 13 104.27 元，由张某家属承担（法院准予免交）。

本案现已审理终结，案号为（2019）琼 0108 民初 184 号，中国裁判文书网公布于 2020 年 7 月 31 日。

3. 案件分析

1）A 医院的护理人员在履行医疗服务合同中已尽到执业看护职责，不存在过失。

（1）法院根据案件查明事实，张某的妻子在事发当日早约 7：10 下楼时，告知值班护士王某帮忙照看患者张某，护士王某应允并叮嘱张某之妻尽快返回，但张某的妻子对于"照看"的内容没有明确的指示，即所谓"照看"是指对患者病情变化予以关注或是对患者人身自由予以限制，故在指示不明的情形下，应结合"照看"的时间、指示人的行为、护理人员的职责等方面予以综合考虑。

① 根据《护士条例》的相关规定，医疗机构护士的职责主要为遵守相关法规和诊疗技术规范的规定、在执业活动中即时通知医师所发现的危急病情及在紧急情况下为垂危患者实施必要的紧急救护、必要时提出或报告所发现的违反相关法规和诊疗技术规范的医疗事项、尊重关心爱护患者保护患者的隐私、参与公共卫生和疾病预防控制工作。在此职责范围内，医疗机构的护士应当对患者尽到监护职责，履行监护义务。

② 张某家属告知护士王某帮忙"看护"之时，正值护士王某当班期间，此时王某负责对 6 楼住院病人进行巡查，从王某应允张某妻子的"照看"要求并叮嘱张某的妻子尽快返回的言语和王某于当地医疗纠纷调解委员会对本案进行调解期间所作出的陈述，可说明王某当时处于工作状态，其并未明确允诺对张某予以专人专看，客观上亦无法为张某提供专人专看的服务，且专人专看是一种转移法定监护人责任的看护，不等同于医护人员基于职务要求所进行的看护。

综上，张某的妻子对护士王某作出的"照看"指示的内容应认定为请求对患者病情变化予以关注，而非请求对张某的人身自由予以限制。

（2）从护士王某在当地医疗纠纷调解委员会对本案进行调解期间所作出的陈述可知，张某的妻子于事发当日早晨约 7：10 离开 6 楼病区，王某于当日 7：10 准备晨间治疗，7：25 巡视病房，7：32 晨间治疗期间发现张某走至病房门口时告知张某返回休息，此后 7：33、7：37，保洁人员、护工分别进入张某病房进行清扫、发放衣物时，张某均卧床休息，7：50 张某的妻子返回后发现患者离开病房，证实自 7：10 至 7：50 期间，护士王某已在自己可控的职责范围内对张某给予必要的关注、劝阻，履行相应的职责，未见存在过失。

（3）根据 A 医院的急诊科医生唐某在当地派出所所做的《询问笔录》中陈述的内容，可知 2018 年 7 月 13 日晚张某曾割腕自伤，说明张某主观上存在自伤倾向；且住院病历的"病程记录"中亦记载 2018 年 7 月 16 日 10：30 主任医师查房时"张某的妻子诉张某于 2018 年 7 月 13 日约 22：00 因割腕自杀到我院急诊科就诊，经当庭值班医生唐某、吴某给予清创缝合处理"，但当日张某之妻离开病房时却未明确提示告知值班护士张某有自伤倾向这一情况，疏忽了张某发生意外的可能性，加重了值班护士的责任，对此张某的妻子存在一定过失。

综上，A 医院的护理人员已尽到执业看护职责，本案没有证据证实被告的护理人员在为患者提供医疗服务过程中存在过失。

2）A 医院在合理范围内尽到安全保障义务

法院认为，A 医院作为医疗机构，在住院病区的每层楼设置阳台，通风散气，供住院患者和家属散步、休息、晾晒衣物，其建筑设计符合医疗机构的特点，符合消防安全要求。经法院现场查看事发楼层阳台，事发阳台护栏离地砖高度约 1.2 米，以一般人正常的身高站立或倚靠在护栏内侧，如非有意翻越或外力作用，不会跌落至护栏外侧，事发楼层阳台的设计高度足以保障病患的人身安全，据此事发阳台符合安全保障要求，A 医院已在合理范围内尽到安全保障义务。

3）张某的死亡后果与 A 医院的住院大楼建筑设计之间不存在因果关系

根据本案查明的事实，张某坠亡事件发生后，当地派出所接警后经走访及查看监控，已明确张某于 A 医院住院大楼 8 楼走廊尽头阳台处坠落一楼，刑警队到场后询问张某的妻子对张某死因有无异议、是否需要解剖，张某的妻子称对死因无异议、不需要解剖，据此可明确张某的死亡后果系坠落所致，非 A 医院的医疗行为所致，与 A 医院的医疗行为包括入院安排、治疗方案、用药、病情护理、病房管理等方面不存在因果关系。而 A 医院的住院大楼仅为张某坠落发生的场所，该场所符合安全保障要求，目前无证据证实该场所的建筑设计存在缺陷，张某发生坠落与该场所之建筑格局不存在因果关系。

综上，A 医院的护理人员在为张某提供医疗服务过程中，已按照张某妻子的要求对张某的病情变化予以关注，履行了看护职责，不存在护理过失；本案亦无证据证实 A 医院的住院病区 8 楼阳台即张某坠落场所存在违反安全保障要求之处，A 医院无违反安全保障义务之过失；A 医院的医疗服务行为与张某的死亡后果之间不存在因果关系。据此，张某的妻子主张 A 医院承担民事侵权赔偿责任，于法无据，法院不予支持。

4. 知识链接

住院期间，家属外出时患者发生意外情况，院方是否构成医疗过失需要根据具体情况进行综合判断才能确定责任的归属。

在医疗实践中，患者安全是医疗机构和医务人员的首要责任。然而，当患者发生意外情况时，是否构成医疗过失需要根据具体情况进行综合判断。在本案中，家属外出时已经嘱托值班护士照看患者，但现患者死亡，值班护士不承担护理过失的原因可能涉及以下几个方面：

（1）患者自身行为：患者可能在未经医护人员同意的情况下擅自离开医院，导致无法得到及时的医疗干预。

（2）家属未能陪护：根据护理的要求，患者家属应留陪患者，案例中家属显然没有做到。

（3）医疗机构管理：医疗机构在术后应密切观察患者病情变化，对患者自行外宿未予查询和阻止，诊疗过程中未尽到高度注意义务。

（4）巡视交接问题：值班护士可能存在巡视不到位、交接班有缺陷等问题，导致未能及时发现患者不在病房的情况。

（5）应急处理不当：在发现病人不在病房后，医护人员应立即采取措施寻找患者，而不是坐等，使自身陷入被动。

（6）法律规定责任：如果患者在外出期间发生的意外与医疗机构的服务无直接因果关系，医疗机构不需承担责任。

（7）医疗过失认定：医疗过失的认定通常需要评估医疗机构和医务人员是否违反了相应的专业标准和注意义务。

在考虑到上述因素后，如果值班护士在家属嘱托照看患者期间，已经履行了应有的职责，如按照规定时间巡视病房、记录患者情况、及时上报患者的失踪等，且患者的死亡与护士的护理行为无直接因果关系，那么值班护士不需要承担护理过失的责任。

总之，医疗过失的认定是一个复杂的法律过程，需要考虑多方面的因素和证据。在没有明确证据表明值班护士存在疏忽或违反职责的情况下，不能单凭患者的死亡结果就认定护士的护理过失。每个案例都需要根据其具体情况进行详细分析，以确定责任的归属。

### 案例 24　患者私自外出坠楼身亡

这是发生在广东省的一起真实的由生命权、健康权、身体权纠纷引起的案例。

1. 案件回顾

1) 事情经过

2018 年 5 月 31 日，张某以康复治疗在 A 医院住院，有腔隙性脑梗死、高血压、冠心病、脑萎缩、脑动脉硬化、左侧眼球改变等病史。住院期间张某神志清楚，自理能力等级无需他人照顾，医嘱为一级护理。张某于 19：44 自行离院，医院于 20：06 发现张某失踪，未告知张某家属进行搜寻，于 20：10 给予办理自动出院手续，20：50 当地派出所接到报告张某在院外坠楼死亡。尸检见包括颅骨在内的多处粉碎性骨折及脑、肝、肺等重要脏器破裂，系张某发生高坠或跳楼身亡，与其原发疾病无关。

张某家属认为 A 医院存在过错，故提起上诉。

一审判定 A 医院不承担患者高空坠亡的赔偿，但院方应就其管理疏漏承担相应责任，共计 35 357.62 元。

2) 处理过程

张某家属认为 A 医院存在护理过错、管理过错和救助过错，应承担主要赔偿责任。院方认为张某住院期间神志清楚，自理能力正常，且入院时已签署《入院告知书》，死亡原因与张某原发疾病无关，院方没有过错。均提起上诉至二审法院。

3) 事件结果

维持一审判决。

2. 法院判决原文

1) 一审法院判决

(1) A 医院于判决书生效之日起十日内赔偿张某家属共计 35 357.62 元；

(2) 驳回张某家属的其他诉讼请求。

案件受理费 1 111 元（张某家属已预交），由张某家属承担 1 000 元，A 医院承担 111 元，A 医院于判决生效之日起十日内付张某家属。

2) 二审法院判决

(1) 驳回上诉，维持原判。

(2) 本案二审案件受理费 1 907 元，由张某家属承担 1 720 元，A 医院承担 187 元。

本案现已审理终结，案号为（2019）粤 01 民终 3162 号，中国裁判文书网公布于 2019 年 5 月 21 日。

3. 案件分析

二审法院认为，张某到 A 医院入院治疗，虽然高龄、患有慢性疾病且视力残疾，但根据入院前检查和评估显示其神志清楚，自理能力等级无需他人照顾。因此，张某应清楚知悉在未告知医护人员或家属陪护情况下，夜间私自离院的危险性。结合考察公安部门出具的死因鉴定意见为高空坠亡，发生涉案意外事件地点为高处，一审认定张某应对高空坠亡的结果自行承担主要责任，张某家属作为张某的监护人承担相应责任并无不当。张某家属主张由 A 医院对张某的意外死亡承担全部赔偿责任的理据不足，法院不予支持。同时有鉴于张某的护理级别为"一级护理"，按规定院方应进行每小时巡视，根据院方监控视频显示张某离院后超过一个小时院方才通知家属，并在双方未结算医疗费用的情况下，作自动出院处理明显不合常理，A 医院应就其该管理疏漏承担相应责任。

A 医院上诉请求无需承担责任的理由不充分，法院不予采纳。一审酌情确定张某及 A 医院各自应承担的责任比例合法有据，并无不当。一审法院根据双方当事人的诉辩、提交的证据对本案事实进行了认定，并在此基础上依法作出一审判决，合法合理，且理由阐述充分，二审法院予以确认。由于张某家属及 A 医院提交的证据不足以证实其各自的主张，故二审法院认可一审法院对事实的分析认定，即对张某家属及 A 医院上诉请求，不予支持。综上所述，一审认定事实清楚，判决并无不当，二审法院予以维持。

4. 知识链接

关于患者擅自离院死亡的赔偿责任认定

在医疗领域，患者擅自离开医院后出现意外事件的责任认定是一个复杂且敏感的问题。它不仅涉及医疗服务合同的法律关系，还关系到医疗机构的管理职责和患者的个人责任。以下是对这一问题的具体分析：

（1）医疗服务合同关系：患者与医院之间建立的是医疗服务合同关系，即双方都应遵守合同约定的权利和义务。

（2）医院管理职责：医院在接受患者住院治疗的同时，承担着对患者进行必要照顾和管理的职责。如果患者在未经允许的情况下擅自离开医院并发生意外，医院可能需要承担一定的管理疏忽责任。

（3）患者个人责任：患者作为具备完全民事行为能力的个体，有责任和义务遵守医院的规定，不得擅自离院。如果违反规定导致自身受到伤害，患者自身需要承担主要责任。

（4）责任认定考量：在责任认定时，需要考虑医院是否尽到了告知义务、是否采取了合理的措施来阻止患者擅自离院以及在发现患者离院后是否及时采取了寻找和通知家属的措施等因素。

（5）案例判决结果：在实际案例中，法院可能会根据具体情况判决医院承担一定的赔偿责任，同时也会考虑到患者自身的过错程度。例如，法院可能判决医院赔偿一定金额的违约赔偿金，并驳回其他诉讼请求。

（6）法律规定：根据《医疗事故处理条例》及相关法律规定，医院在处理患者离院事件时，有义务向卫生行政部门报告，并且不能隐匿、涂改、销毁有关证据。

（7）风险预防措施：为了避免类似事件发生，医院应平时对病人加强管理和照顾义务，如及时与患者家属取得联系、告知擅自出走的风险、必要时予以报警求助等。

（8）安全管理制度：医院应建立健全安全管理制度，特别是对于老年患者、儿童和特殊病人，应给予特殊的关注和照顾，确保他们的安全。

总的来说，患者擅自离院后出现意外事件的责任认定需要综合考虑医院的管理职责、患者的个人责任以及双方的行为是否遵守了医疗服务合同的约定。在具体案例中，法院会根据事实情况和法律规定，判定责任的归属及赔偿的范围。医院方面应采取必要措施预防此类事件发生，并在事件发生后及时采取措施以减轻后果，从而降低法律责任。

近年来，随着医疗服务合同纠纷类型的增多，建议医院应加强平时对病人的管理和照顾义务，例如值班医护人员一旦发现病人"失踪"，应及时拨打其移动电话或家庭电话，确认其所处位置，告知擅自出走的风险，同时也应及时与患者家属取得联系或者在必要时予以报警求助。医院可与患者签订一份协议书，让患者明确知晓其在离院期间医疗服务合同是暂时中止的，但在按约期间返回医院向值班人员报告并签字时，医疗服务合同自动恢复履行；患者如未按约返回医院，即医疗服务合同终止，医院可将其视为自动出院。另外作为善意管理人，医院必须将儿童、老人、孕妇、残障人士等特殊病人与普通患者在管理上加以区分，给予儿童、老人、孕妇、残障人士等特殊病人一种特殊的、格外的安全保障。例如，老人入院时必须留取其监护人或近亲属的联系方式和家庭住址；如果患者病情不宜外出，应当对患者及监护人或其近亲属进行外出风险告知，医护人员必须对此类患者给予特别的重视、关注和照顾，如果老人坚持外出，必须保证离院期间有家属或监护人进行陪同等等。

## 案例 25　患者独自外出溺水身亡

这是发生在湖南省的一起真实的由医疗损害责任纠纷引起的案例。

### 1. 案件回顾

1）事情经过

张某因咳嗽 1 月余于 2017 年 3 月 19 日前往 A 医院住院治疗。

入院诊断：（1）肺结核并感染？（2）心包大量积液；（3）结节性甲状腺肿；（4）慢性咽炎。

治疗计划：（1）卧床休息，普食，告病危；（2）予抗感染、祛痰等治疗，完善心包穿刺术，寻找病因。

A 医院 2017 年 3 月 21 日的液基薄层细胞学检查报告单诊断结果：涂片见较多间皮细胞，部分成团并轻度异型性，不排除间皮瘤及腺癌的可能性，建议活检进一步确诊。诊疗经过：予以抗结核等对症支持治疗。

张某于 2017 年 4 月 10 日出院，共住院治疗 22 天，出院诊断：（1）血行播散性肺结核病感染初治涂；（2）结核性胸腔积液；（3）心包积液性质待查：结核性可能性大；（4）慢性咽炎。

出院医嘱：（1）注意休息，加强营养，多饮水；（2）规律口服抗结核药物及护肝药物，每月我科门诊复查血常规、肝肾功能，必要时复查胸部 CT，不适随诊；（3）出院带药等。

2017 年 4 月 20 日，张某前往 B 医院住院治疗，入院诊断：（1）多浆膜腔积液（心包、胸腔、腹腔）；（2）高尿酸血症；（3）肺部病灶查因：肺结核？其他。诊疗经过：入院后完善相关检查，张某入院后予以诊断性抗结核、护心、护肝及对症支持治疗，予以心包腔置管引流，引流共约 1 200 ml 红色引流物。张某心包积液液基细胞学可见核异形细胞，考虑肿瘤可能性大，将病情告知张某家属，家属要求转 C 医院进一步诊治，予以办理出院。张某于 2017 年 4 月 26 日出院，共住院治疗 6 天，出院诊断：（1）肺部阴影：肿瘤可能性大，结核待查；（2）多浆膜腔积液（心包、胸腔、腹腔）；（3）高尿酸血症；（4）心力衰竭，心律失常（频发房性早搏、QRS 低电压、T 波改变、重度逆钟向转位）；（5）Ⅰ型呼吸衰竭；（6）肺部感染。出院医嘱：建议 C 医院或综合医院进一步诊治，不适随诊。医疗费合计 14 102.86 元，其中，基本统筹基金支付 4 956.07 元，张某支付 9 146.79 元。同日，张某前往 C 医院门诊治疗，C 医院于 2017 年 4 月 28 日作出《疾病诊断证明书》，临床诊断为"原发性支气管肺癌——左上肺"。

张某于 2017 年 4 月 27 日再次前往 A 医院住院治疗，初步诊断：（1）肺腺癌胸腔、腹腔、心包转移Ⅳ期；（2）心力衰竭，心律失常（频发房性早搏、T 波改变）；（3）Ⅰ型呼吸衰竭；（4）肺部感染。当日，A 医院出示《住院病人告知书》并告知了张某住院期间相关注意事项，包括患者住院期间不可外出、外宿，特殊情况需要请假外出者，必须签署《劝阻住院患者外出告知书》并征得主管医师的同意，擅自外出所产生的各种不良后果均由患者及家属承担责任等。该《住院病人告知书》有张某家属签字确认，在"根据需要留陪护人员"项中，张某家属勾选了"是"并签字确认。住院期间，张某由其丈夫全天住院陪护。2017 年 5 月 2 日，A 医院作出《疾病诊断证明书》，诊断为"肺腺癌Ⅳ期 EGFR（＋）"。张某预交医疗费 4 500 元。2017 年 5 月 6 日 19 点 30 分许，A 医院医生查看张某病情后开药可待因 30 mg，张某丈夫签署了《麻醉药品、第一类精神药品使用知情同意书》，张某口服可待因 30 mg。当晚 22 时 40 分许，当班护士巡视病房时发现张某及其丈夫均不在病房，只在科室大厅找到正在看电视的张某丈夫，但未见张某。于是当班护士与张某丈夫立即返回病房，发现张某不在。护士与张某家属通过查看监控录像发现张某于当晚22时32分独自离开病房，在A医院门口上了一辆计程车离院。后张某在其家附近溺水身亡，张某丈夫报案后，公安机关对张某的死亡原因排除他杀，未做尸检。

2）处理过程

2018年5月2日，张某家属向法院提交鉴定申请书，申请对A医院、B医院在治疗张某过程中是否存在和构成医疗过错进行鉴定，法院予以准许并依法委托司法鉴定中心进行鉴定。2018年8月21日，该鉴定中心以张某死亡后未作尸体解剖、死因不明为由不予受理。

3）事件结果

A、B医院在患者死亡事件中不存在过错，不承担赔偿责任。

2. 法院判决原文

1）驳回张某家属的全部诉讼请求。

2）本案案件受理费1548元，由张某家属承担。

本案现已审理终结，案号为（2018）湘0104民初3231号，中国裁判文书网公布于2019年5月29日。

3. 案件分析

1）关于张某家属主张医院退还相关医疗费用并承担赔偿责任的分析

法院认为，诊疗活动因其具备高度的专业性、复杂性、风险性，据以判断医疗机构的诊疗行为有无过错、诊疗行为与患者的损害后果之间是否存在因果关系及原因力大小，都有赖于具有专业医学知识、经验、技能的机构通过医疗鉴定程序予以确认。本案在审理过程中，为了查明案件事实，明确责任，经张某家属申请，法院委托鉴定机构进行鉴定，该鉴定中心以张某死亡后未作尸体解剖、死因不明为由不予受理。因此，A医院、B医院的诊疗行为是否存在过错，没有相应的证据予以证明。

综上，张某家属并未提交充分证据证明A、B医院对张某的诊疗行为存在过错，其应当承担举证不能的法律后果，故张某家属主张医院退还相关医疗费用并承担赔偿责任，法院不予支持。

2）关于A医院对张某死亡损害是否存在过错的分析

法院认为，现有证据尚不能证实被告A医院在对张某进行诊疗的整个过程中存在违反法律、行政法规、规章以及其他有关诊疗护理规范的过错，也不能证实A医院存在隐匿或者拒绝提供与纠纷有关的病历资料，伪造、篡改或者销毁病历资料等过错以及A医院未尽到与当时的医疗水平相应的诊疗义务，即尚无证据证实张某的死亡与A医院的涉讼医疗行为间存在因果关系。A医院医生在使用可待因30 mg前，已向张某丈夫告知了相关风险，张某丈夫签署了《麻醉药品、第一类精神药品使用知情同意书》，A医院亦已充分履行告知义务；张某于当晚22时32分独自离开病房，当晚22时40分许，当班护士巡视病房时发现张某及其丈夫均不在病房，立即与张某家属查看医院监控，在较短时间内采取了相应的应对措施，故对于张某的死亡不存在相应的过错。现张某家属要求A医院赔偿死亡赔偿金等款项，缺乏事实及法律依据，法院不予支持。

4. 知识链接

《侵权责任法》第五十四条规定：患者在诊疗活动中受到损害，医疗机构及其医务人员有过错的，由医疗机构承担赔偿责任。依据《民法典》第一千二百一十八条，患者在诊疗活动中受到损害，医疗机构或者其医务人员有过错的，由医疗机构承担赔偿责任。诊疗活动因其具备高度的专业性、复杂性、风险性，据以判断医疗机构的诊疗行为有无过错、诊疗行为与患者的损害后果之间是否存在因果关系及原因大小，都有赖于具有专业医学知识、经验、技能的机构通过医疗鉴定程序予以确认。

《侵权责任法》第五十四条对应的是《民法典》第一千二百一十八条，患者在诊疗活动中受到损害，医疗机构或者其医务人员有过错的，由医疗机构承担赔偿责任。

《侵权责任法》第五十五条第一款规定：医务人员在诊疗活动中应当向患者说明病情和医疗措施。需要实施手术、特殊检查、特殊治疗的，医务人员应当及时向患者说明医疗风险、替代医疗方案等情况，并取得其书面同意；不宜向患者说明的，应当向患者的近亲属说明，并取得其书面同意。医务人员未尽到前款义务，造成患者损害的，医疗机构应当承担赔偿责任。

《侵权责任法》第五十五条对应《民法典》第一千二百一十九条，医务人员在诊疗活动中应当向患者说明病情和医疗措施。需要实施手术、特殊检查、特殊治疗的，医务人员应当及时向患者具体说明医疗风险、替代医疗方案等情况，并取得其明确同意；不能或者不宜向患者说明的，应当向患者的近亲属说明，并取得其明确同意。医务人员未尽到前款义务，造成患者损害的，医疗机构应当承担赔偿责任。

### （三）喂食/进食意外案例 6 篇

#### 案例 26　患者在护理员喂食时发生呛咳

这是发生在山东省的一起真实的由生命权、身体权、健康权纠纷引起的案例。

1. 案件回顾

1）事情经过

A 养老中心为民办非企业单位，于 2017 年 8 月 1 日经当地民政局批准设立，业务范围为：主体为医护型医疗机构，实行其他或半全托方式，开展老年人日间照料，老人服务管理、医疗、保健、护理、康复、营养调配、心理咨询等服务。

B 医院系 2016 年 2 月经当地市场监督管理局批准设立的个人独资企业。

A 养老中心与 B 医院在同一大院内，东院为 B 医院，西院为 A 养老中心。

辛某与张某系夫妻。2017 年 11 月 9 日，A 养老中心（甲方）与辛某及张某（乙方）、二人之子（丙方）签订《A 养老保健中心入住协议书》（以下简称入住协议），约定辛某、张某自愿入住 A 养老中心处，接受提供的养老服务并支付相应费用，张某的护理级别为一级，辛某的护理级别为三级。入住协议第二章甲方权利义务第二条甲方的义务约定：（1）按合同约定向乙方提供符合服务质量标准的养老服务。（2）按合同约定提供各项服务设施，确保养老场所、设施符合行业标准规定和正常运行。（3）按照规定配备经过专业培训的各类人员提供养老服务。（4）在提供服务过程中，尊重乙方，保障乙方的人格尊严和人身、财产安全。（5）在乙方发生紧急情况时先采取抢救保护措施，并及时通知丙方和其他约定的联系人……（9）甲方应保证院内设施安全，为住养人提供安全、舒适的生活环境，对以下情况甲方不负法律责任，但有义务提供必要的应急帮助和救助：乙方在自行走动或活动时发生跌倒骨折、身体损伤等事故；原有疾病加重或慢性疾病急性发作或突发疾病，甚至猝死；乙方在饮食时出现吞咽堵塞而造成窒息的情况；乙方服用自配药品出现的任何后果；乙方食用外来食物出现的任何后果；乙方因自身原因造成的纠纷。第五章费用及支付办法约定：辛某、张某住养期间的费用为伙食费 1 200 元/月、床位费 1 600 元/月、护理费 1 300 元/月。第八章特别约定第一条约定：如乙方在入住期间突发疾病或身体受到伤害，甲方应尽自身所能立即采取必要救助措施并及时通知丙方。

张某入住 A 养老中心时患有帕金森病等疾病，意识清醒、能坐立喂食，无语言交流能力，能以表情、眼神回应他人，不能以肢体动作回应，张某与辛某同住一室。A 养老中心建议插管喂食，辛某及其子为锻炼张某吞咽能力没有同意，要求喂食。2017 年至 2019 年期间，张某多次办理在 B 医院住院手续，其间，由 B 医院对张某日常生活能力进行评定，社保部门复核，张某在进食、洗澡、梳洗修饰、穿衣、控制大便、如厕、床椅转移、行走、上下楼梯评分均为 0 分。2020 年 3 月 15 日 8：30 许，A 养老中心护理员在张某入住的房间为其喂食，辛某在场，张某发生呛咳。9：20 护理人员拨打"120"，120 派车将张某送往 C 医院治疗。入院中医诊断：风湿肺热病、邪犯肺卫证。西医诊断：（1）重症肺炎；（2）帕金森症；（3）压疮。给予中药口服治疗，行气管插管接呼吸机辅助通气，西药抗感染、化痰、营养支持治疗。因住院周期过长，于同年 7 月 15 日出院并办理再次住院手续，继续住院治疗；10 月 15 日出院并办理再次住院手续，继续住院治疗；2021 年 1 月 14 日出院并办理再次住院手续，继续住院治疗。2021 年 4 月 29 日，张某出现心率下降，血压测不出，经抢救无效死亡，该院病案记载死亡原因为：呼吸、循环衰竭。死亡诊断，中医诊断：亡阳证、阳气暴脱。西医诊断：（1）多器官功能衰竭；（2）植物人状态；（3）重症肺炎Ⅱ型呼吸衰竭；（4）气管切开术后；（5）尿路感染；（6）低蛋白血症；（7）帕金森病；（8）皮层下动脉硬化性脑病；（9）多发腔隙性脑梗死；（10）脑萎缩；（11）脑积水；（12）心包积液；（13）电解质紊乱低钾低钠低氯血症。张某共住院 410 天，辛某、张某支出住院医疗费 79 642.09 元，病历材料复印费 278.5 元。

2）处理过程

张某家属认为 A 养老中心和 B 医院侵犯了张某生命权、身体权、健康权。

张某家属一审诉讼理由：张某入住 A 养老中心，护理人员在给张某喂饭时，因操作不当，致使饮食呛咳，后 A 养老中心和 B 医院未及时施救，造成延误治疗。当日送 C 医院诊断为重型肺炎，2021 年 4 月 29 日病情恶化死亡。A 养老中心和 B 医院未尽到护理职责，造成张某死亡后果，应承担赔偿责任。

3）事件结果

A 养老中心承担 20％的民事赔偿责任，B 医院不承担民事赔偿责任。

**2. 法院判决原文**

1）被告 A 养老中心赔偿张某家属医疗费 79 642.09 元、护理费 49 200 元、住院伙食补助费 20 500 元、死亡赔偿金 306 082 元、丧葬费 42 044.5 元、材料文印费 278.5 元，合计 497 747.09 元的 20％计 99 549.42 元，于本判决生效之日起十日内付清。

2）驳回张某家属的其他诉讼请求。

3）案件受理费 4 771 元（已减半收取），张某家属负担 3 627 元，被告 A 养老中心负担 1 144 元。

本案现已审理终结，案号为（2021）鲁 1191 民初 1004 号，中国裁判文书网公布于 2022 年 7 月 5 日。

**3. 案件分析**

1）委托合同中各方的职责界定

法院认为：

（1）赡养义务人与养老机构签订的养老服务合同是平等民事主体之间达成各自权利义务的协议，属于委托合同的一种。赡养义务人将照料老年人日常生活事务委托给养老机构处理，养老机构付出劳务取得报酬。养老机构提供专业性的服务，照料老年人日常生活，满足其在饮食起居、医疗护理、心理干预等方面的养老需求。这种专业性服务侧重日常生活照料，并未在老年人与养老机构之间形成一种典型医患服务关系。

（2）赡养义务人将照料老年人日常生活事务委托给养老机构，并未导致监护职责的转移，承担老年人监护职责的仍然是托养人，托养人并不因委托而失去监护人的身份与责任。

本案，张某家属与 A 养老中心签订入住协议，双方之间的委托服务合同成立，且合法有效，张某家属已按约交纳相关费用，A 养老中心应按照约定提供养老服务。

2）本案双方争议的焦点

（1）张某在喂食时发生呛咳，A 养老中心有无过错；

（2）张某死亡与呛咳之间有无因果关系；

（3）A 养老中心的赔偿责任如何认定；

（4）B 医院应否承担赔偿责任。

3）法院对双方争议焦点庭审后进行分析

（1）A 养老中心应对张某发生呛咳承担相应的过错责任认定

养老机构作为专门养老服务经营者，具有保障老年人人身财产安全的义务。养老机构在照料老年人日常生活过程中，要保障在饮食标准、配套设施、护理措施、日常管理等方面的安全需求。由于生理机能的退化，老年人体质较为脆弱，反应能力较为迟缓，养老机构在看护照料中应尽谨慎勤勉义务，用专业服务为老年人提供安全周到的保障。张某在入住 A 养老中心时，因患有帕金森病，失去自理能力，A 养老中心建议插管喂食，因张某家属不同意而未实施。A 养老中心主张在日后的护理喂食中，几乎每顿饭都发生呛咳现象，A 养老中心作为专业的养老护机构，应当向住养人监护人或亲属积极建议合理的喂食方式。A 养老中心主张曾多次向张某家属建议插管喂食被张某家属拒绝，没有提供证据证明。2020 年 3 月 15 日 8：30 许，A 养老中心护理人员喂食时张某发生呛咳现象，A 养老中心也没有提供证据证明护理人员喂食方式符合喂食护理的标准规范，A 养老中心应对张某发生呛咳承担相应的过错责任。张某因患帕金森病，失去自理能力，肌体功能退化，吞咽能力下降，其监护人疏于监护职责，应减轻 A 养老中心的责任。

（2）张某死亡与呛咳之间有因果关系

C 医院住院诊断为重症肺炎，说明住院前呛咳的异物已损伤肺部造成肺部重度感染，医院经对症治疗，加之张某自身年事已高，患有多种疾病，生理机能退化，后多器官功能衰竭死亡。张某死亡后虽未对呛咳与死亡之间的因果关系及原因力比例进行司法鉴定，综合张某在 C 医院的诊疗过程、死亡原因、死亡诊断可以认定张某发生呛咳引发重症肺炎是导致其多器官功能衰竭的原因之一，与其自身的原有多种病情，共同导致张某死亡的后果。

（3）A 养老中心的赔偿责任认定

① 法院认定

a. 张某家属负担的张某医疗费 79 642.09 元、病案材料复印费 278.5 元，法院予以认定。张某住院 410 天，其护理费 49 200 元、住院伙食补助费 20 500 元。

b. 综合张某的自身体质，A 养老中心的护理、救治以及 C 医院病案记载的诊疗过程、死亡原因、死亡诊断进行分析判断，法院酌定 A 养老中心承担 20% 的民事赔偿责任。

② 法院不予以认定

a. 张某去世时已 73 周岁，死亡赔偿金按照 2020 年度城镇居民人均可支配收入 43 726 元计算 7 年为 306 082 元，丧葬费按照 2020 年度职工月平均工资标准计算 6 个月为 42 044.5 元，张某家属请求办理丧事人员交通费已包含在丧葬费中，法院不予支持。

b. 张某家属主张营养费，未提供证据证明，法院不予支持。

c. 综合 A 养老中心的过错程度、侵权行为的目的、方式、场合等具体情节，张某家属请求 A 养老中心承担精神损害赔偿，法院不予支持。

（4）B 医院承担赔偿责任认定

① B 医院系个人独资企业，A 养老中心系民办非企业单位，均具有独立法人资格，张某主张 A 养老中心和 B 医院财产混同、人格混同，没有提供相应的证据证明，法院不予认定。

② 对张某家属关于 B 医院承担民事赔偿责任的诉讼请求，法院不予支持。

4. 知识链接

1）养老机构老年人健康档案管理规范

2021 年 3 月 11 日发布实施了中华人民共和国民政行业标准：《养老机构老年人健康档案管理规范》

（MZ/T 168—2021）。归口于全国社会福利服务标准化技术委员会（SAC/TC 315）。一共阐述了 7 个方面的内容及 6 个附录，简介如下：

（1）范围：本文件规定了养老机构老年人健康档案基本要求、档案内容、记录要求及档案管理。

（2）规范性引用文件。

（3）术语和定义。

（4）基本要求。

（5）档案内容。

（6）记录要求。

（7）档案管理

① 附录 A（资料性）基本信息；

② 附录 B（资料性）健康评估；

③ 附录 C（资料性）日常生活能力（ADL）评定量表；

④ 附录 D（资料性）简易智力状态检查量表（MMSE）；

⑤ 附录 E（资料性）健康体检表；

⑥ 附录 F（资料性）知情同意书。

2）在告知、紧急情况救援时仍需规范、完整、真实、准确、及时地完善相关内容的书写，记录健康档案时可参照医疗机构的《病历书写基本规范》。

《病历书写基本规范》是医疗机构中医务人员在记录患者医疗活动过程中必须遵循的一系列规则和标准。这些规范确保了病历的客观性、真实性、准确性、及时性和完整性，对提高医疗质量、保障患者安全以及医疗法律诉讼等方面起着至关重要的作用。下面是对一些方面的相关介绍：

基本要求：病历书写应使用蓝黑墨水或碳素墨水，以确保记录的持久性和清晰度。在需要复写资料的情况下，可使用蓝或黑色油水的圆珠笔。计算机打印的病历需符合病历保存的要求。所有病历书写应当使用中文，对于通用的外文缩写和无正式中文译名的症状、体征、疾病名称等，可以使用外文。

医学术语：规范使用医学术语，文字要工整，字迹要清楚，表述要准确，语句要通顺，标点要正确。错字修改时应使用双线划掉，保留原记录清晰可辨，并注明修改时间和修改人签名。不得采用刮、粘、涂等方法掩盖或去除原来的字迹。

审查修改：上级医务人员有责任审查修改下级医务人员书写的病历。实习医务人员或试用期医务人员书写的病历，需经过注册医务人员审阅、修改并签名。进修医务人员书写的病历，应根据其专业能力由医疗机构认定后进行。

日期时间：一律使用阿拉伯数字书写日期和时间，并采用 24 小时制记录。

知情同意：对于需要取得患者书面同意的医疗活动，应由患者本人签署知情同意书。在患者不具备完全民事行为能力、无法签字或法定人及授权人无法及时签字的情况下，可以由医疗机构负责人或授权的负责人签字。

门（急）诊规范：门（急）诊病历包括病历首页、病历记录、化验单、医学影像检查资料等。病历首页内容应包括患者姓名、性别、出生年月日等信息。病历记录分为初诊和复诊记录，初诊记录应包括就诊时间、科别、主诉、现病史等。复诊记录应包括就诊时间、科别、主诉、病史等。

住院规范：住院病历内容包括住院病案首页、入院记录、病程记录等。入院记录应在患者入院后 24 小时内完成，记录患者一般情况、主诉、现病史、既往史等。病程记录应详细记录患者的治疗过程、病情变化及医护人员的处理措施。

抢救留观：急诊留观记录是针对急诊患者因病情需要留院观察期间的记录，重点记录观察期间病情变化和诊疗措施。抢救危重患者时，应书写抢救记录，内容及要求参照住院病历抢救记录执行。

此外，在实际的医疗工作中，除了严格遵守上述规范外，还应注意以下几个方面：

保护隐私：医务人员应妥善保管病历资料，尊重患者隐私，防止信息泄露。

持续更新：随着医学的发展，一些新的诊断方法和治疗方法可能会出现，医务人员应及时更新相关知识，确保病历书写的准确性。

培训学习：医院应定期对医务人员进行病历书写规范的培训，提高医务人员的专业水平和书写能力。

法律意识：医务人员应增强法律意识，认识到规范书写病历在医疗纠纷中的重要作用，避免因病历书写不当导致的法律责任。

综上所述，病历书写规范对于确保医疗服务质量和医疗安全具有重要意义。医疗机构和医务人员应严格按照规范进行病历书写，不断提高病历质量，以保障患者的权益和医疗安全。同时，随着医疗技术的发展和法律法规的完善，医务人员应不断学习和适应新的规范要求，为患者提供更高质量的医疗服务。

3）关于医养结合养老机构医护人员资质问题的法律条文，可以参考《医养结合机构管理指南（试行）》规定。下面将具体介绍其中对于医疗服务管理的部分规定。

（1）医疗质量管理

① 应当按照《基本医疗卫生与健康促进法》《医疗机构管理条例》《医疗质量管理办法》等法规的要求，加强医疗服务管理，规范医疗服务行为。

② 应当按有关规定成立医疗质量管理专门部门或工作小组，或指定专（兼）职人员负责医疗质量具体管理工作。

③ 遵循相关临床诊疗指南、临床技术操作规范、行业标准和临床路径等有关要求开展诊疗工作，严格遵守医疗质量安全核心制度。

④ 完善医疗安全管理相关工作制度、应急预案和工作流程，加强医疗质量重点部门和关键环节的安全与风险管理，提高医疗安全意识，落实机构内老年人安全目标。

⑤ 建立符合医疗机构质量管理要求的质量目标，落实医疗服务有关安全保证、质量可控的各项要求。定期对机构内医疗质量进行监测、预警、分析、考核、评估并持续改进。

（2）医疗护理服务管理

① 应当开展老年医疗护理需求评估工作，建立护理评估制度和流程。具体评估工作参照《关于开展老年护理需求评估和规范服务工作的通知》（国卫医发〔2019〕48 号）执行。

② 应当按照《基础护理服务工作规范》《常用临床护理技术服务规范》《中医护理常规技术操作规程》等国家发布或认可的诊疗技术规范和操作规程的有关要求开展相关工作，建立分级护理管理制度，制定合理、规范的诊疗护理服务流程，建立护理目标管理责任制，制定护理管理目标。

③ 应当加强护理质量管理，参照《老年护理实践指南（试行）》制定并实施护理相关工作制度、技术规范和指南，加强护理人员队伍培训、考核和服务改进，持续改善护理质量。

### 案例 27　患者在护理员喂食时发生呛咳

这是发生在山东省日照市的一起真实的由生命权纠纷引起的案例。

1. 案件回顾

1）事情经过

该案例是案例 26 的二审，事情经过同上。

2）处理过程

A 养老中心因与张某家属生命权纠纷一案，不服一审法院民事判决，向二审法院提起上诉。

A 养老中心上诉请求：（1）撤销一审判决，改判 A 养老中不承担赔偿责任；（2）二审案件受理费由张某家属负担。

二审中，双方当事人均未提交新的证据，经庭审后，二审法院对一审法院查明的事实予以确认。

3）事件结果

维持原判，A养老中心承担20％赔偿责任，B医院不承担赔偿责任。

2. 法院判决原文

1）二审法院驳回上诉，维持一审原判。

2）二审案件受理费2 289元，由A养老中心负担。

本案现已审理终结，案号为（2022）鲁11民终234号，中国裁判文书网公布于2022年5月6日。

3. 案件分析

二审法院认为，张某家属与A养老中心之间形成养老服务合同关系。A养老中心作为有偿养老服务机构，具有保障入住老人人身安全的安全保障义务，且因其服务对象的特殊性，其安全保障义务更应高于一般经营者的安全保障义务。张某入住A养老中心时，因患有帕金森病，失去自理能力，其护理级别为一级。A养老中心对张某的身体情况应当有专业性的预估，对其护理需求应具有专业性的判断和安排。2020年3月15日，张某在护理人员对其喂食时发生呛咳现象，A养老中心未提供证据证明护理人员喂食方式符合喂食护理规范，且亦未提供证据证明张某呛咳后，至"120"急救车辆到达前是否采取了规范有效的抢救措施，A养老中心未举证证明其已尽到安全保障义务。故一审法院认定A养老中心应对张某发生呛咳致入院治疗后多器官功能衰竭死亡承担相应的过错责任，并结合张某的自身体质、A养老中心的过错程度等综合情况，酌定A养老中心承担20％的民事赔偿责任并无不当。

4. 知识链接

作为专业的医疗机构和医养结合养老中心，对照护理分级标准应认真执行，最新护理分级需按中华人民共和国国家卫生健康委员会在2023年8月29日发布的WS/T 431—2023《护理分级标准（2023版）》执行。

### 案例28　患者在护工喂食葡萄后噎死

这是发生在山东省的一起真实的由侵权责任纠纷引起的案例。

1. 案件回顾

1）事情经过

患者张某于2020年10月10日在A医院更换膀胱造瘘管，因医院操作不当致尿道损伤，出现尿道流血办理住院。入院体格检查时张某神志清醒，失语及肢体活动不利，既往史有：脑梗死、帕金森、高血压及前列腺增生。2020年10月12日，经特邀调解员调解，张某家属与A医院就更换膀胱造瘘管的过错行为达成调解协议：A医院一次性补偿张某因尿道插管所产生的本次住院费用，双方今后就此纠纷所涉及的一切争议互不追究。

2020年10月21日，张某家属向家政公司聘请护工一名对其进行护理，公司指派曹某B为张某护理。2020年10月22日上午，张某在曹某B喂食第二颗葡萄后出现意识不清、面色苍白及呼吸微弱，经抢救后张某带呼吸机转入ICU。直到2020年10月29日，张某一直呈昏迷状态，经家属商议后要求自动出院。2020年12月23日，张某因臀部压疮1月余再次至A医院住院，A医院给予改善循环、能量支持等对症支持治疗。2020年12月29日，张某出现呼吸衰竭，家属拒绝抢救，后因呼吸衰竭死亡。张某死亡时69岁。

2）处理过程

张某家属认为因家政公司员工曹某B过错致使张某植物人后死亡，应承担赔偿责任，因张某家属与家政公司协商未果，故依法向人民法院提起诉讼。对于 A 医院在更换膀胱造瘘管时操作不当的过错双方已达成调解协议。

张某家属要求对 A 医院对张某的诊疗行为是否存在过错、家政公司护工曹某 B 对张某的护理是否存在过错、如存在过错各自过错与张某死亡后果之间是否存在因果关系及因果关系原因力大小进行鉴定。

3）事件结果

鉴定意见：A 医院在为张某提供的诊疗行为中存在更换膀胱造瘘管时操作不当过错，但该过错与患者死亡后果无因果关系。张某的死亡与家政公司护工曹某 B 护理行为不当存在因果关系。法院酌定曹某 B 的护理过失在张某的死亡中占 20％的过错责任。故家政服公司予以赔偿张某家属，驳回张某家属对 A 医院的诉讼请求。

**2. 法院判决原文**

1）家政服务有限公司于本判决生效后十日内赔偿张某家属 107 709.6 元〔（死亡赔偿金 480 986 元＋丧葬费 37 562 元＋精神损害抚慰金 20 000 元）×20％〕；

2）驳回张某家属对 A 医院的诉讼请求。

3）案件受理费 9 485 元，减半收取 4 743 元，由张某家属负担 3 823 元，由被告家政服务公司负担 920 元。

本案现已审理终结，案号为（2021）鲁 0124 民初 2687 号，中国裁判文书网公布于 2022 年 4 月 2 日。

**3. 案件分析**

1）法院确定张某和 A 医院是以侵权责任法律关系来审理

法院认为，本案涉及合同与侵权的竞合问题，立案案由为服务合同纠纷，但在审理过程中，根据双方争议的焦点，应确定为侵权责任纠纷，现予以纠正。因引起本案的纠纷发生在《民法典》施行前，本案的争议焦点为 A 医院、家政服务公司应否对张某的死亡承担赔偿责任。

2）法院对 A 医院承担赔偿责任的认定

（1）A 医院应否承担赔偿责任的关键在于，审查中 A 医院的诊疗行为有无过错、该过错与张某的死亡之间是否存在因果关系。司法鉴定意见认定 A 医院在 2020 年 10 月 10 日为患者张某提供的诊疗行为中存在更换膀胱造瘘管时操作不当过错，但该过错与患者死亡后果无因果关系。

（2）张某家属缺乏充分的证据否定鉴定意见的合理性，故张某家属认为 A 医院与张某的死亡原因有必然联系，需承担赔偿责任，法院不予采信。

（3）对于 A 医院在更换膀胱造瘘管时操作不当的过错双方已达成调解协议，法院不予处理。

3）法院对家政服务公司承担赔偿责任认定

（1）法院认为，曹某 B 系家政公司经过培训持有合格结业证书上岗的护工，其应当知晓根据所护理对象的身体状况进行不同的护理方案，张某系脑梗、脑萎缩有常年基础病的老人，曹某 B 在其躺卧姿势下喂食葡萄，致使张某出现窒息，存在护理过失。

（2）法医学鉴定意见书可以作为本案依据。法院认为，张某在 2020 年 10 月 10 日入院时虽失语行动不便但神志清醒，家政公司护工曹某为其喂食葡萄后始终呈昏迷状态直到呼吸衰竭死亡，张某的死亡与被告公司护工曹某护理行为不当存在因果关系。

（3）关于原因力大小，本案综合考虑张某发现窒息异常情况时机较迟滞、自身脑梗、脑萎缩等基础疾病多且危重、长期卧床并发全身多部位压疮、肺部感染、尿路感染等以及家属要求其出院在家中自行护理近 2 个月及拒绝抢救措施等因素，法院酌定曹某 B 的护理过失在张某的死亡中占 20％的过错责任。曹某 B 系家政公司职工，根据公司指派为张某提供护理服务，该侵权责任应当由家政公司承担。

4. 知识链接

1)《医疗护理员国家职业标准》的相关知识

我国《养老护理员国家职业技能标准》于 2002 年颁布实施，2011 年进行了首次修订。然后 2019 年10 月 30 日由人力资源社会保障部、民政部共同颁布实施修订的《养老护理员国家职业技能标准（2019 年版）》以及 2024 年 3 月 8 日由人力资源社会保障办公厅、国家卫生健康委办公厅颁布最新修订的《医疗护理员国家职业标准（2024 年版）》（GZB：职业编码：4-14-01-02）。

以"职业活动为导向、职业技能为核心"为指导思想，对医疗护理员从业人员的职业活动内容进行规范细致描述，对各等级从业者的技能水平和理论知识水平进行了明确规定。此标准制定过程中充分考虑了社会发展、科技进步和产业变化对本职业的影响，以及本职业的发展趋势。依据有关规定将本职业分为五级/初级工、四级/中级工、三级/高级工、二级/技师、一级/高级技师五个等级，包括职业概况、基本要求、工作要求和权重表四个方面的内容。其中以五级/初级工为例，在为患者提供生活照顾之饮食照顾时，相关具体技能要求和相关知识要求如表 2-1 所示：

**表 2-1　具体技能要求和相关知识要求**

| 职业功能 | 工作内容 | 技能要求 | 相关知识要求 |
|---|---|---|---|
| 生活照护 | 1.2 饮食照护 | 1.2.1 能为照护对象进行餐前洗手、环境准备<br>1.2.2 能为照护对象备齐进食所需用品<br>1.2.3 能为照护对象摆放进食、进水体位<br>1.2.4 能协助照护对象进食、进水<br>1.2.5 能为照护对象加热食物 | 1.2.1 餐前准备的目的、内容、适用对象、操作步骤和注意事项<br>1.2.2 进食、进水所需的用品准备<br>1.2.3 进食、进水体位摆放的目的、适用对象、操作步骤和注意事项<br>1.2.4 协助照护对象进食、进水的目的、适用对象、操作步骤和注意事项<br>1.2.5 加热食物的方法和注意事项 |

关于职业技能要求对不同技能等级的技能要求，提出了明确的权重要求，见表 2-2 和表 2-3：

**表 2-2　理论知识权重表**

| 项目 | 技能等级 | 护工（%） | 五级/初级工（%） | 四级/中级工（%） | 三级/高级工（%） | 二级/技师（%） | 一级/高级技师（%） |
|---|---|---|---|---|---|---|---|
| 基本要求 | 职业道德 | 5 | 5 | 5 | 5 | 5 | 5 |
| | 基础知道 | 30 | 30 | 25 | 15 | 10 | 5 |
| 相关知识要求 | 生活照护 | 30 | 25 | 20 | 15 | 10 | — |
| | 基本照护 | 25 | 15 | 20 | 20 | 10 | — |
| | 临床照护 | 5 | 15 | 15 | 20 | 20 | 35 |
| | 心理支持 | 5 | 5 | 10 | 10 | 15 | 20 |
| | 功能锻炼 | — | 5 | 5 | 15 | 15 | 20 |
| | 技术管理 | — | — | — | — | 10 | 10 |
| | 技术培训 | — | — | — | — | 5 | 5 |
| 合计 | | 100 | 100 | 100 | 100 | 100 | 100 |

表 2-3 技能要求权重表

| 项目 \ 技能等级 | 护工（%） | 五级/初级工（%） | 四级/中级工（%） | 三级/高级工（%） | 二级/技师（%） | 一级/高级技师（%） |
|---|---|---|---|---|---|---|
| 技能要求 生活照护 | 50 | 40 | 30 | 25 | 20 | — |
| 基本照护 | 30 | 25 | 25 | 25 | 20 | — |
| 临床照护 | 15 | 25 | 30 | 30 | 20 | 35 |
| 心理支持 | 5 | 5 | 10 | 10 | 15 | 20 |
| 功能锻炼 | — | 5 | 5 | 10 | 15 | 20 |
| 技术管理 | — | — | — | — | 5 | 10 |
| 技术培训 | — | — | — | — | 5 | 15 |
| 合计 | 100 | 100 | 100 | 100 | 100 | 100 |

2）《老年护理实践指南（试行）》的相关知识

《老年护理实践指南（试行）》是指导和规范老年护理服务的重要文件，旨在通过提供一系列标准化的护理操作流程和评价标准，确保老年人获得高质量的护理服务。以下是对一些方面的相关介绍：

（1）评估观察：老年护理工作应从对老年人进行全面的评估和观察开始，包括健康状况、心理状态、社会支持等方面。这有助于制定个性化的护理计划。

（2）生活照护：生活照护是老年护理的基础，包括协助老年人完成日常生活活动，如进食、穿衣、个人卫生等。护理人员应根据老年人的实际需求，提供适当的帮助和支持。

（3）基础照护：基础照护包括皮肤护理、排泄护理、睡眠护理等，旨在预防并发症和维护老年人的基本生活质量。

（4）安全护理：安全护理措施包括跌倒预防、压疮预防、药物管理等，以防止老年人受到意外伤害和健康风险。

（5）康复辅助：对于有特殊需求的老年人，如残疾或疾病后遗症患者，护理人员应提供必要的康复辅助服务，帮助他们恢复或提高生活能力。

（6）心理支持：心理支持是老年护理的重要组成部分，护理人员应关注老年人的心理健康，提供情感支持和心理咨询，帮助他们应对孤独、抑郁等情绪问题。

（7）健康宣教：护理人员还应承担健康宣教的角色，向老年人及其家属提供健康教育，包括疾病预防、健康管理、营养饮食等方面的知识。

（8）综合服务：除了直接的护理服务外，老年护理还应包括协调和整合其他专业服务，如医疗、营养、社会工作等，以提供全方位的支持。

（9）临终关怀：对于临终老年人，护理人员应提供尊重其意愿和选择的临终关怀服务，帮助他们安详、有尊严地度过生命的最后阶段。

（10）评价改进：老年护理实践指南还强调了服务质量的评价和持续改进的重要性，鼓励护理人员定期收集反馈、评估护理效果，并根据结果调整护理计划。

## 案例 29 患者吞食病友糯米团子后噎食

这是发生在浙江省的一起真实的由医疗服务合同纠纷引起的案例。

1. 案件回顾

1）事情经过

2010 年 6 月 24 日，张某因患有癔症性精神病在 A 医院精神科住院治疗，医嘱开具"三级护理"。

2010 年 12 月 20 日 15 时 27 分，张某吞食临床病人家属带来的糯米团子后发生噎食，两眼发直、呼吸困难，工作人员立即予以拍背处理。15 时 30 分，张某意识不清，面部发黑，呼吸停止，A 医院对张某予以打开气道，采用"海姆立克急救法"，清除喉部异物。15 时 40 分，张某心跳停止，A 医院予以抢救处理。15 时 57 分，麻醉科医生予以气管插管，16 时 03 分张某自动呼吸恢复，16 时 30 分转 ICU 继续治疗。现张某处于植物人状态，构成一级伤残，一级护理依赖，于 B 卫生中心治疗。

2）处理过程

张某家属认为张某在 A 医院诊疗活动中受到损害，A 医院应该承担赔偿责任。

一审判决 A 医院承担 15％赔偿责任。

张某家属不服一审法院判决，故提起上诉。

二审中，双方当事人均未提交新证据。法院二审经审理认定的事实与原审认定一致。

3）事件结果

维持一审判决。

2. 法院判决原文

1）一审法院判决

（1）A 医院赔偿张某家属伤后合理物质损失 1 693 104.20 元的 15％，计 253 965.63 元；

（2）A 医院赔偿张某精神损害抚慰金 20 000 元；

（3）以上两项合计 273 965.63 元，由 A 医院在判决生效后十日内付清；

（4）驳回张某家属的其余诉讼请求；

（5）案件受理费 21 880 元，张某承担 16 471 元，A 医院承担 5 409 元。

2）二审法院判决

（1）驳回上诉，维持原判；

（2）二审案件受理费 7 596 元，由张某承担，并于本判决生效之日起十五日内来法院办理退费。

本案现已审理终结，案号为（2014）浙杭民终字第 1165 号，中国裁判文书网公布于 2015 年 1 月 21 日。

3. 案件分析

1）法院对 A 医院的责任赔偿认定

（1）一审法院认为，患者在诊疗活动中受到损害，医疗机构及其医务人员有过错应承担相应的赔偿责任。

（2）根据原审法院已查明的事实，A 医院对张某"癔症性精神病"诊断正确，对张某的护理符合精神病专科三级护理常规，护理及病区管理不存在过错，张某噎食窒息发生后，A 医院予以拍背、打开气道、清除喉部异物等常规抢救措施正确，但未能及时行气管插管，存在过错。

（3）考虑到事件发生地为院区精神病科，无麻醉和急救专科，未能及时行气管插管有客观条件限制；进食窒息在精神病人中发生较为常见，具有意外性特征，难以完全避免。故应当认定张某目前处于植物人状态系进食窒息所致，但与 A 医院的过错也有一定的因果关系，A 医院应当承担轻微责任，酌情认定承担伤后合理物质损失的 15％。

（4）因 A 医院的过错致使张某精神遭受损失，原审法院酌情认定 A 医院赔偿张某精神损害抚慰金 20 000 元。

（5）具体赔偿金额

原审法院认定如下：

① 医疗费，原审法院认定 837 649.20 元。

② 住院伙食补助费，23 400 元。

③ 护理费，2014 年 2 月前的护理费 77 820 元；2014 年 2 月后的护理费，结合张某现构成一级伤残的事实，酌情暂先予认定 5 年，为 200 435 元；之后的护理费，张某可在 5 年后据实再行主张。

④ 交通费，原审法院酌定 1 000 元。

⑤ 残疾赔偿金，合计 1 693 104.20 元。2011 年 9 月 13 日，A 医院诉至原审法院，张某在答辩期内提起反诉，要求 A 医院赔偿医药费 313 429.40 元、住院伙食补助费 9 000 元、营养费 12 000 元、残疾赔偿金 437 744 元、后续治疗费（依司法鉴定确定）、护理费 1 226 000 元、精神损害抚慰金 50 000 元、交通费 2 000 元，后又变更为医药费 837 649.20 元，住院伙食补助费 23 400 元，营养费 31 200 元，残疾赔偿金 552 800 元，后续医疗费按司法鉴定确定，床位费以 A 医院的收费确定；自开庭之日起至 80 岁止；护理费 400 870 元，精神损害抚慰金 50 000 元，交通费 2 000 元。

2）法院对 A 医院病区管理、护理过错的认定

一审法院就 A 医院病区管理、护理是否存在过错的问题，专门致函省医学会，省医学会也专门为此问题出具了明确的答复，没有重新鉴定的必要。而且，张某申请重新鉴定的主张，不符合《民事诉讼证据规定》第二十七条的规定。因此，一审法院对张某重新鉴定的申请不予准许符合法律规定。

3）法院对 A 医院急救诊疗过程及护理级别的过错责任认定

二审法院就 A 医院对张某实施三级护理是否妥当及 A 医院在抢救过程中的过错问题，要求省医学会作进一步分析说明，省医学会出具答复函一份，认为"本例患者意识清，生命体征稳定，能自己进食、行走，大小便能自理，故 A 医院给予三级护理合适"，"A 医院虽为综合性医院，配备有麻醉急救科，但是本例患者所住的院区是精神病专科（不在主院区内），没有麻醉和急救专科，由于客观条件所限，A 医院未能及时行气管插管。考虑到进食窒息在精神病人中发生较常见，具有意外性特征，难以完全避免。故专家组综合分析认为 A 医院应当对其过错承担轻微责任"。

4. 知识链接

1）精神病人的监护人具有的权利

精神病人的监护人权利包括以下几个方面：

（1）有权保护被监护人的身体健康。

（2）有权照顾被监护人的生活。

（3）有权管理和保护被监护人的财产，并代理被监护人进行民事活动。

根据《民法典》第二十三条的规定："无民事行为能力人、限制民事行为能力人的监护人是他的法定代理人"。监护人所代理进行的活动领域不限，较多地表现为诸如买卖、租赁、借贷等财产性质的活动，也可涉及一些人身性质的民事活动。

（4）有权对被监护人进行管理和教育。

（5）有权代理被监护人进行诉讼。监护人依法行使监护权利，任何组织或个人均无权干涉。

2）应急救治保障

（1）医院需加强医务人员各项急救技能操作培训与考核，如常见急救技能操作心肺复苏、除颤、气管插管/切开等。如：医务人员在进行气管插管/切开术急救时，需熟练掌握气管插管/切开术的指征、适应证、禁忌证以及技术操作规范进行操作，护理人员要按照气管插管或切开护理要点、指南给予专科护理和照顾。

（2）医院依据国家有关规定建立医疗设备应急保障机制，按照医学装备配置标准配置急救设备，保证突发事件的应急救治需求。

（3）建立急救设备使用安全、质量与风险管理制度，如：医务人员临床使用医疗设备，应当按照诊疗

规范及操作指南、医疗设备使用说明书等，遵守医疗设备适用范围、禁忌证、主要风险、关键性能指标及注意事项。医务处应开展医疗器械临床使用安全管理，严格遵照《医学装备使用安全监测与报告制度》对生命支持类、急救类、植入类、辐射类、灭菌类和大型医疗设备执行使用安全监测与报告工作。

### 案例 30　患者在医院集体进餐时噎死

这是发生在广东省的一起真实的由医疗服务合同纠纷引起的案例。

1. 案件回顾

1）事情经过

2020 年 5 月 29 日，张某被家属送往 A 医院治疗，并签署医院知情同意书，约定张某入院后，院方负责其精神专科疾病治疗，并在现有条件下按院方的制度实行管理，但张某住院期间由于受疾病状态的支配，可能存在以下预测和防范的风险：……精神科药物治疗可能出现下列难以避免的不良反应：咽反射减弱导致进食呛咳甚至呼吸窒息死亡……由于癫痫发作导致摔伤、舌咬伤、出血、骨折、窒息等。……在院方尽到治疗和管理职责的情况下发生难以预测和防范的意外，不予追究院方的责任。张某家属表示知晓并签署该知情同意书。

张某入院后，记录记载：据张某家属诉张某于 2016 年 6 月无明显诱因逐渐出现精神异常，行为紊乱，社会功能下降，不肯做工，病后曾在 B 医院住院治疗，诊断为"精神分裂症"。2019 年 9 月曾在 A 医院门诊治疗，诊断为"精神分裂症"，给予"奥氮平片、氯硝西泮片"治疗，由于患者自行停药 8 个多月，导致病情时好时坏，近 5 个月来，出现睡眠差、脾气暴躁、易激怒，在家难于管理，今家属自愿护送其来我院就诊，门诊拟精神分裂症（未分化型）收入我院住院系统治疗；既往有脑萎缩病史；诊断为精神分裂症（未分化型）。

诊疗计划：

（1）按精神科常规护理，一级护理（防伤人、自伤、逃跑）；

（2）给予抗精神药物对症及支持治疗，请上级医师详查、分析病情、明确诊断及完善治疗方案。2020 年 6 月某日，张某转为二级护理。6 日后中午，张某在 A 医院集体午餐进食时发生异物阻塞气管，出现意识丧失，口唇发绀，面色苍白，全身瘫软，小便失禁，院方立即给予抢救，头低足高，托起患者前额部使头部后仰，清理口腔及咽部食物，快速刺激上腹部及按压胸部，拍击背部，刺激呕吐，吸氧，患者未见改善，继之全身情况变差，呼吸微弱，大动脉波动微弱，将上述情况通知家属，并将患者送到当地 C 医院急诊科进一步治疗。经当地 C 医院诊断为：张某因来院时呼吸心跳已停止（具体时间不详），意识丧失，遂宣布死亡（院外死亡）。两周后，张某遗体火化。

2）处理过程

张某家属认为 A 医院存在过错，造成张某噎食抢救无效死亡的损害结果，应承担赔偿责任，故提起上诉。

一审法院判决张某的死亡后果与 A 医院的医疗服务行为和安全注意义务没有因果关系，故 A 医院对此不应承担赔偿责任。

张某家属不服一审法院判决，认为 A 医院存在过错，造成张某噎食抢救无效死亡的损害结果，应承担赔偿责任，且参考同类案件判决，应承担 30％～60％责任，故提起上诉。

二审中，二审法院对一审法院查明的事实予以确认。

张某家属提交如下证据：

（1）考勤表、值班表，证明 A 医院每天都安排医护人员在病区饭堂监护病人进食。

（2）护士工作职责、护士工作流程，证明护士、护理排班以及协班都需观察病人用餐；护工和保安需要协助。

（3）医疗费发票收据，证明 A 医院及时将张某送至 B 医院进一步治疗事实。

二审法院经审核，对上述证据（1）、（2），因不属于二审新证据，且系单方制作的证据，故对该证据不予采纳。对证据（3），虽然不属于二审新证据，但对本案的事实认定和实体处理有补充作用，故本院对证据（3）予以采纳。

二审诉讼理由：张某家属不服一审法院判决，认为 A 医院存在过错，造成张某噎食抢救无效死亡的损害结果，应承担赔偿责任，且参考同类案件判决，应承担 30％～60％责任。

3）事件结果

维持一审判决。

**2. 法院判决原文**

1）一审法院判决

（1）驳回张某家属的诉讼请求。

（2）案件受理费 14 798.92 元，由张某家属承担。

2）二审法院判决

（1）驳回上诉，维持原判。

（2）二审案件受理费 11 226.94 元，由张某家属承担。

本案现已审理终结，案号为（2021）粤 08 民终 1522 号，中国裁判文书网公布于 2021 年 12 月 3 日。

**3. 案件分析**

张某家属二审争议的焦点问题是：A 医院是否应对张某的死亡向家属承担赔偿责任。

（1）本案属于医疗服务合同纠纷，涉案合同并未约定张某必须食用流质食物。而 A 医院系于 2020 年 6 月 11 日根据治疗效果将张某的护理级别由一级降为二级，饮食也由流质食物改为普通食物，张某一直没有出现不良反应，直到 6 月 17 日发生涉案事件。因张某家属未能举证证明 A 医院根据治疗后的效果将张某的饮食由流质食物改为普通进食，违反了涉案合同约定或者相关医疗规定，故涉案事件属于意外事件，A 医院对张某在吃饭时被异物阻塞并无过错。

（2）根据 A 医院在一审、二审提交的证据显示，意外发生后，医院已经尽到了及时抢救义务，目前没有证据证明导致张某的死亡系 A 医院未履行合同约定的护理义务、抢救不及时而导致的。至于气管切开手术并非法律规定或者合同约定要求 A 医院具有的医疗设备水平，故张某家属以此为由主张 A 医院存在过失，缺乏依据，法院不予采纳。

综上，张某家属未能提供证据证明 A 医院违反了涉案合同约定的诊疗护理义务和安全注意义务，故其要求 A 医院承担赔偿责任，缺乏依据，不予支持。

**4. 知识链接**

1）举证责任的内涵

举证责任又称证明责任，是指当事人对自己提出的主张有提供证据进行证明的责任。具体包含行为意义上的举证责任和结果意义上的举证责任两层含义：

（1）行为意义上的举证责任是指当事人对自己提出的主张有提供证据的责任；

（2）结果意义上的举证责任是指当待证事实真伪不明时由依法负有证明责任的人承担不利后果的责任。

从行为和结果双重含义上来界定举证责任的内涵，对于提高民事审判效率、推进民事审判方式改革具有十分重要的意义。

《民事诉讼法》第六十七条第一款规定了"谁主张，谁举证"原则，侧重于举证的行为意义。

《民事诉讼法司法解释》第九十条规定："当事人对自己提出的诉讼请求所依据的事实或者反驳对方诉讼请求所依据的事实，应当提供证据加以证明，但法律另有规定的除外。在作出判决前，当事人未能提供证据或者证据不足以证明其事实主张的，由负有举证证明责任的当事人承担不利的后果。"司法解释的这一规定从结果意义上完善了举证责任制度。

据此，双方当事人对于自己提出的主张各自负有举证责任。原告对自己的诉讼请求所依据的事实，被告对自己答辩或者反诉所依据的事实，第三人对自己提出的请求所依据的事实等，都应当提出证据。没有证据或者证据不足以证明其提出的事实主张的，该方当事人将承担对自己不利的后果，承担败诉的风险。

2）尸检的重要性和必要性

（1）尸检即尸体解剖，是指对已经死亡的机体进行剖验以查明死亡原因的一种医学手段。对临床价值可以概括为"3C"，即：确定诊断（confirming）、澄清疑问（clarifying）及校正错误（correcting）。医疗尸检的主要目的是检验临床诊断、明确疾病和死亡原因。因此，尸检对于解决死因不明或对死因有异议而发生的医疗事故争议具有其独特的无法替代的作用。其中尸检及病理检查更是明确疾病和死因的最为客观的手段，是医患双方的客观的证据之一，尤其是医疗事故技术鉴定中的不可缺少的参考内容。

一般来说，患者家属由于医学专业知识所限，并不能对患者的死因作出准确判断，此时尸检就尤为重要。尸检的意义在于可以为医疗鉴定和司法裁判提供直接证据。在医疗损害责任纠纷中，若未履行尸检、司法鉴定导致案件事实无法查明会一定程度影响法院审理搓成中明确责任和赔偿的判定。

（2）根据卫生部《解剖尸体规则》的规定，尸体解剖分为三种：

① 普通解剖：限于医学院校和其他有关教学、科研单位的人体学科在教学和科学研究时施行。

② 法医解剖：法医解剖仅限于司法机关施行，主要目的是查明死亡原因和死亡性质，确定自杀还是他杀，推断死亡的死亡时间，为侦破案件提供可能的线索和证据。

③ 病理解剖：病理解剖仅限于医学院校教学、医学科学研究和医疗机构的病理科或病理教研室施行，主要目的是阐述及研究机体疾病的发生、发展与转归的客观规律。

（3）尸检告知主体问题及有效告知内容涉及相关法律条文

① 根据《医疗事故处理条例》第十八条，患者死亡，医患双方当事人不能确定死因或者对死因有异议的，应当在患者死亡后 48 小时内进行尸检，具备尸体冻存条件的，可以延长至 7 日。尸检应当经死者近亲家属同意并签字。医疗事故争议双方当事人可以请法医病理学人员参加尸检，也可以委派代表观察尸检过程。拒绝或拖延尸检，超过规定时间，影响对死因判定的，由拒绝或者拖延的一方承担责任和不利后果。

②《北京市关于尸体解剖检验的暂行规定》第五条规定："医院应在家属提出死因质询时，明确告知进行尸体解剖检验的必要性，并将告知内容及家属意见以书面形式记录在病案中。尸检前由医院和家属填写尸检同意书。"医疗机构应主动向患方提出尸检，书面告知家属进行尸检的重要性及不进行尸检的法律后果，否则影响对死因判定的，由医院承担责任。

## 案例 31　患者在护工喂食时误吸呛死

这是发生在北京市的一起真实的由医疗损害责任纠纷引起的案例。

1. 案件回顾

1）事情经过

2020 年 6 月 11 日，张某因颅内肿瘤术后需要后续化疗入住当地 A 医院，护理公司的护工王某为张某提供协助就餐等生活服务。2020 年 6 月 14 日凌晨，张某女儿接到护工王某的电话，说张某病危，让其紧急赶往医院。张某女儿 2020 年 6 月 14 日 0 时 40 分赶往医院，看到张某正在被紧急救治。2020 年 6 月 15

日 12：48 张某生命体征示脉搏 36 次/分，呼吸 14 次/分，血压、血氧饱和度测不出，给予盐酸肾上腺素注射液 1 mg 莫非氏管入，继续呼吸机辅助呼吸，12：51 张某生命体征测不出，双侧瞳孔散大固定，对光反射消失，心电监护无电波活动，家属放弃胸外按压及其他药物抢救，12：54 宣布患者临床死亡。

2）处理过程

张某家属认为因护工王某喂食不当造成的误吸和因 A 医院处置不当导致患者死亡，应承担相应赔偿责任。

3）事件结果

法院酌定 A 医院按照 20％的比例赔偿张某家属，护理公司按照 50％的比例赔偿张某家属。

2. 法院判决原文

1）本判决生效之日起十日内，A 医院赔偿张某女儿医疗费 2 922.58 元、住院伙食补助费 50 元、护理费 144 元、死亡赔偿金 249 962.40 元、丧葬费 11 288.60 元、交通费 83.20 元、精神损害抚慰金 20 000 元、司法鉴定费 7 200 元，以上合计 291 650.78 元。

2）本判决生效之日起十日内，护理服务公司赔偿张某女儿医疗费 7 306.45 元、住院伙食补助费 125 元、护理费 360 元、死亡赔偿金 624 906 元、丧葬费 28 221.50 元、交通费 208 元、精神损害抚慰金 50 000 元、司法鉴定费 11 000 元，以上合计 722 126.95 元。

3）本判决生效之日起十日内，护理服务公司退还张某女儿护理费 1 680 元。

4）驳回张某家属其他诉讼请求。

5）案件受理费 18 287 元，由张某家属负担 5 895 元（已交纳），由 A 医院负担 3 559 元（于本判决生效之日起十日内交纳），由护理服务公司负担 8 833 元（于本判决生效之日起十日内交纳）。

本案现已审理终结，案号为（2021）京 0102 民初 32066 号，中国裁判文书网公布于 2022 年 7 月 23 日。

3. 案件分析

1）司法鉴定意见

（1）《脑胶质瘤诊疗规范（2018 版）》指出，针对高级别脑胶质瘤，手术是基础治疗，放/化疗等是不可或缺的重要治疗手段，高级别胶质瘤术后放疗可以取得显著的生存获益。高级别胶质瘤生存时间与放疗开始时间密切相关，术后早期放疗能有效延长高级别胶质瘤患者的生存期，强烈推荐术后尽早（手术后 2～6 周）开始放疗。本例，据主诉、病史、临床表现及辅助检查结果，A 医院入院诊断右颞叶胶质母细胞瘤术后（WHOIV 级）明确，制定瘤床放射诊疗的诊疗计划不违反诊疗常规。

（2）误吸是指进食或非进食时，在吞咽过程中有数量不等的液体或固体食物、分泌物、血液等进入声门以下呼吸道的过程。误吸的高风险因素包括高龄（＞70 岁）、鼻胃管肠内营养喂养期间、机械通气期间、吞咽功能障碍、意识丧失/下降、声门或贲门关闭功能遭到破坏、合并神经系统疾病或精神类疾病等。反流和误吸是鼻饲的并发症之一，神经外科术后患者常合并意识障碍，吞咽反射、咳嗽反射减弱甚至消失，此时容易发生误吸。误吸对于神经系统肿瘤术后患者有严重的危害，大量误吸可使患者出现反复发热、营养不良、吸入性肺炎、气道阻塞甚至窒息等相关并发症，延长住院时间，增加患者的病死率。本例，据特别护理记录记载，6 月 14 日 0 时 0 分，肠内营养混悬液胃管注入 200 ml，6 月 14 日 0 时 10 分，患者喘憋，血氧饱和度 85％，临床给予吸痰、平喘等治疗，抢救记录记载，吸痰处理后吸出较多乳白色液体，后张某病情加重，并于 6 月 15 日死亡。

尸检证实，张某系误吸导致机械系窒息及吸入性肺炎引起死亡。误吸原因考虑为脑肿瘤术后状态及鼻饲相关。A 医院发现喘憋后给予吸痰、平喘等处理符合诊疗常规。

（3）据抢救记录记载，追问护工王某诉其给张某鼻饲饮食后张某烦躁，持续较长时间后呼叫护士，提示误吸的情形存在未能更早诊断及处理的可能，结合张某死亡原因，考虑与张某死亡有一定因果关系。

（4）护工王某的行为是否存在过错，不属于本次医疗损害责任纠纷鉴定范畴。陪护公司应加强护工王某的管理和培训，关注鼻饲后情况，发现异常应及时与医务人员沟通。

（5）体位管理是防止误吸的措施之一。据文献记载，肠内营养支持患者采取半卧位，之后继续半卧位30～60 分钟，有助于食物消化，同时可避免体位过低食物反流出现误吸。本案，6 月 14 日 0 时 0 分特别护理单记载，A 医院予以平卧位，考虑 A 医院存在体位管理关注不足的欠缺，视为过错。

（6）抢救记录是指患者病情危重，采取抢救措施时作的记录。内容包括病情变化情况、抢救时间及措施等。记录抢救时间应当具体到分钟。本案，A 医院抢救记录书写未记录抢救时间，书写欠规范，视为过错，但该过错与张某死亡无关。

2）法院对 A 医院及护理公司的赔偿责任认定

（1）根据病历材料等现有证据，A 医院在对张某的诊疗过程中存在体位管理不当的过错，相关过错与张某相关损害后果存在轻微程度的因果关系，法院综合考虑张某术后身体状况、由护工王某 A 进行日常生活护理等因素酌定 A 医院按照 20％的比例赔偿张某女儿相关合理损失。

（2）相关护工王某在发现张某鼻饲后出现烦躁等身体异常状况后未能及时通知医护人员到场查看原因以及时采取应对措施，因此应当认定护理公司对张某误吸相关损害的发生具有明显过错，法院综合考虑张某术后身体状况等因素酌定护理公司按照 50％的比例赔偿张某女儿相关合理损失。

4. 知识链接

1）举证责任的分配

我国民事诉讼举证责任分配采用法律要件分类说。

《民事诉讼法司法解释》第九十一条规定："人民法院应当依照下列原则确定举证证明责任的承担，但法律另有规定的除外：（一）主张法律关系存在的当事人，应当对产生该法律关系的基本事实承担举证证明责任；（二）主张法律关系变更、消灭或者权利受到妨害的当事人，应当对该法律关系变更、消灭或者权利受到妨害的基本事实承担举证证明责任。"这一规定就是采用了法律要件分类说。具体而言：

（1）在合同纠纷案件中，主张合同关系成立并生效的一方当事人对合同订立和生效的事实承担举证责任；主张合同关系变更、解除、终止、撤销的一方当事人对引起合同关系变动的事实承担举证责任。对合同是否履行发生争议的，由负有履行义务的当事人承担举证责任。对代理权发生争议的，由主张有代理权的一方当事人承担举证责任。《最高人民法院关于审理民间借贷案件适用法律若干问题的规定》第十五条第一款规定："原告仅依据借据、收据、欠条等债权凭证提起民间借贷诉讼，被告抗辩已经偿还借款的，被告应当对其主张提供证据证明。被告提供相应证据证明其主张后，原告仍应就借贷关系的存续承担举证责任。"这一规定体现了举证责任分配理论在司法解释层面的应用。

（2）在一般侵权纠纷案件中，主张损害赔偿的权利人应当对损害赔偿请求权产生的要件事实加以证明，即侵害事实、侵害行为与侵害事实之间存在因果关系、行为具有违法性及行为人存在过错。免责事由属于妨碍权利产生的事实，如受害人故意造成损害事实，应当由行为人加以证明。

（3）在劳动争议纠纷案件中，因用人单位作出开除、除名、辞退、解除劳动合同、减少劳动报酬、计算劳动者工作年限等决定而发生劳动争议的，由用人单位负举证责任。

（4）一些特殊案件中适用举证责任倒置。举证责任倒置并未脱离法律要件说的范畴，只是法律将某些特殊案件的部分要件事实的举证责任分配给了另外一方。例如，生态环境损害赔偿、医疗责任损害赔偿、缺陷产品致人损害赔偿等特殊类型的侵权案件，根据《民法典》规定，可以适用举证责任倒置。

（5）在法律没有明确规定时，人民法院可以通过公平原则和诚信原则，综合当事人的举证能力等因素，对待证事实进行考量，从而将其纳入法律、司法解释规定的某一规范所对应的事实，再决定举证责任的承担。

2）医疗机构抢救记录按照《病历书写基本规范》关于急救的书写规范要求。

3）体位管理

（1）定义：体位管理是指通过调整患者的体位，使其处于适当的姿势，以确保患者的安全和舒适度，以及促进康复和疾病预防的一种护理技术。在医学和护理领域中，体位管理是一项重要的护理措施，因为它能够减轻患者的疼痛、确保气道通畅、预防床疮和其他并发症以及意外（异物窒息、误吸呛咳、进食意外等）的发生。

体位管理来源于自然照护理念。2015 年下元佳子将"不托起、不抱起"理念引入日本，创立自然照护协会提出自然照护理念，致力于"创造自然舒适的护理环境，提供自然舒适的护理技术支持"开展以被照顾者为中心的照护，引导生活中的进餐、移动排泄、入浴等日常活动，通过姿势动作的援助，顺应人体活动的自然规律提供照顾，同时保护照护者。

研究者们对体位管理技术不断地思考，以寻求拓展更优化的兼顾照顾者与病人的体位管理技术，确保被照顾者的安全和舒适。包括自然照护理念的体位管理技术在实施中遵循身体自然活动的规律，通过病人重力的转移协助病人移动身体改变体位；体位管理技术推广及实践过程中工具的应用；体位管理安全文化的建立；体位管理技术规范的专家共识。

（2）目前国内在体位管理领域研究方面无论是专家共识、标准、指南。还是临床实践技术规范方面均有待进一步建立健全"体位管理"的安全管理制度和技术规范。

## 二、 患者安全警示篇之加强有效沟通

### 案例 32　医方防止误吸体位告知义务

这是发生在广西壮族自治区的一起真实的由医疗损害责任纠纷引起的案例。

1. 案件回顾

1）事情经过

2015 年 8 月 12 日，张某因停经 39 周＋3 天，到 A 医院待产住院，入院时无腹疼腹胀，无阴道流血流液，胎动正常，无畏寒发热，无胸闷心悸等。张某此前在 A 医院定期产检、无放射线、化学物等接触史，进行无创 DNA、OGTT、支原体、衣原体、血常规、优生等十项检查均无明显异常。

张某于 2015 年 8 月 14 日 2 时 10 分经阴道娩一活男婴，体重 3.24 kg，新生儿产生时阿氏评分 10 分，后羊水清，量 400 ml，西医诊断：（1）孕 3 产 2 孕 39$^{+3}$ 周顺产；（2）头先露（LOA）；（3）急产。新生儿适应环境能力差，需密切观察。张某之子出生后一般情况可，母婴同房母乳喂养，给予常规护理。8 月 14 日 4 时 15 分，护士已指导产妇母乳喂养并协助婴儿吸吮。8 月 15 日 0 时 10 分，张某孩子出现少量吐奶、呛奶，当时面色及四肢发绀，查看当时口鼻无分泌物及呕吐物，予拍背、吸氧等处理后，面色及四肢转红润，予动态监测心率、呼吸等处理。8 月 15 日 1 时 30 分，张某家属诉张某孩子再次出现面部及四肢青紫，查看后立即报告儿科医生，同时予拍背、吸氧等处理，经处理新生儿面色及四肢转红润。1 时 35 分，儿科医生到达查看新生儿后建议转儿科治疗。经处理后新生儿面部及四肢转红润，刺激有反应，有哭声，但稍弱，心率 120 次/分，呼吸 42 次/分，两肺呼吸音粗，未闻及干湿啰音，心律齐，未闻及杂音，肌张力正常，毛细血管返流征 2 秒。向家长交代病情，新生儿肺炎及呼吸暂停的可能，建议转儿科治疗。家长同意后去办理住院手续。继续予低流量吸氧。2 时 00 分，新生儿再次出现面色发绀，肌张力减弱，予清理呼吸道，复苏囊正压给氧，心电血氧监护，刺激足底等。患儿发绀稍缓解，肌张力转正常，监护下心率 128 次/分，呼吸 50 次/分，血氧饱和度 95％，两肺呼吸音粗，未闻及啰音，心率尚齐，未闻及杂音，

毛细血管返流征 3 秒。予继续复苏囊正压通气等处理，急查血气分析，遵医嘱予开通静脉通道，予 0.9％ 生理盐水 30 ml 静推。2 时 15 分，新生儿突然呼吸停止，心率下降：50 次/分，予胸外心脏按压，麻醉科医生行气管插管复苏囊正压通气等处理，新生儿心率升到 100 次/分，仍无自主呼吸，2 时 21 分新生儿心率下降至 40 次/分，仍无自主呼吸，予以肾上腺素（1∶10 000）1 ml 气管插管给药。2 时 22 分新生儿心电监护下心率 100 次/分，血氧饱和度 94％，刺激无反应，四肢松弛，遵医嘱予 0.9％生理盐水 30 ml 静推。2 时 25 分，报告产科医生。2 时 28 分，新生儿心率 50 次/分，遵医嘱予胸外心脏按压，予肾上腺素（1∶10 000）1 ml 气管插管给药。新生儿心率恢复到 120 次/分，无自主呼吸，血氧饱和度 70％，刺激无反应，四肢松弛，毛细血管反流征大于 3 秒。予持续经气管插管复苏囊正压通气。2 时 42 分，新生儿心跳停止，血氧饱和度测不出，遵医嘱予肾上腺素（1∶10 000）0.5 ml 静推，胸外心脏按压，但一直未能恢复自主心率，经皮血氧饱和度一直测不出，每隔 5 分钟予肾上腺素（1∶10 000）0.5 ml 静推，共 6 次，持续心肺复苏，但呼吸心跳未能恢复，瞳孔散大固定。3 时 17 分，心电图检查呈一直线。持续心肺复苏。3 时 30 分宣布抢救无效，临床死亡。死亡诊断：呼吸循环衰竭，发绀查因（先天性疾病？）颅内出血？新生儿肺炎？新生儿败血症？心肌炎？

2）处理过程

张某认为 A 医院侵犯了张某孩子的生命权。

张某诉讼理由：张某认为 A 医院医务人员在实施医疗行为的过程中未尽应有的注意义务，致使作出错误的病情判断，进而实施了错误的治疗方案，导致本可采取常规急救措施就能挽救的孩子错过了最佳救治时期。造成张某孩子死亡，应承担赔偿责任。

3）事件结果

A 医院承担 60％的民事赔偿责任。

2. 法院判决原文

1）A 医院赔偿张某医疗费 655.58 元；

2）A 医院赔偿张某住院伙食补助费 60 元；

3）A 医院赔偿张某孩子丧葬费 18 072 元；

4）A 医院赔偿张某孩子死亡赔偿金 339 888 元；

5）A 医院赔偿张某孩子死因鉴定费 6 600 元；

6）A 医院赔偿张某精神损害抚慰金 30 000 元；

7）驳回张某的其他诉讼请求。

8）诉讼费 10 365 元（张某已预交），分别由张某负担 4 146 元，A 医院负担 6 219 元。鉴定费 6 000 元（张某已预交），分别由张某负担 2 400 元，A 医院负担 3 600 元。鉴定人出庭费用 3 200 元（A 医院已预交），分别由张某负担 1 280 元，A 医院负担 1 920 元。

本案现已审理终结，案号为（2016）桂 0103 民初 313 号，中国裁判文书网公布于 2021 年 12 月 7 日。

3. 案件分析

司法鉴定意见：

（1）张某孩子的死因鉴定内容

① 根据法医学尸体解剖检验和病理学检验所见，张某孩子胃内检见少量淡黄色液体，气管、支气管内有较多淡黄色液体，右支气管偏多，基本填满分叉口，性状与胃内容物相似，肺泡广泛扩张，细支气管张力性扩张，部分肺泡内见粉红色絮状液、棕黄色胎粪、角化上皮或少量蓝色不规则片状、梁状物伴一些中性粒细胞浸润，少数肺泡内及局部间质出血。符合呼吸道异物、吸入性肺炎、肺气肿改变等病理改变，但羊水成分较少，且病历资料显示出生时阿氏评分 10 分，排除吸入羊水导致窒息死亡。另检查见

尸斑浓厚，口唇、手足皮肤、指甲床发绀，多器官急性淤血等急性循环、呼吸衰竭的病理改变。

② 张某孩子全身未检见暴力性损伤、出血、骨折，颈部未检见扼、勒痕，舌骨、甲状软骨未检见骨折，各组织器官未检见明显先天性病变，可排除张某孩子因机械性损伤、压迫性窒息、先天性病变致死。

③ 鉴定意见：张某孩子符合胃内容物反流至呼吸道导致窒息死亡。

（2）医疗损害鉴定意见

① 8 月 15 日约 0 时 10 分患儿第一次呛奶窒息后，A 医院予拍背、吸氧等处理，患儿面色及四肢转红润，予动态监测心率、呼吸等处理，A 医院处置符合临床规范，但 A 医院应告知家属将患儿侧卧，防继续呕吐误吸，病历中未见相关告知事项记载，A 医院未尽到充分告知义务存在过错；

② 1 时 30 分张某家属诉患儿再次出现面部及四肢青紫，A 医院予拍背及低流量吸氧，1 时 35 分儿科医生到达查看患儿后建议转儿科治疗（但未转入儿科），此时 A 医院应将患儿立即转儿科，予以置胃管防止继续呕吐误吸并及时做好插管抢救准备，A 医院此时未及时将患儿转入儿科处置存在过错；

③ 2 时 0 分患儿再次出现面色发绀，肌张力减弱，A 医院予清理呼吸道，复苏囊正压给氧，考虑患儿第三次出现面色发绀窒息表现，尸检见患儿气管、支气管大量异物，在未清理气管异物情况下予以正压给氧将加重患儿缺氧，A 医院应立即气管插管先清理气管分泌物（或异物），再予以吸氧等处理来抢救患儿，而 A 医院直至患儿呼吸停止后（2 时 15 分）才行气管插管（亦未见插管后行气管异物清理措施），延误了最佳抢救时机，A 医院未及时进行气管插管抢救存在过错。

综上所述，A 医院在对张某孩子的诊疗过程中未及时将患儿转入儿科、未及时行气管插管抢救和未尽到充分告知义务等过错，上述过错与张某孩子的死亡存在因果关系，建议 A 医院过错参与度为主要原因力。

最终因果鉴定意见：A 医院在对张某孩子的诊疗过程中存在过错，过错与张某孩子死亡存在因果关系，建议 A 医院过错参与度为主要原因力。

### 4. 知识链接

**新生儿呛奶预防和急救**

婴儿死亡率是全球健康观测所反映健康管理水平的重要指标之一。2020 年全球婴儿死亡率为 2.74%，中国婴儿死亡率为 0.55%，其中男婴 0.578%，女婴 0.514%，同年美国为 0.54%，英国为 0.36%。婴儿猝死综合征（sudden infant death syndrome，SIDS）也称摇篮死亡，是婴儿 2 周～1 岁最常见的死亡原因，占该年龄组死亡率的 30%～55%，各国的发病率相差甚远，在美国活产婴儿中的发病率为 0.15%。在我国，为应对老龄化趋势，调整人口结构，国家出台"二孩政策""三胎政策"鼓励生育；卫健委《母婴安全行动提升计划（2021—2025）》的行动目标之一是到 2025 年，全国婴儿死亡率下降到 0.52%。

婴儿照顾者需要掌握一定的预防知识、照顾指导和急救措施，以及相关健康知识培训和护理预防实践，减少 SIDS 危险性，尤为必要。如发生异物窒息，立即采用海姆立克急救法；如果呛奶，应如何预防以及正确喂奶方式等。婴儿消化道生理结构特殊易发生呛奶，加上神经系统发育不完善，咳嗽等反射很弱，不能把呛入气道的奶汁咯出，导致气道机械性阻塞发生窒息缺氧，严重时导致婴儿猝死。争分夺秒的抢救是呛奶猝死儿心肺复苏的关键，且猝死急救的最佳时间一般为 4～6 分钟。因此每一项急救措施都要体现出急救的时效性，争取脑复苏的时间，这对临床医护人员专业知识和技能提出了一定的要求。

目前，我国多采用 Apgar 评分系统诊断新生儿窒息及其程度。但 Apgar 评分系统易受多种因素的影响，不应作为评估低氧或产时窒息以及神经系统预后的唯一指标。美国儿科学会（AAP）和妇产科学会（ACOG）于 1996 年共同制定了新生儿窒息诊断标准：① 严重代谢性或汽后再混合性酸中毒，pH<7；② Apgar 评分≤3 分，并且持续时间>5 分钟；③ 新生儿早期有脑病表现；④ 出生早期有多器官功能损害的表现。

复苏需要分秒必争，医护配合，遵循 ABCDE 复苏方案。A（airway）：清理呼吸道；B（breathing）：建立呼吸；C（circulation）：维持正常循环；D（drugs）：药物治疗；E（evaluation）：评估。其中前三步最为重要，是根本，B 是关键，评估贯穿于整个复苏过程中。窒息复苏评估的三大指标是呼吸、心率和血氧饱和度，复苏过程遵循评估—决策—措施的程序，如此循环往复，直至完成复苏。应严格按照 A→B→C→D 步骤进行复苏，其步骤不能颠倒。

## 案例 33　医方尸检事宜告知义务

这是发生在广东省的一起真实的由医疗损害责任纠纷引起的案例。

**1. 案件回顾**

1）事情经过

2016 年 9 月 5 日，张某以"排尿不畅 2 年，尿频尿急尿痛半月余"为主诉，入住 A 医院，完善术前检查后，2016 年 9 月 7 日 9 时 25 分至 2018 年 9 月 7 日 10 时 35 分，张某接受了手术治疗，手术方式为前列腺（电）切除术，经尿道（TURP）＋膀胱取石术，经膀胱镜。手术过程顺利，术后患者病情稳定。术后第一天，张某神清，精神可，少许口干无口苦，少许腹胀，手术当日体温最高 39.0℃，术后第一天晨体温 37.2℃，无胸闷心悸，纳眠可，留置管，已排气，未解大便。术后第二天 2016 年 9 月 9 日 10 时 29 分主任查房指示，术后病情稳定，尿管引流色清，术后已排气，未解大便，嘱张某勿用力大便，可予开塞露塞肛诱导；继续加强对张某尿液颜色及生命体征的监测。注意复查血常规、生化、尿常规。9 月 9 日 12 时 47 分，护士发药时发现张某在卫生间意识丧失，呼之不应，口唇发绀，大动脉搏动消失，查体未及心音，无自主呼吸，考虑心源性猝死，医生立即与护士进行抢救，请麻醉科及 ICU 会诊协助，持续抢救至 14 点 24 分，张某仍未恢复自主心跳和呼吸，意识丧失，床边心电图为一直线，宣布临床死亡。张某死亡后，家属拒绝进行死因鉴定。

2）处理过程

张某家属于 2016 年 11 月 2 日申请复印病历资料，复印内容为入院记录、手术记录、检查报告、病理报告。2016 年 11 月 3 日再次申请复印病历资料，复印内容为入院记录、死亡记录和手术记录。

张某家属认为医院医疗文书有造假嫌疑，《麻醉知情同意书》上有仿张某签名的嫌疑。A 医院对张某的医疗行为存在过错行为，且医疗及护理过错导致患者死亡。张某家属认为 A 医院有两位医生的职业类别均为中医，执业范围均为中医专业，不具备施行外科手术资格，应承担赔偿责任。

本案审查过程中，双方均明确表示不申请医疗损害鉴定。

二审时，A 医院补充提交相关医师执业证书，张某家属确认证书真实性，但对合法性和关联性不予确认。

3）事件结果

张某家属举证不能，A 医院不承担赔偿责任。

**2. 法院判决原文**

（1）一审判决：驳回张某家属的诉讼请求。本案受理费 2 008 元，由张某家属负担。

（2）二审判决：驳回上诉，维持原判。本案案件受理费 2 008 元，由张某家属负担。

本案现已审理终结，案号为（2019）粤 01 民终 3101 号，中国裁判文书网公布于 2020 年 3 月 27 日。

**3. 案件分析**

1）关于手术资质问题回复

按照《医疗机构手术分级管理办法》的规定，根据风险性和难易程度不同，手术共分为四级。医疗机构根据其医院等级，开展与其级别和诊疗科目相适应的手术。而医师的手术权限则由医疗机构根据手术级别、专业特点、医师实际被聘任的专业技术岗位和手术技能，由本机构专家组进行审核。医疗机构应当对医师的技术能力进行定期评估，适时调整医师的手术权限，并纳入医师技术档案管理。即，医疗机构有权根据一定的标准确定医师的手术权限。本案中，张某家属对 A 医院施行三级手术的资质并未提出异议，仅认为本医案的两位医师无行三级手术的资格。对此，A 医院明确答复已授予两位医师三级手术的资格。关于两位医师的执业范围问题，国家中医药管理局办公室在《关于中医医师开展计划生育手术有关问题的复函》中明确答复，根据中医医疗服务的特点和实际情况，《关于医师执业注册中执业范围的暂行规定》中所指"中医专业"包括中医内科、外科、妇产科、儿科等多个中医临床专业。因此，张某家属称本案中的两位医师不具备施行外科手术资格，缺乏依据。

2）关于病历问题的回复

张某家属称《麻醉知情同意书》上张某的签名并非患者本人签名，但又明确表示不申请鉴定，根据民事诉讼的举证规则，对张某家属的主张不予采信。张某家属主张 A 医院还存在其他伪造或篡改病历的行为，但均不能提供充足的证据，张某家属据此推定 A 医院存在过错，缺乏事实和法律依据，不予支持。A 医院提供的病历也有完整的术前讨论记录和术前小结，记录了术前讨论过程，并不存在张某家属主张的没有进行术前准备。

3）关于说明义务问题的回复

《最高人民法院关于审理医疗损害责任纠纷案件适用法律若干问题的解释》第五条规定："实施手术、特殊检查、特殊治疗的，医疗机构应当承担说明义务并取得患者或者患者近亲属书面同意，但属于《侵权责任法》第五十六条规定，对应《民法典》第一千二百二十条，因抢救生命垂危的患者等紧急情况，不能取得患者或者其近亲属意见的，经医疗机构负责人或者授权的负责人批准，可以立即实施相应的医疗措施情形的除外。医疗机构提交患者或者患者近亲属书面同意证据的，人民法院可以认定医疗机构尽到说明义务，但患者有相反证据足以反驳的除外。"本案中，患者和患者家属签署了书面的《手术知情同意书》和《麻醉知情同意书》，同意书中载明了术前诊断、拟行手术名称和麻醉方式、手术目的以及术中、术后可能出现的各种情况，张某家属没有相反证据足以反驳，应视为 A 医院履行了此次手术的说明义务。

4）法院对 A 医院医疗诊疗过错的责任认定

结合病历和双方陈述，2016 年 9 月 5 日，张某签署了书面的《入院告知书》，在该告知书中，A 医院告知张某可以聘请专业的陪护人员；老年行动不便、病情不许可患者须事先告知医护人员，经许可后并在家属能确保安全的看护下进行如厕、洗澡或下床功能锻炼。张某家属根据 A 医院的指引，聘请了专业的护工人员。长期医嘱单显示，A 医院在 2016 年 9 月 5 日 15：37 开具二级护理医嘱，术后 9 月 7 日 11：17 医嘱将护理等级变更为一级护理，9 月 8 日 10：32 医嘱再次变更张某护理等级为二级。A 医院评估张某手术后病情的恢复情况和生活自理能力情况后，适时调整护理等级，现有证据不足以证明 A 医院对此有过错。2016 年 9 月 9 日的护理记录显示，上午 8：00，张某意识清醒，留置尿管固定妥当，嘱张某下床时注意防跌倒。9：46：张某诉大便难解，指导其腹部按摩，多饮水，促进大便排出。11：00：予艾灸气海关元穴，至 12：47 护士查房发现张某不在床，A 医院的护理行为符合二级护理的要求。

5）法院对 A 医院赔偿责任的认定

责任认定的关键在尸体解剖与医疗损害过错鉴定的关系。张某家属在庭审中确认 A 医院告知了患者家属尸体解剖的权利，患者家属出于各种考虑，自行决定不申请尸体解剖，这与《尸体解剖知情同意书》载明的家属拒绝进行尸体解剖相一致。由于没有进行病理鉴定，故无法知道患者的确切死因。张某家属指出 A 医院在用药、检查数据的分析处理等方面存在过错，对此 A 医院已作了充分的回应，且因没有进行尸体解剖和医疗损害鉴定，现有证据并不能查明张某家属主张的过错与张某死亡之间存在因果关系，故其以此作为要求 A 医院承担赔偿责任的依据之一，理由并不充分。

4. 知识链接

1）患者死亡尸检的最佳时间

（1）根据《医疗事故处理条例》第十八条，患者死亡，医患双方当事人不能确定死因或者对死因有异议的，应当在患者死亡后 48 小时内进行尸检，具备尸体冻存条件的，可以延长至 7 日。

（2）尸检应当经死者近亲家属同意并签字。医疗事故争议双方当事人可以请法医病理学人员参加尸检，也可以委派代表观察尸检过程。

（3）拒绝或拖延尸检，超过规定时间，影响对死因判定的，由拒绝或者拖延的一方承担责任和不利后果。

2）抢救危重病人后多久据实补齐病历文书记录

根据《医疗纠纷预防和处理条例》第十五条，医疗机构及其医务人员应当按照国务院卫生主管部门的规定，填写并妥善保管病历资料，因紧急抢救未能及时填写病历的，医务人员当在抢救结束后 6 小时内据实补记，并加以注明，任何单位和个人不得篡改、伪造、隐匿、毁灭或者抢夺病历资料。

## 案例 34 医方胎盘处置告知义务

这是发生在广东省广州市的一起真实的由一般人格纠纷引起的案例。

1. 案件回顾

1）事情经过

2018 年 1 月 18 日，张某因"停经 38＋4 周，阴道流液伴阴道血性分泌物 2 小时"收入 A 医院住院待产。入院后因"胎膜早破"行静滴缩宫素引产，因"引产失败"于 2018 年 1 月 20 日行子宫下段剖宫产，娩出一足月男性婴儿。同年 1 月 24 日，张某办理了出院手续。A 医院出具的《出院小结》记载的出院诊断为：（1）胎膜早破；（2）脐带绕颈：绕颈 1 周；（3）急性绒毛膜炎；（4）孕 1 产 1，妊娠 38＋6 周。出院情况为术后胎盘病理：（1）妊娠晚期胎盘伴灶状钙化；（2）急性绒毛膜炎，1 期；（3）脐带未见明显异常。其中，A 医院于 2018 年 1 月 24 日出具的《病理检查报告单》中记载的检查日期为 1 月 22 日，送检的（胎盘）灰蓝灰红色带脐带胎盘一个，大小约 19 cm×16 cm×1.8 cm，脐带距一侧边缘约 3 cm，脐带长 42 cm，直径 1 cm，胎膜完整，胎盘母体面可见一灰白结节，结节大小约 3 cm×2.5 cm×1.2 cm，取六盒；光镜所见"送检胎盘绒毛分支多而细小，绒毛内血管丰富，表面滋养细胞分布正常，局部见梗死，可见灶状钙化改变；脐带无异常；胎膜各层结构清楚，见灶性中性粒细胞浸润"；病理诊断及建议为"（1）妊娠晚期胎盘伴局部梗死及灶状钙化；（2）急性绒毛膜炎，1 期；（3）脐带未见明显异常"。

2）处理过程

由于张某、A 医院就胎盘的处理发生争议，张某要求 A 医院返还胎盘未果。2018 年 1 月 31 日，张某通过网上信访要求卫生行政部门就 A 医院拒绝归还胎盘的情况予以查处。对于张某的信访，当地信访局于同日转交给卫生计生委处理。2018 年 2 月 27 日，当地卫生计生委答复已将张某来信材料于 1 月 31 日转交 A 医院调查核实，由 A 医院直接答复。

3）事件结果

A 医院赔偿张某精神损害抚慰金 5 000 元。

2. 法院判决原文

1）A 医院赔偿张某精神损害抚慰金 5 000 元。

2）本案受理费 400 元，由 A 医院承担。

本案现已审理终结，案号为（2018）粤 0111 民初 4807 号，中国裁判文书网公布于 2018 年 12 月

28 日。

3. 案件分析

1）对于本案争议的胎盘处理

《卫生部关于产妇分娩后胎盘处理问题的批复》（卫政法〔2005〕123 号）规定"产妇分娩后胎盘应当归产妇所有。产妇放弃或者捐献胎盘的，可以由医疗机构进行处置如果胎盘可能造成传染病传播的，医疗机构应当及时告知产妇，按照《传染病防治法》《医疗废物管理条例》的有关规定进行消毒处理，并按照医疗废物进行处置"。

本案中，张某在 A 医院待产分娩，在未经张某同意的情况下处置胎盘，目的虽然在于根据张某的病情诊断进行胎盘病理检查，但作为医疗机构对此并未向其尽到充分的告知义务以及未获得有效处置权。同时，根据 A 医院出具的病理检查报告单记载的"送检胎盘取 6 盒"，病理诊断为："（1）妊娠晚期胎盘伴局部梗死及灶状钙化；（2）急性绒毛膜炎，1 期；（3）脐带未见明显异常"。A 医院将病理检查后的胎盘按照感染性医疗废物收集处理亦不符合《医疗废物管理条例》第十六条的相关规定。因此，A 医院的行为虽然违反了《侵权责任法》第五十五条即《民法典》第一千二百一十九条规定的义务，但其行为并未造成张某人身损害。基于本案人格权法律关系的适用，考虑到张某主张的埋葬胎盘的风俗习惯，A 医院的行为给张某造成一定的精神损害，张某主张精神损害赔偿 45 000 元数额过高，法院对此酌定 5 000元。对于张某要求 A 医院出具书面道歉信的诉讼请求，由于 A 医院的行为并无给张某造成人身损害，行为目的在于病情诊断查明，且法院已支持张某主张的精神损害赔偿，故法院对张某该项诉讼请求不予支持。至于张某要求 A 医院出具销毁凭证的诉讼请求，由于 A 医院已就胎盘在病理检查后按医疗废物处理，故法院对张某该项诉讼请求亦不予支持。

2）关于张某要求精神损失赔偿争议

张某老家对胎盘的处理尤其注重，一直按照农村古俗处理。按照张某老家当地习俗，产妇无论在何处分娩后都要把胎盘带回家，若为男孩则将其埋在自家堂屋梁头下面的土中，以希望新生儿一生体健平安，成为撑家的顶梁柱；若为女儿则将其埋在自家窗前土内，寓意其在窗前织绣，体健平安。A 医院在无任何法律依据情况下长期非法占有张某所属胎盘，且在张某多次要求归还情况下拒绝归还胎盘，导致张某一直无法将其带回老家处理。A 医院的违法行为不仅给张某及家人造成了精神压力，也导致了张某及家人在老家因为此事饱受议论，给张某的名誉造成了很大影响，A 医院侵犯其权利，故索赔精神损失费 45 000 元。

A 医院辩称，张某的诉讼请求不应得到司法和审判的支持。张某主张的书面道歉，但 A 医院的医疗行为并没有给张某造成任何人身损害，或者说 A 医院的医疗行为造成了第三方对张某的社会评价有降低，所以 A 医院的医疗行为不构成书面道歉的理由。张某主张的精神损失费在法律上也不成立。按照医疗损害的精神损害赔偿前提是对患者或者患者的近亲属造成了生命健康等权利的损害，这是精神损害的前提条件，但张某在本案中并没有证据证明其受到相应的损害。张某主张的所谓风俗习惯不能成立，按照我国民事法律的基本原则，法律支持的公序良俗，这里的良俗指的是良好、美好的风俗习惯。A 医院在本案中主张的理由明显不是该范畴，甚至可以认为是封建迷信的说法。张某主张依据的卫生部〔2005〕123号文，A 医院认为该文在本案中是不能适用的。正常情况下，胎盘可分三种情况：

（1）是正常的；

（2）是病理性胎盘，本案中的胎盘是有炎症的胎盘，并得到证实；

（3）是带有传染性的。

就本案应该适用的是国务院第 380 号医疗废物管理条例，该条例第二条已经明确指出本案中的胎盘应当属于医疗废物，应该按照医疗废物处理。

综上，A医院认为应驳回张某的全部诉讼请求。

但法院对此酌定A医院赔偿张某5 000元精神损失费。

4. 知识链接

## 医疗废物的处理

指对医疗卫生机构在医疗、预防、保健以及其他相关活动中产生的具有直接或者间接感染性、毒性以及其他危害性的废物进行安全管理的过程。以下将从几个方面进行深入分析：

（1）法律法规

①《医疗废物管理条例》：是医疗废物处理的基本法规，规定了医疗废物的定义、分类、收集、运送、贮存和处置的基本原则和要求。

②《医疗卫生机构医疗废物管理办法》：进一步明确了医疗卫生机构在医疗废物管理中的职责，包括建立管理责任制、制定规章制度和应急方案等。

（2）分类收集

① 根据特性和处置方式分类：医疗废物应根据其特性和处置方式进行分类收集，以便于科学处置。

② 使用专用包装物和容器：医疗废物应分置于防渗漏、防锐器穿透的专用包装物或者密闭的容器内，并有明显的警示标识和说明。

（3）运送贮存

① 内部运送：医疗卫生机构应使用防渗漏、防遗撒的专用运送工具，按照确定的时间、路线将医疗废物收集、运送至暂时贮存地点。

② 暂时贮存设施：医疗卫生机构应建立医疗废物的暂时贮存设施、设备，不得露天存放医疗废物；医疗废物暂时贮存的时间不得超过2天。

（4）处置方式

① 集中无害化处置：国家推行医疗废物集中无害化处置，鼓励有关医疗废物安全处置技术的研究与开发。

② 自行就地处置：不具备集中处置医疗废物条件的农村，医疗卫生机构应按照县级人民政府卫生行政主管部门、环境保护行政主管部门的要求，自行就地处置其产生的医疗废物。

（5）监督管理

① 卫生行政主管部门：县级以上各级人民政府卫生行政主管部门，对医疗废物收集、运送、贮存、处置活动中的疾病防治工作实施统一监督管理。

② 环境保护行政主管部门：环境保护行政主管部门，对医疗废物收集、运送、贮存、处置活动中的环境污染防治工作实施统一监督管理。

（6）应急处理

① 紧急处理措施：发生医疗废物流失、泄漏、扩散时，医疗卫生机构和医疗废物集中处置单位应当采取减少危害的紧急处理措施，并对致病人员提供医疗救护和现场救援。

② 报告制度：医疗卫生机构应当在规定时间内向所在地的县级人民政府卫生行政主管部门、环境保护行政主管部门报告发生的医疗废物流失、泄漏、扩散和意外事故。

（7）培训防护

① 工作人员培训：医疗卫生机构和医疗废物集中处置单位，应当对从事医疗废物收集、运送、贮存、处置等工作的人员和管理人员，进行相关法律和专业技术、安全防护以及紧急处理等知识的培训。

② 职业卫生防护：医疗卫生机构和医疗废物集中处置单位，应当采取有效的职业卫生防护措施，为相关人员配备必要的防护用品，定期进行健康检查。

综上所述，医疗废物的处理是一个涉及多个环节的复杂过程，需要医疗卫生机构严格遵守相关法律法规和标准，建立健全的管理制度，确保医疗废物得到安全、有效的处理，以防止疾病传播和环境污染，保护人体健康和环境安全。同时，政府相关部门应加强对医疗废物处理的监督管理，确保各项规定得到有效执行。

## 案例 35  医方静滴催产素风险告知义务

这是发生在广东省遂溪县的一起真实的由医疗损害责任纠纷引起的案例。

1. 案件回顾

1）事情经过

张某于 2018 年 3 月 1 日到 A 医院住院等待分娩，至 2018 年 3 月 7 日出院，住院 6 天。张某住院期间，A 医院病历记载产前检查诊断为：胎儿窘迫；因考虑胎儿窘迫，多次建议剖宫产，张某及家属签名不同意并要求静滴催产素生产；A 医院详细告知静滴催产素风险，张某及家属表示理解、清楚；2018 年 3 月 3 日 16：30 分静滴催产素，宫缩渐加强，于 20：30 分人工破膜；考虑胎儿窘迫，再次建议剖宫产手术结束分娩，张某及家属还是不同意，强烈要求阴道分娩；张某于 2018 年 3 月 3 日 23：20 时会阴侧切娩出一活男婴；胎儿娩出后重度窒息，复苏后转上级医院。

出院病历记录：孕 1 产 1 宫内妊娠 39＋3 周 LOA 胎活产、胎膜早破、继发宫缩乏力、潜伏期延长、胎儿窘迫、羊水过少、宫颈撕裂、足月新生儿、新生儿重度窒息。患儿出院后曾到多家医院诊治，诊断为：（1）缺氧性脑损害；（2）缺氧缺血性脑病后遗症；（3）精神运动发育迟缓。后再转多家医院治疗。张某共产生了医疗费 77 067.39 元（75 759.49 元＋533.08 元＋774.82 元）。张某家属认为 A 医院在诊疗过程中存在过错，多次向 A 医院主张赔偿未果后诉至一审法院。

2）处理过程

法院委托司法鉴定中心对 A 医院的医疗行为是否存在过错，与损害结果是否存在因果关系及原因力大小，张某的伤残程度，护理期和护理依赖，后续治疗进行司法鉴定。

司法鉴定意见：

（1）A 医院的诊疗行为存在过错，相关医疗过错与张某孩子的损害结果之间存在因果关系，A 医院过错为张某孩子的损害结果的次要因素较为适宜合理，建议其过错参与度为 21％～40％；

（2）评定张某孩子非肢体瘫运动障碍（重度）构成二级伤残；

（3）未发现张某孩子存在必然发生的部分治疗项目和措施费用。如果有发生，建议以实际发生为准；

（4）评定张某孩子的护理期为出生之日起至 2021 年 12 月 17 日止；

（5）评定张某孩子需要完全护理依赖。张某支付鉴定费 20 522 元。

鉴定意见作出后，鉴定人员出庭接受了质询。

本案上诉期间 A 医院对《鉴定意见书》提出异议后，当地中级人民法院致函司法鉴定中心，对鉴定意见书中分析 A 医院过错的"告知义务"的依据或者规范性文件是什么？是否有国家标准或行业标准？达到何种程度才能认为充分履行了告知义务？过错的成立的因果关系以及过错的参与度等问题进行核实，鉴定机构以补充鉴定意见的方式回复了法院，认为鉴定意见程序合法、鉴定结论依据充分，并无不妥，如有异议，可向更高资质鉴定机构申请重新鉴定。

本案在审理过程中，A 医院提出重新鉴定申请，张某补充鉴定申请，法院依法委托另一司法鉴定中心进行鉴定，后 A 医院撤回鉴定申请，张某撤回补充鉴定申请。2023 年 3 月 2 日终止鉴定，并通知双方。

3）事件结果

A 医院承担 35％的赔偿责任。

2. 法院判决原文

1）A 医院向张某支付赔偿款 489 376.05 元。

2）驳回张某的其他诉讼请求。

3）案件受理费 9 392.86 元，由张某承担 1 174.86 元，由 A 医院承担 8 218 元；鉴定费 20 522 元，由张某承担 2 572 元，A 医院承担 17 950 元。

本案现已审理终结，案号为（2022）粤 0823 民初 4021 号，中国裁判文书网公布于 2023 年 7 月 28 日。

3. 案件分析

（1）责任认定

根据病历记载，A 医院的医务人员在诊疗过程中向张某说明病情、医疗措施以及在特殊检查和特殊治疗等情况时，未能向张某充分说明医疗风险、替代医疗方案等情况并取得其书面同意，未尽到应尽的义务，存在过错。

A 医院因其医疗行为存在过错导致新生儿张某孩子在分娩手术中受到损害，对 A 医院的医疗过错参与度，法院综合分析诊疗过程的各种因素，参照鉴定意见作出的过错参与度 21％～40％之间酌定为 35％公平合理，故 A 医院应承担 35％的赔偿责任。

（2）赔偿金额认定

① 医疗费，根据司法解释规定，张某主张医疗费损失为 43 686.4 元；

② 护理费 386 250 元；

③ 营养费 4 500 元；

⑤ 交通费 1 110 元；

⑥ 残疾赔偿金 904 626 元；

⑦ 精神抚慰金 63 000 元。

上述各项损失共计 1 396 366.88 元。

张某孩子自 2022 年 9 月 23 日至 29 日在另一医院住院治疗 6 天，诊断为缺血、缺氧性脑病后遗症、痉挛性脑瘫住院治疗，是张某孩子的合法合理后续治疗，所产生的合理费用，应当予以支持，医疗费 1 070.4 元有发票佐证，法院予以支持；张某主张伙食费元 600 元，交通费 180 元，法院予以支持。以上三项合计 1 850.4 元。

A 医院应承担 35％的赔偿责任，即 489 376.05 元。鉴定费 20 522 元，张某提供了发票佐证，法院予以确认。医疗损害责任纠纷的归责是过错责任原则，归责方式为过错推定，A 医院应当承担经鉴定后其应当承担责任部分的鉴定费用。

4. 知识链接

1）《民法典》中时间效力的解释

《最高人民法院关于适用〈中华人民共和国民法典〉时间效力的若干规定》

第一条　民法典施行后的法律事实引起的民事纠纷案件，适用民法典的规定。

民法典施行前的法律事实引起的民事纠纷案件，适用当时的法律、司法解释的规定，但是法律、司法解释另有规定的除外。

民法典施行前的法律事实持续至民法典施行后，该法律事实引起的民事纠纷案件，适用民法典的规定，但是法律、司法解释另有规定的除外。

2）人身损害赔偿的司法解释

《最高人民法院关于审理人身损害赔偿案件适用法律若干问题的解释》

第十七条　受害人遭受人身损害，因就医治疗支出的各项费用以及因误工减少的收入，包括医疗费、误工费、护理费、交通费、住宿费、住院伙食补助费、必要的营养费，赔偿义务人应当予以赔偿。

受害人因伤致残的，其因增加生活上需要所支出的必要费用以及因丧失劳动能力导致的收入损失，包括残疾赔偿金、残疾辅助器具费、被扶养人生活费，以及因康复护理、继续治疗实际发生的必要的康复费、护理费、后续治疗费，赔偿义务人也应当予以赔偿。

受害人死亡的，赔偿义务人除应当根据抢救治疗情况赔偿本条第一款规定的相关费用外，还应当赔偿丧葬费、被扶养人生活费、死亡补偿费以及受害人亲属办理丧葬事宜支出的交通费、住宿费和误工损失等其他合理费用。

3）民事诉讼法举证的适用

《最高人民法院关于适用〈中华人民共和国民事诉讼法〉的解释》

（1）第九十条　当事人对自己提出的诉讼请求所依据的事实或者反驳对方诉讼请求所依据的事实，应当提供证据加以证明，但法律另有规定的除外。

在作出判决前，当事人未能提供证据或者证据不足以证明其事实主张的，由负有举证证明责任的当事人承担不利的后果。

（2）第九十一条　人民法院应当依照下列原则确定举证证明责任的承担，但法律另有规定的除外：

① 主张法律关系存在的当事人，应当对产生该法律关系的基本事实承担举证证明责任；

② 主张法律关系变更、消灭或者权利受到妨害的当事人，应当对该法律关系变更、消灭或者权利受到妨害的基本事实承担举证证明责任。

（3）第九十二条　一方当事人在法庭审理中，或者在起诉状、答辩状、代理词等书面材料中，对于己不利的事实明确表示承认的，另一方当事人无需举证证明。对于涉及身份关系、国家利益、社会公共利益等应当由人民法院依职权调查的事实，不适用前款自认的规定。自认的事实与查明的事实不符的，人民法院不予确认。

## 案例36　医方对重症患者下床风险告知及预防措施不当

这是发生在江苏省徐州市的一起真实的由医疗损害责任纠纷引起的案例。

1. 案件回顾

1）事情经过

2017年10月26日，张某因"突发胸闷不适12小时"至被告A医院CCU住院治疗。入院诊断为：（1）急性心肌梗死（下壁）（killipⅠ级）；（2）高血压Ⅲ级（极高危）；（3）陈旧性脑梗。2017年10月28日23时27分许，张某死亡。死亡诊断为：（1）急性心肌梗死（下壁）（killipⅠ级）；（2）高血压Ⅲ级（极高危）；（3）陈旧性脑梗；（4）室性心动过速；（5）心源性休克。

张某家属认为A医院严重失职，导致张某病情加重，经抢救无效死亡，故提起上诉。

2）处理过程

司法鉴定意见：根据送鉴病历资料，临床考虑张某系恶性心律失常、心源性猝死可能性大，10月28日张某解大便系心源性猝死的诱因，如查证证实A医院存在违反护理常规的情形，则A医院过错与张某死亡之间存在一定的因果关系，为轻微原因。

案件审理中，调取视频，2017年10月28日晚，22：18：25时，医院护士巡视病床完毕。22：18：47时，另一护士在护士站发现张某病床有情况后，前去查看；22：18：57时左右，该护士至张某病床前，并于7秒后返回，并告知其他护士喊张某家属，同时该护士至护士站拿取手套并走向张某病床，此刻为

22：19：25 时。后该护士站在病床处至张某家属到来，张某家属至病床处时间为 22：20：09 时。22：20：29 时，另一名护士从护士站处前去协助。22：21：25 时，张某家属将张某排泄物拎离病床。通过张某家属提供的视频内容，医院主张护士发现患者下床大便后及时进行了劝阻，张某称"没事""不用管"，护士便通知了家属。并认为，心脏病的病人是不能情绪激动，在张某家属来到之前，护士在张某病床前一直对张某进行劝阻。

3）事件结果

A 医院承担 20% 的赔偿责任。

**2. 法院判决原文**

1）A 医院应于本判决发生法律效力之日起十日内赔偿张某家属各项损失合计 201198.4 元；

2）驳回张某家属的其他诉讼请求；

3）案件受理费 5 540 元，由 A 医院负担 1 108 元，张某家属负担 4 432 元；鉴定费 9 500 元，由 A 医院负担。

本案现已审理终结，案号为（2017）苏 0311 民初 7904 号，中国裁判文书网公布于 2020 年 2 月 28 日。

**3. 案件分析**

1）法院对 A 医院责任划分认定

（1）司法鉴定意见

① 诊疗行为评价

A 医院根据张某病史、临床表现（突发胸闷不适，位于心前区），及相关检查（B 医院冠脉造影、血生化及心电图检查），入院诊断"急性下壁心肌梗死"正确，入院后 A 医院给予特级护理、绝对卧床、心电监护、扩冠、抗凝、抗血小板、调脂、降压等治疗措施，符合诊疗常规。张某在入住 A 医院前曾在外院行冠脉造影术。根据诊疗常规及临床实践，外院冠脉造影术中未行支架植入，应视为血运重建失败。在外院血运重建失败的情况下，A 医院接诊患者后未行经皮冠状动脉介入干预（PCI）符合诊疗常规。根据张某在外院所查心电图系非 ST 段抬高性心肌梗死，非 ST 段抬高性心肌梗死在急诊冠脉造影介入治疗失败的情况下 A 医院未行补救性溶栓治疗亦符合诊疗常规规范，且张某来 A 医院就诊时发病达 12 小时已超过最佳溶栓时间。张某 10 月 28 日发生病情变化后 A 医院采取了胸外按压、扩容、电除颤、人工气囊辅助呼吸，并联系麻醉科紧急气管插管、药物应用等抢救，抢救措施未见违反诊疗常规规范。根据病历资料及鉴定听证会现场调查，张某系 10 月 28 日下床解大便后发生病情变化，出现憋喘、意识不清、呼之不应、躁动、四肢强直、面色发绀。急性心肌梗死病人需绝对卧床，张某入院后，A 医院给予特级护理，10 月 26 日 17：28 护理记录有："嘱卧床休息，指导床上大小便"的记载，但 10 月 28 日 23：46 和 23：50A 医院抢救和护理记录，仅记载"张某在 A 医院大便后突然出现憋喘……"对张某下床大便的原因、经过、A 医院对张某不符合医嘱的下床大便行为所采取的对应措施均无记载，在医患双方对张某下床解大便的具体情形陈述不一的情况下，无法评判 A 医院对张某下床大便这一事件是否存在护理等方面的过错。

② 因果关系

张某死亡后未行尸体解剖，其确切死因无法明确。根据现有资料，临床考虑张某系恶性心律失常、心源性猝死可能性大。根据外院冠脉造影，张某存在严重的三支病变（左冠病变严重），猝死是其自身严重病变的自然转归。由于用力解大便时可加重左心负荷，故考虑 10 月 28 日张某解大便是其心源性猝死的诱因。

现有病历资料中无对张某下床大便的原因、经过及 A 医院对张某不符合医嘱的下床大便行为所采取的对应措施的记载，医患双方对张某下床解大便的具体情形又陈述不一，无法评判 A 医院对张某下床大便这一事件是否存在护理等方面的过错，但如经查证证实 A 医院在这一事件上存在违反护理常规的情形，如发现张某下床解大便的行为后未予阻止等过错，则认为 A 医院的过错与张某死亡间存在一定的因果关系，为轻微原因，因张某系急性心肌梗死病人收住 CCU，需绝对卧床，任何可能加重心脏负荷的事件都可能诱发心源性猝死。

（2）法院对 A 医院是否存在违反护理常规的情形及责任认定

法院认为，张某以"急性心肌梗死（下壁）（killipⅠ级）、高血压Ⅲ级"等至 CCU 住院治疗，正是因为张某住在 CCU，属于特级护理，A 医院应当严格按照护理规范对张某进行护理和照看。虽现有视频不能准确清晰反映事发过程，但 A 医院医护人员发现张某下床之后，应当立即采取有效措施制止该行为，而不应仅进行口头劝阻，虽医护人员快速通知了家属，但从护士通知到家属到病床已时隔 1 分钟左右，该时间对于因特殊病情需要绝对卧床的张某影响甚大，A 医院不能以通知家属作为回避责任的事由，即医护人员的义务不应因张某家属在场与否而发生变化，本案，不论张某是否有家属及时到场或是否有家属在场，医护人员都应当在第一时间采取有效措施进行阻止。或许医护人员出于担心引起张某情绪变化而未采取行为措施，但对于张某来讲，其在床下的每一刻均存在病情恶化风险。

故，可以认定 A 医院医护人员在护理期间确存在一定的过失，A 医院对此应当承担相应的责任。

张某应当绝对卧床，通过护理记录等证据可以确定张某对此应当是明知的，而张某作为成年人、在精神状态并不存在问题的前提下，擅自下床大便从而引发病情恶化、导致死亡，也正是其未遵循医嘱擅自下床的行为开启了"危险源"，应当对于死亡后果承担大部分责任。考虑医护人员的护理过错程度、张某自身不当行为及死亡原因等因素，认定 A 医院对张某的损失承担 20％的赔偿责任。

2）关于张某家属损失认定

（1）医疗费为 0；

（2）死亡赔偿金 872 440 元；

（3）丧葬费 36 342 元；

（4）精神损害抚慰金，法院酌定 10 000 元；

（5）交通费，法院酌定 1 000 元；

（6）被扶养人生活费 46 210 元。

综上，A 医院应向张某家属支付 201 198.4 元。

4. 知识链接

医疗告知与说明义务来源于患者的知情同意权。目前，涉及医疗告知与说明义务的规定主要包括：

1）《医疗机构管理条例》第三十三条；

2）《医疗机构管理条例实施细则》第六十二条；

3）《中华人民共和国医师法》第二十六条；

4）《医疗事故处理条例》第十一条；

5）《病历书写基本规范》第十条；

6）《医疗纠纷预防和处理条例》第十三条；

7）《中华人民共和国基本医疗卫生与健康促进法》第三十二条。

### 案例 37　医方对呼吸机治疗告知不足且未合理实施排班

这是发生在浙江省的一起真实的由医疗损害责任纠纷引起的案例。

1. 案件回顾

1）事情经过

2013 年 12 月 3 日张某因"反复咳嗽咳痰伴气急 18 年，再发伴发热半天"入住 A 医院。张某既往有

"冠心病" 15 年，5 年前冠脉造影后诊断 "冠心病，心肌肌桥"，平素口服 "阿司匹林" "欣康" 等药物治疗。初步诊断：（1）慢性支气管炎急性加重；（2）冠状动脉粥样硬化性心脏病，心肌桥，心功能Ⅲ级；（3）前列腺术后；（4）腹股沟疝术后；（5）肝内胆管多发结石。入院后予抗炎、化痰平喘、抗血小板等对症支持治疗。12 月 8 日：张某咳嗽咳痰症状好转。查体：双肺呼吸音粗，可及散在干湿啰音较少，心律不齐，偶及早搏。查肿瘤指标偏高，因张某年龄较高，可抗感染治疗后复查，必要时可行 PET-CT 或纤维支气管镜检查。12 月 10 日 8 时 38 分抢救记录：7 时 40 分张某突然出现大咯血，为鲜红色血液，内有血块，量约 400 ml，立即予以翻身、吸痰，并加大氧流量，使用巴曲亭，仍有咯血，再次使用巴曲亭及垂体后叶激素，咯血较前有所好转。急行血常规、凝血功能、床边胸片等检查，调整加强抗感染治疗。目前张某氧饱和度 50% 左右，右肺呼吸音消失，考虑张某出血量较多，右肺出血可能性大，右肺不张，麻醉科行气管插管，转入 EICU。补充诊断：大咯血。

同日转入记录：张某入科后烦躁明显，仍有大咯血，颜色鲜红，量约 100 ml，予呼吸机控制通气，$FiO_2$ 70%，呼吸频率 15 次/分，心电监护示心率在 104～110 次/分之间，血压 153/76 mmHg，血氧饱和度在 87%～97% 之间。查体双下肺呼吸音减低。入科后保持左肺通气通畅，开放静脉通路，治疗上予丙泊酚镇静，垂体后叶激素＋酚磺乙胺止血，巴曲亭减少创面渗血，继续抗感染、化痰解痉及对症支持治疗。同日行颈内静脉穿刺，抽出暗红色血液。12 月 11 日，张某口插管机械通气，SIMV 模式，神志清，体温正常，今无明显咯血，气道内可见少许血性物。血常规：白细胞 $14.4×10^9$/L，中性粒细胞 83.1%，血红蛋白 100 g/L，超敏 C-反应蛋白 53 mg/L。血钾 2.65 mmol/L，予补达秀补钾，白蛋白扩容，垂体后叶激素止血，继续抗感染、化痰解痉及对症支持治疗。12 月 12 日 6 时 43 分病程记录：气道内仅有少许暗红色血性痰；同日 9 时 55 分病程记录：张某目前无活动性出血。复查胸片示：右肺多发炎症，对照前片有所吸收好转；主动脉型心脏改变。12 月 13 日 1 时 30 分记录：气道内吸出大量暗红色分泌物。同日 7 时 30 分交班记录记载：吸痰有血性痰液，同日 13 时 05 分病程记录：张某口插管机械通气，神志清，气道内仍见少许暗红色液体。考虑逐渐下调呼吸机参数，若可耐受，可予脱机拔管。同日 15 时 40 分记录：张某神志模糊，呼吸有反应，可动作示意偶可书写沟通，口插管控制呼吸，气道内湿化后吸出少量带血性痰液。同日 17 时 50 分记录：胃管回抽无潴留，气道内抽出大量血性痰；23 时 20 分记录：张某口插管处接呼吸机 PSV 模式辅助呼吸，无明显人机对抗，气道内吸出大量血性痰，心电监护下生命体征尚平稳。12 月 14 日 7 时 17 分病程记录：吸痰仍有血性痰液，但较前明显减少。同日 10 时 54 分：张某目前口插管接低浓度持续吸氧中，神志清，对答切题。血常规：白细胞 $16.1×10^9$/L，中性粒细胞 79.7%，血红蛋白 95 g/L，超敏 C-反应蛋白 67 mg/L。张某目前炎症指标高，考虑气道内少量出血与肺部炎症控制不佳有关，今更改抗生素使用。张某目前气道动力学及血流动力学指标符合脱机拔管指征，今日上午成功脱机后，张某呼吸平稳，心率血压平稳，血氧饱和度维持在 90% 以上。同日 12 时 15 分记录：张某气道内吸出大量血性痰，呛咳后增多，予及时吸引，汇报医生。同日 13 时 33 分抢救记录记载，抢救时间：2013 年 12 月 14 日 12 时 22 分；抢救过程：张某再次出现大咯血，气管插管内引出大量血性液体，心电监护示：心率 106 次/分，血压 183/122 mmHg，血氧饱和度 89%。予巴曲亭 20ml 静推，心率减慢至 35 次/分，血压测不出，予肾上腺素 1 mg 静推，面色发绀，心跳停止，大动脉搏动消失，持续胸外按压，并予肾上腺素 1 mg 静推，5% 碳酸氢钠 250 ml 静滴，多巴胺 200 mg 泵入，并通知家属，考虑出血堵塞气管插管，呼叫麻醉科予更换气管插管，拔管及插管过程顺利。重置气管插管后，气道内持续引出大量血性分泌物，持续胸外按压，自主心率未恢复，大动脉搏动未恢复，瞳孔散大，对光反射消失。张某家属提出自动出院，14 时 03 分 A 医院按自动出院处理。出院时张某即死亡。2016 年 6 月 13 日，张某家属诉至一审法院。

2）处理过程

一审法院酌情确定 A 医院承担 15％的赔偿责任。

张某家属不服一审判决，故提起上诉。

二审查明事实与一审判决认定事实一致，予以确认。

3）事件结果

维持一审判决，A 医院承担 15％的赔偿责任。

2．法院判决原文

1）一审法院判决

（1）A 医院应于判决生效之日起十日内向张某家属口头赔礼道歉，道歉内容经法院审查；同时 A 医院赔偿张某家属医疗费 150.7 元、死亡赔偿金 32 785.5 元、丧葬费 3 627.9 元、张某家属办理丧葬事宜的交通费及误工费 555 元、精神损害抚慰金 10 000 元；

（2）驳回张某家属的其他诉讼请求；

（3）预收案件受理费 4 693 元，应收取 2 881 元，由张某家属负担 2 421 元，A 医院负担 460 元，退回张某家属 1 812 元；鉴定人出庭费 1 100 元，由张某家属负担。

2）二审法院判决

（1）驳回上诉，维持原判。

（2）一审预收案件受理费 4 693 元，应收取 2 881 元，由张某家属负担 2 421 元，A 医院负担 460 元，退回张某家属 2 272 元。二审案件受理费 4 693 元，由张某家属负担。

本案现已审理终结，案号为（2016）浙 01 民终 6616 号，中国裁判文书网公布于 2017 年 6 月 27 日。

3．案件分析

1）法院对 A 医院赔偿责任认定

一审法院认为，医学是一门自然科学，治疗行为是否符合规定不能凭常人的主观判断来看待，必须借助于医学专家结合专业知识做出综合评判。

法院依据张某家属提出的争议焦点：

（1）A 医院缺乏针对张某病情的预防性应急措施和治疗预案；

（2）仅对大咯血进行止血的治疗，未查找病因，防范再次大咯血；

（3）A 医院未及时针对张某的不适采取措施，未及时发现张某窒息先兆等病情变化，导致丧失救治良机；

（4）A 医院未将张某病情及脱机风险告知张某家属，侵犯张某家属知情权。

2）当地医学会出具的鉴定意见

（1）A 医院在张某第一次大咯血病情稳定后，未及时查找出血原因（如肺部增强 CT、气管镜等），存在过错；

（2）在呼吸机脱机前虽有评估，脱机过程符合流程，但评估欠充分，且未将脱机后可能出现的风险及时告知张某家属，脱机后未能严密监测病情的变化，对大咯血的风险估计不足，存在过错；

（3）考虑张某死亡原因为咯血后窒息及心肺功能衰竭，主要与其高龄，病情危重，有多种慢性疾病、基础状态差有关，A 医院的过错与张某的死亡也有一定因果关系，承担轻微责任；

（4）鉴定人庭审中明确表示 A 医院医生对张某是否该做肺部 CT 增强及纤维支气管镜也打算待病情稳定后进行，而做肺部 CT 增强检查需打造影剂，对张某肾功能风险更大，故而纤维支气管镜检查则容易导致张某窒息；其从个人角度不建议做该两项检查；鉴定人认为脱机是个努力的过程，未拔除插管均不是完全脱机，护士在吸痰过程中不会导致血管出血，张某神经紧张也不会导致血管出血，只会导致血管痉挛，大出血需要动脉破裂才会导致死亡，涉案 A 医院的过错仅是经验不足、告知不足，与张某的最后死亡关系轻微，为此认定为轻微责任。

张某家属认为 A 医院对在张某书写的字条所述内容未引起重视，未采取相应措施，存在严重失职行为导致大咯血的观点缺乏科学依据，不予采信；A 医院认为依据临床护理实践指南，A 医院护士未对张某吸痰的性状及时记录，根据监护记录及病程记录记载，张某因大咯血转入急诊重症监护室采取颈内静脉穿刺置管后，气道内吸出物体从血性物—暗红色血性痰—大量血性痰液—少量血性痰液，故张某家属认为护士未记录吸痰的性状导致 A 医院医生对张某病情缺乏了解的陈述缺乏事实依据，其观点不予采信。

一审法院认为：A 医院对张某的诊治基本符合医疗常规，张某 12 月 14 日病情稳定后，虽存在脱机的指征，但针对一位 90 岁高龄又有多种慢性疾病（慢性支气管炎急性加重伴感染，大咯血；冠状动脉粥样硬化性心脏病，心肌桥，心功能Ⅲ级；前列腺术后；腹股沟疝术后；肝内胆管多发结石）的患者，对脱机可能出现的风险估计不足，也未对脱机风险进行告知，根据鉴定意见该不足与张某的死亡起到轻微责任，对张某死亡的损害后果所造成的损失承担 15％的赔偿责任。

本案中，张某家属主张的医疗费 1 004.88 元、死亡赔偿金 218 570 元、丧葬费 24 186 元、办理丧葬事宜支出的交通费、误工费等其他合理费用 3 700 元，合计 247 460.88 元，符合法律规定，予以支持，按责任比例 A 医院应赔偿 37 119.1 元，张某家属主张的精神损害抚慰金过高，支持 10 000 元。

二审法院认为：当地医学会根据一审法院的委托，对 A 医院对张某实施的诊疗行为是否符合规范，是否存在过错，如有过错，与张某的死亡是否具有因果关系及责任程度所进行的鉴定，鉴定程序合法，鉴定材料客观，其作出的《医疗损害鉴定书》可以作为本案定案依据。张某家属上诉认为 A 医院医护人员不尽责，未及时发现张某窒息前兆，导致贻误救治良机，应当对张某窒息死亡承担全部赔偿责任。但根据当地医学会出具的《医疗损害鉴定书》反映，就上述观点张某家属已经在鉴定过程中提出，当地医学会也予以了充分关注，其根据现有鉴定材料，认定 A 医院存在张某第一次大咯血病情稳定后未及时查找出血原因、呼吸机脱机评估欠充分、未将脱机后可能出现的风险及时告知家属、对张某脱机后未能严密监测病情的变化等诊疗行为上的过错。并考虑到张某死亡原因为咯血窒息及心肺功能衰竭，与其高龄、病情危重、有多种慢性疾病、基础状态差有关，从而认定 A 医院上述过错行为与张某死亡有一定因果关系，并承担轻微责任。一审法院根据当地医学会的鉴定结论，酌情确定 A 医院承担 15％的赔偿责任，并无不当。

现张某家属并无有效证据推翻就《医疗损害鉴定书》的证明效力，而其提交的张某写的"字条"也不足证明 A 医院未严密监测张某病情变化的过错行为是导致张某死亡的唯一原因，故张某家属要求 A 医院承担全部赔偿责任的上诉请求，法院不予支持。

4. 知识链接

医疗告知与说明义务来源于患者的知情同意权。目前，涉及医疗告知与说明义务的规定主要包括：

1）《医疗机构管理条例》第三十二条

2）《医疗机构管理条例实施细则》第六十二条

3）《中华人民共和国执业医师法》第二十六条

4）《医疗事故处理条例》第十一条

5）《病历书写基本规范》第十条

6）《医疗纠纷预防和处理条例》第十三条

7）《中华人民共和国基本医疗卫生与健康促进法》第三十二条。

# 三、患者安全警示篇之医护人员诊疗与救治义务

## 案例 38　医方未尽诊疗义务致术中误操作造成直肠穿孔

这是发生在北京市的一起真实的由医疗损害责任纠纷引起的案例。

1. 案件回顾

1）事情经过

张某因进行性排尿不畅半年加重 4 周于 2020 年 8 月 14 日在 A 医院行经会阴前列腺穿刺活检术，于 2020 年 8 月 19 日行腹腔镜探查、直肠部分切除术加乙状结肠单腔造瘘术，至今结肠造瘘未还纳。张某先后在 A 医院、B 医院住院共计 80 天，分别支付住院费合计 12 970.29 元、2 528.77 元。

2）处理过程

张某认为 A 医院作为专业的医疗机构，在整个诊疗过程中术前未尽到诊疗义务，术中误操作造成直肠穿孔，术后救治不利等造成的张某的重大残疾，应该承担侵权责任。

案件审理过程中，鉴定中心对"A 医院对张某的诊疗行为的过错、因果关系、原因力大小、伤残等级、明确赔偿指数、护理依赖、护理人数及护理期、营养期"进行鉴定。鉴定意见：

（1）A 医院在对张某的诊疗过程中存在医疗过错，与张某损害后果具有一定的因果关系；医疗过错与损害后果之间的原因力程度，从技术鉴定立场评价建议介于同等至主要原因力程度范围。是否妥当供法庭审理裁定参考，并请法庭在本次技术评价立场基础上，结合庭审情况，综合确定医院的民事过错责任程度及损害赔偿程度。

（2）张某结肠造口致残程度评定为七级伤残。

（3）张某护理期评定为 60 日，营养期评定为 120 日。

A 医院对原因力认定提出异议后，鉴定中心给予回复，法院认可。

3）事件结果

A 医院承担 70％的赔偿责任。

2. 法院判决原文

1）A 医院于本判决生效之日起七日内支付张某医疗费 11 031.66 元、住院伙食补助费 5 600 元、营养费 4 200 元、交通费 210 元、鉴定费 17 115 元、伤残赔偿金 164 685.08 元、残疾辅助器具费 2 800 元、精神损害抚慰金 40 000 元；

2）驳回张某的其他诉讼请求；

3）案件受理费 5 853.8 元，由张某负担 869.17 元，由 A 医院负担 4 984.63 元。鉴定人出庭费 1 000 元，由 A 医院负担。

本案现已审理终结，案号为（2022）京 0106 民初 15644 号，中国裁判文书网公布于 2023 年 6 月 30 日。

3. 案件分析

1）司法鉴定意见关于 A 医院的医疗过错及原因力大小分析

（1）张某出现直肠穿孔的原因是多方面的

① A 医院在前列腺穿刺中未能严格遵循《前列腺穿刺中国专家共识》经会阴穿刺方法操作，在手术记录中记录不详细，未见到穿刺深度方向等记载；虽然 A 医院强调有手指引导穿刺，但由于没有超声等影像学持续引导仍不能保证穿刺针在手指以外部位穿出，结合张某前列腺穿刺术后持续出现下腹部腹痛

腹胀等直肠穿孔症状的手术诊断，应认为该直肠穿孔与 A 医院的前列腺穿刺术的操作存在时间上的关联性和病理变化上的延续性，应与 A 医院不规范操作相关联；

② 张某腹部症状进行性加重，术后第五天出现严重腹胀、脐周疼痛，应认为其出现急腹症情况，A 医院在未经任何检查诊断情况下给予温盐水 50 ml 灌肠，张某突然腹痛加重出现排鲜血便，手术证实直肠有 3 cm 穿孔，依据急腹症诊疗规范：急腹症诊断不明确情况下，在有消化道穿孔或消化道出血可疑情况下禁忌灌肠，因灌肠会造成直肠压力骤然升高，可使得直肠局部损伤扩大，造成更大穿孔撕裂。A 医院灌肠治疗是加重腹腔感染及直肠壁撕裂重要因素之一；

③ 张某前列腺穿刺后存在持续下腹痛腹胀、潜血阳性、血色素下降、发烧、血象异常等直肠穿孔可疑临床表现，A 医院应对张某腹部症状进行诊断和鉴别诊断，做相应检查（如腹部 CT、超声、腹平片等检查除外穿孔），以及多学科会诊和病历讨论，A 医院存在诊疗延误问题。

（2）该案件原因力程度评定需要考虑的因素

① A 医院是否规范进行前列腺穿刺操作；

② A 医院是否规范行灌肠操作及适应证；

③ A 医院是否对张某出现前列腺穿刺后的一系列可疑肠穿孔临床症状给予重视，是否进行相应检查、会诊、病历讨论；

④ 医疗机构诊疗技术水准；

⑤ 张某本身高龄，自身基础疾病的不利因素。

2）法院对 A 医院承担责任认定

法院认为张某在诊疗活动中受到损害，医疗机构及其医务人员有过错的，由医疗机构承担赔偿责任。本案中，鉴定意见认定 A 医院为张某的诊疗行为中存在医疗过错，其过错与损害后果之间存在因果关系，建议：A 医院承担同等至主要责任。A 医院虽提出异议，但从鉴定机构出具的答复意见可见其已将相关异议所阐述的情况予以考虑，鉴定机构所出具的鉴定意见系依据法律及相关医学规范合理合法，应作为本案的裁判依据，法院酌情确定由 A 医院承担 70％的赔偿责任。

3）法院对 A 医院赔偿金额认定

（1）张某在 B 医院的住院治疗系基于 A 医院的诊疗行为产生的后续治疗，故张某主张的在 A 医院和 B 医院住院期间的费用，法院予以支持，其主张的其他门诊医疗费，未向法院提交相应门诊病历，除部分药物系与本案所涉病情相关外，无法证明其他诊疗行为与本案病情之间的关联性，故法院对该部分费用依据现有票据体现的关联性部分予以支持；

（2）住院伙食补助费 8 000 元；

（3）护理费，根据鉴定意见，张某不构成护理依赖，故其主张的护理费，法院不予支持；

（4）营养费 6 000 元；

（5）交通费，法院酌定 300 元；

（6）鉴定费 24 450 元；

（7）残疾辅助器具费，张某因 A 医院的诊疗行为致直肠穿孔，行直肠部分切除术加乙状结肠单腔造瘘术后至今结肠造瘘未还纳，且考虑其年龄及身体状况、切除部位遗留位置，暂不进行造口还纳术亦属其本人的合理选择，因此而产生的一次性护理垫、造瘘口袋消耗费用亦属合理，法院对其该项主张予以支持，张某一并主张将来发生的该项费用，为一次性解决双方矛盾，法院予以考虑并酌定为 4 000 元；

（8）伤残赔偿金 235 264.4 元。

上述费用由 A 医院按 70％的比例承担。

A 医院的诊疗行为过错导致张某伤残，确给张某造成严重精神损害，张某主张精神抚慰金，请求合理，法院酌定 40 000 元。

### 4. 知识链接

1）法官的自由裁量权

是指法官酌情作出决定的权力。这种权力在案件处理时是符合正义、公正、正确的要求的，它是法官职业的基本属性和本质要求。正确行使法官自由裁量权，对于公平合理地解决纠纷、促进社会的公平正义具有十分重要的意义。但是，由于我国法律制度的不完备、法官队伍职业化水平不高和司法环境的不佳等主客观原因，法官自由裁量权的滥用现象还不能完全避免，在很大程度上影响了司法公正的形象，降低了司法保障发展，维护群众利益，建设社会主义和谐社会的效果，从根本上影响了我国的法治建设。

2）关于法官的自由裁量权的理解

（1）学说界定：法官自由裁量权可以根据具体情况作出决定或裁定的权限，其作出的决定应是正义、公平、公正、平等和合理的。法律规则通常授予法官在某些情况下行使自由裁量权的权力和责任，法官行使自由裁量权有时需要满足某些条件，有时则仅能在法律规定的限度内进行。

（2）范围界定：法官自由裁量权的范围包括证据采信、事实认定和法律适用三个方面。

（3）价值基础：法官自由裁量权的法理基础在于，公权力的行使必须依据现有的规则，而权力的行使表现在对规则的运用上，既要合法，又要对其起到一定的限制作用。鉴于司法权力的设置和存在本身是要满足现实的需要，所以，规则的限制所形成的僵化就必然需要有所弱化。

（4）危害表现：法官自由裁量权是一把双刃剑。运用得好有利于实现个案正义和实质正义，运用得不好可能被滥用，变为一种恣意和专横的权力。

其危害性主要有：

① 由于法官自由裁量权往往产生于法律概念不清、不明确、不具体的情况下，因而法官有可能滥用解释权和判断权，使作出的解释和判断背离法律的精神和目的；

② 由于法官自由裁量权的行使完全凭借法官个人的判断认识和经验，由于各个法官的价值观不同，还由于各个法官的认识能力、水平和经验的不同，可能造成不同法官对同一案件事实和要适用的法律作出不同的判断、认识和理解，即出现"同案不同判"的情况；

③ 如果法官在案件审理中有了自己的利益，或者是出于歧视和偏袒，法官自由裁量权就有可能成为以权谋私、枉法裁判的工具，甚至成为打击报复的工具。

综上所述，法官的自由裁量权是一种酌情作出决定的权力，它在案件处理时符合正义、公正、正确的要求。它对于公平合理地解决纠纷、促进社会的公平正义具有重要意义。然而，由于我国法律制度的不完备、法官队伍职业化水平不高和司法环境的不佳等主客观原因，法官自由裁量权的滥用现象还不能完全避免。

因此，规范并限制法官的自由裁量权就显得尤为重要。同时，法官依法正当行使自由裁量权的结果应该受到尊重，即使该结果与其他法官的观点并不完全一致。当然，自由裁量权的灵活性是相对的。行使自由裁量权不能随心所欲，而必须以案件的公平、公正、合理的处理为目的，处理结果应当符合社会发展方向。

## 案例 39　家属拒绝转诊后医疗救治遭质疑

这是发生在辽宁省本溪市的一起真实的由医疗损害责任纠纷引起的案例。

### 1. 案件回顾

1）事情经过

张某因反复胸闷气短半年加重，于 2019 年 2 月 9 日、2 月 11 日至 A 医院治疗，后仍有症状反复发作，又于 2019 年 9 月 5 日至 A 医院住院治疗，被诊断为冠心病、急性非 ST 段上抬型心肌梗死、陈旧心肌梗死、全心衰 killip Ⅳ 级、高血压Ⅲ级（极高危）、高血压性心脏病、多发腔隙性脑梗塞、脑血管病后遗症、左侧慢性硬膜下血肿、慢性支气管炎急性发作、肺占位Ⅰ型呼吸衰竭、慢性肾功能不全、失代偿期、高尿酸血症、肾性贫血、上消化道出血、肝囊肿、肝内胆管结石、肾囊肿。住院治疗过程中，张某病情危重，A 医院向张某家属告知后，建议于上级医院进一步诊治，张某家属不同意转诊，并签字不同意抽血化验检查。2019 年 9 月 16 日张某死亡，死亡原因为冠心病急性非 ST 段上抬型、心肌梗死、陈旧心肌梗死、全心衰 killip Ⅳ 级。

2）处理过程

张某家属认为 A 医院存在医疗过错，有一定责任，错过治疗时机，导致张某死亡，应承担赔偿责任，故提起上诉。

3）事件结果

法院驳回张某家属的诉讼请求，医院无责。

**2. 法院判决原文**

1）驳回张某家属的诉讼请求；

2）案件受理费 1 701 元，减半收取，由张某家属负担。

本案现已审理终结，案号为（2021）辽 0502 民初 3458 号，中国裁判文书网公布于 2022 年 12 月 15 日。

**3. 案件分析**

法院认为，张某家属提出的诉讼请求所依据的事实应当提供证据加以证明，在作出判决前，其未能提供证据或者证据不足以证明其事实主张的，由负有举证证明责任的当事人承担不利的后果。

张某家属以 A 医院打错药及使用硝普钠、阿司匹林用药不当为由，要求 A 医院进行赔偿。

（1）A 医院提供的证据只有病历和医疗费，不能证明其主张；

（2）张某的病历显示其生前身患多种疾病，既往病史也较多，所患疾病往往治疗原则相反，如何用药只能视当时张某病情进行取舍，而张某家属主张 A 医院使用硝普钠、阿司匹林用药不当，无权威依据，不能认定；

（3）张某病历显示：A 医院曾建议转诊治疗，但家属不同意，且签字不同意抽血化验检查，而未能体现 A 医院存在的过错。

综上，张某提供的证据不能证明 A 医院在诊疗过程中存在过错，故对张某家属的诉讼请求，不予支持。

**4. 知识链接**

《最高人民法院关于适用〈中华人民共和国民事诉讼法〉的解释》

第九十条 当事人对自己提出的诉讼请求所依据的事实或者反驳对方诉讼请求所依据的事实，应当提供证据加以证明，但法律另有规定的除外。

在作出判决前，当事人未能提供证据或者证据不足以证明其事实主张的，由负有举证证明责任的当事人承担不利的后果。

## 案例 40 医方告知患者的注意义务

这是发生在浙江省的一起真实的由医疗损害责任纠纷引起的案例。

**1. 案件回顾**

1）事情经过

2017 年 12 月 26 日上午，张某在 A 医院住院期间，张某由护工王某协助带至浴室洗澡。上午 8 时 12

分进入浴室，8 时 30 分护工王某报告 A 医院工作人员张某呼之不应。A 医院工作人员立即赶到查看，发现张某呼吸心搏骤停，脉搏不可及，立即行胸外按压等抢救。10 时 26 分，宣布死亡。死亡诊断为：呼吸循环衰竭死亡。

在一审审理过程中，应张某家属申请，一审法院委托医学会对 A 医院在诊治过程中其医疗行为有无过错，过错行为与张某死亡后果之间是否存在因果关系以及原因力大小进行鉴定，并出具鉴定意见。

双方对鉴定意见均予以接受，同时认可在张某治疗过程中未使用氨磺必利片，但未使用该药品与张某死亡后果之间不存在因果关系。

另查明，A 医院在对张某的诊疗过程中，按日收取一级护理费 28 元/日、精神科监护 6.5 元/日，未收取其他护理费用。张某夫妻育有一子，张某丈夫已于 2017 年 9 月 30 日死亡。张某母亲与张某父亲（已故）夫妻共生育子女 5 人。

一审法院酌定 A 医院承担 50% 的民事责任。

2）处理过程

A 医院不服一审判决，认为一审判决认定事实部分错误，适用法律部分不当，请求改判，故提起上诉。

二审中，双方均未提交新证据，二审法院对一审认定事实予以确认。

3）事件结果

维持一审原判，A 医院承担 50% 的民事责任。

2. 法院判决原文

1）一审法院判决

(1) 由 A 医院赔偿张某家属各项经济损失共计 512 544.88 元（含精神抚慰金 25 000 元）；

(2) 驳回张某家属其余诉讼请求。

(3) 案件受理费 8 036 元（已减半收取），由张某家属自负 4 747 元，由 A 医院负担 3 289 元，鉴定费 6 500 元，由双方各负担一半；申请鉴定人出庭作证费用 1 500 元，由张某家属自行负担。

2）二审法院判决

(1) 驳回上诉，维持原判；

(2) 案件受理费 4 000 元，由 A 医院负担。

本案现已审理终结，案号为（2020）浙 07 民终 248 号，中国裁判文书网公布于 2020 年 6 月 1 日。

3. 案件分析

1）法院对 A 医院责任划分与损失赔偿认定

(1) 根据张某入院时的主诉、病史及相关检查，A 医院诊断"精神分裂症"明确，入院后选择氯氮平片、氨磺必利片等药物合理、MECT 治疗方法恰当。12 月 24 日 A 医院考虑张某病情予加大氯氮平片剂量、异丙嗪片剂改善副作用，治疗符合规范。

(2) 12 月 26 日张某在洗澡过程中突发呼吸心搏骤停等情况后，A 医院予心脏按压、肾上腺素肌注等抢救及时，处理到位。但在整个诊疗过程中，A 医院对张某病情的评估及观察欠到位，未行心脏 B 超、胸片等检查，未能确定张某是否存在心脏问题，存在过错，与张某死亡有一定关系。

(3) A 医院存在病历书写不规范、相关记录不完善的过错，但与张某死亡无关。本例因未行尸检，张某确切死因无法明确。根据鉴定材料，专家组考虑张某死亡原因为心源性猝死可能性大，与张某长期使用抗精神类药物致脏器可能发生实质性的损害（包括心脏）有关。

(4) 关于恶性综合征问题：根据现有资料，住院期间张某高热、大汗等症状并无持续存在，故恶性综合征诊断依据不足。

综上，张某死亡主要与其自身病情发展有关，但也与 A 医院的上述过错存在一定关系。故 A 医院过错在造成张某死亡后果中的原因力大小为次要原因。

一审法院认为，张某因精神疾病在 A 医院就诊，A 医院在诊疗过程中对张某病情评估及观察欠到位，未能确定张某是否存在心脏问题存在过错，与张某死亡有一定关系，医疗过错在造成张某死亡后果中的原因力为次要原因，张某自身病情发展是死亡后果的主要原因。根据 A 医院的过错程度，一审法院酌定 A 医院对因张某死亡给其亲属造成的各项经济损失承担 20% 的民事责任。

除此之外，张某因精神分裂症入院治疗，且死亡前处于发病期，其民事行为能力明显受限。A 医院作为治疗精神类疾病的专业医院，其对张某的诊疗不同于普通综合性医院，其对张某的诊疗包含了治疗及监护两方面内容。本案例中，A 医院未告知张某家属是否需要对张某在住院期间自行进行监护，而是由 A 医院护工对其日常生活进行护理，A 医院还承担了张某住院期间的监护职责。张某死亡当天于 8 时12 分由护工协助进入浴室洗澡，8 时 30 分护工发现张某呼之不应报告医生时才行抢救，抢救时张某四肢冰凉。

司法鉴定意见：张某死亡原因为心源性猝死可能性大，而该疾病的最佳抢救时机为张某出现症状后5 分钟内。鉴定组专家认可在鉴定意见中未对护理过失进行评价鉴定。张某家属主张 A 医院在护理中未能及时发现张某病情，致错过最佳抢救时机，A 医院存在护理过失，对该主张予以采信。鉴于张某死亡的主要原因是自身病情引起；虽然心源性猝死的最佳抢救时间为 5 分钟，但抢救成功也只是存在一定概率，难言 100% 成功；A 医院所收取的护理费用低至 28 元/天，要求 A 医院对张某予以全天候专人护理也有失合理。

综合上述三点，一审法院酌定由 A 医院对于护理过失承担 30% 的民事责任。张某家属要求 A 医院对于张某死亡后果承担 100% 民事责任，不予支持，根据 A 医院的医疗过错及护理过错，一审法院酌定由 A 医院累积承担 50% 的民事责任。

对于张某家属所主张的损失：

如医疗费、伙食费系治疗张某自身病情所产生的必要费用，并非由 A 医院侵权行为所造成。

其心源性猝死病情发作抢救时间短暂，A 医院的过错行为侵害了张某的生命权而非健康权，故张某家属主张的营养费不予支持。

住宿费，张某家属未提供相应依据，不予支持。

张某家属关于精神抚慰金的请求，根据本案实际情况，一审法院酌定为 25 000 元。

张某家属的其余合理损失包括：死亡赔偿金 916 800 元、丧葬费 30 549.5 元、处理后事交通费200 元、处理后事误工费 1 255.90 元、被扶养人生活费 29 471 元，以上合计 978 276.40 元。张某已产生的医疗费 4 593.32 元，已向 A 医院交 3 000 元，尚欠 1 593.32 元，为减少当事人讼累，该款项在本案中一并处理，由张某家属承担，在 A 医院应承担的赔偿款中予以抵扣。

2）法院对 A 医院是否存在护理过失和法律适用问题的分析

（1）二审法院认为

① 本案张某的死亡首先系与其自身病情的发展相关，其次考量 A 医院是否存在一定的过错。本案中，鉴定组专家在鉴定意见中未对护理过失进行评价鉴定。

② 张某属于精神类疾病的特殊情况，其不同于普通疾病，张某在民事行为能力上明显受限，张某的护理人员亦是由 A 医院负责安排，A 医院在护理张某时需要尽到明显高于一般患者的注意义务。本案双方当事人在庭审中均承认张某在洗澡过程中可能诱发心源性疾病，这也要求 A 医院在护理张某尤其是洗澡时需要更加谨慎。张某在洗澡过程中发病导致死亡，虽然据现有证据，对张某具体的发病时间以及是否超过了黄金抢救的 5 分钟的证明力不尽充分，但是 A 医院作为张某的治疗方和护理方，其掌握着张某

的病情和日常生活，其对于张某的情况有更为清晰的了解，本案张某在 A 医院治疗和护理过程中发病导致死亡，一审法院综合各方因素，酌定由 A 医院承担 30％的护理责任并无不当。

（2）关于法律适用问题

根据现有证据可以认定 A 医院在医疗和护理上存在一定的过失，一审法院适用《侵权责任法》第五十四条即《民法典》第一千二百一十八条"患者在诊疗活动中受到损害，医疗机构或者其医务人员有过错的，由医疗机构承担赔偿责任。"并无不当。综上，一审法院认定事实清楚，适用法律正确，实体处理适当。

4．知识链接

相关法律条文

《关于审理人身损害赔偿案件适用法律若干问题的解释》第六条：从事住宿、餐饮、娱乐等经营活动或者其他社会活动的自然人、法人、其他组织，未尽合理限度范围内的安全保障义务致使他人遭受人身损害，赔偿权利人请求其承担相应赔偿责任的，人民法院应予支持。

## 案例 41　医疗诊疗过程中应高度重视的医疗风险

这是发生在吉林省的一起真实的由医疗损害责任纠纷引起的案例。

1．案件回顾

1）事情经过

2018 年 3 月 7 日 3 时 39 分，张某因脑室出血入 A 医院住院治疗，当天早晨行双侧脑室钻孔引流术。3 月 18 日出现哮喘，医生建议转回 ICU，3 月 19 日 CT 检查发现肺部气管有斑点，不排除异物。3 月 19 日做了肺部支气管镜检查，确实有异物存在，但未能取出，医生建议转院。住院 13 天，于 3 月 20 日转往 B 医院，3 月 21 日将异物（一颗牙齿）取出，住院 3 天。2018 年 3 月 23 日，张某又入 A 医院住院治疗至 2018 年 5 月 11 日，住院 49 天。

2019 年 5 月 26 日张某再次入住 A 医院，2019 年 5 月 27 日张某医治无效死亡。

2）处理过程

张某家属对 A 医院的诊治过程提出异议，提起诉讼并进行鉴定。

2018 年 10 月 30 日，张某家属与 A 医院，对于以下三方面问题提出异议，申请司法鉴定：

（1）A 医院的诊疗行为在手术时机还有手术方式上是否合理；

（2）A 医院的诊疗行为是否存在导致张某目前身体状况的过错；

（3）如果存在过错，参与度是多少。

第一家司法鉴定意见书，在"分析说明"部分，推定 A 医院在对张某诊疗、护理过程中存在没有尽到医疗风险高度注意义务的医疗过失行为，此医疗过失行为直接导致昏迷状态下的张某脱落的牙齿进入气道内的不良后果，参与度为完全因素。

鉴定意见为：A 医院在对张某诊疗过程中存在医疗护理过失行为，此医疗护理过失行为与张某目前身体状况存在因果关系。参与度：同等因素。

诉讼中，张某家属再次申请另一家司法鉴定，鉴定意见为：

（1）A 医院对张某的医疗行为存在过错，其过错与张某的死亡存在一定的因果关系，院方过错起次要作用。

（2）张某的护理期限从 2018 年 3 月 7 日入院之日起至 2019 年 5 月 27 日死亡前一日，人数为一人。

（3）张某的营养期限从 2018 年 3 月 7 日入院之日起至 2019 年 5 月 27 日死亡前一日（可参照住院标准 100 元/日）。

（4）依据目前送检材料，张某脑血管病变及相关并发症最终导致呼吸循环系统衰竭死亡的可能性大。

3）事件结果

（1）A 医院承担张某取牙损失 100％责任；

（2）A 医院承担张某医疗损害损失 50％责任；

（3）A 医院承担张某死亡损失 30％责任。

2. 法院判决原文

1）A 医院于本判决生效后五日内赔偿给张某家属 275 859.16 元；

2）驳回张某家属的其他诉讼请求；

3）案件受理费 5 438 元，由 A 医院负担 2 567.37 元。

本案现已审理终结，案号为（2019）吉 2403 民初 1808 号，中国裁判文书网公布于 2020 年 8 月 28 日。

3. 案件分析

1）法院关于本案综合分析

张某家属相关诉讼请求中的合理部分，有事实、法律依据，A 医院负有赔偿义务，法院应当予以支持；A 医院的相关抗辩请求，法院不予支持。张某家属的其他诉讼请求，法院不予支持。

2）法院对 A 医院各项赔偿费用认定分析

（1）张某生前肺部取牙费用 13 939.12 元；

（2）张某生前医疗费 20 270.90 元；

（3）护理费 36 110.39 元；

（4）营养费 6 690.00 元；

（5）住院伙食补助费 3 750.00 元；

（6）死亡赔偿金 162 928.80 元；

（7）丧葬费 10 279.95 元；

（8）司法鉴定费 5 640.00 元。

（9）精神损害抚慰金 20 000.00 元。

以上合计总金额为 275 859.16 元。

4. 知识链接

相关法律条文

1）《最高人民法院关于审理人身损害赔偿案件适用法律若干问题的解释》第十七条："受害人遭受人身损害，因就医治疗支出的各项费用以及因误工减少的收入，包括医疗费、误工费、护理费、交通费、住宿费、住院伙食补助费、必要的营养费，赔偿义务人应当予以赔偿。受害人因伤致残的，其因增加生活上需要所支出的必要费用以及因丧失劳动能力导致的收入损失，包括残疾赔偿金、残疾辅助器具费、被扶养人生活费，以及因康复护理、继续治疗实际发生的必要的康复费、护理费、后续治疗费，赔偿义务人也应当予以赔偿。受害人死亡的，赔偿义务人除应当根据抢救治疗情况赔偿本条第一款规定的相关费用外，还应当赔偿丧葬费、被扶养人生活费、死亡补偿费以及受害人亲属办理丧葬事宜支出的交通费、住宿费和误工损失等其他合理费用"。

2）《最高人民法院关于审理人身损害赔偿案年适用法律若干问题的解释》第十九条："医疗费根据医疗机构出具的医药费、住院费等收款凭证，结合病历和诊断证明等相关证据确定。赔偿义务人对治疗的必要性和合理性有异议的，应当承担相应的举证责任。医疗费的赔偿数额，按照一审法庭辩论终结前实际发生的数额确定。器官功能恢复训练所必要的康复费、适当的整容费以及其他后续治疗费，赔偿权利人可以待实际发生后另行起诉。但根据医疗证明或者鉴定结论确定必然发生的费用，可以与已经发生的医疗费一并予以赔偿。"。

## 案例 42　医疗处治护理不当

这是发生在福建省的一起真实的由医疗损害责任纠纷引起的案例。

1. 案件回顾

1) 事情经过

张某出生于 2018 年 11 月 14 日。2018 年 12 月 22 日，张某到 A 医院入院治疗，入院主诉：咳嗽 3 天，加重伴发热、气促 2 天，初步诊断：支气管肺炎。经治疗，于 2018 年 12 月 25 日死亡，共花费医疗费 1216.33 元。后 B 医院鉴定所接到当地卫计局通知应邀前往尸解。

(1) B 医院鉴定所出具死亡尸解并病理检验意见书，死亡原因：间质性肺炎及窒息并右肺出血死亡。

(2) 张某父亲委托司法鉴定中心对 A 医院及医务人员在张某诊疗过程中是否具有过错，诊疗行为与损害之间是否有因果关系及责任参与度进行鉴定。

司法鉴定意见：A 医院在诊疗张某的过程中存在超适应证用药、用药不规范、护理不到位、未执行抢救等过错，其过错与张某最终死亡存在一定因果关系，参与度为 60%±5%。

张某父亲支付鉴定费 9 500 元。双方因赔偿事宜产生争议，张某家属于 2019 年 11 月 1 日向一审法院提起民事诉讼。

(3) A 医院向一审法院申请重新鉴定，认为此前司法鉴定中心鉴定程序不合法、鉴定结论缺乏依据且不客观。因 A 医院提交的证据无法证实鉴定程序违法及鉴定结论明显依据不足，故一审法院不准许 A 医院重新鉴定。

一审法院判决 A 医院对张某及家属的损失承担 60% 的赔偿责任。

2) 处理过程

A 医院不服一审判决，于是提起上诉。

二审中，当事人没有提交新证据。

对当事人二审争议的事实，二审法院认为：至于案涉鉴定意见能否采信，属于本案的焦点问题，将于裁判理由中一并予以分析认定。一审查明的其他事实，双方当事人不存在争议。二审法院对双方无争议的事实予以确认。

3) 事件结果

维持一审判决，A 医院承担 60% 的赔偿责任。

2. 法院判决原文

1) 一审法院判决

(1) A 医院应于判决生效之日起十日内赔偿张某家属各项经济损失共计 608 300.35 元；

(2) 驳回张某家属的其他诉讼请求。

2) 二审法院判决

(1) 驳回上诉，维持原判；

(2) 二审案件受理费 8 424 元，由 A 医院负担。

本案现已审理终结，案号为（2020）闽 07 民终 1178 号，中国裁判文书网公布于 2020 年 11 月 30 日。

3. 案件分析

1) 法院对 A 医院责任承担比例和赔偿损失认定分析

司法鉴定意见：A 医院在诊疗张某的过程中存在超适应证用药、用药不规范、护理不到位、未执行抢救等过错，其过错与患者张某最终死亡存在一定的因果关系，参与度为 60％±5％。

A 医院对鉴定结论有异议，一审法院认为，此次司法鉴定中心虽系张某父亲单方委托，但 A 医院亦表示同意由此司法鉴定中心进行鉴定，且 A 医院参加了此司法鉴定中心组织召开的听证会并进行了陈述，现 A 医院提交的证据无法证实鉴定程序违法及鉴定结论明显依据不足，故 A 医院异议不成立，对司法鉴定中心作出的鉴定意见予以采信，张某家属主张 A 医院承担过错侵权责任，符合法律规定，予以支持。

对于张某家属主张的赔偿项目及数额，A 医院认为部分不合理，一审法院予以分析认定如下：

（1）护理费，一审法院予以认定 494.58 元；

（2）医疗费 1 216.33 元、鉴定费 9 500 元、住院伙食补助费 90 元、丧葬费 38 133 元、死亡赔偿金 912 400 元、精神抚慰金 50 000 元；

（3）张某家属主张亲人处理该事宜的误工费、交通费，一审法院酌情予以支持 2 000 元；

（4）交通费 600 元，不符合法律规定，故不予认定。

以上损失共计：1 013 833.91 元。

一审法院综合全案情况，确定 A 医院对张某家属的损失承担 60％的赔偿责任，即应赔偿张某家属各项经济损失 1 013 833.91 元×60％＝608 300.35 元。

2）司法鉴定意见能否作为本案证据采信的分析

（1）A 医院上诉主张应重新鉴定，主要理由是司法鉴定中心鉴定程序违法、鉴定结论依据不足。

（2）虽然本案鉴定意见出具时间为 2019 年 7 月 11 日，但鉴定人对此问题进行了说明，即需扣除补充或重新提取鉴定材料的时间。后一审法院亦组织双方对鉴定人出具的说明进行了补充质证。A 医院虽对鉴定意见有异议，但并未提供充足证据证明案涉鉴定存在上述需重新鉴定的情形。因此，案涉鉴定意见结论明确，足以作为本案定案的依据。A 医院的上诉理由无依据，二审法院不予支持。

3）二审法院对 A 医院赔偿费用的认定

（1）医疗费、护理费、伙食补助费。上述费用虽系张某死亡前产生，但案涉医疗事故系因用药不当、护理过失等多项因素综合导致的侵权结果，治疗过程与损害结果存在因果关系，A 医院主张不予承担依据不足，二审法院不予支持。

（2）精神抚慰金。受害人张某因本起医疗事故死亡，一审根据本案情况酌情确定精神损害抚慰金 50 000 元适当，予以维持。

（3）误工费、交通费。张某家属虽未提供证据证明存在误工费、交通费，但属于本起事故发生后的必要费用，符合客观实际，予以维持。

（4）鉴定费。鉴定费用属于因本起事故而产生的损失范围，由 A 医院承担亦无不当，予以维持。

**4. 知识链接**

相关法律条文

《最高人民法院关于民事诉讼证据的若干规定》第四十条规定：当事人申请重新鉴定，存在下列情形之一的，人民法院应当准许：

（1）鉴定人不具备相应资格的；

（2）鉴定程序严重违法的；

（3）鉴定意见明显依据不足的；

（4）鉴定意见不能作为证据使用的其他情形。

存在前款第一项至第三项情形的，鉴定人已经收取的鉴定费用应当退还。拒不退还的，依照本规定第八十一条第二款的规定处理。

对鉴定意见的瑕疵，可以通过补正、补充鉴定或者补充质证、重新质证等方法解决的，人民法院不予准许重新鉴定的申请。

## 案例 43  未尽到救治义务

这是发生在河南省的一起真实的由医疗损害责任纠纷引起的案例。

**1. 案件回顾**

1）事情经过

2017 年 8 月 7 日，张某在 A 医院自然分娩产一男孩。次日，张某儿子在喂奶后出现呛咳，喉间痰鸣，无缓解，进而入住 A 医院小儿科诊治，入院诊断为：新生儿肺炎 NOS？随即 A 医院将张某儿子转至 ICU 置暖箱内进行相关诊治。2017 年 8 月 10 日，A 医院确诊张某儿子症状为：新生儿肺炎。2017 年 8 月 13 日凌晨 1 点、3 点，A 医院护理人员分别为张某儿子喂奶，4 点 35 分，张某儿子突然出现面色发绀，未见自主呼吸，经抢救无效于 6 点 20 分死亡。期间，张某支付医疗费 4 500 元。

2017 年 9 月 15 日司法鉴定意见为：张某儿子符合溢奶误吸导致窒息死亡。在庭审理过程中，经 A 医院申请，一审法院委托司法鉴定中心对 A 医院的医疗过错与张某儿子死亡的因果关系及医疗行为导致张某儿子死亡的参与度进行司法鉴定。

司法鉴定意见：

（1）该例新生儿临床上存在呛咳，少量溢奶，后发生溢奶误吸导致窒息死亡，新生儿反应能力差，反射机制不健全，使得其溢奶后易于发生误吸。

（2）A 医院未在其溢奶误吸时及时发现其病情，进而进行抢救，以至于其发生溢奶误吸导致死亡，存在一定的诊疗护理过失。

结论为：A 医院在对张某儿子的治疗过程中存在一定的诊疗护理过失，与其死亡存在因果关系，参与度约为 60%。

一审判决 A 医院承担 60% 赔偿额和精神抚慰金。

2）处理过程

A 医院不服一审判决，于是提起上诉。

二审中，当事人双方均无新的证据向二审法院提交。

二审法院经审理查明的事实与原审法院查明的事实一致。

3）事件结果

维持一审判决，A 医院承担 60% 赔偿责任。

**2. 法院判决原文**

1）一审法院判决

（1）限 A 医院于本判决生效后二十日内赔偿张某 381 438.14 元；

（2）驳回张某的其他诉讼请求；

（3）案件受理费 10 321 元，张某负担 4 331 元，A 医院负担 5 990 元。

2）二审法院判决

（1）驳回上诉，维持原判；

（2）二审案件受理费 4 600 元，由 A 医院承担。

本案现已审理终结，案号为（2018）豫 13 民终 2795 号，中国裁判文书网公布于 2018 年 7 月 6 日。

**3. 案件分析**

1）一审法院对 A 医院承担责任比例认定分析

（1）A 医院在为张某儿子诊疗过程中，张某儿子因溢奶误吸导致窒息死亡，依据司法鉴定中心对 A

医院的医疗过错行为与张某儿子死亡后果之间的因果关系进行鉴定，A 医院在对张某儿子的治疗过程中存在一定的诊疗护理过失，与其死亡存在因果关系，参与度约为 60%。张某要求 A 医院赔偿损失的理由成立，一审法院予以支持。

（2）A 医院辩称过错参与度范围为 40%～60% 的，理论系数值应为 50%，应按同等责任。由于 A 医院未提供相应证据证实，A 医院的该辩称理由不能成立，一审法院不予支持。

2）一审法院对 A 医院赔偿金额认定分析

（1）丧葬费 22 960 元；

（2）死亡赔偿金 544 658.4 元；

（3）医疗费 4 500 元；

（4）误工费，由于张某属于产休期间发生的事故，其要求误工费，一审法院不予支持；

（5）交通费 3 778.5 元，一审法院予以支持；

（6）鉴定费 4 000 元；

（7）其他合理性支出，张某请求 6 000 元，但未提供相应证据证实，一审法院不予支持。

（8）精神损害抚慰金法院酌定为 30 000 元。

上述（1）～（7）项中予以支持损失共计 585 730.23 元。综上所述，本案中，A 医院应赔偿张某的损失为：585 730.23 元×60%+30 000 元（精神抚慰金）=381 438.14 元。

二审法院认为，关于 A 医院的上诉理由，本案张某在事故发生前一直在外地务工，一审时提交的证据足以证明张某系城镇务工人员，一审判决按城镇标准计算死亡赔偿金并无不当。张某儿子因"呛咳"入院治疗，A 医院未尽到救治义务，存在医疗过错，一审判决 A 医院赔偿张某医疗费正确。一审判决 3 万元精神抚慰金及按 60% 参与度确定赔偿比例均符合法律规定。故 A 医院的上诉理由不能成立，二审法院不予支持。

4．知识链接

1）"同命同价"的概念来源及意义

"同命同价"源于对生命权平等尊重的法理思考，其核心在于消除因户籍所在地不同而产生的赔偿标准差异，确保每一个人都能在同一法律框架下获得公正的待遇。这一理念在近年来得到了我国立法和司法机关的高度重视，并逐步落实于具体的法律法规中。

下面将从几个方面来逐步分析同命同价的法律文件及其意义：

（1）政策背景：2019 年 4 月 15 日，中共中央、国务院发布了《关于建立健全城乡融合发展体制机制和政策体系的意见》。该意见第 17 条明确提出改革人身损害赔偿制度，统一城乡居民赔偿标准的要求。这是国家层面首次明确要求实现人身损害赔偿的"同命同价"，标志着我国开始系统性地推进城乡一体化的司法保障工作。

（2）司法实践：最高人民法院下发了《关于授权开展人身损害赔偿标准城乡统一试点的通知》，授权地方法院根据本地情况，试点统一城乡居民赔偿标准的工作。这一措施旨在通过试点方式探索合理的操作模式，为全面推广"同命同价"原则积累经验。

（3）立法进展：2022 年 5 月 1 日起施行的《最高人民法院关于修改〈最高人民法院关于审理人身损害赔偿案件适用法律若干问题的解释〉的决定》，明确规定残疾赔偿金、死亡赔偿金以及被扶养人生活费按照城镇居民标准计算，从而实现了"同命同价"的法律公平。这一修订彻底改变了长期存在的城乡"同命不同价"现象，是我国司法改革的重要里程碑。

（4）社会影响：实现"同命同价"不仅体现了对生命权的尊重和公平正义的价值取向，还有效保护了受害者的合法权益，尤其是农村居民受害者的赔偿金额得到显著提高。同时，这也符合我国城镇化发展的趋势，促进了社会整体的和谐稳定。

2）"同命同价"问题仍旧在我国司法改革的路上

尽管"同命同价"原则的确立是我国法治建设的重大进步，但在实际操作过程中仍需注意以下几点：

（1）要确保法律的公平执行，防止因地域、经济等因素造成的新不平等；

（2）要加大对基层法院法官的培训力度，确保他们能够准确理解和适用新的法律规定；

（3）要持续关注"同命同价"实施后的社会反响和效果，及时调整和完善相关政策措施。

## 案例44　病情关注不及时

这是发生在广西壮族自治区藤县的一起真实的由医疗损害责任纠纷引起的案例。

1. 案件回顾

1）事情经过

2020年1月31日，患儿张某（2018年3月12日出生）因鼻塞、喉咙发炎到A医院住院治疗。入院诊断为：（1）社区获得性肺炎，非重症；（2）急性咽炎。住院治疗过程中，院方根据诊断情况落实诊疗计划对张某进行治疗。张某在同年2月2日17：00突然出现咳嗽增多伴喘息、呼吸急促等症状，院方继续对张某进行输液治疗。至18：08张某病情较前加重，院方进行抢救，进行气管插管但是没有成功。至18：35，张某出现呼吸、心跳停止继续抢救但未成功，直至19：20，张某一直未出现自主心跳呼吸，宣布临床死亡。死亡诊断为：（1）呼吸衰竭；（2）心力衰竭；（3）肺出血待查；（4）社区获得性肺炎，重症；（5）流行性感冒；（6）急性咽炎。2020年2月3日，张某家属委托司法鉴定中心进行尸体解剖，结论为：张某的死亡原因符合病毒性、细菌性肺炎致呼吸循环衰竭死亡。张某共住院3天，产生了住院伙食补助费、护理费等费用。

2）处理过程

张某死亡后，双方协商未果，张某家属遂提起上诉。

司法鉴定意见：

（1）A医院存在对张某病情关注不足，诊断上迟延，治疗上不够及时的过错。

（2）A医院的过错对张某死亡的严重后果存在一定的因果关系，其过错为次要因素，建议A医院的过错参与度为25%。

3）事件结果

A医院承担25%的赔偿责任。

2. 法院判决原文

1）A医院赔偿张某家属各项损失201 246.16元；

2）驳回张某家属的其他诉讼请求；

3）本案案件受理费12 238元（张某家属已预交6 119元），鉴定费用及鉴定人员出庭费用12 644元，由张某家属负担受理费9 319元，鉴定费用及鉴定人员出庭费9 483元。由A医院负担受理费2 919元，鉴定费用及鉴定人员出庭费3 161元。

本案现已审理终结，案号为（2021）桂0422民初1078号，中国裁判文书网公布于2022年11月24日。

3. 案件分析

1）法院关于责任分担问题分析

本案为医疗损害责任纠纷，根据《最高人民法院关于审理医疗损害责任纠纷案件适用法律若干问题的解释》第十六条规定，对医疗机构及其医务人员的过错，应当依据法律、行政法规、规章以及其他有关诊疗规范进行认定，可以综合考虑患者病情的紧急程度、患者个体差异、当地的医疗水平、医疗机构与医务人员资质等因素。即患者原有疾病状况等因素本身可能导致损害后果的发生，亦是确定医疗机构应否承担责任以及承担责任大小的依据之一。

根据"鉴定结论认定 A 医院的过错对患儿死亡的严重后果存在一定的因果关系，其过错为次要因素，患儿病情发展迅速及自身疾病的严重，为患儿死亡的主要原因，建议 A 医院的过错参与度为 25％。"的结果，法院综合确认由 A 医院对张某因医疗行为过错造成的损失承担 25％的赔偿责任。

2）法院关于 A 医院赔偿认定

（1）住院伙食补助费 300 元；

（2）护理费 477 元；

（3）就医交通费 90 元；

（4）丧葬费 39 756 元；

（5）处理丧葬事宜费用 3 681.64 元；

（6）尸检鉴定费 13 500 元；

（7）死亡赔偿金 717 180 元；

（8）法院酌定精神损害抚慰金为 30 000 元。

4. 知识链接

1）《最高人民法院关于适用〈中华人民共和国民法典〉时间效力的若干规定》

第一条　民法典施行后的法律事实引起的民事纠纷案件，适用民法典的规定。民法典施行前的法律事实引起的民事纠纷案件，适用当时的法律、司法解释的规定，但是法律、司法解释另有规定的除外。民法典施行前的法律事实持续至民法典施行后，该法律事实引起的民事纠纷案件，适用民法典的规定，但是法律、司法解释另有规定的除外。

2）《最高人民法院关于审理医疗损害责任纠纷案件适用法律若干问题的解释》司法解释

（1）〔2017〕20 号第十五条当事人自行委托鉴定人作出的医疗损害鉴定意见，其他当事人认可的，可予采信。当事人共同委托鉴定人作出的医疗损害鉴定意见，一方当事人不认可的，应当提出明确的异议内容和理由。经审查，有证据足以证明异议成立的，对鉴定意见不予采信；异议不成立的，应予采信。

（2）第十六条对医疗机构及其医务人员的过错，应当依据法律、行政法规、规章以及其他有关诊疗规范进行认定，可以综合考虑患者病情的紧急程度、患者个体差异、当地的医疗水平、医疗机构与医务人员资质等因素。

3）医疗事故

医疗事故是指医疗机构的主要医务工作人员因违反医疗卫生管理法律、行政法规、部门规章和诊疗护理规范、常规，在接诊运输、登记检查、护理治疗诊疗等活动程序中，未尽到应有的措施和治疗水平或措施不当、治疗态度消极、延误时机，告知错误，误诊漏诊、弄虚作假错误干预等不良行为，以致病员智力、身体发生了不应有的损害或延误了治疗时机造成了病情加重或死亡所产生的生命财产有额外损失的情况。

医疗事故必须是治疗结束后经医疗事故鉴定委员会，根据患者受损害的程度以及医疗相关法律法规（如《医疗事故处理条例》《民法典》等），完成包括事故等级、鉴定、处理流程、鉴定流程、司法鉴定等一系列流程进行医疗过错参与责任度鉴定和因果关系等级评定的确定过程。

## 案例 45　医疗过错与并发症

这是发生在广东省的一起真实的由医疗损害责任纠纷引起的案例。

1. 案件回顾

1）事情经过

患者张某于 2018 年 1 月 11 日因"头痛、胡言乱语 3 天"前往 A 医院住院治疗，初步诊断为：（1）头痛、意识丧失查因；（2）重症肌无力；（3）胸腺瘤术后。入院后完善相关检查，予补液、改善循环、抗重症肌无力等治疗。4 月 29 日 23：18 突然气管切开处及鼻腔涌出大量活动性鲜血，持续胸外按压、心肺复苏抢救治疗，张某心率、血压、血氧仍无恢复，于 4 月 30 日 00：45 大动脉搏动消失，双侧瞳孔散大固定，心电图呈一直线，宣告临床死亡。

张某家属认为 A 医院在诊疗过程中存在医疗过错、医疗损害，应由医院承担侵权赔偿责任，故提起上诉。

一审法院根据司法鉴定意见：张某符合因气管溃疡（气管插管切口下方）破裂并头臂干破裂、出血致大失血并呼吸道血液吸入引起急性呼吸、循环功能障碍死亡。认为该过错与张某死亡之间不存在因果关系，张某死亡为疾病自身的隐匿性、进展迅猛性和现代医学科学的局限性共同导致，故张某家属要求 A 医院赔偿医疗费、死亡赔偿金、丧葬费、精神损害抚慰金等的诉讼请求，缺乏事实和法律依据，一审法院不予支持。

2）处理过程

张某家属不服一审判决，申请重新进行司法鉴定，但未提交新的证据。

二审法院对一审查明事实予以确认。

3）事件结果

维持一审判决，A 医院不需要承担赔偿责任。

2. 法院判决原文

1）一审法院判决

（1）驳回张某家属的全部诉讼请求；

（2）案件受理费 9 611.5 元，由张某家属负担；

（3）案件鉴定费 16 680 元，由张某家属负担。

2）二审法院判决

（1）驳回上诉，维持原判；

（2）本案二审案件受理费 9 611.5 元，由张某家属负担。

本案现已审理终结，案号为（2021）粤 01 民终 140 号，中国裁判文书网公布于 2021 年 4 月 21 日。

3. 案件分析

1）司法鉴定意见

（1）A 医院对张某的诊疗过程中存在医疗过错（未将患者气管插管脱管情况及填写管路登记表报护理部、电子病历管理不规范），其过错行为与患者死亡后果无因果关系。

（2）A 医院在张某普通病房诊疗期间未善尽告知义务。

重症肌无力危象的死亡率较高。张某重症肌无力诊断明确，因病情需要不得不行气管插管，因其呼吸肌无力，对呼吸机依赖强，需行气管切开。后因气管溃疡（气管插管切口下方）破裂并头臂干破裂、出血致大失血并急性呼吸道血液吸入而死亡。气管溃疡属于气管切开的少见并发症，且尸检证实溃疡处在气管切口下方气管前壁，其位置特殊，即便行纤维支气管镜检查仍无法发现。加之头臂干为主动脉弓凸侧发出的血管分支，其破裂出血十分凶险，属气管切开的少见并发症，一旦发生诊治难度极大（破裂出血后失血病情进展迅速），死亡后果严重。相应于当前的医疗水平在临床上尚无法准确预测，亦无法完全避免。

综合分析，认为张某自身疾病、治疗需要及风险以及头臂干破裂病情凶险性等因素与其死亡存在直接的因果关系，系其死亡后果的根本原因。

A医院对张某诊疗过程中存在1月21日未将张某气管插管脱管情况填表报告护理部、电子病历管理不规范的过错，此过错行为与张某气管溃疡破裂、头臂干破裂大出血的发生及死亡结果之间无因果关系。另，A医院在普通病房诊疗期间，《入院知情同意书》无张某签名，有创操作、约束性措施等无书面同意，根据《最高人民法院关于审理医疗损害责任纠纷案件适用法律若干问题的解释》第十一条，医方未善尽告知义务。张某重症肌无力诊断明确，因病情需要不得不行气管插管，因其呼吸肌无力，对呼吸机依赖强，需行气管切开。后因气管溃疡（气管插管切口下方）破裂并头臂干破裂、出血致大失血并急性呼吸道血液吸入而死亡。尸检证实溃疡处在气管切口下方气管前壁，其位置特殊，即便行纤维支气管镜检查仍无法发现，加之头臂干为主动脉弓凸侧发出的血管分支，其破裂出血十分凶险，一旦发生诊治难度极大（破裂出血后失血病情进展迅速），死亡后果严重。因此，该死亡事实的发生都是现阶段医学中没有办法提前排查、提前预料的，与A医院在诊疗过程中存在的病历管理不规范等过错无因果关系。

2）法院对A医院责任赔偿认定

本案中，在双方均同意的情况下，司法鉴定中心已对张某诊疗过程中是否存在医疗过错进行鉴定，该鉴定中心作出的《鉴定意见书》是在组织医患双方听证，通过对医患双方提交的证据材料进行分析形成的意见。且张某家属亦不能举出相反证据推翻上述《鉴定意见书》，故一审法院采纳《鉴定意见书》，认定此次鉴定合法，结论依法有效。故张某家属申请重新鉴定的依据不足，一审法院不予采纳。

法院认为，正如鉴定报告指出：张某重症肌无力诊断明确，因病情需要不得不行气管插管，因其呼吸肌无力，对呼吸机依赖强，需行气管切开。后因气管溃疡（气管插管切口下方）破裂并头臂干破裂、出血致大失血并急性呼吸道血液吸入而死亡。尸检证实溃疡处在气管切口下方气管前壁，其位置特殊，即便行纤维支气管镜检查仍无法发现，加之头臂干为主动脉弓凸侧发出的血管分支，其破裂出血十分凶险，一旦发生诊治难度极大（破裂出血后失血病情进展迅速），死亡后果严重。因此，该死亡事实的发生都是现阶段医学中没有办法提前排查、提前预料的，与A医院在诊疗过程中存在的病历管理不规范等过错无因果关系。

鉴此，A医院对张某的诊治已进行了积极的鉴别、诊断及治疗，尽管张某最终不治身亡，但张某家属认为A医院对张某的诊断及治疗存在漏诊、护理不当等的过错理据不足，一审法院不予采纳。虽然A医院在本案的诊疗行为中存在电子病历管理不规范等过错，但由于该过错与张某死亡之间不存在因果关系，张某死亡为疾病自身的隐匿性、进展迅猛性和现代医学科学的局限性共同导致，故张某家属要求赔偿医疗费、死亡赔偿金、丧葬费、精神损害抚慰金等的诉讼请求，缺乏事实和法律依据，一审法院不予支持。

4. 知识链接

《医疗纠纷预防和处理条例》

第十三条　医务人员在诊疗活动中应当向患者说明病情和医疗措施。需要实施手术，或者开展临床试验等存在一定危险性、可能产生不良后果的特殊检查、特殊治疗的，医务人员应当及时向患者说明医疗风险、替代医疗方案等情况，并取得其书面同意；在患者处于昏迷等无法自主作出决定的状态或者病情不宜向患者说明等情形下，应当向患者的近亲属说明，并取得其书面同意。

紧急情况下不能取得患者或者其近亲属意见的，经医疗机构负责人或者授权的负责人批准，可以立即实施相应的医疗措施。

第十四条　开展手术、特殊检查、特殊治疗等具有较高医疗风险的诊疗活动，医疗机构应当提前预备应对方案，主动防范突发风险。

### 案例46　术后伤口感染医疗过失

这是发生在四川省的一起真实的由医疗损害责任纠纷引起的案例。

1. 案件回顾

1）事情经过

2014年2月14日，张某因在当地某处20米高处坠落出现呼之不应，被当地120送往B医院救治。CT示：外伤性蛛网膜下腔出血，右顶叶脑挫伤，右肺挫裂伤，右侧液气胸，右侧胸壁积气，右侧髂骨、右侧坐骨、左侧耻骨骨折，左侧肱骨骨折。B医院对左肱骨骨折包扎固定处理后，因病情危重转往A医院住院治疗。转入A医院时，张某急性重病容，昏迷状，身上可闻及酒味，口唇发绀，呼吸困难，右侧胸壁可见大面积擦伤、肿胀，双肺呼吸音粗糙，心率142次/分，左上臂畸形，肿胀，绷带包扎。初步诊断：（1）外伤性蛛网膜下腔出血，右顶叶脑挫伤？（2）右肺挫裂伤、右侧液气胸，ARDS；（3）右侧髂骨、右侧坐骨、左侧耻骨骨折，左侧肱骨骨折；（4）右胸壁，右下肢皮肤擦伤。张某入院即被抢救，予重症监护、紧急气管插管、呼吸机辅助呼吸，检查提示代谢性酸中毒，右侧血气胸，予胸腔闭式引流等，重症医学科请外四科、骨科会诊后，制定了治疗方案。张某入A医院后在重症监护下呈昏睡状，呼吸机辅助呼吸，于2014年2月16日停用呼吸机，2014年2月19日出现呼之有反应。持续在重症监护室治疗至2014年3月1日才由重症监护室转出，转入A医院外二科。2014年3月6日于静脉复合麻醉下行左肱骨骨折伴桡神经损伤切开复位内固定、桡神经探查术，术后对症治疗。术后张某未遵从医嘱，反复撕开敷料抓挠伤口，2014年3月28日张某因患肢皮肤局部破溃伴分泌物，考虑术后感染，予完善检查。2014年4月22日在全麻下行左肱骨骨折术后感染内固定取除，病灶清理术，术后对症，伤口按期拆线。予对症、观察，未见感染复发。2014年7月17日在臂丛麻醉及局麻下行左肱骨骨折切开复位，支架外固定，自体髂骨植骨融合术，术后对症，伤口按期拆线。复查X片见骨折端较前少量骨痂生长，折端略有成角。张某要求转上级医院治疗，于2015年6月3日出院。出院诊断为：（1）左肱骨骨折伴桡神经损伤；（2）骨盆骨折；（3）右侧颞叶及左侧顶叶脑挫裂伤出血，左侧顶叶脑内血肿，外伤性蛛网膜下腔出血，左侧额部硬膜下积液；（4）右肺挫裂伤，右侧液气胸，右侧第5肋骨腋肢骨折，ARDS；（5）中度失血性贫血；（6）电解质紊乱；（7）低蛋白血症；（8）脑外伤后遗症，左侧肢体偏瘫；（9）左肱骨骨折术后感染。

2015年6月2日至2015年6月15日，张某在C医院住院治疗。2015年6月15日至2015年8月20日，张某在D医院住院治疗，于2015年7月8日在全麻下行左肱骨扩创＋窦道切除＋外支架固定＋置管冲洗，术后抗感染、对症治疗。出院医嘱转入当地医院继续治疗。2015年8月28日，张某再次入A医院治疗，入院后予促进骨折愈合、换药、对症、保持外支架针道干燥等治疗。经D医院主治医师复诊后建议继续抗骨质疏松治疗，术后1年若骨折未愈合，可考虑行"内固定及植骨术"治疗。复查X片示"左肱骨骨折现左肱骨中段骨折断端对位对线好，折线清晰，内侧见少量外骨痂生长，骨质疏松较前好转"，2016年7月12日张某出院，医嘱建议转D医院再次手术。2016年7月12日至2016年7月21日，张某在D医院住院治疗。入院予以完善相关检查并拆除外支架后支具保护，待钉道愈合后择期行内固定手术治疗。出院医嘱回当地医院继续在骨科或康复科医师指导下功能锻炼，尽可能减少伤肢功能障碍。2016年7月22日，张某入A医院治疗，入院后予抗骨质疏松、换药、对症、外支具及管型石膏固定等治疗。2017年2月5日及2017年3月22日行手法复位及管型石膏固定。2017年3月22日复查X片示"左肱骨骨折术后复查：本片与2017年2月3日旧片比较，现左肱骨中上段可见大量骨痂生长，余情况同前相似"。经D医院会诊后认为张某目前骨折不愈合，且见成角，不排除感染可能，可考虑手术。2017年4月14日，张某出院，转D医院进一步治疗。2017年4月14日至2017年5月4日，张某在D医院住院治疗。2017年4月24日行左肱骨骨髓炎病灶清除＋骨折复位＋外固定架固定术，术后抗感染、止痛对症治疗。出院医嘱全休三个月，如有不适及时就诊。张某于2017年5月5日入A医院治疗，2018年7月5日行外支架取出。2018年9月3日复查X片示"左侧肱骨骨折治疗后复查：骨痂生长连接，骨折线已显示不清"。张某于2018年9月29日出院。

2）处理过程

一审中，A医院申请对其在对张某的诊疗过程中是否存在过错、过错与张某的损害后果有无因果关系及其原因力大小的医疗过错损害责任鉴定和医疗过错损害是否造成张某残疾进行鉴定。

法医学鉴定中心于2019年10月12日出具鉴定意见：

（1）根据送检材料，A医院对张某的诊疗行为存在过错；A医院过错与张某损害后果（左肱骨骨折术后感染、骨折延迟愈合）之间存在一定的因果关系；A医院过错在张某损害后果原因力大小中为次要因素。

（2）张某左肱骨中段骨折内固定术后感染致左肱骨慢性骨髓炎，经治疗后目前骨折已愈合不构成伤残。此次鉴定产生鉴定费14 000.00元，由A医院垫付。

由于张某对鉴定意见结论中"A医院过错损害后果原因力大小中为次要因素"，对此申请了鉴定人出庭质证的申请，由于疫情原因，张某及A医院均同意以书面提问方式，由鉴定中心提出书面回复有关问题补充说明如下：

（1）"次要因素"：系A医院诊治行为在患者损害后果（左肱骨骨折术后感染、骨折延迟愈合）原因力大小中为次要因素。

（2）"次要因素"：与张某后期长期医疗行为之间存在一定因果关系，但不是导致张某后期长期医疗行为的必然因素。除去该"次要因素"外，在患者损害后果原因力大小中其他因素系指患者自身原因。

另查明，张某七次住院共计1 691天，产生医疗费共计322 620.47元，其中张某在A医院预交医疗费68 100.00元、A医院为张某垫付医疗费共计254 520.47元（包括垫付A医院医疗费165 014.42元、C医院医疗费3 773.1元、D医院三次医疗费共计是85 732.95元）；A医院另垫付张某住院期间交通食宿费2 723.00元、借支款及生活费315 000.00元。

A医院提起上诉，要求张某退还A医院垫付的医疗费；张某提起反诉，并要求改为医疗服务合同纠纷进行审理。

一审判决A医院承担30％赔偿责任，但因A医院垫付张某医疗费，故张某还需退还A医院各项费用343 740.43元。张某不服一审判决，故提起上诉。

二审中，双方当事人均无新证据提交，对一审判决认定的事实予以确认。

3）事件结果

维持一审原判，驳回上诉。

2. 法院判决原文

1）一审法院判决

（1）张某在本判决生效后十日退还A医院垫付的各项费用合计343 740.43元；

（2）驳回张某的全部反诉请求；

（3）一审本诉案件受理费9 522.00元，由A医院负担2 856.60元，张某负担6 665.40元；反诉案件受理费11 649.00元，由张某负担。

2）二审法院判决

（1）驳回上诉，维持原判；

（2）二审案件受理费9 522元，由张某负担。经张某申请并提供相应证明材料，二审法院经审查符合

《诉讼费用交纳办法》第四十四条的规定，准予免交诉讼费 9 522 元。

本案现已审理终结，案号为（2021）川 34 民终 500 号，中国裁判文书网公布于 2021 年 5 月 24 日。

3. 案件分析

1）法院对 A 医院责任赔偿认定

（1）根据送检 A 医院病历，张某因"摔伤后呼之不应 4 小时"于 2014 年 2 月 14 日初次入院，入院病历提示：

① 张某外伤史明确，查体右侧侧胸壁可见大面积擦伤肿胀，双肺呼吸音粗糙，右下肺呼吸音较对侧低，肺底闻及少许湿啰音，右下肢可见小面积擦伤，左上臂畸形，肿胀，绷带包扎。病理征阴性影像学检查证实其存在蛛网膜下腔出血，右顶叶脑挫伤，右肺挫裂伤，右侧液气胸，右侧胸壁积气，右侧髂骨、右侧坐骨、左侧耻骨骨折，左侧肱骨骨折，说明 A 医院对张某外伤性蛛网膜下腔出血右顶叶脑挫伤、右肺挫裂伤，右侧液气胸，ARDS，右侧髂骨、右侧坐骨、左侧耻骨骨折，左侧肱骨骨折，右胸壁，右下肢皮肤擦伤之诊断依据成立。

② A 医院在张某入院后予诊疗措施

进 ICU，告病危，特级护理。

监测：心电监护血压、血氧饱和度、血糖。

治疗：禁饮食，予紧急气管插管，呼吸机辅助呼吸，吸氧，保持呼吸道通畅，预防感染，改善意识障碍，补充能量，维持水电解质酸碱平衡，对症等治疗。

检查：血尿常规、肝肾功、电解质、心肌酶学、淀粉酶等，做心电图、胸片等以评估张某的基本情况符合临床诊疗规范。

③ 根据影像学检查结果、床旁彩超检查结果结合体格检查，张某右侧血气胸诊断依据成立，张某具备右侧胸腔闭式引流术手术指征，A 医院行右侧胸腔闭式引流术、术后预防感染符合临床诊疗规范。

（2）根据送检 2014-02-15 病程记录，提示：

① A 医院对张某右侧血气胸之诊断进一步明确。

② 根据肝功能、心肌酶、血淀粉酶、血常规等辅助检查结果，A 医院考虑张某急性肝损害、心肌损害、ARDS、胰腺挫伤及轻度失血性贫血之诊断依据成立，A 医院予对症治疗措施符合临床诊疗规范。

③ 张某现存颅脑、胸部等严重复合伤，病情不稳定，A 医院先行左上肢绷带包扎、夹板固定，待张某病情稳定后再行头颅、胸部、骨盆及左肱骨检查、治疗之诊疗计划符合临床诊疗规范。

（3）根据送检 2014-02-16 至 2014-02-19 病程记录，提示：

① 张某自 2014 年 2 月 14 日入院，红细胞、血红蛋白值进行性降低，2 月 17 日血压降至 101/66 mmHg，结合张某肺部重大疾患、ARDS、呼吸功能受到影响、血液携氧能力不足，具备输血指征，A 医院予以张某输注 B 型红细胞悬液 800 ml 符合临床诊疗规范；张某住院时间长，输液较多，外周循环差，A 医院予右锁骨下静脉穿刺置管处理符合临床诊疗规范。

② 2014 年 2 月 16 日查房记录记载张某复查血气分析示无酸碱代谢失衡，转氨酶较入院时有所好转，说明 A 医院对症诊疗行为有效。A 医院持续监测张某肝功、胰腺、胸腹腔以评估张某情况符合临床诊疗规范。

（4）根据送检 2014-02-19 09：44：34 至 2014-02-20 20：00：59 病程记录，提示：

① 2014 年 2 月 19 日查体张某无昏迷，呼之有反应，有遵嘱运动，GCS14 分，说明张某神经症状有所好转，A 医院诊疗行为有效。

② 张某血压、红细胞值、血红蛋白值均有回升，说明张某贫血明显纠正，A 医院输血治疗有效。

③ 张某复查心肌酶、肾功能、血淀粉酶较前均有好转，说明 A 医院对症诊疗行为有效。

（5）根据送检 2014 年 2 月 16 日至 2014 年 2 月 23 日病程记录，提示：

① 张某外伤性蛛网膜下腔少量出血已开始吸收，左侧顶叶脑内小血肿变浅淡，颅内未见迟发性出血征象，说明张某颅脑损伤情况有所好转。

② 张某复查胸部 CT 示右侧气胸，肺压缩 45%，说明 A 医院行胸腔穿刺抽气治疗依据充分。

（6）根据送检 2014 - 03 - 01 至 2014 - 03 - 05 病历，提示：

① 根据张某查体左肱骨扪及骨擦感，左侧肢体感觉迟钝，左腕背伸不能，结合张某 X 线片左肱骨中下段骨折，断端分离、错位重叠明显，A 医院左肱骨骨折伴桡神经损伤之诊断依据成立。

② 结合张某左上肢查体情况及影像学检查，其左肱骨骨折夹板固定保守治疗无效，张某具备行左肱骨骨折伴桡神经损伤切开复位内固定，桡神经探查术手术指征，且术前复查血液分析、输血全套正常，无手术禁忌证，说明 A 医院术前准备完善，A 医院前述诊疗行为符合临床诊疗规范。

③ 术前 A 医院向家属交代病情，告知张某将行左肱骨骨折伴桡神经损伤切开复位内固定，桡神经探查术，并告知手术风险，向张某家属交代术中及术后可能出现的情况，家属表示理解并签字确认。但 A 医院麻醉知情同意书记载不详存在不足。

④ 术前小结中记载了术中及术后可能出现的情况及相关对策记载，说明 A 医院术前尽到了合理的注意义务。

（7）根据送检病历术后记录，2014 - 03 - 07 至 2014 - 03 - 11 病程记录，提示：

① 术中见张某左肱骨中下段骨折，折端见 2 cm×2 cm×0.5 cm 碎骨块一枚，0.5 cm×0.5 cm×0.5 cm 碎骨块两枚，桡神经经折端外侧斜行穿过，挫伤、水肿明显，且有创伤瘢痕组织压迫，说明张某左肱骨骨折较为严重，且证实存在桡神经挫伤、水肿。

② A 医院术前予以常规消毒及静滴抗生素防治感染，术后三日予以静滴头孢硫脒 2.0 gbid 抗感染，符合临床诊疗规范。

③ 术后张某自行撕开敷料，抓挠伤口，A 医院予换药、对症治疗，嘱张某家属注意护理，防止张某抓挠伤口致感染发生，注意观察，说明 A 医院尽到了合理的告知义务。

④ 术中复位、固定满意，术后复查 X 片示左肱骨骨折内固定术后，断端对位对线可，内固定在位，说明 A 医院之诊疗行为符合临床诊疗规范。

（8）根据送检 2014 - 03 - 19 至 2014 - 04 - 06 病历，提示：

① 病程记录及护理记录记载 2014 年 3 月 6 日术后伤口敷料干燥清洁，3 月 7 日伤口稍有渗液，3 月 8 日至 3 月 26 日伤口敷料干燥清洁，提示张某术后早期无感染征象。

② 张某术后持续自行撕开敷料抓挠伤口，至 2014 年 4 月 12 日张某仍存在抓挠伤口情况，A 医院虽多次向张某家属告知伤口未愈合时抓挠伤口可致细菌经伤口进入而感染，需注意护理，家属亦表示理解，但考虑到张某颅脑损伤情况，期间 A 医院未能采取措施（如适当对患者健肢予以制动等）以防止张某自行撕开敷料抓挠伤口的行为，说明 A 医院未能尽到合理的注意义务，存在不足。

③ 张某自 2019 年 3 月 6 日术后持续自行撕开敷料抓挠伤口，至 2019 年 3 月 26 日伤口远端约 2 cm 皮肤崩裂伴少许分泌物，A 医院查房后指示注意防止张某抓挠伤致感染发生，现伤口部分崩裂，注意换药。2019 年 3 月 28 日伤口近端针眼部约 1 cm 皮肤坏死，查血液分析白细胞升高，C 反应蛋白高，不排除感染可能，加强换药，静滴头孢硫脒 2.0 gbid 抗感染，予对症。注意观察。2014 年 3 月 29 日见伤口远端约 2 cm，皮肤崩裂，伤口近端针眼部约 1 cm 创口，上述两侧创口均能挤出黄白色分泌物，考虑术后感染，予加强换药，作分泌物培养，向张某家属交代病情。说明 A 医院在张某伤口崩裂出现分泌物、血象升高、皮肤坏死伴伤口能挤出黄白色分泌物后均采取了加强换药、抗感染、分泌物培养等对症治疗措施。但张某存在严重创伤后低蛋白血症状态，且因颅脑问题不能配合治疗，持续撕开敷料，抓挠伤口，说明张某

有较高的感染风险，但2014年3月23日A医院发现张某伤口远端皮肤崩裂及3月26日发现皮肤崩裂伴少许分泌物时，A医院仅予以胶布拉合伤口、换药等处理，并未进一步行辅助检查明确感染情况，直至3月28日张某伤口出现皮肤坏死，查血液分析白细胞升高、C反应蛋白高，予以抗感染治疗，说明A医院未尽到合理的注意义务，存在不足。住院期间A医院诊断张某存在持续低蛋白血症状态，但未见A医院持续监测张某血清蛋白水平及进行对症处理的记载存在不足。

④ 2014年3月31日、4月3日两次分泌物培养均为金黄色葡萄球菌，A医院向家属交代病情，告知其需择日行内固定取除，外支架固定，骨冲洗术并沟通制定手术方案，4月3日复查左肱骨片未见异常；本次鉴定时复阅2014年4月3日线片未见明显异常，说明张某存在感染征象，但影像学检查无异常，此期间A医院未能进一步检查以明确张某左上肢感染程度即告知张某择日行内固定取除，外支架固定，植骨冲洗术之诊疗计划不符合临床诊疗规范，存在不足。

（9）根据送检2014年4月21日、22日术前小结及术前主刀医生查房记录，2014年4月22日术后记录，提示：

① 张某手术指征明确，无禁忌证，A医院向家属告知手术风险及麻醉风险，向张某家属交代术中及术后可能出现的情况，家属表示理解并签字确认，说明A医院之诊疗行为符合临床诊疗规范，A医院尽到了合理的告知义务。

② 张某左肱骨骨折术后感染情况进一步明确，A医院予以保护桡神经、清理病灶、为防止感染复发暂不行支架外固定、术前术中术后预防感染之诊疗措施符合临床诊疗规范。

（10）根据送检2014年5月6日至2014年7月14日查房记录，提示：

① 张某术后未出现明显感染征象，复查血液分析、血沉、C反应蛋白基本正常，张某左侧肢体肌力较前有所恢复达Ⅳ—Ⅴ级，且张某左侧伸腕活动明显恢复，说明A医院治疗措施有效。

② A医院待张某感染基本控制，无复发迹象后予观察满三个月后考虑再次手术复位固定之诊疗计划符合临床诊疗规范。

（11）根据送检2014年7月16日术前小结、2014年7月17日术后记录、2014年7月24日至2014年7月31日查房记录，提示：

① 张某行左肱骨骨折切开复位，支架外固定自体髂骨植骨融合术手术指征明确，术前检查已完善，无手术禁忌证，已向家属告知手术风险及麻醉风险，向张某家属交代术中及术后可能出现的情况，家属表示理解并签字确认。说明A医院之诊疗行为符合临床规范。

② A医院于术前、术中、术后均行抗感染治疗，术后张某伤干燥、复查血液分析、C反应蛋白血沉正常，说明A医院之诊疗行为符合临床规范。

（12）根据送检材料，2014-08-12至2015-05-06期间多次复查X线片，病历资料提示：张某2014年7月17日术后近期内A医院未行X线片复查以了解左肱骨骨折复位情况，其左肱骨骨折复位情况不详。本次鉴定时复阅2014-08-12日影像片见张某左肱骨骨折断端对线略成角；2014-09-21日影像片示左肱骨骨折线模糊，断端错位，对位对线不良；2014-10-29日影像片示折端较前明显分离移位。此后多次影像片均提示张某左肱骨骨折断端分离错位。但A医院病程记录中对张某前述病情变化无记载，亦无A医院对张某此种情况进行了何种处置的记载，说明A医院的诊疗行为存在不足。

（13）根据送检2015-01-20至2015-06-02病程记录，提示2015-03-23 A医院发现张某伤口中段一1 cm×1 cm痂壳，挤压后见一米粒大小分泌物，左上臂无明显红肿及波动感后及时进行多次分泌物培养及药敏检查并予以对症治疗，后期行血液分析等辅助检查以明确张某感染情况，考虑有痂下组织轻度感染可能，张某既往有感染史，A医院予以持续抗感染治疗，至6月2日张某左上肢伤口未见感染征象，说明A医院的诊疗行为符合临床诊疗规范。

（14）根据送检A医院长期医嘱单，2014-02-2014特级护理，2014-03-01一级护理，2014-03-06二级护理，2014-04-22二级护理，2014-07-17二级护理，但A医院护理记录显示A医院并未严格按照相关护理等级制度要求对张某进行观察记录。说明A医院的诊疗行为存在不足。

（15）根据送检2015年6月3日C医院神经电图检查报告单记载诊断意见上述所检左侧正中神经、尺神经、桡神经运动神经传导电位及感觉神经传导电位未见异常。提示张某左侧正中神经、尺神经、桡神经功能未见异常。

（16）根据送检D医院病历，提示张某左肱骨骨折内固定术后慢性骨髓炎伴窦道形成之诊断依据成立，2019-06-25行外支架取除+石膏托固定术，2015-07-08左肱骨扩创+窦道切除+外支架固定+置管冲洗术。

（17）根据送检材料，张某于2015年8月28日因"左肱骨骨折术后感染17个月，外支架固定术后50天"就诊于A医院。入院病历提示A医院对张某左肱骨骨折术后骨感染外支架固定术后骨质疏松之诊断依据成立，入院查体及血细胞分析未见确切感染征象，A医院予以骨科护理常规，二级护理，左上肢悬吊，严禁负重，保持针道清洁、干燥；口服药物促进骨折愈合及骨质疏松等对症治疗符合临床诊疗规范。

（18）根据送检材料，张某于2016年7月23日因"左肱骨骨折术后感染2年，外支架固定术后1年，取出后7天"就诊于A医院。病历资料提示A医院左肱骨骨折术后骨感染、骨折延迟愈合，骨质疏松之诊断依据成立，A医院予以骨科护理常规，二级护理，左上肢支具固定；口服药物促进骨折愈合及抗骨质疏松等对症治疗符合临床诊疗规范。

（19）根据送检材料，2016-11-03病程记录记载11月1日张某复查X片提示"左肱骨骨折内固定物取出术后复查：左肱骨中上段骨折，断端对位可，骨折间隙较宽，侧位片示断端稍显分离、向内侧成角，可见外骨痂生长"。本次鉴定时复阅2016年11月1日X线片示：左肱骨骨折断端移位、对位对线不良、向内侧成角，断端内侧骨痂明显形成。前述资料提示张某左肱骨骨折处再次成角移位，但病历资料中A医院未告知张某病情变化及行相应处置的记载，存在不足。

（20）根据送检材料，张某于2017年5月5日因"左肱骨骨折感染、骨折不愈合外支架固定术后11天"就诊于A医院，病历资料提示：

① A医院对张某左肱骨骨折术后骨感染、骨折延迟愈合外固定支架固定术后，骨质疏松（重度）之诊断依据成立，A医院予以骨科护理常规，二级护理；"骨肽"静促进骨折愈合，维生素D，碳酸钙口服抗骨质疏松，继续予"利福平"口服抗感染，对症治疗；完善必要检查之诊疗计划符合临床诊疗规范。

② 张某入院后A医院行血细胞分析、输血全套及凝血功能、肝功、肾功、电解质等检查以评估张某当时情况、持续口服利福平抗感染、持续抗骨质疏松治疗符合临床诊疗规范。

综上，A医院对张某的诊疗行为存在过错，A医院过错与张某损害后果（左肱骨骨折术后感染、骨折延迟愈合）之间存在一定的因果关系；考虑张某自身损伤较为严重且治疗过程中配合欠佳，A医院过错在张某损害后果原因力大小中为次要因素。

一审法院酌定A医院承担30%赔偿责任。

2）关于鉴定张某伤残等级分析

根据送检材料，张某于2014年2月14日因"摔伤后呼之不应4小时"就诊于A医院，诊断为左肱骨骨折伴桡神经损伤，骨盆骨折，右侧颞叶及左侧顶叶脑挫裂伤出血，左侧顶叶脑内血肿，外伤性蛛网膜下腔出血，左侧额部硬膜下积液，右肺挫裂伤，右侧液气胸，右侧第5肋腋支骨折，ARDS，中度失血性贫血，电解质紊乱，低蛋白血症，脑外伤后遗症，左侧肢体偏瘫，左肱骨骨折术后感染。经行左肱骨骨折伴桡神经损伤切开复位内固定、桡神经探查术，左肱骨骨折术后感染内固定取除、病灶清理术，左肱骨骨折切开复位、支架外固定、自体髂骨植骨融合术等治疗。2015年6月2日因"左肱骨中段骨折术后伤肢疼痛、活动受限1年4个月"就诊于C医院，诊断为左肱骨中段骨折术后骨折不愈合、慢性骨髓炎，经行对症治疗。2015年6月15日因"左肱骨骨折术后，局部窦道形成1年"就诊于D医院，诊断为肱骨骨折内固定术后慢性骨髓炎伴窦道形成，经行左肱骨扩创＋窦道切除＋外支架固定＋置管冲洗等治疗。2015年8月28日因"左肱骨骨折术后感染17个月，外支架固定术后50天"就诊于A医院，诊断为左肱骨骨折术后骨感染外支架固定术后、骨质疏松，经行对症治疗。2016年7月12日因"左侧肱骨粉碎性骨折术后2年多"就诊于D医院，诊断为左肱骨骨折外支架固定术后骨不愈，左侧陈旧性髋臼骨折，左肱骨慢性骨髓炎术后，予以对症治疗。2016年7月22日因"左骨骨折术后感染2年，外支架固定术后1年，取出后7天"就诊于A医院，诊断为左肱骨骨折术后骨感染、骨折延迟愈合、骨质疏松，经行对症治疗。2017年4月14日因"左侧肱骨粉碎性骨折术3年多"就诊于D医院，诊断为左肱骨骨折术后不愈合、左肱骨慢性骨髓炎伴窦道，经行左肱骨骨髓炎病灶清除＋骨折复位＋外固定架固定术等治疗。2017年5月5日因"左肱骨骨折感染、骨折不愈合外支架固定术后11天"就诊于A医院，诊断为左肱骨骨折术后骨感染、骨折延迟愈合外固定支架固定术后、骨质疏松（重度），经行对症治疗。本次法医临床检查张某左上臂、左髋部、右胸部多处皮肤瘢痕遗留。左肘关节、肩关节活动度部分丧失（均未达25％），胸廓外观未见畸形，双侧呼吸动度基本一致，骨盆外观未见畸形，骨盆挤压分离实验阴性。复阅送检2014年3月2日X线片示：左肱骨中段骨折，断端分离错位明显。2019年7月2日X线片示：左肱骨骨折断端骨痂生长连接，骨折线不明显，断端局部骨皮质增厚，骨痂增生。

综上，张某左肱骨中段骨折内固定术后感染遗留左肱骨慢性骨髓炎，经治疗后目前骨折已愈合未达到《人体损伤致残程度分级》相关条款之规定，不构成伤残。

3）关于本案案由为医疗损害责任纠纷还是医疗服务合同纠纷认定分析

一审法院认为，医疗损害诉讼，患方既有权选择以医疗损害侵权赔偿纠纷为由进行起诉，又可以以医疗服务合同纠纷为由起诉。医疗损害侵权赔偿纠纷，是指医疗机构在诊疗护理工作中，因医务人员诊疗护理过错或者过失，直接造成病人死亡、残疾、组织器官损伤导致功能障碍事故而引起对受侵害人的赔偿纠纷。在此类纠纷中，对医疗机构追究的是侵权赔偿责任。医疗服务合同纠纷，是指医患双方围绕医疗服务合同中侵权损害以外其他方面而产生的争议。在此类纠纷中对医疗机构追究的是违约损失赔偿责任。针对医疗损害诉讼中，大部分案件存在医疗损害侵权纠纷与医疗服务合同纠纷两种请求权的竞合，本案是由A医院提出诉讼，一审法院立案案由为医疗损害责任纠纷；张某在诉讼中提出反诉，其反诉对A医院以医疗损害责任纠纷起诉无异议，同时根据相关法律规定，只有同一法律关系才能提出反诉，张某提起反诉，是对A医院以医疗损害责任纠纷起诉的确认。再由于医疗损害责任纠纷主要适用《侵权责任法》审理案件，该法第七章以专章规范医疗损害责任，其法律规定针对性强，有利于医疗损害责任的确定。医疗服务合同纠纷主要适用《合同法》辅以其规范审理案件，由于《合同法》中没有针对医疗服务的规范，所以法律适用方面针对性不强。医疗侵权责任并非依据当事人间建立的医疗服务合同关系，而是医疗机构在医疗活动中其行为构成侵权，即以侵权行为的发生作为依据。医疗违约责任以当事人间存在合同关系为前提，即患者与医疗机构之间建立了医疗服务合同，并因该合同产生了权利义务。医疗侵权责任是侵犯他人的财产权或人身权产生的民事责任，侵犯的是绝对权。医疗违约责任是侵犯债权人的债权产生的民事责任，侵犯的是相对权。医疗侵权责任则一般要有损害事实存在，才承担责任。医疗违约责任不需要有损害事实的存在，只要医疗机构有违约行为就应承担责任。侵权责任主要适用过错责任，同时还适用无过错责任。当前医疗侵权责任主要适用过错推定责任。一般认为，我国《合同法》采用无过错责任原则或者严格责任原则，因此，医疗违约责任主要适用无过错责任原则，即违约就应当承担责任。但因医疗服务合同产生的是一种手段债务，并非结果债务，故而患者并不能依据合同而要求医疗机构履行合同必须将其治愈，而是要求依合同义务审查医疗机构是否履行治疗义务和是否恰当地进行治疗。医疗侵权责任则相对广泛，包括赔偿损失、消除影响、恢复名誉、赔礼道歉等形式。而医疗违约责任的承担方式是实际履行、违约金责任、财产损失赔偿等责任。本案张某提起侵权责任之诉，但其认为"A医院没有按照双方医疗服务合同的约定及法定义务对张某进行妥善治疗致使张某病情加重是本案中履约瑕疵的基本事实。A医院的不当医疗行为与张某后续辗转多家医院治疗具有因果关系。"其法律适用上又主张适用《合同法》第一百一十二条、第一百一十三条之规定"完全赔偿原则，A医院依法应承担因其违约行为所导致的全部治疗费用，并支付张某因此所遭受的实际损失"，其实际损失的计算又以侵权责任承担方式及标准计算，张某的反诉请求与其答辩主张自相矛盾，逻辑混乱。

综上，张某在提起反诉时已选择侵权责任之诉，A医院在起诉也选择了侵权责任之诉，本案应按照医疗损害责任纠纷进行审理。

二审法院认为：

根据《最高人民法院关于印发修改后的〈民事案件案由规定〉的通知》（法〔2011〕42号）第二条第1项："关于案由的确定标准。民事案件案由应当依据当事人主张的民事法律关系的性质来确定。"及第三条第4项："在请求权竞合的情形下，人民法院应当按照当事人自主选择行使的请求权，根据当事人诉争的法律关系的性质，确定相应的案由。"的规定，本案存在医疗合同与医疗损害责任两个请求权的竞合情形下，A医院作为本诉原告在起诉时选择以医疗损害责任纠纷提起诉讼，此时本案案由即已确定为医疗损害责任纠纷。张某作为本诉被告是针对A医院提起的医疗损害责任纠纷之诉提出的反诉，依照《最高人民法院关于适用〈中华人民共和国民事诉讼法〉的解释》第二百三十三条："反诉的当事人应当限于本诉的当事人的范围。反诉与本诉的诉讼请求基于相同法律关系、诉讼请求之间具有因果关系，或者反诉与本诉的诉讼请求基于相同事实的，人民法院应当合并审理。"的规定，本诉张某以A医院选择的医疗损害责任纠纷提起反诉，故应视为双方诉争认可的法律关系性质均为医疗损害责任纠纷。一审法院按照当事人自主选择行使的请求权确定相应的案由，并无不当。张某提出本案案由应由张某选定，不应由A医院选定的上诉理由于法无据。张某在本案一审中的诉讼地位为本诉被告，在一审本诉原告A医院已经选择法律关系的情形下，其无权直接变更案由，对张某提出将本案案由确定为医疗合同纠纷的上诉请求，二审法院不予采纳。

4）二审法院对A医院责任和赔偿认定

司法鉴定是指在诉讼活动中鉴定人运用科学技术或者专门知识对诉讼涉及的专门性问题进行鉴别和判断并提供鉴定意见的活动。或者说，司法鉴定是指在诉讼过程中，对案件中的专门性问题，由司法机关或当事人委托法定鉴定单位，运用专业知识和技术，依照法定程序作出鉴别和判断的一种活动。所以，专门性问题才是司法鉴定的对象，也是法官审查是否准许司法鉴定的一个基本准则。即一个普通法官通过自身掌握的知识，无法对双方当事人争议的专门性问题作出鉴别和判断的，就必须辅助专业机构进行鉴别和判断。张某虽然对该鉴定意见有异议，申请重新鉴定，但因其重新鉴定申请不符合《最高人民法院关于民事诉讼证据的若干规定》第二十七条规定的情形，即"鉴定机构或鉴定人不具备相关资格、鉴定程序严重违法、鉴定结论明显依据不足、经过质证认定不能作为证据使用的其他情形。"因此，其重新鉴定申请不成立。

依据司法鉴定意见书载明的分析说明"关于A医院医疗诊疗行为是否存在过错及参与度分析"共20大项，39小项，A医院在8小项分析存在不足，且不足多为病情告知性的不足。

司法鉴定意见：

（1）A医院对张某的诊疗行为存在过错；A医院过错与张某损害后果（左肱骨骨折术后感染、骨折延迟愈合）之间存在一定的因果关系；A医院过错在张某损害后果原因力大小中为次要因素。

（2）张某左肱骨中段骨折内固定术后感染遗留左肱骨慢性骨髓炎，经治疗后目前骨折已愈合不构成残疾。骨折延迟愈合不构成残疾。鉴于上述鉴定结论 A 医院对张某的诊疗行为存在过错，张某的损害后果是左肱骨骨折术后感染、骨折延迟愈合，过错在该损害后果的发生中占次要因素，张某的该损害后果不构成残疾。

（3）张某的损害后果既有其严重的自身病情和不遵从医嘱的行为因素，又有 A 医院诊疗行为不足因素，张某自身病情和不遵从医嘱行为因素应由其自行承担，A 医院不足的过错应由 A 医院承担。经鉴定分析 A 医院不足的过错能够确定责任大小为次要，故 A 医院对张某损害后果民事赔偿承担次要责任。

根据张某的治疗过程、住院时间及产生的医疗费，按照各个年度赔偿项目标准进行计算，张某赔偿项目包括医疗费、住院生活补助费、营养费、误工费、护理费、交通食宿费和鉴定费总计为 808 343.47 元，考虑张某的具体情况，也为尽快解决双方医疗纠纷，在不区分其原有严重疾病且经重症监护 16 天产生的较高医疗费前提下，A 医院承担次要责任按 30% 计算为 242 503.04 元，张某承担主要责任按 70% 计算为 565 840.43 元。因 A 医院在张某治疗期间已垫付医疗费、交通住宿费及鉴定费共计 586 243.47 元，故张某应返还 A 医院各项费用总计 343 740.43 元（586 243.47 元－242 503.04 元）。

5）法院对张某提出反诉的分析

张某反诉要求 A 医院赔偿其医疗费、护理费、误工费、伙食补助费、营养费、交通差旅费、精神损害抚慰金等。本诉中，A 医院已经将上述费用除精神损害抚慰金外的项目纳入计算，无任何遗漏，张某在反诉中再次主张构成重复计算。且张某主张的精神损害抚慰金没有事实依据。张某对 A 医院已经垫付的 586 243.47 元不作任何抵扣，要求在该垫付范围外再向其赔偿，无任何法律依据。张某从 A 医院先行获得的该部分款项是基于双方存在医疗纠纷的前提下，A 医院为妥善处理而发生的垫付行为，应在 A 医院应承担的赔偿金额中予以扣除，如已支付部分超出，张某应返还，否则张某获得该部分款项将无任何依据，将与本案事实和法律规定严重不符。

A 医院对张某的诊疗行为存在过错、与其损害后果存在因果关系、原因力大小为次要因素等在本诉中已经明确，但 A 医院的垫付金额已经远超出其过错行为所承担的责任和赔偿金额。在有充分证据且 A 医院已经要求返还实际也应返还超出垫付费用的前提下，张某仍然提出反诉，实际徒增负担和讼累。

6）关于张某术后感染产生的后果应当由谁承担责任的问题

A 医院对张某实施的诊疗行为经法医学鉴定中心鉴定，意见书对张某历次在 A 医院住院接受诊疗的行为进行了详尽分析，并对责任进行了划分。该鉴定机构系在一审法院的组织下从具有鉴定资质的鉴定机构名册中由双方参与摇号确定，鉴定材料由双方提交并进行充分质证，鉴定机构对张某做了法医学临床检查，另双方还共同到鉴定机构签字确认鉴定材料、提交陈述意见、接受并回答专家提问。故该鉴定意见符合证据三性，应予采纳。

一审法院依据该鉴定意见的结论即"A 医院对张某的诊疗行为存在过错；A 医院过错与张某损害后果（左肱骨骨折术后感染、骨折延迟愈合）之间存在一定的因果关系；A 医院过错在患者损害后果原因力大小中为次要因素。"判决 A 医院承担次要责任 30%，并无不当。张某主张术后感染产生的损害后果应由 A 医院承担全部责任，与鉴定意见不符，其要求支持其反诉请求的上诉请求和理由，二审法院不予支持。

4. 知识链接

1）在判决此案件受理费归患方承担的情况下，患方最终免交诉讼费的法律依据

根据《中华人民共和国民事诉讼法》和《中华人民共和国行政诉讼法》的有关规定，制定了《诉讼费用交纳办法》，依据第四十四条的规定：当事人交纳诉讼费用确有困难的，应当在起诉或上诉时提交书面申请、足以证明其确有经济困难的证明材料及其他相关证明材料，可以依照本办法向人民法院申请缓交、减交或者免交诉讼费用的司法救助。

2）何为司法鉴定？医疗纠纷司法鉴定的规则有哪些？

司法鉴定是指在诉讼活动中鉴定人运用科学技术或者专门知识对诉讼涉及的专门性问题进行鉴别和判断并提供鉴定意见的活动。或者说，司法鉴定是指在诉讼过程中，对案件中的专门性问题，由司法机关或当事人委托法定鉴定单位，运用专业知识和技术，依照法定程序作出鉴别和判断的一种活动。

医疗纠纷司法鉴定规则如下：

（1）坚持"鉴定人专业判断的原则"；

（2）坚持以"医师是否尽到注意义务作为判断医疗过失的客观标准"的原则；

（3）坚持以"审查诊疗、护理行为是否符合医疗规范"的原则；

（4）坚持"医疗紧急处置的宽泛原则"；

（5）坚持"并发症的三元处理原则"

① 有过失处理；

② 可能过失处理；

③ 免责处理；

（6）医疗意外的归责与免责原则。

3）证据三性

证据三性即真实性、合法性和关联性。证据的真实性是指证据本身形成过程的客观性，不是出具证据的一方有意伪造的，同时其内容能客观反映待证事实。它包括形式上的真实和实质上的真实两个方面。形式上的真实是指证据的形成过程是真实非伪造的，而实质上的真实则要求证据的内容必须能够真实反映案件的相关事实。

证据的合法性涉及证据的形式、来源、采集和处理程序是否合乎法律规定。这包括证据的主体合法、形式合法、来源合法以及程序合法。例如，单位向法院提交的证明文书须有单位负责人签名或盖章并加盖单位印章；保证合同、抵押合同等，需要以书面形式的合同文本加以证明。

证据的关联性要求证据与本案事实有所关联，能够证明案件事实的存在或不存在。关联性体现在证据能够证明的事实对解决诉争问题所具有的意义，以及法律对这种关联性有无具体要求。

## 案例 47　抢救不及时

这是发生在四川省西充县的一起真实的由医疗损害责任纠纷引起的案例。

1. 案件回顾

1）事情经过

2017 年 12 月 24 日上午，4 岁女童张某，经其祖母带到 A 医院门诊医治，经检查初步诊断为化脓性扁桃体炎，随即安排其住院治疗，并开具入院证载明入院时间为 2017 年 12 月 24 日上午 10 时 14 分。后张某被其祖母带回，当日 16 时许，张某由祖母带到 A 医院办理了入院，入院时间为 16 时 10 分，张某随即被安排在 A 医院住院部过道病床输液治疗，18 时 05 分张某出现面色苍白、喘息明显、急促，经其祖母呼叫护士后，护士报告值班医生，对张某进行了观察，进而采取抢救措施，20 时 30 分因抢救无效，张某被宣布临床死亡。

司法鉴定中心对张某尸体进行解剖作出法医病理学鉴定意见书：明确张某死亡原因为其患融合性支气管肺炎和肺脓肿导致急性呼吸、循环衰竭死亡。

2）处理过程

张某父母提起上诉，法院组织双方进行了庭前调解，双方同意进行司法鉴定。司法鉴定意见：

（1）确定 A 医院对张某实施的诊疗护理行为存在过错，与张某的最终结果有一定因果关系，参与度为轻微原因（5%～10%）；

（2）A 医院在门诊以书面入院通知书形式告知张某家属其病情需入院治疗，尽到了告知义务，在张某现有的临床资料中，住院期间未见到张某家属签字的书面告知及同意书。

3）事件结果

A 医院承担 25％的赔偿责任。

## 2. 法院判决原文

1）限 A 医院于本判决生效后五日内赔偿张某家属损失合计 188 450.88 元。

2）案件受理费 8 650 元，减半收取 4 325 元，由张某父母负担 2 290 元，由 A 医院负担 2035 元。

本案现已审理终结，案号为（2018）川 1325 民初 1415 号，中国裁判文书网公布于 2019 年 6 月 3 日。

## 3. 案件分析

1）法院对 A 医院承担赔偿责任比例认定分析

法院认为，自然人的生命权受法律保护，患者在诊疗活动中受到损害，医疗机构及其医务人员有过错的，由医疗机构承担赔偿责任。根据司法鉴定意见，可以确定 A 医院作为医疗机构在对张某的诊疗过程中存在医疗过错，该过错与张某的死亡存在因果关系。张某的死因是患融合性支气管肺炎和肺脓肿导致急性呼吸、循环衰竭死亡，而 A 医院对张某在门诊诊断、入院诊断病历载明诊断结果为支气管炎，其在诊疗过程中对张某所患疾病的严重性估计不足，对张某病情发展变化带来的风险认识不足，应对措施准备不够充分，虽司法鉴定意见确定为轻微责任，参与度为 5％～10％，但医疗过失参与度与医疗过失行为责任程度或医疗损害赔偿比例不能等同，也并非《侵权责任法》等法律规定的过错。确定医疗机构的具体赔偿责任，应根据医疗损害后果，医疗过失行为在医疗损害后果中的责任程度及医疗损害后果与患者原有疾病状况之间的关系，并结合医疗发展水平、医疗风险、医疗条件及患者个体差异等因素进行综合考量。根据本案的实际情况，法院酌情确定 A 医院对张某诊疗的医疗过错造成的损失承担 25％的民事责任。

2）关于张某各项损失赔偿金额分析

张某死亡产生的各项损失除鉴定费、交通费外合计 724 075.5 元，应由 A 医院承担 25％的责任即 181 018.88 元，加上其应承担的鉴定费、交通费 9 032 元，扣除其已支付的 1 600 元，合计 188 450.88 元。

## 4. 知识链接

医院抢救不及时是否属于医疗事故？

医疗过失参与度与医疗过失行为责任程度或医疗损害赔偿比例不能等同，也并非《民法典》等法律规定的过错。确定医疗机构的具体赔偿责任，应根据医疗损害后果，医疗过失行为在医疗损害后果中的责任程度及医疗损害后果与患者原有疾病状况之间的关系，并结合医疗发展水平、医疗风险、医疗条件及患者个体差异等因素进行综合考量。

（1）我国《医疗事故处理条例》中第 33 条中的 6 种情形不属于医疗事故

① 在紧急情况下为抢救垂危患者生命而采取紧急医学措施造成不良后果的；

② 在医疗活动中由于患者病情异常或者患者体质特殊而发生医疗意外的；

③ 在现有医学科学技术条件下，发生无法预料或者不能防范的不良后果的；

④ 无过错输血感染造成不良后果的；

⑤ 因患方原因延误诊疗导致不良后果的；

⑥ 因不可抗力造成不良后果的。

（2）医护人员在救护过程中如有严重失职和不当行为、明显的过错、有重大失误导致患者死亡的就属于医疗事故，可向法院起诉追究其责任和赔偿。确定是否属于医疗事故是需要申请医疗事故技术鉴定或者司法鉴定。

## 案例 48  病情认识、观察不足

这是发生在重庆市的一起真实的由医疗损害责任纠纷引起的案例。

1. **案件回顾**

1）事情经过

2021 年 5 月 26 日，张某因"反复胡言乱语、行为异常 4 年，加重一月余"入 A 医院，入院初步诊断为：（1）甲状腺功能减退所致精神障碍；（2）甲状腺功能减退。2021 年 6 月 11 日 17 时 50 分，张某突然昏倒，后经抢救无效于 2021 年 6 月 11 日 18 时 40 分宣布死亡。

司法鉴定意见：张某较符合在慢性淋巴细胞性甲状腺炎引起甲状腺功能减退的基础上，因咽喉部急性化脓性诱发甲减危象引起呼吸循环衰竭所致死亡。

2）处理过程

张某家属认为 A 医院的诊疗行为对张某造成巨大损害，应当承担赔偿责任，故提起诉讼。

本案审理过程中，张某家属申请对 A 医院诊疗行为的过错、过错与张某死亡之间的因果关系、原因力大小进行司法鉴定，另一司法鉴定中心做出鉴定意见，认为 A 医院对张某的诊治过程中存在未对其甲状腺功能减退进行相关治疗，对其病情变化认识和观察不足，未积极完善相关检查、会诊，病历记录不规范、不完整等过错。

参照 SF/T0097—2021《医疗损害司法鉴定指南》第 7.3.4 条"医疗过错和患者自身因素在损害后果形成的过程中，所起的作用基本相当，难分主次"。即 A 医院对张某的诊疗过程中存在过错，为张某死亡的同等原因。"张某家属为此支付鉴定费 8 550.00 元。依照 A 医院的申请，法院通知鉴定人出庭接受质询，鉴定人出庭的费用共 2 214.00 元，A 医院已预交。

3）事件结果

A 医院承担 50％的赔偿责任。

2. **法院判决原文**

1）A 医院于本判决生效之日起十五日内赔偿张某家属的死亡赔偿金（含被扶养人生活费）、丧葬费、鉴定费、精神损害抚慰金共计 290 812.00 元；

2）驳回张某家属的其余诉讼请求；

3）案件受理费 1 900.00 元，由 A 医院负担 958.65 元，由张某家属负担 941.35 元；申请鉴定人出庭费用 2 214.00 元，由 A 医院负担。

本案现已审理终结，案号为（2021）渝 0240 民初 4301 号，中国裁判文书网公布于 2022 年 11 月 25 日。

3. **案件分析**

1）司法鉴定意见

A 医院对张某的诊疗过程中存在过错，为张某死亡同等原因。A 医院的诊疗过程中存在如下过错：

（1）未对张某甲状腺功能减退进行相关治疗。A 医院病程记录中，未见对张某甲状腺功能减退相关病情的详细观察记录和讨论的记载；长期医嘱未记录左甲状腺素钠片的具体用法及剂量，也未见相关执行记录。

（2）对张某病情变化认识和观察不足，未积极完善相关检查、会诊。2021 年 5 月 30 日，张某出现呕吐、全身轻度水肿等表现，予以补液治疗 3 天；2021 年 5 月 31 日电解质检查提示电解质紊乱，但未见 A 医院后续继续复查张某电解质的记录。2021 年 6 月 11 日，张某诉咽喉部疼痛不适，查体示咽喉弥漫性充血，扁桃体Ⅰ度肿大，双下肢轻度水肿，走路不稳，予以抗感染治疗；但未见 A 医院完善相关辅助检查（如血常规、电解质等）的记录，也未见相关科室的会诊记录。

（3）病历记录不规范、不完整。所提供的病历资料中，未见 2021 年 6 月 1 日—11 日期间的体温记录表，未见 2021 年 5 月 26 日—6 月 10 日期间的护理记录，未见 2021 年 6 月 7 日—10 日期间的病程记录。

2）法院对 A 医院责任赔偿认定

法院认为：《民法典》第一千二百一十八条规定："患者在诊疗活动中受到损害，医疗机构及其医务人员有过错的，由医疗机构承担赔偿责任"。《最高人民法院关于审理医疗损害责任纠纷案件适用法律若干问题的解释》第十一条第二款规定："诊疗行为与损害后果之间是否存在因果关系以及原因力大小可以作为申请医疗损害鉴定的事项。"第十六条规定："对医疗机构及其医务人员的过错，可以综合考虑患者病情的紧急程度、患者个体差异等因素。"本案审理过程中，根据张某家属的申请法院依法委托司法鉴定，认为，A 医院对张某的诊疗过程中存在未对其甲状腺功能减退相关治疗，对其病情变化认识和观察不足，未积极完善相关检查、会诊，病历记录不规范、不完整等过错，为张某死亡的同等原因。A 医院对鉴定意见不服，申请鉴定人出庭接受质询，对 A 医院的问题进行解释，法院认为 A 医院未提交足够证据推翻法医验伤所的鉴定意见书，故对法医验伤所出具的司法鉴定意见书予以采信，认定 A 医院对张某的死亡承担 50% 的责任。

3）关于张某家属主张的各项损失确认分析

（1）死亡赔偿金 426 384.00 元；

（2）丧葬费 49 190.00 元；

（3）误工费、交通费，法院认为该损失已包含在丧葬费中，法院不予支持；

（4）鉴定费 26 050.00 元；

（5）精神损害抚慰金，法院酌定 40 000.00 元。

以上第（1）至第（4）项损失合计 501 624.00 元。A 医院应当承担 501 624.00 元 × 50% = 250 812.00 元，加上精神损害抚慰金 40 000.00 元，A 医院共计应支付张某家属 290 812.00 元。

4. 知识链接

1）国家卫生健康委员会 2018 年 4 月 18 日《关于印发医疗质量安全核心制度要点的通知》之会诊制度

（1）定义：会诊是指出于诊疗需要，由本科室以外或本机构以外的医务人员协助提出诊疗意见或提供诊疗服务的活动。规范会诊行为的制度称为会诊制度。

（2）基本要求

① 按会诊范围，会诊分为机构内会诊和机构外会诊。机构内多学科会诊应当由医疗管理部门组织。

② 按病情紧急程度，会诊分为急会诊和普通会诊。机构内急会诊应当在会诊请求发出后 10 分钟内到位，普通会诊应当在会诊发出后 24 小时内完成。

③ 医疗机构应当统一会诊单格式及填写规范，明确各类会诊的具体流程。

④ 原则上，会诊请求人员应当陪同完成会诊，会诊情况应当在会诊单中记录。会诊意见的处置情况应当在病程中记录。

⑤ 前往或邀请机构外会诊，应当严格遵照国家有关规定执行。

2）相关法律条文

《医疗纠纷预防和处理条例》第十条：医疗机构应当制定并实施医疗质量安全管理制度，设置医疗服务质量监控部门或者配备专（兼）职人员，加强对诊断、治疗、护理、药事、检查等工作的规范化管理，优化服务流程，提高服务水平。

医疗机构应当加强医疗风险管理，完善医疗风险的识别、评估和防控措施，定期检查措施落实情况，及时消除隐患。

## 四、患者安全警示篇之用药安全

### 案例 49　错误输注诺和灵

这是发生在天津市的一起真实的由医疗损害责任纠纷引起的案例。

1. 案件回顾

1）事情经过

2018 年 1 月 10 日上午 10 时许，张某因肺部感染到 A 医院急诊科就医，入院后张某进行了相关检查，并给予了输液治疗。2018 年 1 月 11 日 17 时许，张某办理了住院手续，在 A 医院呼吸内科二病区住院接受进一步治疗。2018 年 1 月 12 日上午 11 时许，A 医院在为者张某输液过程中，张某家属发现所输的药物并非张某的，而是隔壁病室患者的，于是张某家属立即找到当日值班医生，因为给张某错输的药液中含有"诺和灵"，该药品属于治疗糖尿病的药物，而张某本身无糖尿病，所以值班医生给张某做了血糖测试，张某知情后情绪激动突发喘息憋气明显，予喘定甲强龙平喘、尼可刹米兴奋呼吸治疗。不久，张某病情持续加重，于是医生告知张某家属，张某需转 ICU 行气管插管呼吸机辅助治疗，张某家属考虑到这种治疗方式将会给张某增加极大的痛苦，对于如此高龄的张某难以承受，而且该治疗无法逆转张某昏迷的症状，还有可能引起其他并发症，于是给予了拒绝，2018 年 1 月 13 日凌晨 3 时许张某死亡，后 A 医院开具了张某的居民死亡医学证明书，死亡原因为：呼吸衰竭。张某在 A 医院共住院治疗两天（2018 年 1 月 11 日至 2018 年 1 月 13 日），期间产生医疗费 1 651.13 元。

2）处理过程

张某家属认为 A 医院在输液前未认真核对床号、姓名、药名，输液中也未到病床前观察和询问张某给药反应，在张某家属发现输错液后也未立即积极采取有效措施，违反查对核心制度，最终导致张某死亡的严重后果，应对此承担相应的法律责任。再者，A 医院在张某死因不明的情况下，没有告知张某家属进行尸体解剖以查明死因的权利，侵害了家属的知情权，继而导致张某死亡原因无法查清，应承担相应的责任。

3）事件结果

A 医院承担 30％赔偿责任。

2. 法院判决原文

1）本判决生效后十日内，A 医院赔偿张某家属医疗费 1 651.13 元、丧葬费 37 938 元、死亡赔偿金 230 595 元、鉴定费 3 500 元，合计 273 684.13 元的 30％，计 82 105.24 元；

2）本判决生效后十日内，A 医院赔偿张某家属精神损害抚慰金 15 000 元；

3）驳回张某家属的其他诉讼请求；

4）案件受理费 797.5 元，由张某家属负担 498.4 元，A 医院负担 299.1 元。

本案现已审理终结，案号为（2020）津 0105 民初 7929 号，中国裁判文书网公布于 2021 年 4 月 28 日。

3. 案件分析

1）医疗损害鉴定意见书虽确认 A 医院给予病人张某的治疗措施符合规范，但也认定了被告存在液体输注错误的过错，而且该过错引起病人产生不良情绪，可能诱发病情加重，因此 A 医院对此医疗纠纷的发生案例应承担相应责任。

2）对于张某家属要求 A 医院赔偿医疗费 1 651.13 元、丧葬费 37 938 元、死亡赔偿金 230 595 元、精神抚慰金 50 000 元的 80% 的主张，因医疗费 1 651.13 元确系张某在 A 医院处住院期间所产生，上述医疗费用与本案确有关联性，故对该金额法院予以确认；丧葬费 37 938 元是张某家属按照 2019 年度本市职工年平均工资及丧葬费的计算标准（75 876 元÷2＝37 938 元）得来，死亡赔偿金 230 595 元是张某家属按照 2019 年度本市城镇居民人均可支配收入及张某去世时的年龄综合计算（46 119 元×5 年＝230 595 元）得来，鉴于 A 医院对张某丧葬费及死亡赔偿金的计算方式及标准无异议，故对上述金额法院予以确认。对于张某家属要求 A 医院赔偿鉴定费 3 500 元的 80% 的主张，因该笔费用确系张某家属在做医疗责任认定过程中所产生，故对该金额法院予以确认。对上述法院确认的损失金额，根据当地医学会认定的 A 医院过错情况，以由 A 医院承担 30% 为宜。

3）由于 A 医院在此次医疗损害责任纠纷中确实存在过错，给张某造成了一定精神损害，故对于张某家属要求 A 医院支付精神损害抚慰金的主张，法院依法予以支持，但具体金额以 15 000 元为宜。

**4．知识链接**

见本节末知识链接汇总。

## 案例 50　错发口服药咪唑斯汀缓释片

这是发生在湖北省的一起真实的由医疗损害责任纠纷引起的案例。

**1．案件回顾**

**1）事情经过**

2016 年 1 月 20 日，张某在 A 医院处就诊，A 医院药房将头孢地尼分散片错发成咪唑斯汀缓释片，张某服用后发现身体不适，遂通过多种方式投诉 A 医院。A 医院安排张某进行了相关检查，并出具检查报告。张某认为检查报告内容不真实，且 A 医院发错药的行为给其多器官造成损害。经张某申请，一审法院委托三家司法鉴定中心就本案所涉医疗事件进行鉴定，鉴定内容包括张某所服用多种药物在胃中形成的化学成分及其损害以及 A 医院的医疗过错。以上鉴定机构均将鉴定委托退回。

**2）处理过程**

张某认为 A 医院发错药，导致自己服药后全身器官受到损害，要求赔偿 196 万元并认为 A 医院出具两项假检查报告，拟追究其法律责任。

一审判决 A 医院赔偿张某精神抚慰金 1 000 元，驳回其他诉讼请求。

张某不服一审判决，提起上诉。

二审中，张某提交两份检查报告作为新证据；A 医院未提交新证据。

二审法院对一审法院查明的事实予以确认。

**3）事件结果**

维持一审判决，A 医院赔偿精神损害 1 000 元。

**2．法院判决原文**

**1）一审法院判决**

（1）A 医院于判决生效之日起十五日内向张某支付精神损害抚慰金 10 00 元；

（2）驳回张某的诉讼请求；

（3）一审案件受理费 1 400 元由张某自行承担。

**2）二审法院判决**

（1）驳回上诉，维持原判；

（2）二审案件受理费 1 400 元，由张某负担。

本案现已审理终结，案号为（2018）鄂 01 民终 10249 号，中国裁判文书网公布于 2019 年 1 月 18 日。

3．案件分析

法院对 A 医院的赔偿责任认定

（1）相关法规解释

《最高人民法院关于民事诉讼证据的若干规定》第二条规定："当事人对自己提出的诉讼请求所依据的事实或者反驳对方诉讼请求所依据的事实有责任提供证据加证明。没有证据或者证据不足以证明当事人的事实主张的，由负有举证责任的当事人承担不利后果。"

医疗行为具有高度专业性和探索性，A 医院的医疗行为是否具有过错及与张某所受损害的关联性等应由具有医疗专业技术鉴定资格的鉴定机构及相关资质的专业人员进行分析、判断并提出鉴定意见。该意见理应成为法院认定 A 医院的医疗行为与张某的损害后果存在因果关系的重要依据之一。现张某所提供的证据不足以证明 A 医院的医疗行为与张某提出的肝、胆、胃、耳、头等多器官损伤的损害后果之间存在必然因果关系。在多次鉴定申请被退回后，其放弃进行司法过错鉴定申请亦致其提供的现有证据在实现其证明目的方面缺乏具有科学性、合法性、合理性的鉴定结论等证据的支持。故对于张某诉称 A 医院医疗行为与张某所称受到损害存在因果关系的事实，不予认定，其相关诉请依法不予支持。

（2）张某到 A 医院处就诊时，A 医院未按处方发药，致使张某误服，构成过错。该过错客观上给张某造成了一定的精神损害，故张某要求精神损害赔偿的诉讼请求有理，但其数额要求过高，一审法院依法酌定为 1 000 元。

4．知识链接

见本节末知识链接汇总。

## 案例 51　糜蛋白酶用药不当

这是发生在湖北省武汉市的一起真实的由医疗损害责任纠纷引起的案例。

1．案件回顾

1）事情经过

2021 年 5 月 12 日，张某因"咽痛伴吞咽疼痛 2 天"入住 A 医院耳鼻喉科，初步诊断：喉水肿、扁桃体周围蜂窝织炎。张某有"头孢类、蛋白质"过敏史。A 医院进行检查后，对张某采取了抗炎（阿莫西林拉维酸钾）、激素（甲泼尼龙）及糜蛋白酶＋普米克令舒雾化治疗。后张某突发呼吸心搏骤停情况，病房的监控录像显示：2021 年 5 月 12 日 13 时 42 分 9 秒，张某母亲到护士站；13 时 45 分 30 秒，护士到病房；13 时 46 分 14 秒，护士离开病房；13 时 46 分 53 秒，张某父亲到护士站；13 时 48 分 35 秒，护士到病房；13 时 55 分 56 秒，两名医生到病房；13 时 56 分 23 秒，一名医生离开病房；13 时 59 分 46 秒，两名医生离开病房；14 时 1 分 36 秒，护士到病房；14 时 4 分 15 秒，护士推着设备到病房；14 时 6 分 37 秒，一名医生到病房；14 时 11 分 16 秒，一名医生到病房；14 时 11 分 56 秒，又一名医生到病房。期间，A 医院对张某采取心肺复苏、支气管切开治疗措施后将张某转入 ICU 病房，予以呼吸机辅助通气、抗炎（甲泼尼龙）、镇静镇痛及对症支持治疗，期间张某出现持续性抽搐，予以咪达唑仑缓解。2021 年 5 月 14 日，张某转入 B 医院 ICU 治疗，经治疗未见好转，仍深度昏迷（GCS＝5 分）。2021 年 6 月 25 日至 8 月 6 日张某转入 C 医院治疗。2021 年 8 月 6 日张某转至 D 医院治疗至今。

2）处理过程

（1）第一次《司法鉴定意见书》意见

① A 医院在医疗过程中存在一定的医疗过错，其过错与张某不良后果发生之间存在因果关系，过错

参与度拟定为 60%～70%；

② 张某目前状况构成一级伤残，后期治疗费用 1 200 元/月（二年内），误工时间、营养时间自住院之日起至鉴定前一日止。其护理为完全终身护理依赖，护理人数原则上为 1 人。张某家属支出鉴定费 18 000 元。

（2）第二次《司法鉴定意见书》意见：张某持续性植物生存状态（缺血缺氧性脑病），无民事行为能力。张某家属支出鉴定费 2100 元。

2021 年 10 月 25 日，当地人民法院作出（2021）鄂 0115 民特 192 号民事判决书，宣告张某为无民事行为能力人，指定其母亲为张某的监护人。且张某夫妻于 2017 年 12 月 14 日生育一女。

3）事件结果

A 医院承担 68% 的赔偿责任。

**2. 法院判决原文**

1）A 医院于本判决生效后十五日内赔偿张某家属各项经济损失共计 1 574 719.33 元；

2）A 医院于本判决生效后十五日内赔偿张某家属精神损害抚慰金 50 000 元；

3）驳回张某家属的其他诉讼请求；

4）案件受理费 15 344 元，由张某家属负担 4 910.08 元，A 医院负担 10 433.92 元。

本案现已审理终结，案号为（2022）鄂 0107 民初 7776 号，中国裁判文书网公布于 2023 年 4 月 24 日。

**3. 案件分析**

1）〔2022〕临鉴字第 FL0223 号《司法鉴定意见书》意见分析

（1）A 医院对张某使用糜蛋白酶雾化吸入违反医疗常规

① 糜蛋白酶使用说明书：用前需做过敏试验；如引起过敏反应，可用抗组胺类药物治疗；不能与青霉素合用。

② 张某对头孢、蛋白质过敏，但 A 医院在使用糜蛋白酶雾化吸入时，未做过敏试验，且与青霉素合用。

（2）A 医院对张某的病情重视不够

① 张某对头孢、蛋白质过敏，虽然青霉素皮试（一），使用时也应密切观察病人，但使用时没有医生、护士在场。

② 对张某病情进展和严重程度估计不足。张某出现呼吸急促、呼吸困难后，A 医院医护人员到病房查看后离开，未及时将张某转至抢救病房，做急救准备。

（3）张某体质比较特殊，其过敏性休克与自身过敏体质有关系。

综合分析，A 医院与张某过敏性休克造成缺血缺氧性脑病不良后果的发生之间存在因果关系，过错参与度拟定为 60%～70%。

2）法院对 A 医院承担责任赔偿认定

法院认为，《民法典》第一千二百一十八条规定："患者在诊疗活动中受到损害，医疗机构及其医务人员有过错的，由医疗机构承担赔偿责任"。A 医院辩称张某家属诉请的主要依据是鉴定报告，诉请的依据不足。法院委托进行的医疗过错鉴定程序合法，鉴定报告可以作为评判 A 医院医疗行为的依据，法院对该鉴定报告予以采信。A 医院的辩称意见没有事实和法律依据，法院不予采信。

法院认定 A 医院对张某的医疗过程中存在一定过错，其过错与张某目前损害后果之间存在因果关系，理由鉴定报告已详尽阐述，在此不再赘述。法院结合鉴定结论和本案具体情况，认定 A 医院应对张某的损失承担 68% 的赔偿责任。

3）关于张某具体损失赔偿认定分析

（1）医疗费 898 641.50 元；

（2）残疾赔偿金 805 560 元；

（3）住院伙食补助费 24 100 元；

（4）营养费 21 950 元；

（5）误工费 71 345 元；

（6）护理费 247 995.63 元；

（7）交通费，法院酌情支持 4 000 元；

（8）鉴定费 20 100 元；

（9）被抚养人生活费 199 542 元；

（10）购买护理用品的费用 5 969.59 元；

（11）张某家属主张的病历复印费 181 元，非治疗张某病情的必要支出，法院不予支持。

上述经济损失共计 2 315，763.72 元，A 医院应赔偿 1 574 719.33 元（2 315 763.72 元×68%）。张某家属主张精神损害抚慰金 100 000 元，法院综合考虑，酌情支持 50 000 元。

4. 知识链接

见本节末知识链接汇总。

## 案例 52 药物输错

这是发生在湖北省十堰市的一起真实的由医疗损害责任纠纷引起的案例。

1. 案件回顾

1）事情经过

张某 2011 年 11 月 2 日在 A 医院治疗时，A 医院的医护人员将其他患者的药物误输给张某，导致张某突发耳聋并耳鸣、耳痛、眩晕等，听力下降，被诊断为药物引起的神经性耳聋，需长期入院治疗，以维持正常生活。张某于 2016 年诉至法院，请求 A 医院支付 2011 年 11 月遭受侵害后至 2015 年 1 月期间为治疗神经性耳聋所发生的医疗费、误工费、护理费、营养费、交通费、住院伙食补助费等费用。法院已于 2018 年 8 月 9 日作出（2016）鄂 0302 民初 3352 号民事判决，支持了张某的请求。但张某因药物引起的神经性耳聋及伴随的耳鸣、耳痛、眩晕、不能仰卧和右侧卧位睡觉的症状并未治愈，对其生活造成极大不便和痛苦，且需经常性的入院治疗，使其遭受巨大精神痛苦和经济损失。2018 年 12 月，张某病情再次反复，间歇入院治疗直至 2019 年 12 月。

法院依法委托 A 司法鉴定出示《终止鉴定告知书》："张某认为其目前听力障碍系 A 医院输错药物所致，但 A 医院不予认可。由于发生输液问题后，未对所输药物及药瓶进行封存保留，故目前对于 2011 年 11 月 2 日所输入的药物只有 A 医院所记载的葡萄糖酸钙。医患双方对此各执一词。鉴定材料真实性存疑。故我所不予受理此案"。

法院依法委托 B 法医司法鉴定所对其是否构成伤残进行鉴定。鉴定意见：张某存在听力障碍，但尚未达伤残程度，评定其不构成伤残。

2）处理过程

张某认为 A 医院的医疗过错导致其患神经性耳聋，应承担损害赔偿责任。

3）事件结果

A 医院赔偿医疗费、住院伙食补助费、营养费合计 4 994.46 元。

2. 法院判决原文

1）A 医院赔偿张某医疗费 354.46 元、住院伙食补助费 2 900 元、营养费 1 740 元，合计 4 994.46 元；

2）驳回张某的其他诉讼请求；

3）案件受理费用 315 元，减半收取 157.5 元，张某负担 107.5 元，A 医院负担 50 元。

本案现已审理终结，案号为（2020）鄂 0302 民初 516 号，中国裁判文书网公布于 2020 年 8 月 28 日。

3. 案件分析

1）法院对 A 医院赔偿责任认定

A 医院 2011 年 11 月 2 日为张某输液时的过错与张某右耳耳聋之间具有因果关系较为符合常情常理，具有明显证据优势；A 医院应对因其错误输液行为导致张某右耳耳聋所造成的损害承担民事赔偿责任。于 2018 年 8 月 9 日作出（2016）鄂 0302 民初 3352 号民事判决，判令 A 医院赔偿张某误工费、护理费、住院伙食补助费、鉴定检查费用、精神损害抚慰金合计 86 548.58 元（其中精神损害抚慰金 4 000 元），抵销张某在 A 医院的借款 2 195.67 元，还应支付张某 84 352.91 元。该判决已发生法律效力。

2）A 医院对张某的医疗行为存在过错且该过错与张某所患神经性耳聋存在因果关系已经生效法律文书认定，A 医院关于对张某医疗行为是否存在过错、过错与损害后果之间是否存在因果关系的答辩意见不能成立。张某的神经性耳聋虽经过治疗，但从以往出院医嘱中"院外继续行营养神经、改善脑细胞代谢及康复治疗，必要时返院继续行 MSC 治疗，定期复查，不适随诊"可知，张某的病症仍存在反复的可能，A 医院主张张某不存在后续治疗的问题不能成立。因此，A 医院对张某因神经性耳聋后续治疗产生的损失仍应承担赔偿责任。

3）张某在 2018 年 12 月 12 日至 2019 年 1 月 18 日、2019 年 9 月 15 日至 2019 年 9 月 26 日、2019 年 11 月 29 日至 2019 年 12 月 9 日住院产生的医疗费中，医保统筹支付的部分张某未实际支出，该部分不属于张某的医疗费损失，A 医院应赔偿的医疗费损失是张某个人账户支付的 354.46 元。张某在 2018 年 12 月住院时，已年逾 65 周岁并享受退休待遇，主张的误工费不应支持。同理，李某在 2018 年 12 月护理张某时已 66 周岁，主张因护理张某产生的误工损失不应支持。法院在（2016）鄂 0302 民初 3352 号民事判决中，已对 A 医院因医疗过错对张某应承担的精神损害抚慰金作出处理，张某再次主张没有法律依据，不应支持。张某主张的住院伙食补助费和营养费符合法律规定，应予支持。张某主张的后续治疗费没有具体金额，属诉讼请求不明确，该主张不符合法律规定，法院在本案中不予处理，张某可在实际发生后或明确金额后另行主张。

4. 知识链接

见本节末知识链接汇总。

## 案例 53　错误输注头孢西丁钠

这是发生在福建省莆田市的一起真实的由医疗损害责任纠纷引起的案例。

1. 案件回顾

1）事情经过

2021 年 8 月 31 日，张某因"鼻塞、咳嗽、胸闷三天"前往 A 医院门诊就诊。当天门诊以"头孢唑林钠"静滴，未出现药物不良反应。9 月 1 日复诊张某自述症状改善不明显，改"苯唑西林钠"静滴。于 2021 年 9 月 3 日 10 时 20 分发现输液为另一患者"头孢西丁钠"，之后张某表示头晕，血压 155/100 mmHg……经医院会诊治疗，头晕反复、血压波动，建议转上级医院进一步诊治。2021 年 9 月 6 日，张某前往 B 医院住院治疗，于 2021 年 9 月 13 日出院，住院天数 7 天，花费医疗费 3 131.74 元（708.51 元＋2 423.23 元）。入院诊断为：（1）头晕（待查：药物过敏反应？）；（2）高血压Ⅰ级（低危）？；（3）低钾血症；（4）高尿酸血症。出院诊断为：（1）药物不良反应；（2）高血压Ⅲ级（极高危）；（3）腔隙性脑梗死；（4）低钾血症；（5）高尿酸血症。出院医嘱为：（1）注意休息、清淡饮食，注意监测血压；（2）我科、心血管内科、神经内科随访，不适随诊。

2）处理过程

2022 年 8 月 30 日，司法鉴定意见为：

（1）A 医院违反了查对制度，对张某输错药物存在过错。以及未提供其有询问过敏史、既往史以及过敏试验，存在过错。

（2）三种抗生素（头孢唑林钠、苯唑西林钠、头孢西丁钠 2.0 g）均存在不良反应及药物过敏反应症状，但均未提及存在血压升高的不良反应及过敏反应，A 医院过错与张某暂时性血压升高存在直接因果关系，其余过敏反应及不良反应未记录涉及。其参与度考虑为 56%～70% 为宜。

2022 年 11 月 17 日，司法鉴定所出具《司法鉴定意见说明函》：

（1）A 医院存在过错问题

① A 医院 9 月 3 日发现输液为另一患者头孢西丁钠 2.0 g，违反了查对制度，存在过错无异议。

② A 医院未提供其有询问过敏史、既往史及过敏试验，存在过错。根据质证，A 医院提供材料有询问过敏史、既往史以及过敏试验，其不存在过错行为。

（2）因果关系问题

三种抗生素均存在不良反应及药物过敏反应症状，虽均未提及存在血压升高的不良反应及过敏反应，但根据过敏反应病因，可引起一系列症状体征以及血管扩张、平滑肌收缩等，可导致机体功能产生反应引起或诱发加重相应症状体征，如暂时性血压升高。

综上所述，A 医院 9 月 3 日发现输液为另一患者头孢西丁钠 2.0 g，违反了查对制度，存在过错无异议。且根据过敏反应病因，其存在因果关系。根据质证，A 医院提供材料有询问过敏史、既往史以及过敏试验，其不存在过错行为。其因果关系及参考度可根据鉴定意见进行质证适当降低自由裁判。

3）事件结果

张某因本案事故所致合理经济损失为 2 512.51 元（误工费 212 元＋护理费 1 497.51 元＋交通费 140 元＋住院伙食补助费 350 元＋营养费 313 元＝2 512.51 元）。

法院酌定 A 医院赔偿张某因本案事故造成的各项经济损失共计 1 600 元。A 医院已支付给张某 5 000 元，扣除医疗费 3 131.74 元，剩余 1 868.26 元足以履行 A 医院应承担的赔偿义务。

酌定本案的鉴定费 12 100 元由 A 医院承担。

故驳回张某的诉讼请求。

2. 法院判决原文

1）驳回张某的诉讼请求；

2）案件受理费 1 179 元，减半收取为 589.5 元，由张某负担。

本案现已审理终结，案号为（2022）闽 0302 民初 66 号，中国裁判文书网公布于 2023 年 6 月 29 日。

3. 案件分析

法院对 A 医院事故过错及责任承担的判定

张某在诊疗活动中受到损害，医疗机构及其医务人员有过错的，由医疗机构承担赔偿责任。医疗机构在医疗活动中是否违反医疗卫生管理法律、行政法规、部门规章和诊疗护理规范、常规等，是否过失造成患者损害，应由专业的医疗鉴定机构进行认定。

司法鉴定意见：

（1）A 医院违反了查对制度，对张某输错药物存在过错；

（2）A 医院过错与张某暂时性血压升高的因果关系存在直接因果关系，其余过敏反应及不良反应未记录涉及，其参与度考虑为 56%～70% 为宜。

该鉴定意见是由具有相关的鉴定资格的鉴定机构及鉴定人员依法定程序作出，具有客观性和权威性，且符合证据性质。

4. 知识链接

见本节末知识链接汇总。

## 案例 54  多输注白霉素

这是发生在湖南省的一起真实的由医疗损害责任纠纷引起的案例。

1. 案件回顾

1）事情经过

2010 年 4 月 27 日 10：15 分，张某因咳嗽 3 天加重 1 晚到 A 医院门诊就诊。4 月 28 日复诊，输液过程中多输了一瓶白霉素。4 月 29 日，张某多处出现红色皮疹，5 月 1 日因颈部出现皮疹复查，诊断：过敏性皮炎，予扑尔敏、氟轻松软膏等。当日转至 B 医院治疗，住院诊断：支气管肺炎、过敏性皮炎。住院 39 天后出院。

张某家属认为 A 医院存在护理过错，要求 A 医院承担赔偿责任。

一审法院认为，张某到 A 医院就诊治疗，护士未严格遵守查对制度，多输了一瓶 100 ml 液体，液体内不管是白霉素还是病毒唑，足以证明 A 医院存在过错。虽然 A 医院行为不构成医疗事故，但张某的过敏性反应是在 A 医院治疗期间出现的，且是在 A 医院出现医疗过错后出现的，故 A 医院应当承担赔偿责任合计 25 013.4 元。

2）处理过程

A 医院认为一审从立案到判决历时 5 年多，程序违法。一审认定事实不清，没有查明张某的过敏性皮炎与 A 医院诊疗护理过失是否具有因果关系，故提起上诉。

二审中，当事人没有提交新证据，法院经审理查明，张某没有向法院提交其支付医药费的票据，A 医院称张某在 B 医院支付的医药费 10 695.4 元已由 A 医院代为支付，张某未向法院提交此支付票据。一审认定的其他事实清楚，二审法院予以确认。

3）事件结果

撤销一审判决，对赔偿金额中未提交票据项目，张某承担举证不能的不利后果，应予以扣除，其他认定事实清楚，驳回其他诉讼请求。

2. 法院判决原文

1）一审法院判决

（1）A 医院在本案判决生效之日起十日内赔偿张某 25 013.4 元；

（2）驳回张某的其他诉讼请求；

（3）本案一审受理费 890 元，由 A 医院负担。

2）二审法院判决

（1）撤销一审民事判决；

（2）A 医院在本案判决生效之日起十日内赔偿张某 14 318 元（25 013.4 元－10 695.4 元）；

（3）驳回张某其他诉讼请求；

（4）本案一审案件 890 元、二审案件受理费 425 元合计 1 315 元，由 A 医院负担 1 000 元，张某负担 315 元。

本案现已审理终结，案号为（2016）湘 03 民终 693 号，中国裁判文书网公布于 2016 年 10 月 24 日。

**3．案件分析**

**1）鉴定意见**

张某因咳嗽到 A 医院就诊，诊断为支气管肺炎，A 医院予头孢他啶、痰热清、白霉素等治疗，诊断和治疗方案的选择不存在过错。但护理过程存在过错，护士未严格遵守查对制度，执行医嘱错误，错输了液体。给张某错输的液体按照张某的说法是含白霉素的液体 100 ml。对于该药是张某可以使用并正在使用的药物之一，当天输注的白霉素总量仍在安全范围内。张某使用的多种药物都可能发生过敏，发生的过敏不排除与白霉素有关，但过敏反应与过敏体质有关，与使用剂量无关，因此与 A 医院多输白霉素这一护理过失无关。目前，张某经过治疗未留有器官缺损或功能障碍等不良后果。故本医疗事件不构成医疗事故。

**2）二审法院对 A 医院责任认定**

因 A 医院的护理过错，造成张某合理担忧，转院治疗，造成物质损失及精神损害，原审判令 A 医院赔偿张某护理费、住院伙食补助费、交通费、精神损害抚慰金均无不妥，A 医院认为其护理过失与损害后果没有因果关系的上诉理由不成立，法院不予采纳。关于张某在 B 医院医药费，因没有向法院提交其支付医药费的票据，根据《民事诉讼法》第六十四条规定，应当由张某承担举证不能的不利后果，原审判令 A 医院赔偿医疗费损失属于认定事实错误，应当予以纠正。

**4．知识链接**

见本节末知识链接汇总。

## 案例 55　错误输注他人药物

这是发生在山东省的一起真实的由医疗损害责任纠纷引起的案例。

**1．案件回顾**

**1）事情经过**

2018 年 7 月 21 日，张某因胃部不适到 A 医院门诊就诊，张某病情经 A 医院诊断为急性胃炎，并进行输液治疗，在张某输液治疗过程中，A 医院护理人员将其他患者的注射液输注给张某，后张某出现身体不适，次日 1 时 37 分转入 A 医院消化内科住院治疗，住院天数 4 天，张某病情诊断为急性胃炎、缺铁性贫血、电解质代谢紊乱、钾血症。

**2）处理过程**

张某认为在 A 医院急诊输液时，因护理人员疏忽，出现输液错误，给张某造成了严重的身心痛苦和伤害。因此 A 医院应承担赔偿责任。

**3）事件结果**

A 医院承担医疗费、误工费、护理费、住院伙食补助、交通费的赔偿责任共计 4 626.7 元。

**2．法院判决原文**

1）A 医院于本判决生效之日起十日内赔偿张某医疗费 3 172.7 元、误工费 517 元、住院期间护理费 517 元、住院伙食补助费 120 元，交通费 300 元，共计 4 626.7 元；

2）驳回张某的其他诉讼请求；

3）案件受理费 550 元，由 A 医院负担 50 元，由张某负担 500 元。

本案现已审理终结，案号为（2019）鲁 1326 民初 25 号，中国裁判文书网公布于 2019 年 5 月 16 日。

**3．案件分析**

法院对 A 医院的赔偿责任认定：

（1）法院认为，A 医院在为张某诊疗过程中存在医疗过失，张某要求赔偿损失，A 医院亦同意赔偿张某的合法损失，法院予以确认。

（2）赔偿金额为：医疗费 3 172.7 元、误工费 517 元（129.25 元/天×4 天）、住院期间护理费 517 元（129.25 元/天×4 天）、住院伙食补助费 120 元（30 元/天×4 天）、交通费 300 元，共计 4 626.7 元。

（3）关于张某所受经济损失依据其提交的证据并参照年度人身损害赔偿标准应含 4 天的医疗费、误工费、住院期间护理费、住院伙食补助费、交通费。张某诉求 A 医院赔偿精神抚慰金并赔礼道歉，没有事实依据，法院不予支持。

4. 知识链接

见本节末知识链接汇总。

## 案例 56　碘海醇过敏

这是发生在湖南省邵阳市的一起真实的由医疗产品责任纠纷引起的案例。

1. 案件回顾

1）事情经过

2020 年 7 月 13 日 10 时，张某因头晕伴腰部、左下肢疼痛，前往 A 医院住院治疗，入院诊断为：脑动脉硬化、高血压病（治疗中）；陈旧性脑梗死；慢性胃炎；类风湿性关节炎；腰椎间盘突出症。当天下午 3 时 05 分，A 医院医师与张某进行入院患者谈话，告知张某拟进行的治疗方案：（1）神经内科护理常规，Ⅰ级护理；（2）予以抗血小板聚集、调脂、降血压、改善脑循环、营养神经、通经活络、防治并发症及对症支持治疗；（3）完善三大常规、血生化、头颅＋腰椎间盘 MRI、血管评估等相关检查；（4）张某可能出现脑梗死等病情变化，根据检查结果及病情变化及时调整治疗方案，张某本人在《入院患者谈话记录》上签字。2020 年 7 月 13 日 16 时 00 分，A 医院书面告知张某，拟施手术（股脑 DSA）及手术风险，张某本人在《A 医院介入诊疗知情同意书》上签字。病程记录记载：2020 年 7 月 14 日 9 时 00 分上级医师查房，建议张某完善 DSA 检查评估脑血管情况，详细询问病史，张某无明显行 DSA 检查的禁忌证，将 DSA 检查的相关事项及风险告知患者，张某表示理解，同意行 DSA 检查并签字。昨已完善 DSA 术前检查及术前准备，拟今日在介入室局麻下行 DSA 检查；9 时 46 分，张某完善 DSA 检查后返回病房，密切观察；10 时 46 分，因张某出现颈部水肿等症状，医师将情况告知上级医师后，上级医师指示予以吸氧，予以地塞米松抗过敏治疗，暂予以密切观察，并联系麻醉科，做好气管插管准备；10 时 47 分，重症监护室急会诊；12 时 20 分，张某经抢救无效死亡。张某死亡时年满 51 周岁。

2）处理过程

司法鉴定意见：

（1）张某符合过敏性休克死亡的特点，双方对该鉴定意见均未提出异议。

（2）2020 年 8 月 13 日，当地药品不良反应监测中心对张某死亡病例进行调查核实，该中心出具《A 医院张某死亡病例调查报告》认为由于张某在使用完碘海醇注射液后发生喉头水肿等严重不良反应，发生不良反应与用药在时间上具有先后关系，该药品不良反应属于严重的药品不良反应类型。因此药品不良反应事件的关联评价结论为：很可能。

张某家属起诉 A 医院，审理过程中，当地人民法院委托另一司法鉴定中心对 A 医院对张某的诊疗过程是否存在过错、因果关系等进行鉴定。2021 年 11 月 9 日司法鉴定意见为：A 医院在为张某诊疗过程中存在医疗过错，与张某死亡存在因果关系，原因力大小为主要原因。

一审判决驳回张某家属的全部诉讼请求。

张某家属不服一审判决故提起上诉。

二审查明事实与一审认定事实一致，且认为张某家属混淆了不良反应和医疗行为过错的概念。二审法院经审查认为，第一次司法鉴定回复意见并不能证明本案案涉药品是否存在缺陷，与本案基本事实缺乏直接关联，法院不予采信。

2022 年 3 月 16 日，二审法院作出民事调解书，张某家属与 A 医院达成如下调解协议：

（1）由 A 医院向张某家属一次性支付死亡赔偿金、丧葬费、被扶养人生活费、亲属处理丧葬事宜误工费、精神抚慰金、鉴定费等各项经济损失共计 820 000 元，该款限 A 医院于收到本调解书之日起 7 个工作日内支付至当地人民法院银行账户，如逾期未支付，则由 A 医院支付张某家属等上述损失共计 860 151.60 元；

（2）张某家属放弃要求 A 医院承担其他赔偿责任的诉讼请求，本案纠纷至此全部了结。

3）事件结果

驳回上诉，维持原判。

2. 法院判决原文

1）一审法院判决

（1）驳回张某家属的全部诉讼请求；

（2）案件受理费 10 810 元，由张某家属负担。

2）二审法院判决

（1）驳回张某家属的全部诉讼请求；

（2）案件受理费 10 810 元，由张某家属负担；

本案现已审理终结，案号为（2023）湘 05 民终 441 号，中国裁判文书网公布于 2023 年 4 月 27 日。

3. 案件分析

张某生前因头晕伴腰部、左下肢疼痛，前往 A 医院住院治疗。入院诊断为：脑动脉硬化、高血压病（治疗中）；陈旧性脑梗死；慢性胃炎；类风湿性关节炎；腰椎间盘突出症。张某在治疗过程中经抢救无效死亡，经司法鉴定，张某符合过敏性休克死亡的特点，双方对该鉴定意见均未提出异议。经另一司法鉴定中心对医疗过错及因果关系鉴定，A 医院在为张某诊疗过程中存在医疗过错，与张某死亡存在因果关系，原因力大小为主要原因。该鉴定意见在确定医疗机构是否存在医疗过错及因果关系，但并未载明还存在其他致害原因或者侵权责任主体，亦未指出 A 医院给张某注射的药品系缺陷产品。

故无论是鉴定机构还是一审法院未阐明次要原因，并不能据此推定产品存在缺陷以及 A 医院应当承担产品责任的结论。就双方的医疗损害责任纠纷，已经法院生效的民事调解书予以解决。张某家属以药品存在缺陷造成张某损害为由要求生产者、医疗机构承担赔偿责任，应当提交使用医疗产品并因产品缺陷而受到损害的证据，但张某家属未提交医疗产品存在缺陷以及该缺陷与损害后果之间具有因果关系的证据，亦未就此申请鉴定，故张某家属以案涉"碘海醇"存在产品缺陷导致医疗损害后果为由药品相关公司承担连带责任缺乏事实依据。

药品公司为证明案涉碘海醇不存在缺陷，提供了公司营业执照和药品生产许可证、案涉药品 GMP 证书（药品生产质量管理规范证书）、案涉药品符合现行版中国药典和药品注册检验标准的检验报告、案涉药品说明书等证据，证实生产碘海醇注射液经过注册审批，符合其注册的生产经营范围，其提供的《检验报告》结论为本品按照现行版中国药典和药品注册标准检验，结果符合规定，药品说明书对于适应证、用法用量、不良反应及使用禁忌均有明确记载，已依法对医疗产品不存在缺陷等抗辩事由尽到了相应的举证证明责任。故药品公司对案涉药品提供了产品质量合格的相关证据。张某家属对此亦未提供反驳证据予以否定。当地药品不良反应监测中心关于张某死亡病例调查报告中虽然指出张某在使用完碘海醇注射液后发生喉头水肿等严重不良反应，属于严重的药品不良反应类型，药品不良反应事件的关联评价结论为很可能，但药品不良反应本身不足以证实药品存在缺陷，不足以证实药品存在不合理的危险。药品公司、A 医院之间虽然存在药品购销或者配送关系，因无充分证据证实案涉药品存在产品缺陷，张某家属提出的关于案涉产品存在缺陷及使用安全隐患等上诉理由均不能成立，故一审驳回张某家属的诉讼请求并无不当。本案与此前已调解的医疗损害责任纠纷属于不同法律关系，不构成重复诉讼，故一审予以受理是符合法律规定的，但受理后，张某家属的诉讼请求是否成立，仍应当根据本案查明的事实，根据法律规定依法处理，故一审适用法律亦无不当。

**【知识链接汇总】**

1）分级护理制度

——国家卫生健康委员会 2018 年 4 月 18 日《关于印发医疗质量安全核心制度要点的通知》

（1）定义

指医护人员根据住院患者病情和（或）自理能力对患者进行分级别护理的制度。

（2）基本要求

① 医疗机构应当按照国家分级护理管理相关指导原则和护理服务工作标准，制定本机构分级护理制度。

② 原则上，护理级别分为特级护理、一级护理、二级护理、三级护理 4 个级别。

③ 医护人员应当根据患者病情和（或）自理能力变化动态调整护理级别。

④ 患者护理级别应当明确标识。

备注：中华人民共和国卫生行业标准之 WS/T431—2023《护理分级标准》

本文件规定了医院住院患者护理分级的方法和依据，适用于全国各级综合性医院。本标准替代 WS/T431—2013《护理分级》，自 2024 年 2 月 1 日开始实施。

2）查对制度

——国家卫生健康委员会 2018 年 4 月 18 日《关于印发医疗质量安全核心制度要点的通知》

（1）定义

指为防止医疗差错，保障医疗安全，医务人员对医疗行为和医疗器械、设施、药品等进行复核查对的制度。

（2）基本要求

① 医疗机构的查对制度应当涵盖患者身份识别、临床诊疗行为、设备设施运行和医疗环境安全等相关方面。

② 每项医疗行为都必须查对患者身份。应当至少使用两种身份查对方式，严禁将床号作为身份查对的标识。为无名患者进行诊疗活动时，须双人核对。用电子设备辨别患者身份时，仍需口语化查对。

③ 医疗器械、设施、药品、标本等查对要求按照国家有关规定和标准执行。

3）护理核心制度之查对制度

（1）抢救病人时，医生下达的口头医嘱，护士执行时必须复述两遍，查实无误后，方可执行。用过的安瓿，待抢救结束，必须经另一人查对后方可弃去，抢救结束后 6 小时内督促医生据实补齐医嘱并及时审核校对。

（2）凡服药、配液、注射、输液、更换液体时必须严格执行三查十对一注意。

① 三查：治疗前、治疗时、治疗后查；

② 十对：对床号、姓名、性别、年龄、药名、剂量、浓度、时间、用法、有效期；

③ 一注意：即注意用药后反应，所有自理口服药均需要开具医嘱，必须经两人核对后方可发放。

（3）输血时，严格执行"三查十对"。

① 三查：查血袋标签是否完整清晰，血袋有无破损和渗漏、血液有无凝块等异常。

② 十对：核对患者的床号、姓名、性别、住院号、血袋号、血型、交叉配血试验结果、血液种类、

血量和有效期，规范签全名后方可执行。

（4）手术/介入患者均需根据《手术/介入安全核查表》逐项核查。

患者床号、姓名、性别、年龄、住院号、诊断、手术部位、手术名称、备皮、药物过敏试验结果、麻醉方法及术前、术中用药，所带物品（病历、X 光片）等信息，内容填写正确、及时、完整，签名规范。

4）安全用药的五个原则

即正确的时间、正确的剂量、正确的药物、正确的给药途径、正确的病人。

（1）正确的时间：一般服药的时间包括晨起、餐前、餐中、餐后、空腹和睡前，不按正确的时间服药，会影响药物的作用发挥。

（2）正确的剂量：药物的剂量与疗效、安全性密切相关，剂量过小起不到明显的治疗效果；剂量过大会产生毒性反应。

（3）正确的药物：一定要去专门正规的医疗机构购买，购买前要咨询医生或者药师，以免错误的服用药物后产生不良后果。

（4）正确的给药途径：使用前要仔细阅读说明书，注意药物的使用方法、适用人群和可能会出现的不良反应和药物禁忌。

（5）正确的病人：服用的药物一定要给正确的病人，否则轻者起不到治疗作用，重者可能对身体造成损害。

5）用药安全的五个时刻

（1）认识药品；

（2）服用药品；

（3）加用药品；

（4）检查药品；

（5）停用药品。

6）精神损害赔偿适用条件和原则

在侵权损害中，精神赔偿相关的法律法规包括《民法典》以及《最高人民法院关于确定民事侵权精神损害赔偿责任若干问题的解释》。具体如下：

《民法典》的规定：《民法典》第一千一百八十三条明确指出，侵害他人人身权益造成严重精神损害的，受害人可以请求精神损害赔偿。这一规定标志着中国法律首次明确规定了精神损害赔偿的原则，是立法上的一大进步。根据《民法典》，请求精神损害赔偿必须满足两个基本条件：

（1）侵害行为必须是对人身权益的侵犯；

（2）必须造成了严重的精神损害。

7）精神损害赔偿处理过程中的注意事项

《最高人民法院关于确定民事侵权精神损害赔偿责任若干问题的解释》：2001 年，最高人民法院发布了《关于确定民事侵权精神损害赔偿责任若干问题的解释》，进一步明确了精神损害赔偿的具体操作方式。该解释规定，非法使被监护人脱离监护、死者的姓名、肖像、名誉等受到侵害等情况，其近亲属可以请求精神损害赔偿。同时，还提供了确定精神损害赔偿数额的具体因素，如侵权人过错程度、侵权行为的具体情节、后果及侵权人获利情况及经济能力等。

此外，对于精神损害赔偿的处理，需要注意以下几个方面：

（1）适用范围：精神损害赔偿严格限制在侵害人身权益上，不适用于财产权的侵害；

（2）赔偿条件：只有当侵害行为造成严重精神损害时，才能适用精神损害赔偿的法律规定；

（3）赔偿数额：赔偿数额没有固定标准，需综合考虑多种因素，如侵权人的过错程度和行为后果等；

（4）司法判断：法院在判决时需综合评估所有相关因素，以公正合理地确定赔偿金额。

8）相关法律条文

《医疗纠纷预防和处理条例》第二十五条：疑似输液、输血、注射、用药等引起不良后果的，医患双方应当共同对现场实物进行封存、启封，封存的现场实物由医疗机构保管。需要检验的，应当由双方共同委托依法具有检验资格的检验机构进行检验；双方无法共同委托的，由医疗机构所在地县级人民政府卫生主管部门指定。

疑似输血引起不良后果，需要对血液进行封存保留的，医疗机构应当通知提供该血液的血站派员到场。

现场实物封存后医疗纠纷已经解决，或者患者在现场实物封存满 3 年未再提出解决医疗纠纷要求的，医疗机构可以自行启封。

9）静脉输液相关标准和指南

（1）2021 年 7 月，中华护理学会内科专业委员会牵头发布了《含碘对比剂静脉外渗护理管理实践指南》。本文从碘对比剂静脉外渗的风险因素、预防方法、处理原则、质量改进 4 个方面，对该指南加以解读，旨在为规范相关临床护理实践、提高碘对比剂静脉输注的安全性提供参考。

（2）儿童静脉输液治疗临床实践循证指南工作组于 2021 年 2 月发布了《儿童静脉输液治疗临床实践循证指南》。

（3）中华人民共和国卫生行业标准 WS/T 433—2023，《静脉治疗护理技术操作规范标准》2023 年 8 月 29 日发布，2024 年 2 月 1 日实施。

## 五、 患者安全警示篇之医疗护理文书规范

### 案例 57　病历书写不规范

这是发生在浙江省的一起真实的由医疗损害责任纠纷引起的案例。

1. 案件回顾

1）事情经过

张某因临产住进 A 医院，并生育一男婴。2008 年 5 月 1 日 22 时 15 分许，张某孩子出现尖叫，口周发绀，伴呻吟，反应差，A 医院医护人员立即给予吸氧，儿科医生检查发现张某孩子全身花斑，无哭声，转儿科进一步治疗，给予清理呼吸道，吸氧，心电监护，止惊，多巴胺、地塞米松等治疗措施。至次日上午，张某孩子出现四肢抽动伴尖叫，口吐泡沫，A 医院发出病危通知，在家属要求下，及时予以转院治疗。另查明：A 医院在张某《产时记录及产后记录》中有"产时用药：催产素 10 单位"的记载，但无具体的医嘱及执行记录。

司法鉴定意见：

（1）从张某孩子出现尖叫，口周发绀等症状后，A 医院的诊疗措施，符合医疗规范；

（2）对催产素是在分娩过程中使用或在产后使用尚不明确，存在着病历书写不规范，记录不全的过错，该过错与张某孩子的后果之间无明确的因果关系；

（3）A 医院在诊疗过程中，存在着对张某孩子新生儿低钙血症、缺血缺氧性脑病未能及时确诊的不足，但与张某的缺血缺氧性脑病、脑软化、萎缩、发育不良之间无明确的因果关系；

（4）因此，对张某孩子的伤残等级也未予评定，医院出具"医疗诊断证明书"，诊断张某孩子为"脑发育不全"。

2）处理过程

张某认为，孩子出生后，A医院的医护人员未对其进行认真的检查和规范的护理，从而导致病情发生并不断恶化，其人身损害后果完全是由于A医院诊疗、护理过错行为造成的，严重的后遗症将对其四肢、语言、眼睛及智力发育等方面带来严重的影响，也必将严重影响张某的家庭生活。为此，要求A医院赔偿其医疗费、住院伙食补助费、住宿费、交通费；因孩子需要继续治疗，营养费、继续治疗费、伤残等级鉴定、护理费、误工费、精神抚慰金等项保留以后向A医院索赔的权利。

一审时，A医院在为张某及其子的诊疗护理过程中，存在着使用催产素无医嘱及病历书写不规范过错，对张某的新生儿低钙血症、缺血缺氧性脑病未能及时确诊的不足，但与其孩子的缺血缺氧性脑病、脑软化、萎缩及发育不良之间无明确的因果关系，故A医院依法不承担赔偿责任。

张某不服一审判决，故上诉。

二审中，双方均未提供新的证据。二审查明一审认定事实清楚，证据充分，法院予以确认。

3）事件结果

酌情改判A医院承担20%的赔偿责任。

2. 法院判决原文

1）一审法院判决

（1）驳回张某的诉讼请求；

（2）一审案件受理费400元，由张某负担；鉴定费5 160元，由A医院负担。

2）二审法院判决

（1）撤销一审民事判决；

（2）由A医院赔偿给张某9 353.76元，限本判决生效后七日内履行；

（3）驳回张某的其他诉讼请求；

（4）一审案件受理费400元，由张某负担320元，由A医院负担80元，鉴定费5 160元，由A医院负担。二审案件受理费400元，由张某负担320元，由A医院负担80元。

本案现已审理终结，案号为（2012）浙金民终字第1192号，中国裁判文书网公布于2014年6月20日。

3. 案件分析

二审法院综合分析：

张某孩子因治疗在A医院住院1天，在B医院住院15天。花费医疗费31 561.81元，住院伙食补助费630元，住宿费2 000元，交通费12 577元，合计46 768.81元。

法院认为，根据司法鉴定意见书，缺氧缺血性脑病是围产期新生儿因缺氧引起的脑部病变，主要由宫内窘迫、新生儿窒息缺氧引起，少数可发生在其他原因引起的脑损害。鉴定机构也认定A医院存在使用催产素无医嘱，发病后未能及时确诊的不足。虽然鉴定机构的结论为A医院的诊疗护理行为与张某孩子缺血缺氧性脑病之间无明确因果关系。但考虑A医院在诊疗护理过程中存在的上述问题，酌情判决由A医院承担20%的责任比较合适。

医疗费及交通费两项依张某所提供的票据计算，医疗费为46 500.11元，交通费为16 027元，数额超过其诉讼主张，超出部分视为其主动放弃，故以其主张数额医疗费31 561.81元、交通费12 577元计。加上住宿费2 000元、住院伙食补助费630元，合计46 768.81元。A医院应承担46 768.81元×20%=9 353.76元。

综上，一审判认定事实基本清楚，实体判决欠妥，应予纠正。

4. 知识链接

1）A 医院对此新生儿死亡应承担的责任

新生儿死亡，医院应对死亡事件负责，应当采取有效措施，以确定死因，并依法为死者家属提供赔偿。根据《民法总则》第二百六十六条的规定对应《民法典》第一千二百一十九条，医疗机构和医务人员在提供医疗服务时，应当谨慎小心，有侵害病人生命健康的，应当承担相应的民事责任。此外，《医疗事故责任认定标准》第三十一条规定，医疗机构和医务人员应当尽到护理义务，若因医疗服务不当造成病人死亡，应当承担民事责任。

2）A 医院病历书写欠规范所承担的责任

《医疗事故处理条例》规定，医疗机构应当按照国务院卫生行政部门的要求，书写并妥善保管病历资料。因抢救急危患者，未能及时书写病历的，有关医务人员应当在抢救结束后六小时内据实补记，并加以注明。医院负有依法书写、保管病历的义务。医院因病历书写不规范而导致不能证明自己没有医疗过失行为的，应当对患者承担相应的民事法律责任。

### 案例 58　护理记录缺失记载过错

这是发生在福建省的一起真实的由医疗损害责任纠纷引起的案例。

1. 案件回顾

1）事情经过

2020 年 10 月 13 日，张某因"一过性人事不省致摔倒后头痛头晕 1 小时余"入住 A 医院 ICU，后于当日急诊行"全脑血管造影加双微导管支架辅助左侧颈内动脉后交通动脉瘤介入栓塞术"，术后病情稳定后转普通病房继续治疗并予以一级护理。10 月 20 日张某出现意识加深，神志浅昏迷、双侧瞳孔散大、左右直径 6 mm，对光反射均消失等症状，值班医生立即对症处理，后出现心率下降、心跳呼吸骤停，医生予以胸外心脏按压，呼吸囊辅助通气，并同时肾上腺素静推，经积极抢救后张某心跳恢复，但仍无自主呼吸，神志深昏迷，双侧瞳孔散大，对光反射均消失。后告知家属病情，于当日 20 时 30 分转 ICU 治疗。10 月 31 日张某再次突发心率血压下降，经医生抢救，告知家属病情仍危重，家属要求自动出院，告知自动出院后可能导致病情加重甚至危及生命风险，家属表示理解并签署书面同意，后于 11 月 1 日办理自动出院，嘱院外继续抢救治疗，共花去医疗费 171 384.8 元。当日，张某死亡。

2）处理过程

张某家属认为 A 医院的护理过错及抢救时间耽误是造成张某死亡的直接原因。

张某家属诉讼理由：张某属于病情危重，随时可能发生病情变化需要进行抢救以及复杂、大手术的患者，需要一级护理。但 A 医院医护人员在 2020 年 10 月 19 日至 2020 年 10 月 20 日期间没有遵循医嘱对张某实行一级护理，导致张某病危。由于 A 医院医务人员未能遵循医疗规范，在护理过程中严重失职，未能及时发现张某病危，延误了张某宝贵的治疗时间，从而直接导致张某死亡，A 医院应为此承担责任。

3）事件结果

A 医院不承担赔偿责任。

2. 法院判决原文

1）驳回张某家属的诉讼请求；

2）案件受理费 7 388.9 元，减半收取计 3 694.45 元，由张某家属负担。

本案现已审理终结，案号为（2021）闽 0302 民初 1673 号，中国裁判文书网公布于 2022 年 9 月 30 日。

3. 案件分析

1）关于 A 医院诊疗过程是否存在医疗过错及其参与度鉴定分析

司法鉴定意见为：据相关理论和临床表明，脑血管痉挛或再出血系颅内动脉瘤破裂出血、蛛网膜下腔出血致死率较高的并发症，由于该并发症难以预测，无特殊的规范要求，该并发症的预防救治常规为使用尼莫地平和脑水肿脱水剂。故认为 A 医院在张某住院期间部分护理记录缺失记载，存在过错，其部分诊断缺失及转运途中出现短时延误，存在瑕疵，但该过错行为及瑕疵与张某的死亡无因果关系。张某家属支付了鉴定费 12 600 元。

2）法院综合分析张某死亡责任认定

（1）张某与 A 医院存在医疗关系，张某出院当日死亡，张某家属等认为 A 医院的护理过错及抢救时间耽误是造成张某死亡的直接原因，但司法鉴定认为 A 医院对张某的治疗行为符合规范，张某系脑血管痉挛导致的脑干功能障碍，致使其意识障碍、心跳呼吸骤停，转运中因出现通道不顺所导致的短时延误，但其预防、治疗脑血管痉挛的措施未见中断，并安抵重症室，短时延误存在瑕疵，但与最终结果不存在因果关系。

（2）脑血管痉挛或再出血系颅内动脉瘤破裂出血、蛛网膜下腔出血致死率较高的并发症，该并发症难以预测，无特殊的规范要求，2020 年 10 月 18 日 16：30 至 2020 年 10 月 20 日 21：12 期间部分护理记录缺失记载，存在过错，但该过错行为及瑕疵与张某的死亡无因果关系。

该案例中，A 医院对张某的整体诊疗过程规范无差错，抢救措施积极到位，院方在整个诊疗过程符合诊疗规范，不存在医疗过错。

4. 知识链接

医院延误病情的认定

医院延误病情的认定是一个相对复杂的过程，需要综合考虑患者的病情、治疗过程、医疗行为等多个方面。以下是一些可能会被考虑的因素：

（1）患者病情的严重性：如果患者的病情非常严重，需要尽快进行治疗，而医院或医生却没有采取及时措施，导致病情恶化或者出现严重后果，就有可能被认定为医院延误病情；

（2）医生的处理方式：在治疗过程中，如果医生没有按照规范的流程进行治疗，或者没有采取适当的方法，导致患者的病情恶化，就可能被认定为医院延误病情；

（3）医疗设备和药品的供应：如果患者需要进行某种紧急治疗，但是因为医院没有及时提供必要的医疗设备或药品，导致病情恶化或者出现严重后果，也有可能被认定为医院延误病情；

（4）医院的组织和管理：如果医院的组织和管理存在问题，导致医生不能及时处理患者的问题，或者不能及时提供必要的医疗服务，也有可能被认定为医院延误病情。

## 案例 59 抢救患者病历未及时归档

这是发生在山西省的一起真实的由医疗损害责任纠纷引起的案例。

1. 案件回顾

1）事情经过

2014 年 3 月 17 日 4：50 张某在 A 医院生一子。A 医院的病历记载：张某在产后产房观察，于 5：50 突感气紧，呼吸急促，恶心呕吐，呕吐物为胃内容物，面色发青，四肢末梢发绀，查心率 120 次/分钟，血压 90/60 mmHg，给予留置尿管，未见尿液流出。考虑羊水栓塞待查，立即高流量吸氧，地塞米松 20 mg 入小壶，同时静脉注射盐酸罂粟碱加葡萄糖注射液，并给予心电监护，6：10 张某病情进一步恶化心率消失，血压测不到，进入昏迷状态，立即给予心肺复苏、补液、配血等治疗，该院全员进入抢救。同时向张某家属交代病情：张某目前诊断考虑羊水栓塞？急性心肾功能衰竭等。7：30 开始给予大量输血、升压、纠酸、抗休克治疗。9：00 给予剖腹探查术，行全子宫切除，术后继续抢救，经抢救无效于 3 月 18 日 6：02 死亡。死亡原因：羊水栓塞、休克、弥漫性血管内凝血。

3 月 19 日张某家属到 A 医院处复制张某的病历，A 医院工作人员复制了张某的病历共 96 页并加盖了单位的公章和骑缝章后交给张某家属。3月24日，张某家属再次到 A 医院要求复制病历，A 医院工作人员复制了张某的病历共 106 页（增加了 10 页病重病危患者记录单）加盖公章和骑缝章后交给张某家属。后张某家属发现先后两次复制的病历存在页数、记载内容不一致的现象，主要不一致之处在于第二次复制的病历多出 10 页病重病危患者记录单，认为 A 医院在治疗过程中对张某存在误诊、未尽到护理义务、抢救不及时的严重过错和有隐匿、篡改病历的行为，应对张某的死亡承担全部责任。经《张某与医院医疗责任保险事故鉴定专家评估意见反馈函》，结论是张某死亡原因可能为羊水栓塞，导致 DIC 休克、肾衰等多脏器功能衰竭，处理意见为 A 医院在对张某的诊疗过程中存在医疗瑕疵，应承担轻微责任的保险赔偿。

2）处理过程

张某家属认为：

（1）A 医院的诊断行为存在误诊，对张某抢救行为不及时、不正确，在诊疗过程中有过错，应承担赔偿责任；

（2）A 医院在治疗过程中对张某存在隐匿、篡改病历的行为，应对张某的死亡承担全部责任。故提起上诉。

经庭审，一审法院推定 A 医院对造成张某的死亡有过错，应当承担全部赔偿责任，赔偿各项损失共计 699 228 元。

A 医院不服一审判决，提起上诉。

3）事件结果

驳回上诉，维持原判。

2. 法院判决原文

1）一审法院判决

（1）A 医院于判决生效之日起十日内赔偿张某死亡赔偿金 646 610 元、丧葬费 22 118 元、交通费 500 元，精神损害抚慰金 30 000 元，共计 699 228 元；

（2）驳回张某家属的其他诉讼请求；

（3）一审案件受理费 12 060 元，专递费 720 元，共计 12 780 元，由张某家属负担 1 268 元、A 医院负担 11 512 元。

2）二审法院判决

（1）驳回上诉，维持原判；

（2）二审案件受理费 10 795 元，由 A 医院承担。

本案现已审理终结，案号为（2014）晋中中法民终字第 842 号，中国裁判文书网公布于 2016 年 12 月 22 日。

3. 案件分析

1）一审法院对 A 医院责任认定分析

张某入住 A 医院待产，与 A 医院形成了医疗服务合同关系。作为医疗机构，A 医院应当全面履行自己的义务，为患者提供完善的医疗服务，并应按照规定填写并妥善保管病历资料，确保病历客观、真实、完整。根据卫生部颁布的《病历书写基本规范》，病历是对医务人员医疗活动过程的记录。病重（病危）患者护理记录是病重（病危）患者住院期间护理过程的客观记录，是病程记录的重要组成部分。国家卫生计生委、国家中医药管理局颁布的《医疗机构病历管理规定（2013 年版）》第十三条规定："医疗机构应当在收到住院患者检查检验结果和相关资料后 24 小时内归入或者录入住院病历。"本案中张某于 2014 年 3 月 18 日 6：02 死亡，抢救及护理过程已结束，A 医院应根据病历管理规定在 24 小时内将张某的病重病危患者记录单和其他病历资料归档，张某家属于 2014 年 3 月 19 日第一次到 A 医院处复制病历时，距离张某死亡已超过 24 小时，但张某家属第一次复制的病历中缺失病重病危患者记录单，2014 年 3 月 24 日张某家属再次到 A 医院处复制张某的病历、病危患者记录单，两次复制的病历存在页数、记载内容不一致的现象。医院辩称病危患者记录单是因为张某家属第一次提出复制病历时，并未要求复制全部病历，病危患者记录单尚未装订在一起的理由不能成立，A 医院存在篡改、隐匿病历资料的行为，推定 A 医院对造成张某的死亡有过错，应当承担全部赔偿责任；关于 A 医院辩称本案的医疗纠纷应以医调委作出结论为准，医调委系对医疗纠纷进行调解的人民调解组织，并非法定的医疗责任事故鉴定机构，故对其出具的专家评估意见反馈函不予采纳。

2）二审关于一审定性与适用法律是否有误分析

二审法院认为：在合同履行过程中，因当事人一方的违约行为，侵害对方人身、财产权益的，受损方有权依照《合同法》要求其承担违约责任或者依照其他法律要求其承担侵权责任。张某入住 A 医院待产，与 A 医院确实形成了医疗服务合同关系。A 医院应当全面履行自己的义务，为患者提供完善的医疗服务，并应按照规定填写并妥善保管病历资料，确保病历客观、真实、完整。张某家属以 A 医院的诊断行为存在误诊，对张某的抢救行为不及时、不正确，在诊疗过程中有过错，应承担赔偿责任为由起诉，一审按照医疗损害责任纠纷定性，依照《侵权责任法》处理，并无不当。故一审适用法律并无不当。

3）二审法院对 A 医院是否存在篡改、隐匿病历资料行为判定分析

张某家属两次到 A 医院复制张某的病历、病重（病危）患者记录单部分，两次复制的病历存在页数、记载内容不一致的现象，不能排除张某家属合理怀疑 A 医院存在篡改、隐匿病历资料的行为。根据本案已经查明的事实，本案应适用过错责任推定原则而非过错责任原则，一审法院据此推定 A 医院造成张某的死亡有过错，应当承担全部赔偿责任，合乎法律规定，并无不当。

4）鉴定条件不具备时无法申请鉴定

一审无法进行医疗过错鉴定的责任是否在 A 医院，二审应否准许 A 医院的鉴定申请分析。

现行生效的最高人民法院《关于民事诉讼证据的若干规定》是人民法院审理民事案件依法应当遵循的专项司法解释，该规定第四条第一款第（八）项明确规定：因医疗行为引起的侵权诉讼，由医疗机构就医疗行为与损害结果之间不存在因果关系及不存在医疗过错承担举证责任。一审庭审时，原审法院已经依法询问 A 医院是否对张某的死亡原因及其医疗行为是否存在过错申请鉴定，但 A 医院坚持应以医调委结论为准，不申请鉴定。而因医调委是非法定的医疗责任事故鉴定机构，所出具的专家评估意见反馈函意见结论又不确定，张某家属等人对该意见也不予认可，原审不予采纳符合法律规定，并无不当。

故一审期间无法进行医疗过错鉴定的责任在 A 医院。二审期间，A 医院确已向二审法院提出就其医疗行为是否存在过错，医疗行为与患者的医疗后果之间是否存在因果关系进行医疗过错鉴定，但张某家属对 A 医院所提供的病历真实性不认可，也不同意在二审进行鉴定，故因鉴定条件不具备，二审法院对 A 医院的鉴定申请依法不予准许。

综上，A 医院的各项上诉理由事实和法律依据不足，法院不予支持。原审认定事实清楚，适用法律正确，依法应予维持。

4. 知识链接

1）住院病历在诊疗过程中有哪些要求？

（1）病历是指医务人员在医疗活动过程中形成的文字、符号、图表、影像、切片等资料的总和，包括门（急）诊病历和住院病历。

（2）病历书写是指医务人员通过问诊、查体、辅助检查、诊断、治疗、护理等医疗活动获得有关资料，并进行归纳、分析、整理形成医疗活动记录的行为。

（3）病历作为对整个诊疗过程的记录，对保障患者合法权益、判断医疗损害责任具有极其重要的作用，因此《医疗质量安全核心制度要点》中专项规定了病历管理制度，要求医疗机构病历书写应当做到客观、真实、准确、及时、完整、规范，并明确病历书写的格式、内容和时限。

2）相关条例说明

根据《医疗纠纷预防和处理条例》第四十五条规定，医疗机构篡改、伪造、隐匿、毁灭病历资料的，对直接负责的主管人员和其他直接责任人员，由县级以上人民政府卫生主管部门给予或者责令给予降低岗位等级或者撤职的处分，对有关医务人员责令暂停 6 个月以上 1 年以下执业活动；造成严重后果的，对直接负责的主管人员和其他直接责任人员给予或者责令给予开除的处分，对有关医务人员由原发证部门吊销执业证书；构成犯罪的，依法追究刑事责任。

## 案例 60　特殊治疗护理文书记录不全

这是发生在广州市的一起真实的由医疗损害责任纠纷引起的案例。

1. 案件回顾

1）事情经过

患者张某，于 2018 年 1 月 11 日因"头痛、胡言乱语 3 天"前往 A 医院住院治疗，初步诊断为：（1）头痛、意识丧失查因；（2）重症肌无力；（3）胸腺瘤术后。入院后完善相关检查，予补液、改善循环、抗重症肌无力等治疗。4 月 29 日 23：18 突然气管切开处及鼻腔涌出大量活动性鲜血，持续胸外按压、心肺复苏抢救治疗，张某心率、血压、血氧仍无恢复，于 4 月 30 日 00：45 大动脉搏动消失，双侧瞳孔散大固定，心电图呈一直线，宣告临床死亡。

2）处理过程

司法鉴定意见：

（1）A 医院对张某的诊疗过程中存在医疗过错（未将张某气管插管脱管情况及时填写管路登记表报护理部、电子病历管理不规范），其过错行为与张某死亡后果无因果关系。

（2）A 医院在张某普通病房诊疗期间未善尽告知义务。

张某家属认为 A 医院的医务人员违反诊疗常规规范，违反国家现行法律法规，存在严重失职，临床思路局限，风险控制意识不足，侵犯张某及家属知情同意权，诊疗措施单一，违反交接班制度，存在严重护理过错，应承担赔偿责任。

3）事件结果

A 医院不承担赔偿责任。

2. 法院判决原文

1）驳回张某家属的全部诉讼请求；

2）本案受理费 9 611.5 元，鉴定费 16 680 元，由张某家属负担。

本案现已审理终结，案号为（2018）粤 0105 民初 19013 号，中国裁判文书网公布于 2021 年 4 月 22 日。

3. 案件分析

A 医院对张某所实施的诊疗行为中是否存在过错或过失，以及该诊疗行为与张某死亡的损害后果之间是否存在因果关系的分析。

司法鉴定意见：重症肌无力危象的死亡率较高。

张某重症肌无力诊断明确，因病情需要不得不行气管插管，因其呼吸肌无力，对呼吸机依赖强，需行气管切开。后因气管溃疡（气管插管切口下方）破裂并头臂干破裂、出血致大失血并急性呼吸道血液吸入而死亡。气管溃疡属于气管切开的少见并发症，且尸检证实溃疡处在气管切口下方气管前壁，其位置特殊，即便行纤维支气管镜检查仍无法发现。加之头臂干为主动脉弓凸侧发出的血管分支，其破裂出血十分凶险，属气管切开的少见并发症，一旦发生诊治难度极大（破裂出血后失血病情进展迅速），死亡后果严重。相应于当前的医疗水平在临床上尚无法准确预测，亦无法完全避免。

综合分析，认为张某自身疾病、治疗需要及风险以及头臂干破裂病情凶险性等因素与其死亡存在直接的因果关系，系其死亡后果的根本原因。

（1）A医院对张某诊疗过程中存在1月21日未将张某气管插管脱管情况及时填表报告护理部、电子病历管理不规范的过错，但此过错行为与张某气管溃疡破裂、头臂干破裂大出血的发生及死亡结果之间无因果关系。

（2）另，A医院在普通病房诊疗期间，《入院知情同意书》无患者签名，有创操作、约束性措施等无书面同意，根据《最高人民法院关于审理医疗损害责任纠纷案件适用法律若干问题的解释》第十一条，A医院未善尽告知义务。

张某家属对此鉴定意见表示存异，认为并没有证据证明"气管溃疡属于气管切开的少见并发症"等，故认为A医院不能适用并发症免责，并申请重新鉴定；A医院对该鉴定意见表示无异议。根据张某家属的申请，鉴定人于2020年8月28日出庭作证，并对原、被告双方的问题进行了详尽回复。

因此，该死亡事实的发生都是现阶段医学中没有办法提前排查、提前预料的，与A医院在诊疗过程中存在的病历管理不规范等过错无因果关系。

鉴此，A医院对张某的诊治已进行了积极的鉴别、诊断及治疗，尽管张某最终不治身亡，但张某家属认为A医院对张某的诊断及治疗存在漏诊、护理不当等过错理据不足，法院不予采纳。虽然A医院在本案的诊疗行为中存在电子病历管理不规范等过错，但由于该过错与张某死亡之间不存在因果关系，张某死亡为疾病自身的隐匿性、进展迅猛性和现代医学科学的局限性共同导致，故张某家属要求A医院赔偿医疗费、死亡赔偿金、丧葬费、精神损害抚慰金等的诉讼请求，缺乏事实和法律依据，法院不予支持。

**4. 知识链接**

1）本案涉及法条

《民事诉讼法》第六十四条：当事人对自己提出的主张，有责任提供证据。当事人及其诉讼代理人因客观原因不能自行收集的证据，或者人民法院认为审理案件需要的证据，人民法院应当调查收集。人民法院应当按照法定程序，全面地、客观地审查核实证据。

2）司法鉴定意见的证据作用

（1）司法鉴定

司法鉴定是指在诉讼活动中鉴定人运用科学技术或者专门知识对诉讼涉及的专门性问题进行鉴别和判断并提供司法鉴定意见的活动。

（2）司法鉴定意见

众所周知，"司法鉴定意见"实际来源于"人的活动"，实质是鉴定人在对被检验的客体进行检验后，产生了对客体的感性认识，然后鉴定人根据其特有的专门知识和经验，将对客体认识从感性上升到理性，在作出客观判断后出具的个人意见。司法鉴定人的司法鉴定意见并不是凭空而生，而是来源于鉴定人对被鉴定客体的认识过程，因此司法鉴定意见具有科学性。英美法系国家将司法鉴定意见归属于"专家证言"范畴，我国和大陆系国家将鉴定人的意见作为法定的证据类型之一。一般是鉴定人以书面形式对诉讼中涉及的专门性问题发表的自身观点和意见。证据可分为言词证据和实物证据（或者称为人证和物证），司法鉴定意见具有言词属性，一般被纳入言词证据的范畴中。由于司法鉴定意见在形成的过程中具有客观性和科学性，因此是一种特殊的言辞证据。

（3）司法鉴定意见的特点

司法鉴定意见是我国三大诉讼法确定的一种独立证据，是一种特殊的证据形式，具有不同于其他证据的鲜明特点。

① 主体的选择性：作为司法鉴定意见主体的鉴定人是由司法机关或诉讼当事人选择的具有专门知识能解决案件中专门技术问题的人，才能担任鉴定人。

② 对象的专门性：司法鉴定意见是针对诉讼案件中的专门问题，运用现代科学技术进行分析、鉴别而做出的结论性意见。因而必须依靠掌握专门知识的鉴定人通过鉴定解决。

③ 范围的特定性：鉴定人必须对案件中的专门问题作出解答，而不能对法律问题作出回答。

④ 结果的确定性：司法鉴定意见必须是确定性意见，不能模棱两可。

⑤ 方法的科学性：对案件中专门问题进行分析、鉴别，并提出正确的意见，不仅要求鉴定人具有系统专业理论知识和较强的业务能力，而且需要借助于先进仪器设备及科学的程序和方法。

（4）司法鉴定意见的诉讼价值

① 可以帮助司法人员认识案件中的专门问题，推动诉讼进行。

② 是一种独立证据，是查明案件事实的主要依据，司法鉴定意见对解决专门性问题是其他证据无法相比的。

③ 在某种情况下，可以使某些证据发生证明作用。物证、书证可能是很好的证据，但只有通过司法鉴定意见肯定其与案件的客观联系，才能发挥物证、书证对案件的证明作用。

④ 可以用来审查其他证据的真实性。

（5）司法鉴定意见的作用

司法鉴定意见作为我国三大诉讼法中的一种法定证据类型，具有证据作用，但此证据同其他证据一样，需经过质证被法庭采信后才能作为判决的依据。在刑事诉讼中，司法鉴定意见为侦查破案指明方向，是拘留、逮捕的证据之一。

侦查、起诉和审判阶段作出的司法鉴定意见经过质证，被法庭查证可以作为有罪或无罪的判决依据。在民事及行政诉讼中，司法鉴定意见是重要的定案证据事实。通过庭审质证，包括鉴定人出庭对司法鉴定意见作出解释，以帮助法官在比较各种相关证据基础上确认其证明力的大小，决定是否采信鉴定人的意见作为判决的证据之一。

## 案例 61　医院电子病历系统缺陷、违规修改病历

这是发生在北京市海淀区的一起真实的由医疗损害责任纠纷引起的案例。

1. 案件回顾

1）事情经过

张某因活动后胸闷气促 7 年，2016 年 2 月 A 医院心脏彩超提示主动脉瓣狭窄伴关闭不全、冠脉造影示前降支中段狭窄 30%、右冠三分叉处狭窄 50%，治疗后症状反复；半个月后 B 中医院心脏彩超提示主动脉瓣狭窄伴重度关闭不全，建议手术治疗。2018 年 12 月 18 日《A 市基本医疗保险转诊转院备案表》载 "张某为主动脉瓣重度关闭不全，建议上级医院进一步治疗"。2018 年 12 月 19 日，张某至 C 医院经门诊收住院治疗，初步诊断为心脏瓣膜病、冠状动脉粥样硬化、高血压病。2019 年 1 月 2 日，张某接受 "主动脉瓣人工机械瓣置换＋体外膜肺氧合植入术"，手术时间 9：10—16：50。

术前，张某家属于 2019 年 1 月 1 日签写《主动脉瓣人工机械瓣置换术——手术知情同意书》，"手术潜在风险和对策"载 "（1）我理解任何手术麻醉都存在风险。（2）我理解任何所用药物都可能产生副作用……甚至危及生命。（3）我理解此手术可能发生的风险及医生的对策：①麻醉意外、体外循环意外、鱼精蛋白等药物过敏反应；②术中术后出血……③术中、术后心搏骤停、心脏复苏困难、严重心率失常、

房室传导阻滞，必要时需安装起搏器（临时或永久）……④术后出现低心排综合征，肝、肾、肺、脑等脏器的并发症；⑤术中、术后出现难以纠正的水、电解质及代谢功能内环境紊乱；⑥感染、败血症、感染性心内膜炎；⑦术中发现与术前诊断不一致，可根据术中情况改变手术方式或终止手术；术后出现残余分流、梗阻、瓣膜关闭不全或狭窄、杂音、不能完全消失；⑧换人工瓣后出现瓣失灵、瓣周漏、心脏破裂，必要时再次手术。机械瓣置换术后需终生抗凝，可能出现与抗凝有关的血栓、栓塞、出血等并发症；⑨围手术期必需的有创检查和介入治疗所引起的并发症"。

术中，张某家属于 2019 年 1 月 2 日 15 时签写《体外模肺氧合手术知情同意书》，"手术潜在风险和对策"载可能发生麻醉、大出血、栓塞、心衰加重等风险危及生命。2019 年 1 月 2 日 17：00，张某返回 ICU 病房，行 ECMO 辅助支持治疗，张某长时间处于镇静\深镇静状态。

2019 年 1 月 10 日 16：00—16：30，因 ECMO 下引流渗出增多，张某接受床旁开胸探查术。术前，张某家属签写《手术知情同意书》，"手术潜在风险和对策"载"可能发生麻醉意外，出现心律失常、低心排综合征等并发症，感染性心内膜炎等"。

2019 年 1 月 11 日 19：55，病程记录（张某家属对该病程记录制作时间有争议，主张生成时间为 2019 年 1 月 12 日）载"请另一医院教授会诊，目前 ECMO 辅助治疗 9 天，出现凝血功能障碍，进展到 DIC 可能性大，建议尽快撤除 ECMO"。

2019 年 1 月 12 日，张某接受 ECMO 撤除术。术前，张某家属签写《手术知情同意书》，"手术潜在风险和对策"载"可能发生麻醉意外，发生心律失常、低心排综合征等并发症，严重时可危及生命"。

2019 年 1 月 13 日，张某家属签写《拒绝或放弃医学治疗告知书》及《自动出院或转院告知书》，载明拒绝或放弃医学治疗，可能导致促进或导致张某的死亡；自愿承担自动出院所带来的风险。后张某拆除 ECMO 后血压持续下降，即刻死亡。

2）处理过程

司法鉴定意见：

（1）A 医院在对张某的诊疗过程中存在过错，该过错与张某的损害后果有因果关系，属次要原因。

（2）A 医院在对张某的诊疗过程中存在诸多病历问题影响鉴定结论，与张某的损害后果有因果关系，建议承担同等原因。

张某家属要求 A 医院承担法律责任，按 100% 民事赔偿责任比例。

3）事件结果

A 医院承担 80% 赔偿责任。

2. 法院判决原文

（1）A 医院于本判决生效后十日内向张某家属赔偿医疗费 180 398.68 元、护理费 1 200 元、死亡赔偿金（其中含被扶养人安某（残疾人）生活费 374 208 元）1 678 496 元、丧葬费 51 014.4 元、精神损害抚慰金 8 万元、交通费 1 600 元、鉴定费 53 000 元，以上各项最终合计 2 045 709.08 元。

（2）驳回张某家属的其他诉讼请求。

（3）案件受理费 27 702.02 元，由张某家属负担 6 012.02 元，由 A 医院负担 21 690 元。

本案现已审理终结，案号为（2019）京 0108 民初 45157 号，中国裁判文书网公布于 2023 年 7 月 1 日。

3. 案件分析

1）法院对鉴定意见分析说明

鉴定机构认为张某损害后果（死亡）主要与手术有关。

根据查证发现，A 医院对转速、流量、血压等进行修改，影响对张某当时情况的判断，但分析考虑张某术后病情较重与术中情况有关；张某体外循环手术时间较长，心功能受损，术后不能脱离ECMO，此种情况的发生与A医院手术有关。即张某术后病情较重的直接原因为术中情况。

且A医院修改了"2019年1月2日主动脉瓣人工机械瓣置换＋体外膜肺氧合植入术"的手术记录，修改内容不明。但从常理推断，A医院所修改内容，必有利于A医院。以此逻辑，依据现存手术记录"切除病变的主动脉瓣瓣叶→测瓣环径→植入环上瓣→第一次安装18号人工瓣→复温→循环难以维持→降温→拆除人工瓣→再次降温→局部扩大主动脉瓣环→第二次安装18号人工瓣→再次复温→考虑急性心衰可能→安装ECOM"，当日手术过程中至少"装→拆→装"两次置入人工机械瓣膜。

那么发现瓣环过小时，环上瓣与主动脉瓣环扩大，两种应对方案应如何选择？鉴定机构曾指出对于两种方案，现有技术指南上没有详细指导，由医生在手术中根据具体情况来选择。

本案中，A医院虽对此进行了解释说明，称环上瓣手术创伤及风险低，因此行选择环上瓣，在张某心脏复跳后循环不稳定、考虑主动脉瓣根部张力高的情况下，再行选择扩瓣手术。但客观情况是，A医院未能在术中妥善选择更为适合张某的手术方案，导致术中返修。

综上，A医院手术阶段确存有过错：术前讨论不足，忽略环瓣过小的可能性，致术中方案选择不当、二次返修，致手术时间过长，损害张某心脏功能，出现急性心衰。

2）法院对A医院的赔偿责任认定

法院可以理解医疗技术在疾病面前的有限性，但作为医疗机构，并不能因此而免于法律评价。法院认为，医疗诊断活动关乎患者生命，无论是技术成熟的常规手术、还是高难度手术，A医院均应保持审慎、严谨态度，基于张某个体情况充分考量风险制定个性化手术方案，每一名患者都值得被尊重、都不应被轻视。

法院可以理解合理时间限度内的合规修改，但病历的书写及修改应当客观、真实、准确、及时、完整、合乎规范，对于超过合理时间限度的违规修改，尤其是本案中在领取起诉书后在术前讨论中增加"必要时可扩大主动脉瓣环"的修改行为，法院实难认同。此种修改行为，既严重违背医师最基本职业道德，又漠视了诉讼中的诚实信用原则，妨害了证据客观真实，法院对此明确地提出了批评。

法院采信《医疗过错鉴定意见》（次要原因；考虑病历问题影响鉴定结论，建议承担同等原因），认定A医院在2019年1月2日手术的术前准备及术中应对中存有过错，其过错与张某损害后果间存有因果关系。

综合考虑张某的疾病情况、该类型手术的技术成熟度、A医院应有的医疗水平、A医院电子病历系统缺陷、A医院违规修改病历情节等，法院判定A医院承担80％民事赔偿责任。

4. 知识链接

### 电子病历应用管理规范（试行）

#### 第一章　总则

第一条　为规范医疗机构电子病历（含中医电子病历，下同）应用管理，满足临床工作需要，保障医疗质量和医疗安全，保证医患双方合法权益，根据《中华人民共和国执业医师法》、《中华人民共和国电子签名法》、《医疗机构管理条例》等法律法规，制定本规范。

第二条　实施电子病历的医疗机构，其电子病历的建立、记录、修改、使用、保存和管理等适用本规范。

第三条　电子病历是指医务人员在医疗活动过程中，使用信息系统生成的文字、符号、图表、图形、数字、影像等数字化信息，并能实现存储、管理、传输和重现的医疗记录，是病历的一种记录形式，包括门（急）诊病历和住院病历。

第四条　电子病历系统是指医疗机构内部支持电子病历信息的采集、存储、访问和在线帮助，并围绕提高医疗质量、保障医疗安全、提高医疗效率而提供信息处理和智能化服务功能的计算机信息系统。

第五条　国家卫生计生委和国家中医药管理局负责指导全国电子病历应用管理工作。地方各级卫生计生行政部门（含中医药管理部门）负责本行政区域内的电子病历应用监督管理工作。

### 第二章　电子病历的基本要求

第六条　医疗机构应用电子病历应当具备以下条件：

（一）具有专门的技术支持部门和人员，负责电子病历相关信息系统建设、运行和维护等工作；具有专门的管理部门和人员，负责电子病历的业务监管等工作；

（二）建立、健全电子病历使用的相关制度和规程；

（三）具备电子病历的安全管理体系和安全保障机制；

（四）具备对电子病历创建、修改、归档等操作的追溯能力；

（五）其他有关法律、法规、规范性文件及省级卫生计生行政部门规定的条件。

第七条　《医疗机构病历管理规定（2013 年版）》、《病历书写基本规范》、《中医病历书写基本规范》适用于电子病历管理。

第八条　电子病历使用的术语、编码、模板和数据应当符合相关行业标准和规范的要求，在保障信息安全的前提下，促进电子病历信息有效共享。

第九条　电子病历系统应当为操作人员提供专有的身份标识和识别手段，并设置相应权限。操作人员对本人身份标识的使用负责。

第十条　有条件的医疗机构电子病历系统可以使用电子签名进行身份认证，可靠的电子签名与手写签名或盖章具有同等的法律效力。

第十一条　电子病历系统应当采用权威可靠时间源。

### 第三章　电子病历的书写与存储

第十二条　医疗机构使用电子病历系统进行病历书写，应当遵循客观、真实、准确、及时、完整、规范的原则。

门（急）诊病历书写内容包括门（急）诊病历首页、病历记录、化验报告、医学影像检查资料等。

住院病历书写内容包括住院病案首页、入院记录、病程记录、手术同意书、麻醉同意书、输血治疗知情同意书、特殊检查（特殊治疗）同意书、病危（重）通知单、医嘱单、辅助检查报告单、体温单、医学影像检查报告、病理报告单等。

第十三条　医疗机构应当为患者电子病历赋予唯一患者身份标识，以确保患者基本信息及其医疗记录的真实性、一致性、连续性、完整性。

第十四条　电子病历系统应当对操作人员进行身份识别，并保存历次操作印痕，标记操作时间和操作人员信息，并保证历次操作印痕、标记操作时间和操作人员信息可查询、可追溯。

第十五条　医务人员采用身份标识登录电子病历系统完成书写、审阅、修改等操作并予以确认后，系统应当显示医务人员姓名及完成时间。

第十六条　电子病历系统应当设置医务人员书写、审阅、修改的权限和时限。实习医务人员、试用期医务人员记录的病历，应当由具有本医疗机构执业资格的上级医务人员审阅、修改并予确认。上级医务人员审阅、修改、确认电子病历内容时，电子病历系统应当进行身份识别、保存历次操作痕迹、标记准确的操作时间和操作人信息。

第十七条　电子病历应当设置归档状态，医疗机构应当按照病历管理相关规定，在患者门（急）诊就诊结束或出院后，适时将电子病历转为归档状态。电子病历归档后原则上不得修改，特殊情况下确需修改的，经医疗机构医务部门批准后进行修改并保留修改痕迹。

第十八条 医疗机构因存档等需要可以将电子病历打印后与非电子化的资料合并形成病案保存。具备条件的医疗机构可以对知情同意书、植入材料条形码等非电子化的资料进行数字化采集后纳入电子病历系统管理，原件另行妥善保存。

第十九条 门（急）诊电子病历由医疗机构保管的，保存时间自患者最后一次就诊之日起不少于 15 年；住院电子病历保存时间自患者最后一次出院之日起不少于 30 年。

## 第四章 电子病历的使用

第二十条 电子病历系统应当设置病历查阅权限，并保证医务人员查阅病历的需要，能够及时提供并完整呈现该患者的电子病历资料。呈现的电子病历应当显示患者个人信息、诊疗记录、记录时间及记录人员、上级审核人员的姓名等。

第二十一条 医疗机构应当为申请人提供电子病历的复制服务。医疗机构可以提供电子版或打印版病历。复制的电子病历文档应当可供独立读取，打印的电子病历纸质版应当加盖医疗机构病历管理专用章。

第二十二条 有条件的医疗机构可以为患者提供医学影像检查图像、手术录像、介入操作录像等电子资料复制服务。

## 第五章 电子病历的封存

第二十三条 依法需要封存电子病历时，应当在医疗机构或者其委托代理人、患者或者其代理人双方共同在场的情况下，对电子病历共同进行确认，并进行复制后封存。封存的电子病历复制件可以是电子版；也可以对打印的纸质版进行复印，并加盖病案管理章后进行封存。

第二十四条 封存的电子病历复制件应当满足以下技术条件及要求：

（一）储存于独立可靠的存储介质，并由医患双方或双方代理人共同签封；

（二）可在原系统内读取，但不可修改；

（三）操作痕迹、操作时间、操作人员信息可查询、可追溯；

（四）其他有关法律、法规、规范性文件和省级卫生计生行政部门规定的条件及要求。

第二十五条 封存后电子病历的原件可以继续使用。电子病历尚未完成，需要封存时，可以对已完成的电子病历先行封存，当医务人员按照规定完成后，再对新完成部分进行封存。

## 第六章 附则

第二十六条 本规范所称的电子签名，是指《电子签名法》第二条规定的数据电文中以电子形式所含、所附用于识别签名人身份并表明签名人认可其中内容的数据。"可靠的电子签名"是指符合《电子签名法》第十三条有关条件的电子签名。

第二十七条 本规范所称电子病历操作人员包括使用电子病历系统的医务人员，维护、管理电子病历信息系统的技术人员和实施电子病历质量监管的行政管理人员。

第二十八条 本规范所称电子病历书写是指医务人员使用电子病历系统，对通过问诊、查体、辅助检查、诊断、治疗、护理等医疗活动获得的有关资料进行归纳、分析、整理形成医疗活动记录的行为。

第二十九条 省级卫生计生行政部门可根据本规范制定实施细则。

第三十条 《电子病历基本规范（试行）》（卫医政发〔2010〕24 号）、《中医电子病历基本规范（试行）》（国中医药发〔2010〕18 号）同时废止。

第三十一条 本规范自 2017 年 4 月 1 日起施行。

### 案例 62 质疑医院提供的病历资料伪造、篡改

这是发生在江苏省南京市的一起真实的由医疗损害责任纠纷引起的案例。

1. 案件回顾

1）事情经过

张某（入院时 82 岁）于 2018 年 7 月 25 日入 A 医院神经内科住院治疗，门诊拟"周围神经病"收入院。2018 年 10 月 7 日，张某病情加重被转入 ICU 继续治疗。2018 年 10 月 12 日 00：48 分，张某经抢救无效宣告死亡。合计住院 79 天。

张某家属上诉至一审法院后申请鉴定。先后三次组织双方进行鉴定的相关证据质证，并依法委托 A 司法鉴定所进行鉴定。

一审法院判决 A 医院承担责任比例为 30%，合计 122 126.67 元。

2）处理过程

张某家属不服一审判决，故提起上诉。

二审期间，张某家属围绕上诉请求依法提交了新证据：

（1）盖有 A 医院医疗专用章的病情说明一份，证明 2018 年 9 月 15 日检查了新生隐球菌，但 A 医院将报告隐藏，也没有针对新生隐球菌进行治疗。

（2）B 医院李某医生手写关于 2018 年 9 月 22 日在 A 医院参与对张某会诊的情况说明一份，内容为：当时根据张某临床症状体征、实验室检查结果，拟诊为"急性播散性脑脊髓炎"，建议给予激素神经营养剂等治疗。会诊时 A 医院未提供张某脑脊液隐球菌感染资料及相关信息。如果有隐球菌不会用类固醇治疗，这是基本知识。会诊后 A 医院也未与 B 医院李某医生联系提供相关信息。证明李某医生参与会诊时没有看到隐球菌的报告，没有进行新生隐球菌的治疗。

（3）A 医院出具的居民死亡医学证明（推断）书一份，证明（推断）书载明死亡原因是呼吸心跳骤停和窒息，张某死亡原因只能由鉴定明确，不能推断是由于护工喂食不当造成窒息。因未进行尸体解剖，张某的具体死亡原因法院无法判断。

3）事件结果

改 A 医院承担责任比例为 40%，赔偿各项损失合计为 162 835.56 元。

2. 法院判决原文

1）一审法院判决

（1）A 医院于判决生效之日起十五日内赔偿张某家属各项损失合计 122 126.67 元（407 088.9 元×30%）；

（2）驳回张某家属的其他诉讼请求。

2）二审法院判决

（1）维持一审判决第二项；

（2）变更一审判决第一项为：A 医院于本判决生效之日起十日内赔偿张某家属各项损失合计 162 835.56 元（407 088.9 元×40%）；

（3）一审案件受理费 2 331 元，由张某家属负担 1 398.6 元，A 医院负担 932.4 元；

（4）二审案件受理费 1 632 元，由张某家属负担 979 元，A 医院负担 653 元。

本案现已审理终结，案号为（2020）苏 01 民终 7918 号，中国裁判文书网公布于 2021 年 1 月 8 日。

3. 案件分析

1）法院对 A 医院病历资料是否造假的分析

2019 年 11 月 11 日的第一次质证中，A 医院提交了张某病历资料 1 套，张某家属对病历中的部分材料真实性有异议。2019 年 12 月 24 日，A 司法鉴定所向法院发出《关于推断张某死因的沟通函》，根据送检材料，张某未行尸体解剖，无法明确其病理性死因，故请法院组织双方确认张某死亡原因为死亡医学证明（推断）书的直接死因或由本所根据委托材料分析推断死亡原因，否则无法完成鉴定。

2019 年 12 月 31 日，法院就上述鉴定机构的发函组织双方第二次质证，张某家属不认可死亡医学证明（推断）书的直接死因，要求法院就张某死因进行鉴定，另当庭增加鉴定事项为：对 A 医院诊疗行为是否违反医疗卫生管理法律、行政法规、部门规章和诊疗护理规范、常规进行鉴定。

2020 年 4 月 13 日，法院再次组织双方就 A 医院提供的病历材料进行质证，张某家属对 A 医院提供的所有病历材料的真实性均不认可，并自行提供了部分病历材料，双方对于病历材料的分歧较大，张某家属遂申请撤回本案的司法鉴定，撤回理由为 A 医院送交给法院的病历严重造假。

综合张某家属在庭审中提供的证据以及证人证言，可以明确 A 医院存在时间记录不准确、病种重复以及代签医师姓名等不规范行为，其中代签姓名属于重大缺陷，但张某家属提供的证据尚不足以证明 A 医院提供的病历资料系伪造、篡改。

2）二审中有争议的事实分析认定情况

A 医院检验科于 2018 年 9 月 14 日 16：54 分收到张某两份脑脊液检体，对应医嘱：

（1）一般细菌涂片检查，结核菌涂片检查，念珠菌镜检；

（2）一般细菌培养及鉴定。2018 年 9 月 15 日 14：44：57 检验科发出第一条检验报告：一般细菌涂片未见中性粒细胞及细菌，念珠菌镜检未见念珠菌，抗酸杆菌镜检未见抗酸杆菌，检验报告单条码尾号为 2409，样本号 1。

按照程序脑脊液检体经培养后，2018 年 9 月 20 日 9：26：16 检验科发出第二条检验报告：一般细菌培养及鉴定，培养出真菌，经鉴定为新生隐球菌，药敏结果为新生隐球菌，直接涂片镜检仍未见新生隐球菌，检验报告单条码尾号为 2408，样本号 17。

2018 年 9 月 22 日，B 医院李某医生至 A 医院进行会诊，A 医院未将条码尾号为 2408、2409 的检验报告单向李某医生出示，李某医生建议按照急性播散性脑脊髓炎进行治疗。

2018 年 9 月 22 日 10：00 神经内科病历记录记载，主任查房分析：因化验室电话通知脑脊液涂片及培养可疑见隐球菌，昨日加用氟康唑治疗，因患者家属不同意行腰椎穿刺复查脑脊液墨汁染色图片及培养进一步明确诊断，目前隐球菌感染证据不完善，暂停氟康唑。

2018 年 10 月 5 日 8：00 神经内科病历记录记载，医师查房时请示主任：因血培养见念珠菌真菌生长，昨日发烧最高体温至 39.4℃，治疗上作调整已加用氟康唑抗感染治疗后未再发热。因家属不同意行腰穿复查脑脊液，目前中枢神经系统感染仍不能确诊，激素治疗剂量目前继续维持，注意监测血糖，继续观察病情变化。

2018 年 10 月 8 日 9：00 ICU 病历记录，考虑张某因误吸导致窒息、缺氧进而引起心跳呼吸骤停可能性大，但张某痰量不多，经气管插管后未吸出明确食物残渣，转入后反复吸痰未见明确胃内容物。

张某死亡记录，死亡诊断：（1）心跳呼吸骤停心肺复苏术后缺血缺氧型脑病；（2）血流感染性休克；（3）神经系统感染；（4）神经源性膀胱复杂尿路感染；（5）大疱性类天疱疮；（6）周围神经病变；（7）腰椎间盘突出症术后；（8）2 型糖尿病；（9）前列腺增生症。死亡原因：窒息。

综上所述，2018 年 9 月 20 日一般细菌培养及鉴定检验报告单已显示患者张某有新生隐球菌感染，但该报告未引起 A 医院足够重视，且在会诊过程中也未对于显示新生隐球菌感染的检验报告单予以关注。张某家属虽不同意再次进行腰椎穿刺复查脑脊液，但 A 医院未将复查脑脊液的重要性、不复查的可能后果和风险充分告知家属。故 A 医院在患者张某是否感染隐球菌的确诊和治疗上存在缺陷。关于张某家属认为张某死亡的直接原因是护工喂食不当造成窒息而引起的，因未进行尸体解剖，无法明确张某病理性死因，张某家属也无直接证据证明张某误食导致窒息，故法院对于张某家属该意见不予采纳。

3）二审法院对 A 医院的责任认定

二审法院认为，由于医学本身的专业性、复杂性，诊疗行为有无过错及其与患者损害后果有无因果关系、原因力的大小等可通过鉴定程序来解决。

本案中，一审法院先后三次组织双方进行鉴定的相关证据质证，因张某家属对 A 医院提供的所有病历材料的真实性均不认可，后张某家属申请撤回本案的司法鉴定。

二审中，张某家属对 A 医院提供的病历材料的真实性仍不予认可，致本案无法进行司法鉴定。

法院结合本案具体案情、病历瑕疵、A 医院诊疗行为的过错程度、张某自身病情等因素，酌定 A 医院承担 40% 的赔偿责任为宜。张某家属未能提供证据证明 A 医院应对张某的死亡后果承担全部责任，故法院对张某家属的该项主张不予采纳。

4. 知识链接

### 篡改病历

在《民法典》中的处罚包括行政处罚和刑事责任，具体情形依据相关法律条款执行。

篡改病历是医疗领域内的一种严重违法行为，它破坏了医疗记录的真实性和完整性，对患者权益构成了严重侵害。这种行为不仅违反了医疗伦理和职业规范，而且触犯了法律，需要受到相应的法律制裁。

（1）根据《民法典》的相关规定：如果医疗机构或其医务人员在诊疗活动中有过错，导致患者受到损害，医疗机构应承担赔偿责任。特别是当存在遗失、伪造、篡改或者违法销毁病历资料的情形时，可以直接推定医疗机构有过错。

（2）具体到刑事责任的部分：如果篡改病历情节严重，根据《刑法》第三百零七条的规定，可以追究相关人员的妨害作证罪或帮助毁灭、伪造证据罪，处以三年以下的有期徒刑或拘役；情节特别严重的，可处三年以上七年以下有期徒刑。

（3）在行政责任方面：根据《医疗纠纷预防和处理条例》的规定，医疗机构篡改病历资料的，对直接负责的主管人员和其他直接责任人员，由县级以上人民政府卫生主管部门给予或者责令给予降低岗位等级或者撤职的处分，对有关医务人员责令暂停 6 个月以上 1 年以下的执业活动；造成严重后果的，对直接负责的主管人员和其他直接责任人员给予或者责令给予开除的处分，对有关医务人员吊销执业证书。

这些规定体现了法律对医疗行为的规范和对患者权益的保护。医疗机构及其工作人员应当严格遵守法律规定，维护病历资料的真实性和完整性。对于违法行为，法律已经明确规定了相应的法律责任，确保患者的合法权益得到实际有效的保护。

## 六、患者安全警示篇之分级护理

说明：国家卫生健康委于 2023 年 8 月 29 日发布通告最新中华人民共和国卫生行业标准 WS/T 431—2023《护理分级标准（2023 版）》代替《护理分级标准（2013 版）》WS/T 431—2013，自 2024 年 2 月 1 日起施行的同时 2013 版《护理分级标准》废止。以下分享的实际案例均来源于 2023 年之前，因此判案依据参考的是《护理分级标准（2013 版）》（旧版）WS/T 431—2013 废止标准，仅作学习交流参考使用，不作为法律依据。

### 案例 63　一级护理巡视执行不到位

这是发生在安徽省的一起真实的由医疗损害责任纠纷引起的案例。

1. 案件回顾

1）事情经过

2018 年 1 月 3 日至 11 日，张某在 B 医院住院治疗，出院诊断为脑梗死、高血压Ⅲ级（极高危），

2018 年 1 月 11 日，张某转往 A 医院住院治疗，10 时 28 分，张某死亡，死亡诊断为多发性脑梗死、高血压Ⅲ级（极高危）、高血压心脏病猝死。

张某家属起诉后，向一审法院提交申请，要求对医院在为张某进行医疗服务过程中的诊疗行为是否存在过错及过错行为与张某死亡损害后果的因果关系过错参与度进行鉴定。

一审司法鉴定：

（1）A 医院存在抢救措施不规范及一级护理执行不到位等诊疗护理过错行为，与张某的死亡之间存在因果关系，原因力为次要因素。

（2）B 医院存在护理记录单过于简单的瑕疵，与张某的死亡之间无因果关系；

另认定，张某的父母在张某死亡时分别为 77 周岁、75 周岁，张某父母共有七个子女；张某死亡时，其女儿 9 周岁。

2）处理过程

一审法院酌定 A 医院承担 40％赔偿责任。

A 医院不服一审判决故提起上诉。

二审期间，双方均未提供新证据，二审法院对一审采信的证据及认定的事实予以确认。

3）事件结果

维持一审判决，A 医院承担 40％赔偿责任。

2. 法院判决原文

1）一审法院判决

（1）A 医院于本判决生效之日起十五日内支付张某家属赔偿款 381 672 元；

（2）驳回张某家属的其他诉讼请求；

（3）案件受理费 14 428 元，由 A 医院负担 7 403 元，张某家属负担 7 025 元。

2）二审法院判决

（1）驳回上诉，维持原判；

（2）二审案件受理费 7 025 元，由 A 医院负担。

本案现已审理终结，案号为（2020）皖 16 民终 2282 号，中国裁判文书网公布于 2020 年 10 月 26 日。

3. 案件分析

1）一审法院对张某死亡造成的损失认定分析

（1）死亡赔偿金 687 880 元；

（2）丧葬费 37 189 元；

（3）精神抚慰金 80 000 元；

（4）处理丧葬事宜人员误工费、交通费，酌定 5 000 元；

（5）被扶养人 3 人生活费，张某父母各需 5 年，张某之女需 9 年，前五年 3 人的被扶养人生活费为 84 555 元（21 523 元/年×5 年×2 人×＋21 523 元/年×5 年×1 人），后四年张某之女的被扶养人生活费为 43 046 元（21 523 元/年×4 年×1 人），合计 127 601 元；

（6）鉴定费 16 510 元。

以上损失合计 954 180 元×40％＝381 672 元。

2）关于鉴定意见书能否作为定案依据的分析

二审法院认为，本案系医疗损害责任纠纷，关于 A 医院、B 医院的诊疗行为是否存在过错及该过错与张某的死亡之间是否存在因果关系两个要件，因其具有高度的专业性，依据法律规定，评判的关键须借助于专门的司法鉴定机构进行专业分析鉴定。

本案中的司法鉴定所在综合张某在 B 医院的住院病历资料及相关事实的基础上作出司法鉴定意见书。A 医院在一审时对该司法鉴定意见书提出异议申请重新鉴定，但未能提供充分依据支持其主张，且一审庭审时，已经准许 A 医院申请鉴定人出庭接受质询的请求，鉴定人亦依法出庭接受了各方的质询，并对 A 医院上诉理由中所涉及的专业性问题进行了的解释、答复，也解答了所做鉴定意见的依据。故一审不予准许并无不当。

本案二审期间 A 医院在上诉请求中要求二审法院就案涉诊疗行为重新委托医疗鉴定，属上诉请求不规范、不明确，且要求重新鉴定不符合最高人民法院《关于民事诉讼证据的若干规定》第四十条规定的情形。本案司法鉴定作出的司法鉴定意见书委托程序合法，鉴定人具备相应资格，鉴定结论依据充分，故二审法院对鉴定意见书予以采信。

3）法院对 A 医院责任的认定

司法鉴定意见：

（1）B 医院存在护理记录单过于简单的瑕疵，与张某的死亡之间无因果关系；

（2）A 医院存在抢救措施不规范及一级护理执行不到位等诊疗护理过错行为，与张某的死亡之间存在因果关系，原因力为次要因素。

因此，一审法院根据本案的实际情况，并参考该鉴定意见书，认定 A 医院承担 40% 的赔偿责任并无不当。

4. 知识链接

对司法鉴定意见书申请重新鉴定的条件

（1）申请重新鉴定是任何一方当事人的诉讼权利，因此，无论是一审还是二审，院方都有权利申请重新鉴定，不因诉讼时间长短而转移。

（2）《司法鉴定程序通则》（司法部令第 132 号）第三十一条对司法鉴定机构可以接受委托进行重新鉴定作出了规定。有下列情形之一的，司法鉴定机构可以接受办案机关委托进行重新鉴定：

① 原司法鉴定人不具有从事委托鉴定事项执业资格的；

② 原司法鉴定机构超出登记的业务范围组织鉴定的；

③ 原司法鉴定人应当回避没有回避的；

④ 办案机关认为需要重新鉴定的；

⑤ 法律规定的其他情形。

若二审法院认为，原司法鉴定机构有上述情形，符合法律规定，是可以重新鉴定的；反之，不符合上述法律规定，则不能重新鉴定。

如进行重新鉴定，那么接受重新鉴定委托的司法鉴定机构的资质条件，一般应当高于原委托的司法鉴定机构。

## 案例 64　特级护理、资质问题

这是发生在北京的一起真实的由医疗损害责任纠纷引起的案例。

1. 案件回顾

1）事情经过

2019 年 10 月 12 日，张某因"突发心前区疼痛 2 小时"入住 A 医院治疗，入院诊断为"急性前壁心肌梗死"，医生王某在局麻下对张某实施冠脉造影剂支架植入术，术后张某被送至重症监护室 CCU 观察。2019 年 10 月 17 日 22：35 张某出现情绪激动，并突发意识丧失，呼之不应，口唇及面色发绀，大小便失禁，心电监护示：心率 50 次/分，血压、血氧测不出，A 医院立即进行抢救。2019 年 10 月 18 日 00：24 张某经抢救无效死亡。A 医院综合张某临床表现考虑死因为心源性猝死。张某家属拒绝进行尸体检验。

张某家属认为抢救医生在人员资质方面存在问题，属于无证行医，且因为二名护工深夜工作，严重影响张某休息，且认为护工参与抢救而导致死亡结果发生，A医院应承担全部或主要责任，故提起上诉。

2）处理过程

司法鉴定意见：

（1）A医院对张某的医疗、护理行为存在过错；

（2）A医院的医疗、护理过错与张某死亡后果之间存在因果关系，A医院过错在损害后果中的参与度建议为轻微到次要责任；

（3）张某死后未进行尸体检验，对准确判定死亡原因具有不利影响。

一审判决A医院按照35%的责任比例予以赔偿。

张某家属和A医院均不服一审判决，故提起上诉。

二审期间双方均未提交新证据，二审法院对一审法院查明的事实，予以确认。

3）事件结果

维持原判，A医院承担35%赔偿责任，另增加赔偿交通费4 000元。

**2. 法院判决原文**

1）一审法院判决

（1）A医院于判决生效之日起七日内支付张某家属丧葬费19 755.05元、死亡赔偿金132 303.5元、精神损害抚慰金35 000元；

（2）驳回张某家属的其他诉讼请求；

（3）鉴定费15 000元，由张某家属负担9 750元，由A医院负担5 250元；

（4）案件受理费9 308.24元，由张某家属负担6 050.35元，由A医院负担3 257.89元。

2）二审法院判决

（1）撤销一审法院判决；

（2）A医院于本判决生效之日起七日内支付张某家属交通费4 000元、丧葬费19 755.05元、死亡赔偿金132 303.5元、精神损害抚慰金35 000元，共计191 058.55元；

（3）驳回张某家属的其他诉讼请求；

（4）鉴定费15 000元，由张某家属负担5 250元，由A医院负担9 750元；

（5）一审案件受理费9 308.24元，由张某家属负担6 079.59元，由A医院负担3 228.65元；

（6）二审案件受理费12 280.51元，由张某家属负担9 258.24元，由A医院负担3 022.27元。

本案现已审理终结，案号为（2022）京03民终3471号，中国裁判文书网公布于2022年8月17日。

**3. 案件分析**

1）关于鉴定中心分析说明

（1）鉴定中心认为A医院在其诊疗过程中存在以下情况：

① A医院CCU病房管理工作不到位，特级护理出现疏漏，其护理工作中存在过错。

② 在张某诊疗期间，医生王某的执业地点不在A医院，违反《中华人民共和国执业医师法》之规定，存在过错。

③ 张某死亡后没有进行尸体检验，对准确判定死亡原因具有不利影响。

④ 张某的病情重，心肌损伤范围大，且有室壁瘤，发生心血管意外时仍处于危险期内，在情绪激动时容易发生心脏破裂或出现恶性心律失常，导致心源性猝死。

（2）张某诊疗过程回顾

张某2019年10月12日，因"突发心前区疼痛2小时"入住A医院治疗，入院后诊断为"冠心病急性前壁心肌梗死，左室心尖部室壁瘤、心功能 I 级（Killp 分级）及高脂血症、反流性食管炎"。A 医院在局麻下对张某实施冠脉造影及支架植入术，术后张某被送入 CCU 观察。2019 年 10 月 17 日 22：35 张某出现情绪激动，并突发意识丧失，呼之不应，口唇及面色发绀，大小便失禁，心电监护示：心率 50 次/分，血压、血氧测不出，A 医院立即进行心肺复苏的抢救。2019 年 10 月 18 日 00：24 张某经抢救无效死亡。A 医院综合张某临床表现考虑死因：心源性猝死。

（3）鉴定人张某本身疾病分析

张某入院前 2 小时活动时出现心前区疼痛，无明显放射痛，伴胸闷、心慌、大汗，无恶心、呕吐，持续不缓解，于 2019 年 10 月 12 日就诊于 A 医院，检查心电图、心脏超声后考虑"急性前壁心肌梗死，左室心尖部室壁瘤"。A 医院在局麻下给予 CAG＋PCI 术，造影显示：前降支近段完全闭塞，远端血流 TI-MIO 级。术中在前降支植入支架 1 枚，造影显示狭窄解除。术后入 CCU 病房观察。2019-10-13 与心肌梗死相关的实验室检查：肌酸激酶 3 412.0（U/L）↑，乳酸脱氢酶 1 087.1（U/L）↑，天门冬氨酸氨基转移酶 376.72（U/L），肌红蛋白 442.00（ng/ml）↑，肌酸激酶同工酶 264.00（ng/mL）↑，高敏肌钙蛋白 T 14.922（ng/ml）↑。说明张某所患心肌梗死面积大且严重。虽然 2019-10-16 肌红蛋白 180.00（g/ml）1，肌酸激酶同工酶 7.55（ng/mL）↑，高敏肌钙蛋白 T 4.739（ng/ml）↑有明显下降，但仍没有恢复正常，疾病仍较严重，且张某患有左室心尖室壁瘤，在情绪激动时很容易引起室壁瘤破裂、再次心肌梗死和恶性心律失常，导致心源性猝死。急性广泛前壁心肌梗死是指左心室前间壁、前壁和侧壁发生的心肌梗死，心肌梗死的面积和范围非常大，心肌损伤严重，容易诱发恶性心律失常或者因心脏功能衰竭导致患者死亡。急性心肌梗死的危险期一般是 7～10 天，在 7～10 天之内很容易出现一些急性并发症，如恶性心律失常、心脏破裂等。因此，张某出现的心源性猝死仍在急性并发症高发的危险期内。

（4）对 A 医院对张某医疗、护理行为的评价

① 关于医疗行为评价

a. 关于"急性广泛前壁心肌梗死"诊断治疗：A 医院对张某诊断明确，治疗及时，方法得当，术后造影显示狭窄处解除。故上述诊疗行为符合诊疗常规。

b. 关于抢救治疗：张某 2019 年 10 月 17 日晚出现突发病情且情绪激动，护士发现后报告医生，医生在 2 分钟到达张某身边观察病情，发现其意识丧失，呼之不应，口唇及面色发绀，大小便失禁，心电监护示：心率 50 次/分，血压、血氧测不出，A 医院立即进行心肺复苏的抢救。张某家属在 10 月 12 日签署抢救措施知情同意书时，在气管插管、气管切开、呼吸机辅助呼吸的选项上都打"×"，提示拒绝以上有创抢救措施，因此 A 医院未实施气管插管，气管切开和呼吸机等抢救措施，上述诊疗行为符合诊疗常规。

c. 关于抢救的时间：病历记录的抢救时间为 22：34 分，但监控录像显示的抢救时间是 22：51 分，需校对查明监控视频时间与北京时间是否存在时间差。

d. 关于非医务人员参与抢救：除非是院前急救（且医务人员没有在场时或人手不够时），非医务人员可以进行 CPR 救治。任何医疗机构在抢救患者时非医务人员均不能参加，因没有直接证据显示护工参与了张某的抢救，此问题需要法庭调查明确。

② 对 A 医院护理行为评价

对于急性心肌梗死恢复期一周内的患者，且在 CCU 护理单元中住院治疗，其休养环境应当保持安静，要避免张某出现巨大的情绪波动和影响其睡眠，否则容易导致心脏不良事件的发生。A 医院 CCU 病房管理工作不到位，夜晚护工在病房中长时间逗留，并制造出较大的响动。影响张某的情绪及其夜间睡眠。CCU 特级护理工作出现疏漏，并未及时发现和制止护工的行为，没有在张某产生烦躁情绪时立即安抚及去除诱因。其护理工作不符合 CCU 病房的管理规定，存在过错。

（5）关于医生王某的执业资质

医生王某的执业证上显示，在张某诊疗期间，其执业地点不在 A 医院，该行为不符合《中华人民共和国执业医师法》之规定，存在过错。

关于张某家属提出的病历造假问题，不属于本鉴定工作范畴。关于因果关系及参与度（原因力），关于损害后果的因果关系程度评定，属于司法鉴定领域最具争议的工作，本案因果关系的评定是基于张某病情，相关法律法规及疾病的诊疗常规，对 A 医院医疗行为与损害结果之间全面评判而作出学理性判断，仅供司法实践或调解过程中作为参考依据之一。

综上，鉴定认为：

（1）A 医院对张某的医疗、护理行为存在过错；

（2）A 医院医疗、护理过错与张某死亡之损害后果之间存在着一定的因果关系，过错在损害后果中的参与度（原因力）从技术鉴定立场分析建议为轻微到次要责任范围。

需要说明的是，张某死亡后未进行尸体检验，对准确判定死亡原因具有不利影响。

2）一审法院对 A 医院责任赔偿认定分析

关于张某的死因，张某家属主张 A 医院的两名护工深夜工作、严重影响张某的休息进而导致死亡结果发生。因张某死亡后没有进行尸检，故对于准确判定其死亡原因具有不利影响。虽然双方对于 A 医院是否向张某家属履行了告知尸检的义务存在争议，但双方均无直接证据证明其主张。在张某家属主张 A 医院未履行告知尸检义务的情况下，A 医院未提供相反证据予以推翻，故应承担举证不能的不利后果。但 A 医院未履行告知尸检的义务与张某的死亡之间并无直接因果关系。根据 A 医院出具的《死亡记录》显示，张某死亡原因为心源性猝死，一审中张某家属对此亦表示认可。结合鉴定意见书中关于"急性心肌梗死恢复期一周内的患者，且在 CCU 护理单元中住院治疗，其休养环境应当保持安静，要避免张某出现巨大的情绪波动和影响其睡眠，否则容易导致心脏不良事件的发生"的分析，张某受两名护工影响进而诱发心源性猝死具有一定可能性。

鉴定意见认为"A 医院的 CCU 病房管理工作不到位，特级护理出现疏漏，其护理工作中存在过错"，法院对此不持异议。

关于参与抢救的另一医生段某是否具有抢救资格的问题，张某家属主张参照《急诊科建设与管理指南（试行）》第十六条第二款规定，急诊医生必须具有 3 年以上临医工作经验，而段某医生的临床工作经验未满一年。对此法院认为，急诊科是医院为来院急诊患者进行紧急诊疗服务的首诊场所，而本案张某所在科室为心内科，故《急诊科建设与管理指南（试行）》不适用于本案；且一审中 A 医院已经提供段某的执业医师资格证，其在执业活动中具有进行包括抢救在内的医疗行为的资格。而结合鉴定机构对 A 医院实施的抢救治疗行为的评价，其亦未认定抢救行为与张某死亡的后果之间具有因果关系。因此，法院对张某家属的这一主张不予采信。若张某家属认为段某医生参与抢救的行为违反医疗行政规章的规定，可通过行政途径反映问题。

关于参与抢救的护士张某、周某是否具有资质的问题，一审中，当地卫生健康委员会出具的《情况说明》："经检索当地医疗机构电子化注册管理系统，A 医院当前并未找到名为张某、周某的两名护士的在册信息，因未提供此二人的身份证信息，故无法查询其之前的执业信息。"对此，一审法院亦已进行认定，二审法院不持异议。

关于是否存在非医护人员参与抢救的问题，张某家属主张有两名护工进入抢救区参与了抢救。但根据一审中调取的监控录像，并无直接证据显示两名护工参与了张某的抢救，亦无充分证据证明两名护工参与抢救与张某死亡之间具有因果关系，故二审法院对于张某家属的这一主张不予采信。关于本案病历是否存在篡改、伪造的问题，张某家属主张病历记录的抢救开始时间与监控录像显示的时间不一致；病历中医生王某的签字系段某代签，好几个医生的签字从笔迹来看都是一个人所签；A医院在封存病历前曾将病历私自拿走10分钟。A医院对病历及监控录像的真实性认可，但否认存在代签的情况，否认曾私自拿走病历。对此二审法院认为，A医院在病历中载明的时间与监控时间不一致，在病历记录上存在一定瑕疵，但不足以证明病历存在篡改、伪造的情形。对于医师签字是否为本人所签的问题，张某家属亦未提供充分证据予以证明；退一步而言，即使代签情况属实，违反病历书写规范及相关法律规定，但这一过错所造成的病历瑕疵亦与张某死亡这一损害后果之间不存在直接因果关系。且一审鉴定前组织双方当事人对鉴定检材进行质证的过程中，双方对于病历的真实性均予以认可，张某家属亦认可以医院提交的病历作为鉴定检材的一部分。因此，对于张某家属关于A医院伪造、篡改病历的主张二审法院不予采信。关于医生王某的行医资质问题，张某家属主张医生王某在张某住院期间没有合法备案，属于无证行医。根据一审中当地卫生健康委员会出具的《情况说明》，2019年10月12日至2019年10月18日期间，医生王某未注册于A医院。对此，鉴定机构认为A医院违反《中华人民共和国执业医师法》之规定，存在过错，二审法院不持异议。

综上，一审法院结合在案证据、当事人陈述、张某自身疾病情况及鉴定意见，认定A医院按照35%的责任比例对张某的合理损失予以赔偿，并未超出自由裁量权的范围，二审法院予以维持。

3）一审法院对A医院赔偿认定分析

交通费根据受害人及其必要的陪护人员因就医或者转院治疗实际发生的费用计算。本案中，张某家属主张的交通费系二人于2019年10月16日回国的机票费用，张某家属系必要的陪护人员，因张某出现突发病情，二人确需回国，故由此产生的机票费属于必要的花费，二审法院酌情予以支持。自然人因侵权行为致死，死者的配偶、父母和子女可以向人民法院起诉请求赔偿精神损害，一审法院结合A医院的过错程度确定的精神损害赔偿金并无不当，二审法院予以维持。对于一审法院认定的其他各项赔偿费用，二审法院予以确认。

4．知识链接

1）《医疗护理员国家职业标准》的相关知识

2024年3月8日由人力资源社会保障办公厅、国家卫生健康委办公厅颁布最新修订的《医疗护理员国家职业标准（2024年版）》见图2-1。参照第2部分基本要求2.2.1照顾基础知识。

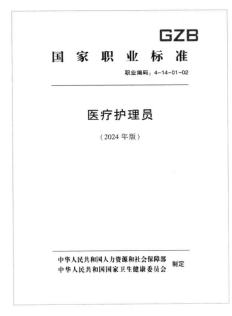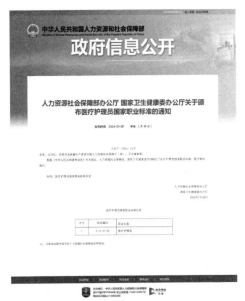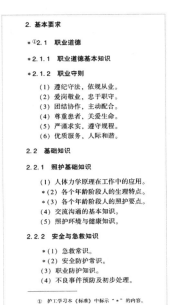

图 2-1

2）护士注册管理的问题

目前《护士条例》的法律效力位阶是行政法规，由国务院制定。

对执业护士注册有效期管理，请参照《护士条例》第二章执业注册 第七条关于"护士执业注册"；第九条关于"护士在其执业注册有效期内变更执业地点"的情况；第十条"护士执业注册有效期届满需要继续执业"的情况，均有具体实施说明，应严格按照要求及时进行注册及变更，保证在医疗机构工作期间执业注册时效性是在有效期截止日期之前。避免护士注册有效性影响依法执业。

3）医生执业地点执业相关知识

2021 年 8 月 20 日第十三届全国人民代表大会常务委员会第三十次会议通过《中华人民共和国医师法》第六章——法律责任：

第五十七条 违反本法规定，医师未按照注册的执业地点、执业类别、执业范围执业的，由县级以上人民政府卫生健康主管部门或者中医药主管部门责令改正，给予警告，没收违法所得，并处一万元以上三万元以下的罚款；情节严重的，责令暂停六个月以上一年以下执业活动直至吊销医师执业证书。

第五十九条 违反本法规定，非医师行医的，由县级以上人民政府卫生健康主管部门责令停止非法执业活动，没收违法所得和药品、医疗器械，并处违法所得二倍以上十倍以下的罚款，违法所得不足一万元的，按一万元计算。

4）对非执业点行医的医生处罚措施

（1）根据《中华人民共和国医师法》第三十六条的规定，医师不得擅自改变执业地点，如果发现有医师在未经批准的地点行医，应当依法予以处罚。具体的处罚方法和做法步骤如下：

① 对于发现的违规行为，应当立即查明事实，并向有关部门报告；

② 根据《中华人民共和国医师法》第三十六条的规定，对于擅自改变执业地点的医师，应当依法予以处罚，处罚方式，包括警告、罚款、暂停执业、撤销执业资格等；

③ 对于处罚的结果，应当向有关部门报告，并将处罚结果记录在医师的执业档案中。总之，对于医师不在执业地点行医的问题，应当依法予以处罚，并严格按照处罚程序进行处理。

（2）在特定情况下，不属于非法行医

① 医生的医疗行为虽然超出注册的执业地点、类别或范围，但如果事先经过有关部门的批准的；

② 虽然事先未经过批准，但属于紧急情况下的救治行为，则阻却违法性，自然不能以犯罪论处。例如，医疗专家被邀进行异地会诊；医生在有关部门的倡导下开展卫生下乡活动；医生在出差或度假期间，对遇到的突发疾病的人实施的紧急救助行为等。

如果超出注册的执业地点、类别或范围的医疗行为未经批准，又不属紧急情况下的救治行为，应定性为非法行医。非法行医行为是否构成犯罪，还要看情节是否严重，对于其中情节严重的，可按非法行医罪论处；对于情节伤害不大的，可由行为人所属单位给予行政处分，或由卫生行政主管部门给予行政处罚。

## 案例 65　二级护理巡视无证明

这是发生在云南省的一起真实的由医疗损害责任纠纷引起的案例。

1. 案件回顾

1）事情经过

2022 年 1 月 21 日，张某因间断性鼻部通气不畅 1 年余独自前往 A 医院就诊，经过 CT 检查后，门诊医生诊断为双侧鼻甲肥大，需行手术治疗。病例记载术前诊断为：（1）双下鼻甲肥大；（2）高血压。诊疗计划为拟双侧下鼻甲部分切除术，张某于 2022 年 1 月 21 日 10 时 35 分入院，于 2022 年 1 月 22 日 10 时 05 分实施手术，至 2022 年 1 月 22 日 11 时 44 分手术完成，术后实施二级护理。日常病程记载：2022

年1月22日19时20分查房，张某诉鼻部疼痛，无咳嗽，咳痰，无畏寒，发热，无恶心，呕吐，二便正常，查体见双侧鼻腔可见少许血性渗出液，鼻腔已填满，触压稍疼痛，张口呼吸，呼吸短促，打鼾，继续给予对症支持治疗。

于2022年1月23日8时15分查房时，发现张某已死亡。司法鉴定结果：张某系因为鼻甲手术术后诱发心源性疾病发作致急性心力衰竭死亡。

张某家属针对张某的死亡原因及责任对相关赔偿费起诉至法院，并申请鉴定。

一审司法鉴定结果：

（1）A医院为张某提供诊疗服务过程中有医疗过错；

（2）A医院为张某提供诊疗服务过程中的医疗过错与张某死亡之间存在因果关系；

（3）A医院提供的诊疗服务过程中的医疗过错责任比例建议为75%。

2）处理过程

一审法院认为，人体的结构是极为复杂的，故人类对医学的探索永无止境，对张某来说，极小的手术都有一定的风险，医生面对每例手术都是一种风险挑战，张某患有高血压及心源性疾病，由此带来的风险全部转嫁给医院，有失公平，故对张某家属要求A医院承担全部赔偿责任的主张不予支持。

结合A医院在为张某治疗过程中存在的过错和张某自身患有心源性疾病的实际，为遵循生命至上，切实履行医者仁心的职业准则，参照《人身损害与疾病因果关系判定指南》（SFT 0095—2021）规定中主要因果关系比例为56%～95%，一审法院确定A医院承担85%的过错责任，张某自身承担15%的责任。

双方均不服一审法院判决，故提起上诉。

二审期间，双方对一审采信鉴定意见均提出异议，张某家属对一审判决承担责任的比例不服，A医院认为鉴定意见书没有客观考虑张某的死因结果，A医院的医疗行为与张某死亡结果之间存在间接因果关系，A医院不应承担主要责任，对一审判决认定存在护理重大过错等提出异议，对一审判决不服。对一审判决认定各方均无争议的事实，二审法院予以确认。

3）事件结果

维持原判，A医院承担85%的赔偿责任。

2. 法院判决原文

1）一审法院判决

（1）A医院在判决生效之日起三日内赔偿张某家属的医疗损害责任赔偿款858 263.50元；

（2）驳回张某家属的其他诉讼请求；

（3）案件受理费12 382.00元，减半收取6 191.00元，由A医院负担。

2）二审法院判决

（1）驳回上诉，维持原判；

（2）二审案件受理费12 382.00元，由张某家属共同负担6 191.00元，由A医院负担6 191.00元。

本案现已审理终结，案号为（2022）云06民终3775号，中国裁判文书网公布于2023年3月14日。

3. 案件分析

1）关于鉴定意见认定A医院存在三个方面得过错及表现分析

（1）A医院为张某行"双下鼻甲部分切除术"，术前评估不充分。

张某入院检查有高血压，身高172 cm，体重95 kg，体重指数为32体型肥胖。心电图检查显示：左心室高电压，心电轴左偏。A医院在为张某行手术前未进一步行胸部X线、超声心动图，肺功能检查，纤维鼻咽喉镜等检查，明确张某是否有心脏疾患或通气功能障碍，A医院没有进行评估。

（2）A 医院为张某行"双侧下鼻甲部分切除术"，手术适应证不明确。

张某虽然存在间断性鼻部通气不畅病史，但 2022 年 1 月 20 日鼻旁窦 CT 检查报告单显示：鼻中隔居中，鼻咽部软组织未见明显增厚，鼻甲未见明显肥厚，诊断为双侧上颌窦少许炎症。病程中 A 医院未对张某采取保守治疗。

（3）A 医院为张某行"双下鼻甲部分切除术"，术后病情观察不到位。

A 医院 2022 年 1 月 22 日为张某行"双侧下鼻甲部分切除术"。术后发现张某有双侧鼻腔少许血性渗出液，张口呼吸，呼吸短促，打鼾等情况，A 医院未对上述病情变化进行查因、追踪。评估要求护理等级实行的是"二级护理"，按照 A 医院的分级护理制度，应每 2～3 小时巡视一次，观察张某病情变化，但护理记录单上从 2022 年 1 月 22 日 19 时 40 分至 2022 年 1 月 23 日 8 时 45 分前并没有巡视记录，A 医院也未举证证明已经按照护理制度履行巡视责任，属于重大的护理过错。A 医院在为张某治疗过程中，A 医院未对张某及家属充分释明是否可以采取保守治疗，而直接与张某家属签订手术志愿书选择手术治疗，剥夺了家属及张某的知情权与选择权，由此可见，医务人员未尽到相应的义务，以致发生了张某死亡的后果，其过错较为明显，A 医院应承担主要责任。A 医院认为已经尽了相应的责任及义务，但未提供证据证明鉴定意见书中认定的过错情形不属实，应承担举证不能的后果，因此，司法鉴定认定 A 医院在为张某提供诊疗服务过程中存在过错的理由成立，符合 A 医院为张某提供医疗过程的实际，故对 A 医院不承担主要责任的反驳主张一审法院不予支持。

2）关于张某家属提出各项赔偿请求一审法院认定分析说明

（1）死亡赔偿金 818 000 元；

（2）丧葬费 58 929 元；

（3）张某妻子的生活费 73 176 元；

（4）司法鉴定费 11 500 元；

（5）医疗费 1 100 元，根据 A 医院提供的证据，张某的住院费为 1 448.05 元，减去张某预交的 1 100 元，张某尚欠 A 医院住院费 348.05 元，但该费用系张某死亡前应承担的费用，不属于 A 医院承担的范围；

（6）精神损害抚慰金 50 000 元；

（7）交通费 2 000 元；

（8）A 医院支付司法鉴定中心为张某做尸解产生的鉴定费 19 968 元，因该鉴定费与本案具有关联性，故依法予以认定，在本案中作为张某死亡后产生的费用，一并纳入计算，在将来张某家属的获赔款中予以减除。张某家属主张的住院伙食补助费 300 元、误工费 804 元、护理费 699 元不属于张某死亡后产生的费用，一审法院不予支持。

以上费用共计 1 033 623 元，由 A 医院按照 85% 的过错比例赔偿，即 878 579.55 元，其余部分由张某家属自行承担。A 医院已经垫付给司法鉴定中心的鉴定费 19 968 元，已经包含在 A 医院应赔偿的项目中，张某家属获赔后应支付给 A 医院，加上张某欠 A 医院的住院费 348.05 元，共计 20 316.05 元，从赔偿款中减除，A 医院还应赔偿张某家属 858 263.50 元。

3）关于张某家属及 A 医院不服一审判决的认定分析

二审法院认为，医疗过错参与度是一个法医学概念，它是社会第三方机构根据原因和损害结果之间的关系而确定的一个度。司法实践中，是否将过错参与度作为处理医疗损害纠纷案件赔偿比例的标准并无明确法律规定。

实务中，也存在普遍将司法鉴定机构出具的参与度意见等同于责任比例。而实际上，医疗过错参与度与责任比例系两个不同的概念，不能等同。过错参与度只能作为确定赔偿比例的参考，而非确定赔偿比例的唯一标准。作为法学概念的过错责任中的"过错"与作为法医学概念的过错参与度中的"过错"在内涵和外延上不尽相同。现有的民法体系中也未见将过错参与度作为计算赔偿比例的规定，且在过错参与度的司法鉴定过程中，往往大量存在注重原因比较而不注重过错比较的情况。参与度的评定，属于法医学专业中的一种学理性探讨内容，其评定的等级把握存在一定的主观分析因素，在不同的鉴定机构以及各方诉讼参与人之间也具有不同看法，目前也没有统一的参照规范。故鉴定中心对于参与度的评定仅系供审判参考的学术性意见，而非确定赔偿比例的法定依据。

针对张某家属的上诉，司法鉴定意见：A医院为张某提供诊疗服务过程中有医疗过错，A医院为张某提供诊疗服务过程中的医疗过错与张某死亡之间存在因果关系，以及对A医院提供的诊疗服务过程中的医疗过错责任比例建议为75%。该鉴定意见即是从医疗过错参与度进行分析的，即造成张某的死亡，存在医疗过错和张某疾病的因素共同结合而形成的结果，仅任何一种原因单独存在都不会引起结果的发生，诚如本案，光是A医院的诊断和手术，如果张某没有基础疾病是不足以引起张某死亡的结果的，反之，张某的心源性疾病因素如无医疗行为的诱因也不会造成张某现在死亡的结果。因医疗纠纷案件中，在考虑A医院过错的同时，也要考虑张某自身疾病因素，因此，一审判决根据鉴定意见结合本案张某存在冠状动脉粥样硬化、管腔Ⅲ级狭窄、心脏增大、重量增加等冠状动脉粥样硬化性心脏病变等因素，而未完全确定由A医院承担全部责任符合民法过错与责任相当的原则。

针对A医院的上诉，首先，本案经张某家属申请对以下事项进行鉴定：

（1）A医院为张某提供诊疗服务过程中是否存在医疗过失过错；

（2）如果A医院存在过失过错，其与张某死亡之间是否存在因果关系；

（3）如果存在因果关系，A医院应该承担多少责任比例。

一审法院组织了对鉴定材料的质证，对鉴定机构进行协商选定。鉴定机构和鉴定人具备鉴定事项所需资质，鉴定程序不违反法律规定。鉴定意见出具后，对张某家属平等提出的质疑，鉴定机构也进行了书面回复，一审法院采信该鉴定意见书符合法律规定。

司法鉴定认定：

A医院存在三个方面的过错及表现分析，一审判决认定医务人员未尽到相应的义务，以致发生了张某死亡的后果，其过错较为明显，A医院应承担主要的责任符合本案实际。

赔偿只是一种解决纠纷的方式，是对死者家属的一种安慰，而不是对承受痛苦的对价。医疗机构及其医务人员，追求的目标应当是最大限度地减少疾病给人类带来的痛苦，更应当高度珍视生命，不应当出于过于自信或者疏忽大意而导致人体不必要的折磨，乃至让生命过早消逝。至少，诊疗行为应当达到其合理的技能水平并尽到完善的注意义务，或者自己不能也不应当预见到自己的行为可能发生不良后果。本案，A医院的过错明显，一审判决由其承担85%的责任与其过错相当，判决结果并无不当。

综上所述，A医院的上诉请求均不能成立，不予支持。一审判决认定事实清楚，适用法律正确，依法应予维持。

4. 知识链接

1）医疗过错参与度是否等同于民事赔偿责任比例？

过错参与度不是赔偿责任比例。

（1）医学层面上的过错参与度的立足点是医学领域，司法鉴定部门的鉴定结论对于医院的责任认定系从医学角度出发，主要依据是医学文献。而民事赔偿责任比例的立足点是法律领域，法院对某医院的赔偿责任比例的认定应从法律角度出发，考虑双方的地位、注意义务、证据规则、公平正义、司法平衡等方面，予以综合确定双方过错程度及原因力比例，最终确定赔偿责任比例。

（2）鉴定结论的性质仍是民事诉讼证据的一种，不能将该证据作为认定医院在案件中责任大小的唯一依据；而且鉴定机构出具鉴定结论的没有从法律的角度考虑双方当事人所处的地位并因此所负有的注意义务，因此具有自身不可避免的局限性和片面性。将医学层面上的责任简单等同于法律层面上的责任，仅从医学的角度来认定医院所应承担的民事责任是失之偏颇的。

2）患者的权利与义务有哪些？

（1）患者的权利

① 基本医疗权：任何患者都享有获得适宜的医疗诊治的权利。

② 知情与同意权：患者对疾病的病情、治疗措施、医护人员的情况等享有知情权，而医院采取的治疗行为应事先征得患者或其家属的同意后方可进行。

③ 保护隐私权：患者有权维护自己的隐私不受侵害，有权要求医务人员为之保密。

④ 监督权：患者有监督自己的医疗及护理权益实现的权利。

⑤ 人格尊严、宗教信仰、民族风俗习惯等得到尊重的权利。

（2）患者的义务

① 自觉遵守医院各项规章制度的义务。

② 积极配合诊疗护理的义务。

③ 尊重医务人员及其劳动的义务。

④ 承担医药费用的义务。

⑤ 支持医学科学研究及教学培训的义务。

## 案例 66  一级护理巡视无证明

这是发生在广西柳州市的一起真实的由医疗损害责任纠纷引起的案例。

1. 案件回顾

1）事情经过

张某因鼻部于 2014 年 9 月 14 日在运输车辆到安徽途中受伤，经简单处理后于 2014 年 9 月 17 日在 A 医院的耳鼻喉科住院治疗。张某住院后，A 医院经过检查后认为张某的身体条件符合手术的要求，于 2014 年 9 月 19 日进行"神经阻滞麻醉＋基础麻醉下行鼻内镜下鼻中隔矫正＋鼻骨骨折复位术＋鼻特殊治疗＋射频止血＋前鼻孔填塞术"。2014 年 9 月 19 日张某手术后回到病房，护理等级为一级护理，同时告知张某及家属在住院期间严禁私自外出。2014 年 9 月 20 日 17 时 50 分，护士交接班时发现张某不在病房并告知医生。18 时 50 分，A 医院告知张某家属张某不在病房，无法与张某联系。2014 年 9 月 21 日 6 时 30 分，A 医院发现张某死亡在护士站旁边的厕所内。

2）处理过程

张某家属认为 A 医院工作人员没有尽职按时巡视导致死亡，应承担赔偿责任，故提起上诉。

尸检鉴定意见：张某符合心源性猝死。

2017 年 6 月 27 日，张某家属申请张某在 A 医院住院期间 A 医院对张某的诊疗行为、护理行为是否符合规定、是否存在过错进行鉴定。第一次司法鉴定意见：A 医院对张某的诊疗、护理行为中存在未按一级护理要求对张某进行巡视并观察其病情变化的过错。

2018 年 4 月 3 日，经张某家属申请司法鉴定中心再次司法鉴定对 A 医院在对张某诊疗过程中的过错与张某的死亡之间是否存在因果关系及过错参与度进行补充鉴定。

第二次司法鉴定意见：

（1）考虑张某系心脏传导系统病变突发心脏功能紊乱引发心源性猝死。张某的死亡主要是其自身潜在疾病导致的，但不排除张某病情如及时发现，得到及时有效的心脏除颤、起搏及呼吸复苏等抢救措施后可转危为安的可能；

（2）A医院对张某的诊疗、护理行为中存在未按一级护理要求对张某进行巡视并观察其病情变化的过错，该过错在一定程度上使张某丧失了获得抢救机会的可能，A医院存在轻微过错责任，建议参与度10%。

3）事件结果

A医院承担10%的侵权损害赔偿责任。

2. 法院判决原文

1）A医院向张某家属支付赔偿款81 077.2元；

2）驳回张某家属其他诉讼请求；

3）案件受理费12 409元（张某家属已预交），由A医院负担1 170元，由张某家属负担11 239元。

本案现已审理终结，案号为（2016）桂0202民初1631号，中国裁判文书网公布于2019年4月22日。

3. 案件分析

1）法院对A医院责任赔偿认定分析

本案分两次依法对张某住院期间A医院对张某的诊疗行为、护理行为是否符合规定、是否存在过错、诊疗过程中的过错与张某死亡之间是否存在因果关系以及过错参与度进行司法鉴定。

鉴定结论为：A医院对张某的诊疗、护理行为中存在未按一级护理要求对张某进行巡视并观察其病情变化的过错，该过错在一定程度上使张某丧失了获得抢救机会的可能，A医院存在轻微过错责任，建议参与度10.0%。

该鉴定机构具备鉴定资质，鉴定程序合法，法院对鉴定结论予以采纳，故A医院应当对张某的死亡结果造成的经济损失承担10%的侵权损害赔偿责任。

2）法院对A医院赔偿认定分析

（1）死亡赔偿金610 040元；

（2）丧葬费33 228元；

（3）被抚养人生活费146 792元；

（4）精神抚慰金，根据司法鉴定意见书综合分析得到结论："张某系心脏传导系统病变突发心脏功能紊乱引发心源性猝死。张某的死亡主要是其自身潜在疾病导致的"，故法院对于该项诉请不予支持；

（5）鉴定费，三次鉴定共产生鉴定费用20 530元；

（6）车费合计182元。

综上，A医院应当向张某家属支付的赔偿金额为81 077.2元［（610 040元＋33 228元＋146 792元＋20 530元＋182元）×10%］。

4. 知识链接

1）分级护理巡视相关行业规范和指导原则

在《等级医院评价标准》《优质护理服务评价细则》《综合医院分级护理指导原则（试行）》《分级护理》标准对于分级护理巡视内容和巡视间隔时间有着严格的管理和规范要求。

（1）我国分级护理管理制度要求护士巡视内容主要包括4个方面：

① 观察患者的病情，包括意识、生命体征、治疗情况、心理状态以及了解患者不适主诉并进行必要的查体等；

② 询问患者需求、积极协助生活护理，安置舒适体位；

③ 查看各项护理措施的落实情况；

④ 维持病区良好环境，排除危险因素。

（2）相关文献报道

国外一般将护理巡视定义为目的性巡视，强调评估并满足患者基本需求，更聚焦于患者基本需求的临床实践，其巡视内容主要包括4P，即 positioning（体位更换）、personal needs（个人需要）、pain（疼痛的评估和管理）、placement（物品放置）。

国内护理巡视内容是在《综合医院分级护理指导原则（试行）》指导下的护理要求，主要侧重于患者的病情观察，对护士的专业性和慎独精神要求较高。

2）有效护理巡视对临床护理人员的要求

巡视工作需要护士有综合考虑和分析问题的能力，"用心""用脑"是有效巡视的关键。无论患者病情轻重，巡视中的护士都要密切观察患者，及时判断瞬息万变的病情，还应不断积累和完善护理技能，提高问题处理能力，更好地完成护理巡视工作。例如，遵医嘱依计划定时整理治疗车，增加巡视效率。

3）护理巡视四部曲：看（患者生命体征的查看）、查（检查治疗效果）、问（询问患者感受）、听（了解家属反馈、患者心声）、讲（健康宣教）。

4）有效护理巡视工作体现

（1）病情巡视：按等级护理巡视要求观察患者神志、生命体征、卧位、精神状况、饮食情况、病情恢复程度等；

（2）专科巡视：根据专科情况重点巡视专科护理措施的落实和各类专科评分情况，如各类伤口、各种导管、各项专科评分、相关量表评估、各项专科指证参数、危急值等；

（3）输液（血）、透析等巡视：观察患者用药、治疗后反应，核对患者信息、药物质量、效期、加药时间、滴速是否符合病情、补液是否畅通、局部有无肿胀、渗出等；

（4）环境安全巡视：地面是否有积水，门、窗、柜、帘是否及时关闭，是否存在安全隐患（患者外出、危险物品隐匿、充电器等不规范使用），重点患者床栏或床尾摇把是否及时拉上或归位等。

（5）医疗仪器设备巡视：是否处于正常运转状态、性能是否完好，如报警功能。是否规范安全使用医疗设备等。

（6）发现异常病情变化时是否及时报告医生进行处理和干预，并做好护理记录。

5）护理巡视执行监督管理的实施形式

（1）巡视/输液巡视卡（本）的应用

通过巡视卡或巡视本，完善记录时间、患者姓名、一般情况，护士签名。其中输液巡视属于护理巡视中的一种情况。

（2）巡视记录＋监控

目前各级医院均已实现了病区监控设备的安装，巡视记录卡＋走廊监控录像储存30天，也可从侧面记录护士巡视工作的实施和开展情况。

（3）PDA在临床护理工作中的应用

加强护理工作信息化建设，如升级护理管理系统NIS的应用，患者的治疗、护理、巡视每个执行点缓解均需要进行PDA扫码。护士床旁巡视或落实治疗时，手持终端器PDA就可完成巡视工作的执行与监督，前提是患者手腕带身份安全管理落实。

## 七、 患者安全警示篇之护理不良事件

### 案例67　新生儿误吸护理过错

这是发生在安徽省的一起真实的由医疗损害责任纠纷引起的案例。

1. 案件回顾

1）事情经过

张某入住 A 医院待产，产下一健康的男婴。2019 年 3 月 27 上午 8 时 35 分查房时，张某孩子无异常。8 时 38 分张某孩子被抱离病房洗澡，抱回病房于 10 时 35 分再次护理后，约 11 时 21 分时张某家属发现孩子皮肤青紫等，呼叫医护人员。医护人员赶到后，经抢救无效后，张某孩子 13 时 10 分宣布死亡。经司法鉴定，张某孩子送检的部分肺组织中检见硅藻，且与送检的现场水样中硅藻形态基本一致。与案情病理表现一致，二者相互印证。鉴定意见：张某孩子的死亡原因为呼吸道异物吸入（进水）引起呼吸道痉挛、呼吸功能障碍继而导致呼吸衰竭死亡。

2）处理过程

张某认为 A 医院对张某孩子呼吸道异物吸入的发生存在护理过错，该过错导致张某孩子的死亡，故提起诉讼。

本案在审理过程中，法院依法委托司法鉴定中心对张某孩子死亡的医疗过错原因力大小进行法医学鉴定。鉴定意见：A 医院对张某孩子呼吸道异物吸入的发生存在护理过错，对吸入异物并影响呼吸道谨慎观察不足，告知存在不足，对异常发现存在延误，该过错行为与张某孩子死亡之间存在主要原因力。

3）事件结果

A 医院承担 80％的赔偿责任。

2. 法院判决原文

1）A 医院赔偿张某各项损失计 696 654.8 元，于本判决发生法律效力之日起十日内一次性付清；

2）驳回张某的其他诉讼请求；

3）案件诉讼费 6 567 元，由张某负担 1 667 元，A 医院负担 4 900 元。

本案现已审理终结，案号为（2020）皖 1125 民初 6976 号，中国裁判文书网公布于 2021 年 1 月 19 日。

3. 案件分析

1）法院对 A 医院责任赔偿认定

法院认为，张某孩子在 A 医院护理过程中受到损害，医疗机构及其医务人员有过错的，由医疗机构承担赔偿责任。经鉴定，A 医院在对张某孩子护理行为中对吸入异物并影响呼吸道谨慎观察不足，告知存在不足，对异常发现存在延误等过错，该过错行为与新生儿死亡之间存在主要原因力。

故 A 医院对张某孩子死亡产生的损失应按照 80％的责任比例予以赔偿。张某主张 A 医院住院医疗费 3 000 元，因该诊疗费用中，张某未能举证证实该诊疗费用中其中用于诊疗或抢救张某孩子的费用和因医疗过错行为产生的医疗费用的具体数额，同时亦未提供医疗费发票，故对张某该项请求，法院不予支持。

关于 A 医院主张鉴定费要求张某负担，为减少诉累，根据双方在本案中的过错程度，法院予以支持，法院酌定由张某承担 2 000 元，A 医院负担 8 000 元。

2）各项赔偿具体数额认定分析

（1）死亡赔偿金 750 800 元；

（2）丧葬费 39 518.5 元；

（3）法院酌定精神抚慰金 64 000 元；

（4）法院酌定交通费 2 000 元；

（5）此外，张某主张医疗费、误工费证据、依据不足，法院不予支持；

（6）鉴定费 10 000 元（已由 A 医院垫付），由 A 医院负担 8 000 元，张某负担 2 000 元；

（7）以上各项合计 856 318.5 元，张某上述各项损失，由 A 医院赔偿其中的死亡赔偿金 750 800 元、丧葬费 39 518.5 元、交通费 2 000 元，计 792 318.5 元的 80%，合计 633 854.8 元；另赔偿张某的精神抚慰金 64 000 元；张某负担鉴定费 2 000 元。以上合计 A 医院应赔偿张某各项损失 695 854.8 元（633 854.8 元＋64 000 元－2 000 元）。

4. 知识链接

1）法律依据

（1）《民法典》第一千一百七十九条

侵害他人造成人身损害的，应当赔偿医疗费、护理费、交通费、营养费、住院伙食补助费等为治疗和康复支出的合理费用，以及因误工减少的收入。造成残疾的，还应当赔偿辅助器具费和残疾赔偿金；造成死亡的，还应当赔偿丧葬费和死亡赔偿金。

（2）《民法典》第一千二百一十八条

患者在诊疗活动中受到损害，医疗机构或者其医务人员有过错的，由医疗机构承担赔偿责任。根据《最高人民法院关于人身损害赔偿案件适用法律若干问题的解释》，医院应当赔偿患者家属的死亡赔偿金、丧葬费、医疗费、交通费等合理支出费用。根据《最高人民法院关于确定民事侵权精神损害赔偿责任若干问题的解释》，医院应当给予患者家属精神补偿。

（3）《民法总则》第二百六十六条

医疗机构和医务人员在提供医疗服务时，应当谨慎小心，有侵害病人生命健康的，应当承担相应的民事责任。此外，《医疗事故责任认定标准》第三十一条规定，医疗机构和医务人员应当尽到护理义务，若因医疗服务不当造成病人死亡，应当承担民事责任。

2）死亡赔偿金的标准

根据《最高人民法院关于审理人身损害赔偿案件适用法律若干问题的解释》第十五条的规定，死亡赔偿金按照受诉法院所在地上一年度城镇居民人均可支配收入标准，按二十年计算。但六十周岁以上的，年龄每增加一岁减少一年；七十五周岁以上的，按五年计算。

死亡赔偿金与残疾赔偿金类似，需要注意的是，《民法典》第一千一百八十条规定，因同一侵权行为造成多人死亡的，可以以相同数额确定死亡赔偿金。也就是在同一起事故中，可以以最高的居民可支配收入标准计算死亡赔偿金。

## 案例 68  护理翻身操作不当

这是发生在广东省的一起真实的由医疗损害责任纠纷引起的案例。

1. 案件回顾

1）事情经过

张某，75 岁，2019 年 10 月 3 日在散步时因摔倒受伤被送往 A 医院急诊处，经检查确诊为左侧锁骨远端骨折，住院手术治疗。10 月 4 日行"左锁骨远端骨折切开复位钢板内固定术"。10 月 5 日术后 X 线检查所见"骨折断端对位对线尚可，可见钢板螺钉内固定影"，骨折复位满意，术程顺利，手术正常。术后嘱配合加强功能锻炼，骨折恢复可。同年 10 月 10 日复查 X 线示左锁骨中段骨质欠连续、规则。10 月 13 日左锁骨疼痛较前加重，左锁骨中段稍突起，有压痛。10 月 16 日左锁骨疼痛较前加重，左锁骨中段稍突起。A 医院考虑由于张某双下肢无力及双膝关节僵硬，不愿下床活动，予以定期翻身防压疮发生时致左锁骨骨折后再发骨折。10 月 18 日 X 线示左锁骨中段骨折，断端稍错位成角。建议保守治疗，必要时再次手术。暂予以左上肢三角巾悬吊。10 月 21 日左锁骨疼痛较前加重，家属要求手术。10 月 23 日行"左锁骨中段骨折切开复位内固定术"，术中见左锁骨中段近钢板近端骨折，即复位内固定。术程顺利，术后恢复较好。11 月 7 日张某出院，共计住院 35 天。

张某出院后，张某家属结合 2019 年 10 月 10 日复查 X 线示左锁骨中段骨质欠连续、规则，并造成其二次骨折手术，认为是当日下午 A 医院当班护士在给其进行日常检查翻身时，在未设置任何保护条件下，粗暴地对张某强行翻身检查导致的。法医临床司法鉴定所对其进行伤残等级评定，司法鉴定意见书分析：张某因摔伤左肩部致左锁骨远端粉碎性骨折，于 2019 年 10 月 4 日行左锁骨远端骨折切开复位钢板内固定术治疗，住院期间左锁骨骨折术后在中段再发脆性骨折，于 2019 年 10 月 23 日行左锁骨中段骨折切开复位内固定术治疗。目前仍遗留左肩关节活动功能丧失 34.0%。鉴定意见：张某伤残等级评定为十级。鉴定费 1 630 元。

2）处理过程

依法申请鉴定 A 医院是否存在过错、过错与张某损害是否存在因果关系及参与度情况。

鉴定意见：A 医院对张某的诊疗过程中，存在护理操作不当致左锁骨骨折后再发骨折；以及未及时诊断、告知左锁骨再发骨折及患肢制动的过错。该过错与张某左锁骨再次骨折以及左肩关节活动功能障碍的损害后果存在同等因果关系，原因力大小为同等原因（仅供法庭参考）。张某家属支出鉴定费 17 896 元。

A 医院对上述鉴定提出异议，得到该鉴定中心回复后，双方对该鉴定回复表示无异议。

2022 年 1 月 20 日，张某认为 A 医院作为具有专业知识的医疗单位，医生在拍片结果明示张某已经出现二次骨折的情况下，却向张某家属隐瞒，存在明显过错。A 医院应承担张某家属经济损失包括护理费、住院伙食补助费、交通费、营养费、鉴定费、残疾赔偿金、精神损害抚慰金等费用，故提起上诉。

3）事件结果

A 医院承担 50% 的赔偿责任。

2．法院判决原文

1）A 医院于本判决发生法律效力之日起七日内向张某家属支付赔偿款 29 977.25 元；

2）驳回张某家属的其他诉讼请求；

3）案件受理费 2 054 元，减半收取 1 027 元（张某家属已预交），由张某家属负担 686 元，A 医院负担 341 元（A 医院于本判决生效之日起七日内给付张某家属）。

本案现已审理终结，案号为（2022）粤 2071 民初 2709 号，中国裁判文书网公布于 2022 年 7 月 7 日。

3．案件分析

1）法院对 A 医院是否存在过错、过错与张某损害是否存在因果关系及参与度鉴定分析

司法鉴定意见书载明了基本情况、基本案情、资料摘要、鉴定过程、分析说明、鉴定意见等内容。其中分析说明中对 A 医院诊疗行为评价载明：

（1）入院初始外伤性左锁骨远端骨折诊断明确；

（2）A 医院对左锁骨远端骨折手术治疗符合诊疗规范；

（3）护理操作致左锁骨骨折后再发骨折 A 医院应承担责任；

（4）左锁骨再发骨折，A 医院未及时诊断、告知及患肢制动。

A 医院对鉴定意见提出异议，鉴定中心给予回复函：

（1）关于护理过错。张某 10 月 4 日接受左锁骨远端骨折切开复位内固定术后，左锁骨中段新发骨折。A 医院考虑予以定期翻身防压疮发生致左锁骨再发骨折。A 医院认为是由于陪护人员及张某本人翻身所致无可靠证据。查阅 A 医院长期医嘱（2019 年 10 月 4 日）曾下达按骨折术后护理常规护理，执行该医嘱应为护理人员，且 A 医院 2019 年 11 月 29 日陈述书第 1 页明确阐述"护理及陪护人员每天均给患者翻身"。分析认为，张某左锁骨再发骨折与 A 医院护理人员操作不当（属于医源性损伤）相关，是诊疗过程中不应发生的过错，对此 A 医院应承担责任。

（2）关于未及时诊疗骨折。张某 10 月 4 日接受"左锁骨远端骨折切开复位钢板内固定术"。10 月 10 日复查 X 线示左锁骨中段骨质欠连续、欠规则。分析认为，10 月 4 日手术前 X 线并未显示左锁骨中段骨质欠连续、欠规则的不正常表现。10 月 4 日手术中亦未发现左锁骨中段存在问题。因此 10 月 10 日复查 X 线示左锁骨中段骨质欠连续、欠规则示新发骨折的影像学诊断依据，此时属于骨折的早期，临床其他表现尚不典型，应予以高度关注，及时诊疗。此后 10 月 13 日张某左锁骨疼痛较前加重，左锁骨中段稍突起，有压痛，持续至 10 月 16 日。证实骨折进一步加重，症状体征进一步明显。10 月 18 日再次复查 X 线示左锁骨中段骨折，断端稍错位成角。分析认为 A 医院在 10 月 10 日复查 X 线示由新发骨折的表现时未予以高度关注，在此后的诊疗过程中，A 医院未及时诊断、告知及患肢处置，存在诊疗过错。

（3）关于 A 医院对骨折应承担的责任。A 医院对张某的诊疗过程中，存在护理操作不当致左锁骨骨折后再发骨折；以及未及时诊断、告知左锁骨再发骨折及患肢制动的过错。该过错与张某左锁骨再发骨折以及左肩关节活动功能障碍的损害结果有一定相关性。考虑到张某入院初始因外伤已发生左锁骨远端骨折；以及存在的骨质疏松易发生骨折等综合因素，亦与其左肩关节活动功能障碍的损害后果相关。根据《最高人民法院（关于审理医疗损害责任纠纷案件适用法律若干问题的解释）》（2021）第十二条有关规定，A 医院的诊疗过错与张某损害后果存在因果关系，原因力大小为同等原因（仅供法庭参考）。

经庭审质证，张某家属与 A 医院对司法鉴定意见书及回复函均表示无异议。

2）关于本案的司法鉴定意见书及回复函能否作为认定医院存在相应医疗过错的依据的问题分析

司法鉴定中心是具备相关的鉴定资格的鉴定机构，经法院依法委托司法鉴定，其所作出的鉴定意见书中，对于 A 医院的诊疗行为，认为存在护理操作不当致左锁骨骨折后再发骨折；以及未及时诊断、告知左锁骨再发骨折及患肢制动的过错，该过错与张某左锁骨再次骨折以及左肩关节活动功能障碍的损害后果存在同等因果关系，原因力大小为同等原因。经庭审质证，张某家属与 A 医院对司法鉴定意见书及回复函均表示无异议。

因上述鉴定意见书不存在鉴定机构或者鉴定人员不具备相关的鉴定资格、鉴定专家违反有关回避的规定的、鉴定程序严重违法、鉴定结论明显依据不足或经过质证不能作为证据使用等情形。故法院对该医疗损害鉴定书鉴定结论予以采信，并认定 A 医院对张某的诊疗行为存在一定过错，且该过错行为与张某损害后果存在因果关系。司法鉴定中心的分析意见及鉴定结论与法院查明的案件事实相符，故法院予以认定，鉴定意见书可以作为认定 A 医院存在相应医疗过错的依据。

3）法院对 A 医院责任赔偿认定

医务人员存在过错与否，判断的标准是其是否达到了当时医疗水平应当达到的注意程度。

为避免医疗带来的不良损害，医务人员在诊疗前必须对一切可能发生的损害有所认识，并且采取措施防止损害的发生。如果已预见到此损害而未采取的相应措施或本应预见而未预见到此损害结果的，就认定医务人员存在过失。

本案中，A 医院的医务人员在对张某的诊治过程中，入院初始外伤性左锁骨远端骨折诊断明确，对张某左锁骨远端骨折手术治疗符合诊疗规范，但存在护理操作不当致左锁骨骨折后再发骨折，以及未及时诊断、告知左锁骨再发骨折及患肢制动的过错。鉴定结论也认为该过错与张某左锁骨再次骨折以及左肩关节活动功能障碍的损害后果存在同等因果关系，原因力大小同等原因，故对 A 医院的医疗过错行为在本案中的损害后果中的原因力应认定为同等因素，构成医疗损害侵权同等责任。法院综合本案实际情况，酌定 A 医院承担 50% 的赔偿责任为适当。

4）张某家属主张的损失认定的问题分析

对于张某家属主张的损失，法院认定如下：

（1）护理费 5 250 元；

（2）住院伙食补助费 3 500 元；

（3）交通费 1 050 元（酌情认定）；

（4）营养费 500 元（酌情认定）；

（5）残疾赔偿金 25 128.50 元（司法鉴定意见为：张某其伤残等级评定为十级）。A 医院虽有异议，但未提出足以反驳的理由和证据，予以采纳；参照 2020 年当地居民人均可支配收入 50 257 元/年标准计算，一个十级伤残计算 10%，则残疾赔偿金为 25 128.50 元（50 257 元/年×5 年×10%）〕；

（6）伤残鉴定费 1 630 元；

（7）精神损害抚慰金 5 000 元（酌情认定）；

（8）医疗损害过错鉴定费 17 896 元。

上述（1）至（8）项赔偿费用合计 59 954.50 元，由 A 医院承担 50% 的赔偿责任为 29 977.25 元（59 954.50 元×50%）。故 A 医院应向张某家属支付赔偿款为 29 977.25 元。

关于张某家属主张 A 医院就本次事故对其造成的损害进行书面赔礼道歉的请求，因 A 医院已就其过错承担了相应的赔偿责任包括精神损害赔偿，故张某家属的该主张法院不予支持。关于 A 医院主张张某尚有医疗费用 8 150 元未结清，请求在本案中一并处理的问题，因张某不同意在本案中一并处理，且属另一法律关系，故本案不作处理。

4．知识链接

1）医务人员造成医疗事故的责任程度划分

（1）根据《医疗事故处理条例》划分为：

① 完全责任：指医疗事故损害后果完全由医疗过失行为造成。（赔偿全部损失的 100%）

② 主要责任：指医疗事故损害后果主要由医疗过失行为造成，其他因素起次要作用。（赔偿全部损失的 60%～90%）

③ 次要责任：指医疗事故损害后果主要由其他因素造成，医疗过失行为起次要作用。（赔偿全部损失的 20%～40%）

④ 轻微责任：指医疗事故损害后果绝大部分由其他因素造成，医疗过失行为起轻微作用。（赔偿全部损失不超过 10%）

（2）实践中还存在对等责任，即医、患双方各负担 50%。

责任程度的不同，对于赔偿数额的影响较大，显示了过错程度与承担责任一致的原则，比原《医疗事故处理办法》确定的只要鉴定为事故不考虑责任程度一律承担 100% 赔偿的内容较为公正且合情合理。

2）医务人员隐瞒医疗事故应承担责任

医生隐瞒医疗事故违法。根据相关法律规定，隐匿或者拒绝提供与纠纷有关的病历资料，推定医疗机构有过错，造成医疗事故的，医疗机构需要承担赔偿责任，违反刑法的，根据相关法律规定承担刑事责任。

《民法典》第一千二百二十二条，患者在诊疗活动中受到损害，有下列情形之一的，推定医疗机构有过错：

（1）违反法律、行政法规、规章以及其他有关诊疗规范的规定；

（2）隐匿或者拒绝提供与纠纷有关的病历资料；

（3）遗失、伪造、篡改或者违法销毁病历资料。

## 案例 69　压疮护理不当

这是发生在重庆市的一起真实的由医疗损害责任纠纷引起的案例。

1. 案件回顾

1) 事情经过

2012 年 7 月 23 日，张某因患"精神分裂症"入住 A 医院进行治疗，2012 年 8 月 26 日发现骶尾部皮肤发红，8 月 28 日体温再度升高，8 月 29 日查体见骶尾部 2 cm×2 cm 脓性结痂形成。A 医院给予对症处理，张某体温未恢复正常，骶尾部脓肿需手术治疗。张某于 2012 年 9 月 4 日转入 B 医院住院治疗，诊断为"骶尾部压疮伴感染"，住院期间为双人护理，住院 139 天，用去医疗费 53 445.78 元，统筹报销 23 192.42 元，实际支付医疗费 30 253.36 元，用血补偿费 3 595 元。出院医嘱：定期门诊换药，门诊随访。

司法鉴定意见：张某骶尾部压疮感染术后致臀部及骶尾部瘢痕畸形，瘢痕整复等治疗费用需 4 万元左右，鉴定及资料费 750 元。张某请求赔偿医疗费及后续治疗费 97 040.78 元，住院伙食补助费 4 448 元，交通费 500 元，护理费 22 240 元，鉴定及资料费 750 元，精神损害抚慰金 3 000 元。

张某认为在 A 医院治疗期间，因 A 医院长期对张某进行约束，未尽到每两小时为卧床的张某更换体位一次，必要时加垫气圈，以防止压疮发生的护理义务，导致张某骶尾部压疮感染，故提起上诉。

审理过程中，A 医院申请对张某的损害后果与 A 医院的医疗行为是否有因果关系、A 医院的医疗行为有无过错（过错大小）、对张某的续医费的鉴定申请重新鉴定。

2) 处理过程

一审中另一司法鉴定中心重新鉴定说明：

（1）根据现有资料认定张某在 A 医院住院期间发生骶尾部感染事实；

（2）无法认定张某骶尾部感染系压疮引起；

（3）A 医院在对张某的诊治过程中存在未尽到完全注意义务的过错；

（4）A 医院存在的过错加重了张某的骶尾部感染及脓肿的形成。

鉴定意见：A 医院在对张某的护理过程中存在未尽到完全注意义务的过错；以上过错加重了张某的骶尾部感染和脓肿的形成。

该司法鉴定中心对续医费鉴定进行了说明：张某骶尾部感染已临床治愈，鉴定书中表明了无必要的医疗依赖，未对委托书中的续医费的委托进行鉴定（未收取该项鉴定费用）。告知 A 医院后自行考虑是否再进行续医费鉴定。A 医院认为张某已治愈，无必要医疗依赖，不再申请对续医费鉴定。

一审法院酌定 A 医院赔偿比例为 60%。

A 医院不服一审判决，认为张某骶尾部感染及脓肿形成系其自身疾病，与医院的医疗行为无关，A 医院的医疗护理过错仅是加重了张某骶尾部感染及脓肿形成，一审判决 A 医院承担 60% 赔偿责任，责任划分不当；张某骶尾部感染已经治愈，无续医治疗必要，不应主张续医费；一审判决对医院垫付的鉴定费 6 000 元未作处理，系漏判，故提起上诉。

二审法院确认一审法院查明事实和证据。

3) 事件结果

维持一审判决，A 医院承担 60% 赔偿责任。

2. 法院判决原文

1) 一审法院判决

（1）A 医院于本判决生效后五日内赔偿张某医疗费、用血补偿费、续医费、住院伙食补助费、交通费、护理费、鉴定及资料费等共计 61 071.82 元；

（2）驳回张某的其他诉讼请求；

（3）一审案件受理费 1 040 元，减半收取 520 元，由被告 A 医院负担 320 元，由张某负担 200 元。

2）二审法院判决

（1）驳回上诉，维持原判；

（2）二审案件受理费 1 040 元，由 A 医院负担。

本案现已审理终结，案号为（2014）渝一中法民终字第 03561 号，中国裁判文书网公布于 2014 年 6 月 15 日。

3. 案件分析

1）法院对 A 医院责任赔偿认定

一审法院认为，公民依法享有生命健康权，公民、法人由于过错侵害他人人身的，应当承担相应的赔偿责任。本案中张某因患"精神分裂症"入住 A 医院进行治疗，在住院期间发生骶尾部感染，之后，张某转入 B 医院住院治疗。A 医院在护理过程中存在未尽到完全注意义务，加重了张某的骶尾部感染和脓肿的形成。根据另一司法鉴定意见，A 医院在护理过程中存在过错，因此，A 医院应当承担相应的民事赔偿责任。鉴于该医疗过失行为在医疗事故损害后果中的责任程度，确定 A 医院的赔偿比例为 60%。

经审核，张某应得到支持的各项请求为：

（1）医疗费 30 253.36 元；

（2）用血补偿费 3 595 元；

（3）续医费 40 000 元；

（4）住院伙食补助费 4 448 元；

（5）交通费 500 元；

（6）护理费 22 240 元；

（7）鉴定及资料费 750 元。

2）二审法院对 A 医院责任赔偿认定

A 医院在对张某的诊治过程中存在过错，其过错行为加重了张某的骶尾部感染及脓肿的形成，一审判决根据 A 医院的医疗过错行为及其与张某损害后果的因果关系，确定 A 医院对张某相应经济损失承担 60% 赔偿责任，符合法律规定。

A 医院上诉称一审判决责任划分不当的意见，二审法院不予采纳。

关于 A 医院上诉称不应主张续医费 40 000 元的意见。虽然张某骶尾部感染已临床治愈，但经首家司法鉴定，张某骶尾部压疮感染经治疗后致臀部骶尾部大面积瘢痕增生、挛缩、凹陷畸形，需多次进行瘢痕修复手术，需治疗费用 40 000 元，一审判决据此主张续医费，符合法律规定。对 A 医院该上诉意见不予采纳。

关于 A 医院上诉称鉴定费 6 000 元未判决的问题。一审审理中，A 医院申请对医疗行为有无过错及与张某损害后果有无因果关系进行鉴定，另一司法鉴定意见表明，A 医院的医疗行为存在过错，与张某损害后果存在因果关系，故 A 医院应当承担侵权责任。A 医院为该次鉴定支付的鉴定费 6 000 元，应由 A 医院承担。

4. 知识链接

压力性损伤（Pressure Injury，PI）是住院患者最常见的严重并发症之一，国际医疗卫生机构认证联合委员会（Joint Commission International，JCI）高度重视压力性损伤的防治工作，提出将压力性损伤现患率作为监测护理质量的常用护理敏感指标之一。中国医院协会已连续数年将"防范与减少患者发生压力性损伤事件"纳入患者安全十大目标行列。压力性损伤管理被列为我国三级医院评审的重要内容，作为国家护理管理敏感性指标之一，是综合医院考评的重要指标。因此在护理过程中一定是预防大于治疗。

1）压力性损伤的发生机制

正常人在运动或接受外力时，当这些力量过度和（或）机体没有充分准备，会导致组织破裂和溃疡。压力致损伤可以看作是一个生物力学问题，但仅凭外力往往不足以造成损伤。事实上，临床事件的级联反应相当复杂，往往涉及各种内在和外在因素。因此，对于压力性损伤的发生机制目前尚无定论，有多种关于病理生理学的假说，其中包括局部组织缺血再灌注损伤、毛细血管通透性增加和软组织水肿、淋巴管受损、对细胞的直接机械损伤、自噬上调、细胞衰老加速以及温度和湿度等皮肤小气候的改变。

2）压力性损伤（Pressure Injury，PI）

也指由压力或压力联合剪切力导致的皮肤和（或）皮下组织的损伤，通常位于骨隆突处，但也可能与医疗器械或其他物体有关。其中因医疗设备、仪器、家具或日常用品等在皮肤表面施加压力而导致的压力性损伤称为器械相关性压力性损伤；因使用医疗器械导致患者呼吸道、消化道、泌尿生殖道等部位黏膜出现的压力性损伤称为黏膜压力性损伤。（新的研究在不断更新定义，仅作参考）

我国在临床护理中，患者致病原因各有不同且不同区域不同级别不同类别医疗机构对压力性损伤的预防管理水平参差不齐，受到医疗护理水平、临床护士对压力性损伤评估流程及预防措施的认知程度和执行力的差异性的影响比较大。

3）目前可以参考学习的有关压疮（压力性损伤）护理的相关知识简介

（1）我国在压力性损伤的预防方面，2017 年出版的《压疮的预防与管理》详尽阐明了 PI 预防的知识与技术，包括以鼓励患者运动、使用专业床垫、保护用具或重置体位达到压力再分配等方式有效地预防 PI 的发生，为临床工作者提供学习参考。

（2）2018 年压力性损伤诊疗及护理规范。

（3）甘肃省卫生健康委员会出台了地方标准《压力性损伤风险评估规范（DB62/T 4269—2020）》及《压力性损伤风险预防规范（DB62/T 4270—2020）》（以下简称《规范》），其市场监督管理局于 2020 年 11 月 16 日发布，自 2021 年 1 月 1 日正式投入实施。可以参考学习，提高临床护理对压疮的预防和管理水平。

（4）中华护理学会 2023 年 1 月 31 日发布护理团体标准《术中获得性压力性损伤预防》（T/CNAS 29—2023）（以下简称新团标），于 2023 年 5 月 1 日实施。

（5）2019 年，欧洲压疮咨询委员会（EPUAP）、美国压力性损伤咨询委员会（NPIAP）、泛太平洋地区压力性损伤联盟（Pan Pacific Pressure Injury Alliance，PPPIA）全球三大顶级权威机构在欧洲压力性损伤学术年会上联合发布了《预防和治疗压力性损伤：快速参考指南》，每五年更新一次。且 2019 年颁布的《压力性损伤预防和治疗——临床实践指南》是全球认可度最高的指南之一，也可作为学术探讨和学习参考借鉴使用。

（6）2023 年 4 月 13 日，美国国家压疮征询小组（NPUAP）在其官网公布，将"压疮"这一专业术语改为"压力性损伤"，分期则由传统 4 期更新为 6 期。2023NPUAP 压疮指南出台。

4）严格落实压力性损伤管理制度，进一步提高对压力性损伤诊治和护理的水平，更好地为患者服务，减少患者安全损害。

## 案例 70　压疮护理不当

这是发生在连云港市的一起真实的由医疗损害责任纠纷引起的案例。

1. 案件回顾

1）事情经过

2013 年 6 月 1 日 18 时许，张某因"头部多处摔伤伴昏迷 20 分钟"到 A 医院治疗，诊断为"急性颅脑外伤、脑干损伤、弥漫性轴索损伤，双侧额颞硬膜下血肿伴脑挫裂伤，蛛网膜下腔出血，L1 椎体骨折、脊髓损伤伴双下肢截瘫"，次日入住 ICU，同年 6 月 13 日转入脑外科病房，6 月 14 日转入骨科病房，当日的护理记录已存在压疮。2013 年 6 月 17 日，张某在全麻下行"腰 1 椎体骨折切开减压内固定术＋椎管探查术"，6 月 28 日转入康复科治疗。至 2013 年 7 月 26 日张某在 A 医院共住院 55 天，医疗费 111 279.82 元。

2013 年 7 月 26 日张某因压疮转入 B 医院烧伤科治疗，至同年 9 月 18 日出院，共住院 55 天，医疗费 45 363.47 元，其中张某自付 29 486.26 元，统筹基金支付 15 877.21 元。

家属认为张某身体出现大面积压疮感染是 A 医院的责任，故提起上诉。

2）处理过程

审理中，司法鉴定意见认为，A 医院对张某的医疗过程中存在过错行为：

（1）对其压疮预防、认识不足，未重视，未做到注意义务；

（2）存在观察病情不细，病程记录不详情况；

（3）发现压疮后未予及时针对压疮的有效处理措施，其处理措施不妥；

（4）A 医院的上述（1）、（2）、（3）项医疗行为与张某压疮形成之间存在因果关系，A 医院应负主要责任，参与度 75％；

（5）张某的压疮构不成伤残。

A 医院申请对张某医疗费中哪些属于治疗压疮必然发生的费用进行鉴定。司法鉴定意见：张某于 A 医院住院期间的费用为 111 279.82 元，其治疗压疮用药及相关治疗费用为 2 827.24 元；氟哌酸粉亦为治疗压疮，但提供的住院清单中无相关费用记载。A 医院称氟哌酸粉应为张某住院期间其外购的药品，但张某没有提供外购氟哌酸粉的金额及相应的票据。鉴定费 1 680 元。

一审法院判定 A 医院承担 75％赔偿责任，张某不服一审判决，故提起上诉。

二审对一审查明事实予以确认。

3）事件结果

维持一审判决，A 医院承担 75％赔偿责任。

2. 法院判决原文

1）一审法院判决

（1）A 医院赔偿张某 32 754.92 元，于判决生效之日起二十日内付清；

（2）驳回张某的其他诉讼请求。

2）二审法院判决

（1）驳回上诉，维持原判；

（2）二审案件受理费 1 700 元，由张某负担。

本案现已审理终结，案号为（2014）连民终字第 01323 号，中国裁判文书网公布于 2014 年 10 月 20 日。

3. 案件分析

1）一审法院对 A 医院责任赔偿认定

一审法院认为，张某因"头部多处摔伤伴昏迷 20 分钟"而入住 A 医院，A 医院在为张某诊治过程中存在一定的过错，使得张某出现大面积压疮感染。司法鉴定意见：A 医院的医疗行为与张某压疮形成之间存在因果关系，A 医院应负主要责任，参与度 75％。A 医院应按其过错程度对张某进行相应赔偿。

根据 2013 年 6 月 14 日的护理记录张某当时已存在压疮，其要求赔偿住院伙食补助费及护理费的天数应自 2013 年 6 月 14 日起计算，即 42 天＋55 天＝97 天。张某虽没有提供交通住宿费的相关票据，但该费用系必然发生的费用，一审法院酌定 1 000 元。张某系摔伤致急性颅脑外伤、L1 椎体骨折、脊髓损伤伴双下肢截瘫，其误工损失与 A 医院的诊疗行为无直接因果关系，张某要求 A 医院赔偿误工费及精神抚慰金无法律依据，不予支持。

根据查明的事实及张某的诉讼请求，依照统计部门公布的相关数据，根据《最高人民法院关于审理人身损害赔偿案件适用法律若干问题的解释》所确定的标准计算，确定损失为：

（1）医疗费 32 313.5 元；

（2）住院伙食补助费 1746 元；

（3）护理费 3 613.72 元；

（4）交通费 1 000 元；

（5）鉴定费 5 000 元；

合计 43 673.22 元，由 A 医院承担 75%，计 32 754.92 元。

2）二审法院对 A 医院责任赔偿认定

二审法院认为，张某因摔伤到 A 医院住院治疗，在治疗过程中，张某的身体出现大面积压疮感染，经鉴定 A 医院负有主要责任，参与度为 75%，张某主张应由 A 医院负全部责任，没有事实和法律依据，二审法院不予支持。

张某虽对司法鉴定所有关治疗压疮用药及相关费用的鉴定结论有异议，但未提交反驳证据加以证明，故一审法院依据该鉴定结论确定张某治疗压疮用药及相关费用为 2 827.24 元，并无不当。

张某因摔伤致急性颅脑外伤、L1 椎体骨折、脊髓损伤伴双下肢截瘫，A 医院虽对张某在治疗过程中产生压疮负主要责任，但张某主张的误工费与 A 医院的诊疗行为无直接因果关系，故一审法院对其要求 A 医院赔偿误工费不予支持并无不当。

因张某的压疮构不成伤残，故一审法院对其要求 A 医院赔偿精神抚慰金不予支持，也无不当。

综上，张某的上诉请求和理由，缺乏事实和法律依据，二审法院不予支持。

4. 知识链接

1）精神损害赔偿申请对象

依据《民法典》第一千一百八十三条规定："侵害自然人人身权益造成严重精神损害的，被侵权人有权请求精神损害赔偿。"故仅有自然人能够要求，法人单位和社团组织无权要求。

2）精神损害赔偿的范畴

（1）具有特定纪念意义的物品损毁导致的精神损害

依据《民法典》第一千一百八十三条第 2 款规定："因故意或者重大过失侵害自然人具有人身意义的特定物造成严重精神损害的，被侵权人有权请求精神损害赔偿。"

例如：张三的妻子过世多年，在一次火灾中家里有关妻子的物品基本被焚毁，唯独一张贴身的与妻子合照保留下来。张三为了妥善保留该照片，拿到照相店铺中去过塑装裱，结果不慎被店铺工作人员遗失。此种情形可以主张精神损害赔偿。

（2）人格权受到侵害导致的精神损害

依据《最高人民法院关于确定民事侵权精神损害赔偿责任若干问题的司法解释》（2001）的规定，自然人因下列人格权利遭受非法侵害，向人民法院起诉请求赔偿精神损害的，人民法院应当依法予以受理：

① 生命权、健康权、身体权；

② 姓名权、肖像权、名誉权、荣誉权；

③ 人格尊严权、人身自由权。

违反社会公共利益、社会公德侵害他人隐私或者其他人格利益，受害人以侵权为由向人民法院起诉请求赔偿精神损害的，人民法院应当依法予以受理。

以上这些与人身有关的权利可以主张精神损害赔偿。

（3）身份权受到侵害导致的精神损害

依据《最高人民法院关于确定民事侵权精神损害赔偿责任若干问题的司法解释》的规定，特定的身份权利受到侵害，可以请求赔偿精神损害。目前我国法律对于身份权的规定包括亲权、亲属权、监护权等。上述因身份产生的侵权行为受到损害的，可以主张精神损害赔偿。

（4）婚姻关系中受到侵害导致的精神损害

依据《民法典》第一千零九十一条规定，有下列情形之一导致离婚的，无过错方有权请求损害赔偿：① 重婚；② 与他人同居；③ 实施家庭暴力；④ 虐待、遗弃家庭成员；⑤ 有其他重大过错。

这是对配偶权的保护。实际操作中是对离婚时夫妻共同财产分配进行倾斜，如无夫妻共同财产或者较少财产的则侵权方另有赔偿义务。

（5）侵害死者权利导致的家属精神损害

自然人死亡后，其近亲属因下列侵权行为遭受精神痛苦，向人民法院起诉请求赔偿精神损害的，人民法院应当依法予以受理：

① 以侮辱、诽谤、贬损、丑化或者违反社会公共利益、社会公德的其他方式，侵害死者姓名、肖像、名誉、荣誉；

② 非法披露、利用死者隐私，或者以违反社会公共利益、社会公德的其他方式侵害死者隐私；

③ 非法利用、损害遗体、遗骨，或者违反社会公共利益、社会公德的其他方式侵害遗体、遗骨。

### 案例71 违反压疮护理规范

这是发生在吉林省靖宇县的一起真实的由医疗损害责任纠纷引起的案例。

1. 案件回顾

1）事情经过

2020年2月21日，张某因脑血栓入A医院治疗至2020年3月14日，共计22天，住院期间产生压疮，转至B医院住院治疗43天，诊断为压力性损伤（骶尾部感染型），门诊花费388.1元，住院花费38 081.77元，住院期间一级护理41天，后在C医院住院治疗4天，住院花费3 288.1元，住院期间二级护理4天。

2）处理过程

司法鉴定意见：A医院在张某的护理过程中存在违反护理常规，没有执行压疮风险评估与报告制度以及压疮诊疗及护理规范，未对压疮给予对症治疗，延误了诊疗时机等过错；其过错与张某压疮发生、加重、化脓、深部破溃感染，转上级医院治疗有一定的因果关系；A医院的参与度以主要责任为宜。

张某家属认为张某发生压疮是A医院的责任，故提起上诉。

审理中，A医院申请重新鉴定，经协商双方当事人一致同意，出具补充鉴定意见。

3）事件结果

法院酌定A医院承担70%的责任。

2. 法院判决原文

1）A医院赔偿张某医疗费、住院伙食补助费、护理费、交通费、精神损害抚慰金，共计47 374.86元。

2）案件受理费减半交纳1 424元，由A医院负担997元，张某负担427元，鉴定费5 300元由A医院负担。

本案现已审理终结，案号为（2020）吉0622民初864号，中国裁判文书网公布于2021年2月26日。

3. 案件分析

1）法院对A医院责任赔偿认定

张某家属向法院提交其自行委托鉴定的鉴定意见书，A医院向法院提出重新鉴定申请，经双方当事人一致同意，将 A 医院提交的 A 医院压力性损伤高风险评估告知书、A 医院压疮评估观察记录单提交给司法鉴定中心，出具补充鉴定意见。

根据鉴定意见，A 医院在张某的护理过程中存在过错，过错参与度以主要责任为宜，A 医院主张张某及家属不配合治疗，但没有提供充分有力的证据，故法院酌定 A 医院承担 70% 的责任。

2）A 医院主张张某自主选择自费治疗，其放弃的医疗保险、医保应核销部分不应该要求 A 医院赔偿的认定

依据《中华人民共和国社会保险法》第三十条"医疗费用依法应当由第三人负担，第三人不支付或者无法确定第三人的，由基本医疗保险基金先行支付。基本医疗保险基金先行支付后，有权向第三人追偿。"的规定，法院认为，在人身损害赔偿纠纷案件中，社会保险制度不能减轻侵权人的责任，故在本案中，A 医院没有进行医疗保险核销不能作为 A 医院不赔偿的理由。

3）法院对 A 医院的赔偿认定

综上，法院支持张某医疗费 41 757.97 元、住院伙食补助费 4 700 元、护理费 13 277.54 元、交通费 800 元，以上共计 60 535.51 元，A 医院赔偿以上费用的 70% 即 42 374.86 元，A 医院赔偿张某精神损害抚慰金 5 000 元，总计赔偿 47 374.86 元。

4. 知识链接

参考案例 69 知识链接。

## 案例 72　输液外渗

这是发生在重庆市的一起真实的由医疗损害责任纠纷引起的案例。

1. 案件回顾

1）事情经过

2016 年 10 月 26 日，新生儿张某因"发现皮肤黄染 8 天"入 A 医院治疗，2016 年 10 月 29 日出院诊断：（1）新生儿高胆红素血症（病理性）；（2）胆红素脑损伤；（3）心肌损害；（4）高乳酸血症；（5）呼吸性碱中毒；（6）地中海性贫血。医药费共计 6164.44 元，由张某支付。2016 年 10 月 31 日，张某以"发现右上肢红肿伴发热 1 天多"再次入 A 医院，入院记录记载"第一次住院经过出院后情况：出院时患儿右上肢有红肿，予碘伏消毒、硫酸镁湿敷、百多邦外用"，诊断为右上肢蜂窝织炎，右上肢坏死性筋膜炎，右上肢脓肿，新生儿败血症，新生儿高胆红素血症（病理性），新生儿肺炎，阿尔法型地中海贫血，给予对症支持治疗后出院。

2）处理过程

张某家属认为 A 医院医疗行为存在过错，应承担赔偿责任，故提起上诉。

3）事件结果

A 医院承担 90% 的赔偿责任。

2. 法院判决原文

1）A 医院于本判决生效之日立即赔偿张某医药费、续医费、护理费、营养费、交通费、精神损害抚慰金等共计 63 777.2 元；

2）驳回张某家属的其他诉讼请求；

3）案件受理费 2 726 元，减半收取 1 363 元，鉴定费 10 950 元，由张某家属负担 2 416 元，由 A 医院负担 9 897 元。

本案现已审理终结，案号为（2018）渝 0103 民初 4866 号，中国裁判文书网公布于 2019 年 1 月 28 日。

3. 案件分析

1）司法鉴定意见分析

A 医院诊断张某病理性黄疸成立，给予对症支持治疗符合医疗原则，双方认同 2016 年 10 月 29 日住院输液期间发生液体渗漏伴右上肢红肿的事实，经再次入院明确诊断为右上肢蜂窝织炎，右上肢坏死性筋膜炎，右上肢脓肿，新生儿败血症，张某家属所述的损害后果予以确认，此后果系液体渗漏并感染的延续；经治疗后遗有右上肢体表瘢痕形成。A 医院在对张某的治疗过程中存在未尽到谨慎注意义务的医疗过错，是造成张某所述后果的主要原因。理由为：输液外渗在临床上很难避免，但更主要的影响因素是穿刺技术和巡视病房是否及时等一些主观原因；因此及时观察和处理渗漏是保障治疗的重要手段。张某再次入院时的入院病历记载提示第一次住院期间确实存在右上肢红肿的事实，而新生儿系全托封闭式管理，第一次住院期间的病历未查见医院方关于液体渗漏的任何内容记载如渗漏液体种类、渗漏时间、渗漏量等。液体渗漏发生后，未查见相应的医患沟通及病情愈后情况的书面告知，无证据显示院方在输液过程中尽到了及时观察和渗漏后及时处理的义务、对病情的严重性及相应后果尽到充分的告知、防范义务，以上过错增加了感染发生的概率及疾病的救治难度。故 A 医院的过错是造成张某后果的主要原因（拟参考值 90%），新生儿自身体质因素为条件性轻微因素。根据目前法医学临床检见，张某右肩、肘关节活动可，右上臂瘢痕形成面积未达体表面积的 4%，未达最低评残标准，目前检见右上臂外侧浅表瘢痕、内侧挛缩性瘢痕，右前臂两处浅表瘢痕形成，根据临床专家会诊意见，可行挛缩瘢痕松懈植皮术及瘢痕切除美容缝合及美容修复术等治疗，费用为 5 万元左右。护理时限 90 日认定，营养期限 60 日认定。

2）法院对 A 医院赔偿责任划分认定

因双方对鉴定意见书及鉴定结论均不持异议，法院对鉴定意见予以采信。如鉴定意见书所述，输液外渗在临床上很难避免，主要的影响因素是穿刺技术和巡视病房是否及时等主观因素，其中穿刺技术因医护人员的个人经验水平不同而存在差异，而医护人员需要大量临床实践经验积累方能达到较高水准是行业规律，除非医护人员输液穿刺行为达到违反诊疗规范的程度，否则不应苛责。但巡视病房及时观察和处理则作为主观因素，通过严格履行相应规章制度即可达到。

但 A 医院对张某治疗过程中发生输液液体渗漏病历未作任何相关记载，对渗漏液体种类、渗漏时间、渗漏量均无任何记录，对渗液是否及时发现、是否及时对症治疗处理等张某家属最为关切的问题均不能作出有依据的合理解释。张某作为接受全托封闭式管理治疗的新生儿，在无父母陪伴的情况下输液治疗过程中出现输液渗漏后未及时获得的关照和处理，对其造成精神损害的程度应根据其治疗和年龄等情况综合考虑而不应按普通正常成年人的标准评判，故张某目前遭受的损害后果虽未达伤残评定标准，但法院仍酌情予以主张精神损害抚慰金。

3）法院对 A 医院责任赔偿认定

（1）医药费 6 152.44 元，双方均未举示第二次住院费用的相关票据等证据证明费用金额，本案中不作处理；

（2）续医费，50 000 元；

（3）护理费，法院依法确定为 10 800 元；

（4）营养费，法院酌定 2 000 元；

（5）鉴定费，10 950 元，法院确认；

（6）交通费，法院酌定 800 元；

（7）误工费，张某为幼儿不存在误工，其家属的误工费在本案中已主张护理费，故不再主张；

（8）精神损害抚慰金，法院酌定 1 000 元。

综上，本案纳入赔偿的各项费用为：医药费 6 152.44 元、续医费 50 000 元、护理费 10 800 元、营养费 2 000 元、交通费 800 元、精神损害抚慰金 1 000 元、鉴定费 10 950 元。其中除精神损害抚慰金、鉴定费外，共计 65 952.44 元，按 90% 比例为 62 777.2 元，由 A 医院赔偿。精神损害抚慰金 1 000 元由 A 医院赔偿。鉴定费 750 元的伤残等级鉴定费由张某家属承担，其余费用按前述比例分担。

4. 知识链接

1）我国关于静脉输液相关标准和指南

（1）我国国家卫生健康委员会于 2014 年推广实施《静脉治疗护理技术操作规范》，并于 2021 年发布了《血管导管相关感染预防与控制指南（2021 年版）》。

（2）2021 年 2 月，中华医学会儿科学分会护理学组（筹）与复旦大学 附属儿科医院临床指南制作和评价中心联合发布了国内首部《儿童静脉输液治疗临床实践循证指南》

（3）中华人民共和国卫生行业标准 WS/T 433—2023，《静脉治疗护理技术操作规范标准》于 2023 - 8 - 29 发布，2024 - 02 - 01 实施。

通过《标准》和《指南》的学习，能帮助护理人员更好地理解并指导应用在临床实践中，它们均能集中有效回答护理人员在静脉输液治疗中出现的主要问题，为临床实践提供了专业指引，但并非所有的问题都能得到解答。因此临床应用中需注意证据应用的可行性、适宜性、有效性和临床意义，方能切实为患者的静脉输液实践保驾护航。

2）国外关于静脉输液的相关标准和指南

（1）美国静脉输液协会（Infusion Nurses Society，INS）也已 于 2021 年将《输液治疗操作标准》更新至第 8 版，将《新生儿至青少年输液治疗政策及流程》更新至第 3 版。INS《输液治疗实践指南》，可在 INS 网站的学习中获取。

（2）2006 年 10 月，英国和爱尔兰外科医生协会、重症监护协会和肾脏协会等组织提议成立指导委员会，制定围术期液体管理共识，2008 年 3 月经指导委员会审议后，一致通过《英国成人外科患者静脉输液治疗指南》。

## 案例 73　鼻饲药物静脉给药护理过错后抢救操作不当

这是发生在江苏省无锡市的一起真实的由医疗损害责任纠纷引起的案例。

1. 案件回顾

1）事情经过

2017 年 10 月 23 日，张某因进食梗阻半年前往 A 医院治疗并于同日住院。2017 年 10 月 27 日，A 医院对张某实施食管癌根治术。2017 年 11 月 8 日，因 A 医院将开水溶化过的鼻饲管药物错误地注射进张某静脉血管，导致其心搏骤停、瞳孔放大。后 A 医院在对张某抢救过程中，操作不当又造成其左环杓关节永久脱位。现造成张某吻合口狭窄明显，进食困难，说话障碍。张某于 2018 年 7 月 9 日出院。

出院记录：2017 年 11 月 8 日因护理差错事件后张某突发晕厥，呼之不应，大汗淋漓，四肢湿冷，小便失禁，伴有血压下降，转至 ICU 抢救。经治疗，生命体征恢复平稳，11 月 14 日转回外科病房。

2018 年 7 月 19 日，张某家属与 A 医院在市医患纠纷人民调解委员会签订医患纠纷人民调解协议书。主要内容：A 医院一次性减免费用 110 296 元（医疗过错发生后尚未支付的医疗费）；双方承诺本协议为最终调解结果，具有法律约束力，本协议生效后，该医疗争议结束。以上内容为双方真实意愿的体现，本协议自双方签名（盖印）后即生效。A 医院减免上述费用后将剩余医疗费 73 000 元的住院收费票据开具给张某家属。

张某家属后向一审法院提起上诉。

一审法院认为：经人民调解委员会调解达成的调解协议，具有法律约束力，当事人应当按照约定履行。A 医院在对张某治疗过程中的护理行为存在过错，引发纠纷，但医患双方通过调解，在平等协商基础上自愿达成调解协议，张某家属也承认调解协议的真实性、合法性，本案又不存在可以撤销调解协议的情形，医患双方理应继续遵守调解协议所约定的权利义务。故张某家属要求 A 医院再行赔偿的诉讼请求，法院不予支持。

2）处理过程

张某家属不服一审法院判决，故提起上诉。

二审中，双方对一审已查明的事实均无异议，但张某家属提出一审遗漏查明了调解协议书形成的过程，称一审曾要求其在 2019 年 10 月 10 日前将反映调解过程的录音证据提交给法庭，但一审在其尚未提交之前也就是 10 月 10 日前就作出判决了。张某家属认为 A 医院让张某回家以农保报销，却出具了导致不能报销的诊疗记录，应由 A 医院负责不能报销部分的金额 29 028 元。

3）事件结果

维持一审判决，驳回张某家属的诉讼请求。

### 2．法院判决原文

1）一审法院判决

（1）驳回张某家属的诉讼请求；

（2）本案案件受理费 2 305 元，由张某家属负担。

2）二审法院判决

1）驳回上诉，维持原判；

2）二审案件受理费 500 元，由张某家属负担。

本案现已审理终结，案号为（2019）苏 02 民终 5627 号，中国裁判文书网公布于 2020 年 3 月 23 日。

### 3．案件分析

二审法院对本案件综合分析

经人民调解委员会调解达成的调解协议，具有法律约束力，当事人应当按照约定履行。本案中，双方签订的医患纠纷人民调解协议书中载明双方达成的协议内容为 A 医院一次性减免 110 396 元，同时明确双方承诺本协议为最终调解结果，具有法律约束力，协议生效后，该医疗争议结束。

张某家属主张的开具发票及农保报销问题，在调解协议中并未提及。因该人民调解协议书是双方最终调解结果，即使在调解过程中有谈到农保报销问题，但在调解协议中未明确具体的报销问题及无法报销的后果的情况下，无法认定 A 医院未按照调解协议履行而存在违约的情况。另 A 医院已向张某开具了发票，出具给张某的诊疗记录也是如实记录诊疗经过情况，在该义务的履行上并无过错。因此，在 A 医院已按照调解协议减免了相应费用，调解协议已按约履行的情况下，张某家属再要求 A 医院赔偿缺乏依据，一审未支持其诉讼请求符合法律规定。

对张某家属提出的一审程序违法问题，经查，一审法院实际已对张某提供的录音证据组织了质证，让张某家属在 2019 年 10 月 10 日前提交光盘及文字稿仅是对录音证据载体的形式要求，并非又给予了张某家属补充举证的期限，程序并未违法。

综上，张某家属的上诉请求不能成立，应予以驳回。一审认定事实清楚，适用法律正确，所作判决并无不当，依法应予以维持。

### 4．知识链接

1）查对制度

——国家卫生健康委员会 2018 年 4 月 18 日《关于印发医疗质量安全核心制度要点的通知》

（1）定义

指为防止医疗差错，保障医疗安全，医务人员对医疗行为和医疗器械、设施、药品等进行复核查对的制度。

（2）基本要求

① 医疗机构的查对制度应当涵盖患者身份识别、临床诊疗行为、设备设施运行和医疗环境安全等相关方面。

② 每项医疗行为都必须查对患者身份。应当至少使用两种身份查对方式，严禁将床号作为身份查对的标识。为无名患者进行诊疗活动时，须双人核对。用电子设备辨别患者身份时，仍需口语化查对。

③ 医疗器械、设施、药品、标本等查对要求按照国家有关规定和标准执行。

2）护理核心制度之查对制度

（1）抢救病人时，医生下达的口头医嘱，护士执行时必须复述两遍，以查实无误后，方可执行。用过的安瓿，待抢救结束，必须经另一人查对后方可弃去，抢救结束后 6 小时内督促医生据实补齐医嘱并及时审核校对。

（2）凡服药、配液、注射、输液、更换液体时必须严格执行三查十对一注意

① 三查：治疗前、治疗时、治疗后查；

② 十对：对床号、姓名、性别、年龄、药名、剂量、浓度、时间、用法、有效期；

③ 一注意：即注意用药后反应，所有自理口服药均需要开具医嘱，必须经两人核对后方可发放。

3）严格落实护理不良事件上报管理制度和流程。

## 案例 74  使用患者过敏药物医疗过错

这是发生在湖南省衡阳县的一起真实的由医疗损害责任纠纷引起的案例。

1. 案件回顾

1）事情经过

2022 年 3 月 19 日 9 时 29 分许，84 岁张某以"咳嗽、咳痰、头晕 5 天"入 A 医院住院治疗，入院时，咳嗽、咳痰，痰白色，质黏不易咳出，伴头晕头胀痛，身痛，畏寒，偶有盗汗，夜寐可，二便调。既往有"慢性支气管炎、右肩关节积液引流术后、2 型糖尿病"病史，既往"青霉素"过敏。A 医院入院诊断为：慢性阻塞性肺疾病（急性加重期），右肺感染，肺结节，双肾囊肿，2 型糖尿病。A 医院在张某入院完善相关检查后，予以头孢哌酮钠舒巴坦钠 3 g 静滴 Q12 h 抗感染、活血化瘀、护心、雾化止咳化痰、维持内环境稳定等对症支持治疗。张某于当天 16 时 19 分突发神志不清、呼之不应、喉中痰鸣、肢体抽搐，考虑存在过敏性休克，A 医院立即予以抗过敏、吸氧、补液等对症抢救处理后，于 16 时 28 分突发心率下降、神志昏迷、呼之不应、瞳孔散大，考虑心跳呼吸骤停，立即予以胸外按压、肾上腺素静脉推注强心、简易呼吸球囊辅助呼吸后予以气管插管接球囊辅助呼吸。16 时 31 分再次复测心率 0 次/分，呼吸 0 次/分，血压 0/0（mmHg），血氧饱和度 64％。张某昏迷，瞳孔对光反射迟钝，持续心外按压及肾上腺素静推 3 分钟一次，并予以扩容补液、血管活性药物升压、纠酸等处理，于 16 时 46 分心电监护：心率 164 次/分，呼吸 13 次/分，血压 137/46 mmHg，复查心电图：窦性心动过速，极度心动过速，下壁导联异常 Q 波部分导联 ST 段改变，考虑心肺复苏成功，告知张某家属病情危重，家属要求转入 A 医院 ICU 进一步高级生命支持治疗。入 ICU 后予以呼吸机辅助呼吸、中心静脉置管补液扩容、去甲＋多巴酚丁胺升压、抗氧化、冰帽护脑、维持内环境稳定等对症支持治疗，再次告知家属张某病情危重，虽经积极治疗，但无法逆转其脑功能，可能再次出现心搏骤停、呼吸停止、心脑血管意外、心律失常、猝死、MODS 等不可预料的情况，家属要求立即转入上级医院治疗。经 A 医院出院诊断为"心肺脑复苏术后，缺血缺氧脑病，休克原因：心源性休克？过敏性休克？慢性阻塞性肺疾病，急性加重期，右肺感染，肺结节，双肾囊肿，

2 型糖尿病、乳酸性酸中毒，呼吸衰竭？代谢性酸中毒"。同日，张某因病情危重，转入上级 B 医院住院治疗 138 天，2022 年 3 月 19 日入院，2022 年 8 月 4 日出院。经 B 医院诊断为：（1）心肺复苏术后，缺血缺氧性脑病；（2）继发性癫痫；（3）肺部感染；（4）PICC 置管术后；（5）胃造瘘术后；（6）低钾血症；（7）消化道出血；（8）尿路感染；（9）全身性感染；（10）左侧小腿局部肌间静脉血栓形成；（11）双肾囊肿；（12）左肾小结石；（13）膀胱右后壁增厚性质待定；（14）双肺结节；（15）主动脉瓣钙化并轻—中度返流；（16）慢性支气管炎并肺气肿；（17）念珠菌性皮；（18）左侧 3—7 肋骨骨折（骨痂形成）；（19）左第 2 肋骨骨折可能；（20）双侧胸腔积液。张某在 B 医院住院治疗共产生医疗费 383 602.37 元，其中医保统筹支付 278 830.52 元，个人支付 104 771.85 元。

张某家属提起上诉后，双方代表就张某目前状况的伤残程度评定、护理期评定、营养期评定、护理依赖程度评定、后续诊疗项目评定，申请司法鉴定。

司法鉴定意见：

（1）张某目前呈"持续植物生存状态"，致残程度目前评定为一级，护理依赖程度目前评定为完全护理依赖；

（2）从事发之日（2022 - 3 - 19）起营养期评定为 365 日，护理期评定为 365 日，此期间后护理按完全护理依赖；

（3）（前期）医疗费用凭有效票据核准；

（4）后续诊疗项目评定：后续需"呼吸道管理、预防感染的措施、预防肢体挛缩的措施及用品（如专用功能床等），肠道内、外给予营养的措施，排便排尿护理及用品，包括排便护理和排尿管理等"，该项费用另计。

2）处理过程

2022 年 11 月 2 日，另一鉴定中心作出医疗损害鉴定意见书意见：A 医院在对张某的诊疗过程中存在医疗过错，其过错医疗行为与张某损害结果的原因力程度，从技术鉴定立场评价建议为介于主要完全原因程度范围。

另查明，由某制药股份有限公司生产的注射用头孢哌酮钠舒巴坦钠说明书禁忌事项载明：已知对青霉素类、舒巴坦、头孢哌酮及其他头孢菌素类抗生素过敏者禁用。

3）事件结果

A 医院承担 90% 的赔偿责任。

2. 法院判决原文

1）张某家属因本次医疗事故造成的各项损失 1 457 448.01 元，由 A 医院赔偿张某家属 1 311 703.2 元，扣减 A 医院已垫付的各项费用 78 863.78 元，A 医院还应赔偿张某家属 1 232 839.42 元。

2）驳回张某家属的其他诉讼请求。

3）本案受理费 35 270 元，减半收取计 17 635 元，鉴定人员出庭费 1 000 元，合计 18 635 元，由张某家属负担 1 863.5 元，由 A 医院负担 16 771.5 元。

本案现已审理终结，案号为（2022）湘 0421 民初 3338 号，中国裁判文书网公布于 2023 年 6 月 29 日。

3. 案件分析

1）法院对 A 医院承担赔偿责任比例认定

双方讼争的是一宗医疗损害责任纠纷引起的侵权之诉。本案中，A 医院病历资料记载张某在 A 医院就诊时有既往青霉素过敏史，A 医院在明知张某有既往青霉素过敏史的情况下仍使用禁用的头孢哌酮钠舒巴坦钠，造成张某发生过敏性休克并脑部缺血缺氧呈持续植物生存状态，存在过错医疗行为，其过错医疗行为与张某的损害后果存在因果关系，依法应承担本案侵权责任。

结合鉴定中心作出的结论，A 医院过错医疗行为与张某损害结果的原因力程度，从技术鉴定立场评价建议为介于主要完全原因程度范围。张某虽因年事较高，自身具有基础病，如脑萎缩、脑白质疏松等，但张某的自身疾病属慢性病，其脑萎缩、脑白质疏松严重时也可能发生脑部缺血缺氧，本案中张某的脑萎缩、脑白质疏松还远未达到有可能发生脑部缺血缺氧的严重程度，造成张某发生过敏性休克并脑部缺血缺氧呈持续植物生存状态不可逆转的根本原因是 A 医院违规使用禁用的头孢哌酮钠舒巴坦钠的过错医疗行为，故应承担本案的主要责任。

综合本案案情，结合造成张某发生过敏性休克并脑部缺血缺氧呈持续植物生存状态原因力分析认定，法院确定由张某自身承担本案 10%的责任，由 A 医院承担本案 90%的责任。

2）法院对 A 医院赔偿金额认定

（1）医疗费 111 635.63 元；

（2）残疾赔偿金 224 330 元；

（3）精神抚慰金酌情 80 000 元；

（4）营养费 18 250 元；

（5）护理费 794 280 元；

（6）住院伙食补助费 19 000 元；

（7）交通费 3 800 元；

（8）法医鉴定费 22 196 元；

（9）外购增强免疫力人血清白蛋白二次费用 1 600 元、预防肢体挛缩外购站立护理床 12 532.38 元、轮椅 780 元、在 B 医院住院期间支付的做高压氧、CT 和照片人工费 1 050 元、外购破壁机 3 878 元、已产生的排便排尿护理及用品费 5 260 元，合计 25 100.38 元，法院予以支持。

以上各项损失共计 1 457 448.01 元，A 医院赔偿 1 311 703.2 元（1 457 448.01 元×90%）。张某家属要求 A 医院赔偿康复训练单车费 648 元、2022 年 11 月 19 日支付某公司服务费 1 209 元，因张某家属提供的证据不符合法律规定的"三性"要求，故法院不予支持。张某的后期治疗费，因张某现还在治疗，法院无法计算，双方当事人可参照上述比例按责进行分担。医疗事故发生后，A 医院已垫付各项费用 78 863.78 元，依法在应赔款中予以扣除。

4. 知识链接

见案例 56 的知识链接。

### 案例 75　救治中未尽充分的审慎注意义务，用药过敏性休克死亡

这是发生在广东省佛山市的一起真实的由医疗损害责任纠纷引起的案例。

1. 案件回顾

1）事情经过

张某于 2015 年 11 月 27 日因"发热、咽痛、右颜面肿痛、声沙 1 天"到 A 医院就诊，入院诊断为：（1）发热查因：急性扁桃体周围炎、右面部丹毒、脓毒血症；（2）喉头水肿。入院后使用抗感染、地塞米松激素冲击、雾化表面激素及庆大霉素、面罩吸氧、退热、补液、能量支持等对症支持治疗。同日12：45 张某突然出现呼吸困难、烦躁、口唇、肢端发绀、呼之不应、吸气性呼吸困难、心电监护示心率120 次/分，血氧饱和度 65%，血压 115/55 mmHg，双肺呼吸音微弱等症状和体征，A 医院对张某抢救至当日 17：50 宣布其临床死亡。当日，A 医院和张某家属均在场的情况下，对有关病历和药品进行了封存，并由张某家属、A 医院盖章签名确认。2015 年 11 月 30 日，A 医院重新打印了体温记录单、长期医嘱单、临时医嘱单、病历、病历副页、检验报告单、护理记录单、出院小结、会诊申请、知情同意书、病情急

危重通知书、检查治疗用药知情同意书、住院须知、一次性医用材料使用知情同意书、住院病人记录卡、心电图，用于存档。

张某家属认为 A 医院存在过错，应承担赔偿责任，故提起上诉。

2）处理过程

第一次司法鉴定意见：

（1）根据法医系统尸体解剖检验，死者张某四肢皮肤见多处医源性注射针孔，颈部正中见一气管切开创口，右上眼睑红肿，体表其余部位及全部内脏器官未发现机械性损伤征象，故可排除机械性暴力作用致死；

（2）尸解及组织学检验见死者张某有急性扁桃体炎、轻度间质性肺炎及右心室肌、房室结轻度脂肪浸润，未检见可致死性疾病；

（3）死者张某查血 IgE 值为 3 557.00 IU/mL，远远超过正常参考值范围，且喉头、肺高度水肿，喉、肺等器官内检见嗜酸性粒细胞浸润，结合所提供的病历资料及案情记载，张某在输液过程中出现跳起挣扎、表情痛苦、呼吸困难、脸色发白、嘴唇发紫等症状，支持张某生前发生药物过敏反应。

综上所述，结合案情及临床病历资料分析，张某符合因药物过敏性休克死亡。

第二次司法鉴定意见：

（1）A 医院对张某的诊疗行为中存在过错及不足。

（2）A 医院对张某诊疗行为中的过错及不足与张某的死亡后果之间存在因果关系，原因力为主要因素（过错参与度 61%～90%）（供法院参考）。

3）事件结果

A 医院承担 85% 的赔偿责任。

2. 法院判决原文

1）A 医院应于本判决发生法律效力之日起十日内赔偿张某家属 923 796.2 元；

2）驳回张某家属的其他诉讼请求；

3）本案受理费 6 605.02 元，由张某家属负担 1 607.74 元，A 医院负担 4 997.28 元。医疗损害鉴定费 16 800 元、鉴定人出庭费用 2 500 元，共计 19 300 元，由 A 医院负担。

本案现已审理终结，案号为（2016）粤 0605 民初 13726 号，中国裁判文书网公布于 2020 年 4 月 15 日。

3. 案件分析

司法鉴定意见分析 A 医院在对张某的诊疗行为中存在如下过错：

（1）在 12：45—12：50 期间，未能严密观察张某病情变化，在张某出现喉阻塞三度、意识尚清且病因（炎症）不能很快解除时，未能及早行气管切开术；

（2）在 12：50 张某出现喉阻塞四度且陷入昏迷状态、发绀严重时，A 医院亦未及时行气管切开或环甲膜穿刺，以解除张某四度喉阻塞、缓解呼吸困难；

（3）未行鉴别诊断，未考虑张某存在药物过敏致喉头水肿的可能性，未能及时停用相关药物。

上述 A 医院的诊疗过错行为未能及早解除张某三度喉阻塞、缓解呼吸困难，未能降低张某进展为四度喉阻塞的概率，与张某的死亡后果之间存在因果关系。

张某家属认为，A 医院打错针（头孢可能性大，不排除青霉素），导致张某死亡，A 医院拒绝封存有关病历材料，伪造、篡改、隐匿病历和药品。对此，法院认为，对于封存的病历和药品，是双方均在场的情况下封存的，并由双方盖章签名确认，法院予以确认。张某家属对封存的病历和药品的真实性有异议，理由不成立。A 医院提供的病历存档资料大部分资料与被封存病历中对应资料相同，只是打印时间不同（打印时间分别为 2015 年 11 月 30 日、2015 年 11 月 27 日），存档资料中仅多出了病历副页 5 页（内容为抢救记录、死亡记录死亡讨论的内容）和出院小结 1 份，其余内容基本一致。另外，A 医院提供的长期医嘱静滴本、临时医嘱注射本、输液记录卡、巡视病情记录卡是 A 医院于 2015 年 11 月 30 日补录后形成的。

《医疗机构病历管理规定》第二十六条第二款规定："按照《病历书写基本规范》和《中医病历书写基本规范》要求，病历尚未完成，需要封存病历时，可以对已完成病历先行封存，当医师按照规定完成病历后，再对新完成部分进行封存。"从本案来看，A 医院提供的长期医嘱静滴本、临时医嘱注射本、输液记录卡、巡视病情记录卡中含有 A 医院医务人员的手写记录，A 医院提供的病历存档资料中仅多出的病历副页 5 页和出院小结 1 份，均属于因抢救急危患者，未能及时书写病历时，由有关医务人员在抢救结束后补记的材料。这些材料在 2015 年 11 月 27 日封存涉案病历时尚未完成，可以在该日先行封存已完成病历后，在医务人员完成病历后再对新完成部分进行封存。A 医院没有对补录病历材料另行封存，不符合病历管理规范。A 医院提供的长期医嘱静滴本、临时医嘱注射本、输液记录卡、巡视病情记录卡，与 A 医院提供的封存病历、封存药品相互印证，其中封存病历中的长期医嘱单显示开具了"注射用青霉素钠皮试"的药品，但在长期医嘱静滴本中的"注射用青霉素钠 160 万单位，3 瓶，sig：住院静脉输液（组合）Q8 h 皮试（）"文字部分手写注明"未做"，该情况与 A 医院提供的封存药品中没有青霉素的情况相互印证。张某家属认为 A 医院提供的未经封存的材料属伪造、篡改的材料，其隐匿病历、药品，并认为 A 医院对张某打错针，没有证据证明，法院不予采信。A 医院认为其过错不宜超过次要因素，理据不足。A 医院对张某的救治过程中未尽充分的审慎注意义务，张某因药物过敏性休克死亡，存在过错。根据本案的实际情况，法院酌定 A 医院对张某死亡的损失承担 85％的赔偿责任。对于超出部分，法院不予支持。

4. 知识链接

1) 海恩法则概念

海恩法则是德国飞机涡轮机的发明者帕布斯·海恩提出的一个在航空界关于飞行安全的法则。

强调点：任何不安全事故都是可以预防的，每一起严重事故的背后，必然有 29 次轻微事故和 300 起未遂先兆以及 1 000 起事故隐患。按照海恩法则分析，当一件重大事故发生后，我们在处理事故本身的同时，还要及时对同类问题的"事故征兆"和"事故苗头"进行排查处理，以防止类似问题的重复发生，及时消除再次发生重大事故的隐患，把问题解决在萌芽状态。海恩法则总结的两点：一是事故的发生是量的积累的结果；二是再好的技术，再完美的规章，在实际操作层面，也无法取代人自身的素质和责任心。因此，海恩法则不仅被广泛应用于航空领域，也被用于企业的生产管理，特别是安全管理中。

在企业生产管理中，海恩法则提醒我们要时刻保持警惕，注意发现和解决潜在的安全隐患，以避免事故的发生。同时，也强调了人的因素在生产安全中的重要性，即使拥有先进的技术和完美的规章制度，如果员工缺乏安全意识和责任心，仍然可能导致事故的发生。

因此，企业应该加强对员工的安全培训和教育，提高员工的安全意识和责任心，建立健全的安全管理制度和操作规程，并严格执行和监督，以确保生产安全。同时，企业还应该加强对事故隐患的排查和整改，及时发现和解决安全隐患，防止事故的发生。

海恩法则是一种重要的安全管理理念和方法，它提醒我们要时刻保持警惕，注意发现和解决潜在的安全隐患，加强员工的安全培训和教育，建立健全的安全管理制度和操作规程，以确保生产安全。

2) 推荐阅读

（1）向航空航天和国防工业学习

战争和医疗看上去是完全对立的两个方面。但是，它们都属于高风险、高强度的领域，有奉献精神的专业技术人员在各自的领域里致力于解决复杂且严重的问题。这两个领域有很多地方都能互相学习。保障患者安全从航空航天和国防工业引入的最著名的理念就是外科和重症监护的核对清单，能够使患者信息、治疗方案和责任共担方面互相匹配。正确的医疗保健服务取决于患者对自己医疗问题的正确理解，对要做什么和由谁来做以及要认真执行和贯彻的内容的认识程度。因此，军事作战和航空航天领域，误伤和坠机与医源性伤害是直接对应的，均依赖于一个相似的理念：观察（observe）、判断（orient）、决策（decide）、行动（act）的 OODA 循环。为了降低这类危害的风险，自动识别敌我系统能防止或尽量减少误伤，而近地警告系统则能在低海拔或困难地形下增强对态势感知能力。这些系统积累的经验也获得了飞行员和战士们对于系统能力的信任。

人们对卫生系统自动化决策的接受度正在逐渐提高。但是医生们开处方时仍然一贯地忽视系统生成的药物配伍禁忌的警告。复杂的电子药物管理系统普遍都缺乏内置的临床决策支持功能。缺少对时间的推断意味着日用药量不能被跟踪，有时剂量甚至会高于治疗量。为了让人们慢慢能接受这些系统，就要意识到人仍然在数据输入中起着重要作用，决策支持系统并不是完全可靠的。要克服这两个困难要更多地使用自动化数据输入和数据一体化，而不过分依赖操作员，也需要这些系统长期的经验。正如在航空航天和军事领域，信任就是通过决策系统具有性能优势的直接经验慢慢建立起来的。

我们从航天航空和国防部门借鉴了许多技术和理念来完善医疗体系的建设。然而，这些领域中必然还有很多没有发现和利用的潜在机遇，这些机遇必将使医疗对医生和患者都更加安全有效。

（2）推荐阅读约翰·J. 南斯（John J. Nance）的《向航空业学管理：医疗质量与患者安全的终极飞行计划》。

（3）建议将"高级健康评估"课程纳入本科教育必修课。

## 案例 76　术后感染未控制

这是发生在福建省的一起真实的由医疗损害责任纠纷引起的案例。

**1. 案件回顾**

**1）事情经过**

2021 年 3 月 1 日，76 岁的张某，以反复活动性心前区疼痛、胸闷、气促 1 年余为主诉到 A 医院住院治疗，诊断为：（1）冠心病、心绞痛、心功能Ⅰ—Ⅱ级；（2）急性胃炎；（3）高血压病；（4）帕金森病；（5）后循环缺血；（6）左肝囊肿；（7）前列腺术后并钙化灶。住院 5 天，于 2021 年 3 月 6 日出院，住院费用 2160 元。张某及家属要求当日出院，请示上级医师后予办理出院手续。出院时情况：张某无心前区疼痛、胸闷、气促，一般情况尚可。

2021 年 8 月 22 日，张某以反复上腹疼痛 1 周为主诉到 B 医院住院治疗，入院初步诊断为：（1）腹痛待查：胃炎？急性胰腺炎？（2）冠心病。住院期间于 9 月 2 日上午行胃镜检查过程中致张某吸入性重症肺炎，后转重症医学科诊治。9 月 3 日，A 医院请人民医院呼吸危重症科主任医师会诊，会诊后考虑"吸入性重症肺炎、Ⅰ型呼吸衰竭、脓毒性休克"诊断明确，予抗感染治疗。住院 34 天，于 9 月 24 日出院。

9 月 24 日，张某又住入 A 医院外科病区继续治疗，入院诊断：（1）胃窦腺癌；（2）幽门梗阻；（3）肺部感染；（4）食管炎；（5）冠心病。9 月 25 日，张某在全麻下行"胃癌姑息切除＋肠粘连松解术"。11 月 1 日，张某出现呼吸困难，转 ICU 治疗。11 月 4 日，张某经抢救无效死亡。死亡原因：胃窦腺癌并幽门梗阻合并重症肺炎、腹腔感染、脓毒性休克，最后导致呼吸循环衰竭死亡。

张某从 2021 年 8 月 22 日至 2021 年 11 月 4 日死亡，共住院 75 天，花去医疗费 180 114.53 元，白蛋白费用 6 540 元。

**2）处理过程**

司法鉴定意见：A 医院对张某的诊疗过程中，存在过错，该过错与其感染性休克死亡存在因果关系，为次要原因。

张某家属认为张某在诊疗过程中受到损害，医疗机构及其医务人员有过错，应由医疗机构承担赔偿责任，故提起上诉。

3）事件结果

A 医院承担 30％的赔偿责任。

2. 法院判决原文

1）A 医院应于本判决生效之日起十日内赔偿张某家属因张某死亡造成的医疗费、护理费、营养费、死亡赔偿金、丧葬费、鉴定费等合计 538 894.03 元的 30％计 161 668.21 元，以及精神损害抚慰金 20 000 元，合计 181 668.21 元。扣除 A 医院已支付的 20 000 元、鉴定费 6 000 元，以及垫付的医疗费 50 911.9 元后，仍应赔偿 104 756.31 元；

2）驳回张某家属的其他诉讼请求；

3）案件受理费 5 397.8 元，减半收取计 2 698.9 元，由 A 医院负担 1 034.9 元，张某家属负担 1 664 元。

本案现已审理终结，案号为（2022）闽 0803 民初 2585 号，中国裁判文书网公布于 2023 年 6 月 6 日。

3. 案件分析

1）法院对 A 医院承担赔偿责任比例认定

司法鉴定意见书认为：A 医院在对张某的诊疗过程中，诱发张某吸入性肺炎，在肺部感染并未完全控制的情况下予行手术，术后肺部感染持续存在，且辅助检查"多重耐药"未予及时处理，停用"抗生素"后对张某病情观察不仔细，存在过错，考虑到张某年纪大，自身疾病严重，术后切口感染等难以完全避免的并发症等因素，故认为其过错与张某多器官衰竭死亡的后果存在因果关系，为次要原因。鉴定意见为：A 医院对张某的诊疗过程中，存在过错，该过错与其感染性休克死亡存在因果关系，为次要原因。

该鉴定机构、鉴定人员和鉴定过程，原、被告双方均无意见，且未违反法律法规规定，其所作的鉴定结论合法有效，可以作为本案定案的依据。

综合考量 A 医院对张某诊疗行为中存在的过错、张某自身存在的疾病因素及鉴定意见等，酌定由 A 医院承担 30％的赔偿责任。张某家属主张医院应承担 50％的赔偿责任，依据不足，法院不予支持。

2）法院对 A 医院责任赔偿认定

（1）张某于 2021 年 3 月 1 日以反复活动性心前区疼痛、胸闷、气促 1 年余为主诉到 A 医院住院治疗，住院 5 天，花去住院医疗费用 2160 元，因该次治疗与本案无关，不应由 A 医院承担赔偿责任。

（2）张某于 2021 年 8 月 22 日以反复上腹疼痛 1 周为主诉到 A 医院住院治疗，期间于 2021 年 9 月 2 日上午行胃镜检查过程中致张某吸入性重症肺炎，后转 ICU 诊治。2021 年 11 月 4 日，张某经抢救无效死亡。死亡原因：胃窦腺癌并幽门梗阻合并重症肺炎、腹腔感染、脓毒性休克，最后导致呼吸循环衰竭死亡。该连续治疗过程及过错与张某死亡具有一定的因果关系。

张某家属主张其医疗费损失为 180 114.53 元，有医院的医疗票据证实，应予支持。

A 医院主张张某原有疾病胃癌的治疗费不应计入外科病区住院期间，发票金额为 73 656.36 元。

司法鉴定意见：A 医院在对张某的诊疗过程中，诱发张某吸入性肺炎，在肺部感染并未完全控制的情况下予行手术，术后肺部感染持续存在，且辅助检查"多重耐药"未予及时处理，停用"抗生素"后对张某病情观察不仔细，存在过错。因此，A 医院的主张无事实依据，法院不予采信。

（3）白蛋白费用 6 540 元，该费用为治疗所需，A 医院对该费用也无意见，应予支持。该费用为医疗费用支出，A 医院主张该费用为营养费，应从营养费中扣除，无事实和法律依据，不予采纳。

（4）鉴定费 12 000 元。

（5）丧葬费 50 758 元，死亡赔偿金 255 700 元。

（6）住院期间交通费法院酌定 1 000 元为宜。

（7）住院期间的护理费依法应为 14 281.5 元。因张某家属未提供证据证明张某需二人特别护理的证据，故其主张的住院期间支出的护工费用 4 680 元，属重复计算，不予采纳。

（8）住院期间的营养费，法院酌定为 18 500 元。

（9）精神损害抚慰金，法院酌定为 20 000 元。

综上第（2）～（8）项 180 114.53 元＋6 540 元＋12 000 元＋50 758 元＋255 700 元＋1 000 元＋14 281.5 元＋18 500 元＝538 894.03 元，A 医院负担 30% 计 161 668.21 元，加上精神损害抚慰金 20 000 元，合计 181 668.21 元。但应扣除 A 医院已支付的 20 000 元、鉴定费 6 000 元，以及垫付的医疗费 50 911.9 元。抵扣后，A 医院仍应赔偿 104 756.31 元。

4. 知识链接

1）什么是院内感染？

院内感染又称为医院获得性感染，是指住院病人在医院内获得的感染，既包括在住院期间发生的感染，也包括在住院时获得出院后发生的感染；但不包括入院前已开始或入院时已处于潜伏期的感染。

2）由于疾病并发症导致的感染，医院负全责吗？

《民法典》第一千二百一十八条，患者在诊疗活动中受到损害，医疗机构或者其医务人员有过错的，由医疗机构承担赔偿责任。本案中 A 医院在对张某的诊疗过程中，诱发张某吸入性肺炎，在肺部感染并未完全控制情况下予行手术，术后肺部感染持续存在，且辅助检查"多重耐药"未予及时处理，停用"抗生素"后对张某病情观察不仔细，存在过错，但因为张某年纪大，自身疾病严重，术后切口感染等难以完全避免的并发症等因素，故认为其过错与张某多器官衰竭死亡的后果存在次要原因，所以医疗机构应承担 30% 的赔偿责任。

## 八、患者安全警示篇之医护人员职业环境安全

### 案例 77　救护车上故意伤害医务人员

这是发生在北京市的一起真实的由故意杀人引起的案例。

1. 案件回顾

1）事情经过

张某父亲于 2013 年 3 月 25 日 6 时许，在当地某处的救护车内，认为被害医生陈某（男，35 岁）为张某打错针，导致张某病情无好转且有恶化情况，张某父亲趁被害医生陈某不备，从被害医生陈某身后持救护车内一把铁质剪刀（全长 27 cm，刃长 11 cm，刃宽 1.8 cm）多次刺、扎医生陈某脖颈、头部等致命部位，在张某亲友劝阻时仍想用剪刀继续行凶。被害医生陈某颈髓损伤，右侧肢体偏瘫，经鉴定损伤程度为轻伤一级。

2）处理过程

案发后张某之父逃离现场，6 年后于 2019 年 12 月 26 日被公安机关抓获归案。

当地检察院以京海检一部刑诉〔2020〕181 号起诉书指控张某父亲犯故意伤害罪，于 2020 年 5 月 6 日向法院提起公诉。

经法庭质证，张某父亲除对医生陈某、各证人的证言、现场勘验笔录、现场照片、医院病历、人体损伤程度鉴定书提出异议，对其他证据无异议。法院认为各项证据内容客观、真实，形式、来源合法，

法院对各证据中能够相互印证的事实予以确认。

3）事件结果

张某父亲故意杀人罪名成立。

## 2. 法院判决原文

张某父亲犯故意杀人罪，判处有期徒刑七年六个月。（刑期从判决执行之日起计算。判决执行以前先行羁押的，羁押一日折抵刑期一日，即自 2019 年 12 月 26 日起至 2027 年 6 月 25 日止。）

本案现已审理终结，案号为（2020）京 0108 刑初 845 号，中国裁判文书网公布于 2021 年 4 月 8 日。

## 3. 案件分析

对张某父亲的质证意见，法庭综合全案事实和证据，法院作出综合评判：

1）张某父亲持凶器故意杀人，其行为已构成故意杀人罪。当地检察院指控张某父亲犯故意杀人罪的事实清楚，证据确凿，指控罪名成立。针对张某父亲辩称其只向医生陈某后背扎了一下，没想杀死医生陈某，不构成故意杀人罪的辩解，经查，在案证据可以证明张某父亲持剪刀多次刺、扎被害人脖颈、头部等致命部位，在其亲友劝阻时仍想用剪刀继续行凶。被害医生陈某头部、颈部有三处不同的伤口，受伤部位均系人体致命部位，而持剪刀刺、扎医生陈某的只有张某父亲一人。上述事实足以印证张某父亲欲将医生陈某刺、扎致死的主观故意。

2）张某父亲的行为严重侵害了医生陈某的生命权，符合故意杀人罪的构成要件，故张某父亲的辩解法院不予采信。鉴于张某父亲在犯罪过程中因他人阻拦等意志以外的原因未得逞，系犯罪未遂，法院依法对其减轻处罚。

## 4. 知识链接

1）急救车上、急救设备及锐器的摆放和安全要求是确保院前急救顺利进行的重要环节。以下是一些关于急救车、急救设备及锐器摆放和安全要求的要点：

（1）车辆管理：救护车司机实行 24 小时值班制，保证在接到出车通知后 5 分钟内做好出车准备。医务人员接到 120 电话后，立即通知相关人员 5 分钟内出发。执行任务回院后，及时向急救中心或调度室报告出车情况，并做好登记。

（2）车辆消毒：救护车是一个特殊的抢救场所，车上的所有抢救仪器设备，不仅要保持性能完好，还要维持清洁状态，必须严格按照贵重仪器设备的三级保养制度进行擦拭、消毒、浸泡、保养，出车回院后及时清除车上的垃圾，保持整齐清洁，并进行空气消毒。

（3）药品管理：急救药品固定基数、定位存放，根据药品抢救时应用的频率，把经常用的药品摆放在首位，依次类推，各科室可根据需要，在全院统一种类的基础上，根据专科抢救特点准备药品，但需经药事管理与药物治疗学委员会审核。

（4）设备摆放：备用状态下，急救车、监护仪、吸痰机、除颤仪等设备定点放置。使用状态下，急救车摆放在床尾，监护仪放在一体式吸痰机治疗车上并摆放在患者的左侧，除颤仪摆放在患者的右侧。

（5）锐器管理：锐器应妥善放置在专门的容器中，避免刺伤。使用过的锐器应立即处理，避免交叉感染。定期检查锐器的锋利度和完整性，确保其正常使用。

（6）整体要求：各机器清洁、性能完好，物品摆放有序、整齐、美观。专人管理，每周检查性能，每月清洁保养。

（7）区域划分：一般抢救车内物品分四个区域放置，即急救药品区、输液物品区、呼吸支持物品区、其它类物品区。

（8）位置固定：建议将抢救车、除颤仪定位放置在一个方便进入各临床区域，且护理人员可以时刻关注到的位置上。如果各病区布局相同，抢救车的位置应统一。

总之，急救车、急救设备及锐器的摆放和安全要求是多方面的，涉及车辆管理、药品管理、设备摆放、锐器管理等方面。这些要求旨在确保急救车在执行任务时能够迅速、有效地进行救治工作，同时保障患者和医护人员的安全。

2）医务人员注意沟通技巧

急救人员的沟通技巧主要包括倾听、表达和提问。

（1）倾听：急救人员需要认真倾听患者及其家属的诉求，理解他们的感受和需求。这有助于建立信任关系，缓解患者的紧张情绪，为后续治疗打下基础。在倾听时，急救人员应保持专注，避免打断对方的发言，给予适当的反馈，以表示理解和关心。

（2）表达：急救人员需要清晰、准确地向患者及其家属传达信息。这包括解释病情、治疗方案、风险和预后等方面的信息。在表达时，急救人员应使用简单易懂的语言，避免使用过于专业的术语。同时，注意语气和表情的运用，以表现出关心和支持。

（3）提问：急救人员可以通过提问来了解患者的病史、症状和需求。这有助于更准确地判断病情，制定合适的治疗方案。在提问时，急救人员应关注问题的重点，避免过于冗长或模糊的问题。同时，给予患者足够的时间回答，并尊重他们的隐私权。

## 案例78　病房故意殴打伤害医务人员

这是发生在河南省鹿邑县的一起真实的由故意伤害引起的案例。

1. 案件回顾

1）事情经过

2016 年 4 月 8 日 14 时，在 A 医院住院部，张某家属等多人因住院押款问题与该住院部护士多人发生争吵，张某多名家属中 1 人首先辱骂一名护士段某并上手殴打另一名护士，挑起事端，造成双方相互撕扯。医生宋某看到双方发生争执，进行拉架，过程中张某家属陈某对护士段某、医生宋某等人进行殴打，造成护士段某、医生宋某受伤。经鉴定，医生宋某的伤情为右眼外伤，右眼眶下壁凹陷性骨折，损伤程度属轻伤二级。

2）处理过程

本案民事部分已调解，有现场勘验笔录、辨认笔录、视频资料，证明案发现场和发生争执的过程情况；调解协议书、谅解书、收到条、撤诉书等书证，证明本案的赔偿情况；户籍证明、前科证明可证明张某家属陈某的身份情况和无前科。

当地人民检察院以刑诉〔2020〕35 号起诉书指控陈某犯故意伤害罪，于 2020 年 3 月 26 日向法院提起公诉。

3）事件结果

张某家属陈某归案后，其故意伤害罪罪名成立。

2. 法院判决原文

张某家属陈某犯故意伤害罪，判处有期徒刑八个月，缓刑一年。（缓刑考验期，自判决确定之日起计算。）

本案现已审理终结，案号为（2020）豫 1628 刑初 123 号，中国裁判文书网公布于 2020 年 4 月 26 日。

3. 案件分析

法院认为，张某家属陈某故意伤害他人身体，致一人轻伤，其行为构成故意伤害罪，指控的罪名成立，予以支持。

本案系因医患纠纷发生的伤害行为，在案发起因上，双方均有一定的过错。张某家属陈某归案后，当事人双方就民事问题达成赔偿谅解协议，得到了被害医生宋某的谅解，可对被告人陈某从轻处罚，并可适用缓刑。

4. 知识链接

1）在医患纠纷中，如果发生伤害行为，先保证患者病情安全，在此前提下及时报警，保护医务人员自身安全，建议采取以下防护措施：

（1）及时分开争执双方：一旦发现情绪激动可能导致暴力行为时，应立即采取措施将双方分开，以防止冲突升级。

（2）保持沟通耐心：对于不满的患者或家属，医务人员应耐心倾听其诉求，并尽可能表达理解和同情，以降低对方的愤怒情绪。

（3）强化医疗告知：加强与患者的沟通，确保患者或家属对治疗方案有充分的了解和认同，这有助于减少误解和不满。

（4）签署知情同意书：在进行特殊检查或治疗前，确保患者或家属签署知情同意书，明确医疗行为的风险和后果。

（5）保护医院运营秩序：对于扰乱医院秩序的行为，应协同医院安保部门和公安部门共同处理，必要时要求赔偿和道歉。

（6）运用法律解决纠纷：对于重大的医患纠纷，应依法处理，依靠卫生行政部门和司法部门走法律途径解决问题。

（7）增强法律意识：定期组织医务人员学习相关法律法规，增强法律意识，依法行医，并用法律知识保护自己。

（8）制定应急预案：医疗机构应制定应急预案，包括医疗纠纷应对演练，以提高医务人员处理突发事件的能力。

（9）实施正当防卫：在遭受身体伤害的威胁时，医务人员有权进行正当防卫，但应避免使用过度的力量。

（10）报告公安机关：一旦医疗纠纷中发生涉嫌违反治安管理行为或犯罪行为，医疗机构应立即向所在地公安机关报案，依法处置。

总之，医务人员在面对医患纠纷时，应保持冷静和专业，合理运用沟通技巧和法律手段，确保自身和患者的安全。同时，医疗机构应提供必要的支持和培训，帮助医务人员提高处理纠纷的能力。

2）个别地区已经建立的一键报警系统（例如北京市）

《北京市医院安全秩序管理规定》：《北京市医院安全秩序管理规定》于2020年7月1日开始实施，标志着医院安全管理进入了一个新的阶段。该规定的核心原则是"预防为主、医警联动"，旨在通过法律手段保障医院和患者的安全。根据这一规定，北京市三级医院已全面实施安检措施，并在多家医院安装了一键报警装置。这些措施有效降低了涉医违法犯罪案件的发生率，增强了医务人员和患者的安全感。

《医院安全秩序管理工作规范》：市卫健委制定的《医院安全秩序管理工作规范》以及与市公安局联合下发的《医院禁止、限制携带物品名录》，为医院安全秩序管理提供了明确的指导和标准。这些文件不仅明确了医院安全管理的基本要求，还细化了具体的执行措施，如安全检查制度和警务室的建设，确保了法规的有效执行。

《改善医疗服务行动工作方案》：此方案提出了优化门急诊服务、提升医疗质量、改善就医体验等20项措施，旨在从根本上增强群众的满意度和获得感。通过提高服务质量和效率，减少医患矛盾，从而间接支持医院安全管理的整体框架。

这些法律法规的实施，极大地提升了医院应对紧急情况的能力，加强了医院的整体安全防护体系。一键报警系统的安装和应用，使得医院在遇到紧急情况时能够迅速反应，及时通知相关部门进行处理，有效避免了潜在的安全风险。

总之，医院建立一键报警系统的法律基础坚实，涵盖了从医院内部安全管理到外部警务支持等多个方面。这些措施的实施不仅提高了医院的安全保障能力，也促进了医患关系的和谐，为创建安全、和谐的医疗环境提供了有力支撑。

### 案例 79　劳动争议——医务人员解除合同

这是发生在西藏自治区那曲市的一起真实的由劳动争议引起的案例。

**1. 案件回顾**

**1）事情经过**

2021 年 3 月 1 日，张某入职 A 医院，双方确定了劳动关系，A 医院于 2021 年 3 月起向张某支付工资，双方未签订劳动合同。2021 年 7 月 1 日 A 医院与张某补签劳动合同，合同期限自 2021 年 7 月 1 日至 2022 年 7 月 1 日，约定张某每月工资标准为 8 000 元。2022 年 3 月 20 日，医院出具《情况说明》诉张某不胜任工作，故解除与张某的劳动合同。遂张某申请劳动仲裁。

**2）处理过程**

2022 年 6 月 14 日，当地劳动人事争议仲裁委员会作出仲裁裁决书，裁决由 A 医院向张某支付未签订劳动合同三个月的双倍工资差 24 000 元及违法解除劳动合同赔偿金 16 000 元。A 医院不服仲裁裁决向法院提起诉讼，请求撤销仲裁裁决。

**3）事件结果**

驳回 A 医院的全部诉讼请求。

**2. 法院判决原文**

1）驳回 A 医院的全部诉讼请求；

2）案件受理费 10 元，由 A 医院负担。

本案现已审理终结，案号为（2022）藏 0602 民初 833 号，中国裁判文书网公布于 2022 年 11 月 16 日。

**3. 案件分析**

本案的争议焦点在于：

1）A 医院是否应当承担未签劳动合同 3 个月的双倍工资差

张某于 2021 年 3 月 1 日入职 A 医院，A 医院于 2021 年 3 月份起向张某支付工资，双方未签订劳动合同，直至 2021 年 7 月 1 日 A 医院才与张某补签劳动合同。根据《中华人民共和国劳动合同法》第八十二条"用人单位自用工之日起超过一个月不满一年未与劳动者签订书面劳动合同的，应当向劳动者每月支付二倍的工资"规定，A 医院自 2021 年 3 月份与张某建立劳动关系后，应当签订书面劳动合同而未签订，其应向张某支付 3 月 1 日至 7 月 1 日未签合同 3 个月的双倍工资。

根据《中华人民共和国劳动合同法实施条例》第六条第二款"……用人单位向劳动者每月支付两倍工资的起算时间为用工之日起满一个月的次日，截止时间为补订书面劳动合同的前一日"。劳动合同约定张某每月平均工资标准为 8 000 元，故 A 医院应向张某支付未签劳动合同 3 个月（4 月、5 月、6 月）的双倍工资差 3×8 000＝24 000 元。A 医院辩称，张某的劳动合同期为一年且其从事的药房工作较为重要，试用期应当为 2 个月，试用期无需支付双倍工资，对此 A 医院并未提交有力证据证明，法院不予采纳。当地劳动人事仲裁委员会作出的仲裁裁决书第一项裁决内容正确。

2）A 医院解除劳动合同的行为无法律依据，应向张某支付赔偿金

A 医院以张某严重违反医院各项规章制度和劳动合同确定的工作纪律，屡次发错药，经提醒和采取扣除相应工资的措施后仍我行我素，不注重个人业务和素质的提升，故于 2022 年 3 月 20 日解除与张某的劳动合同。但以本案现有证据仅能证明张某因事假被扣除过工资，至于罚款，在没有其他证据予以佐证的情况下无法证明是因为发错药所致。

首先，根据《中华人民共和国劳动合同法》第四条规定"用人单位应当将直接涉及劳动者切身利益的规章制度和重大事项决定公示，或者告知劳动者"。本案中 A 医院并未提交有力证据证明规章制度已进行过公示或告知，亦未证明张某如何违反医院规章制度及劳动合同约定的事项。其次，按照双方签订的《劳动合同》约定，员工不能胜任工作，经过培训或者调整工作岗位仍不能胜任工作的，医院可以解除劳动合同，但应当提前三十日以书面形式通知员工本人。以本案现有证据无法证明 A 医院在解除劳动合同前三十日以书面形式告知了张某。对以上内容 A 医院应承担举证不能的不利后果。故对 A 医院解除与张某劳动合同的合法性法院不予认可。

根据《中华人民共和国劳动合同法》规定，仲裁裁决书认定事实清楚、适用法律正确、裁决内容亦正确。对于 A 医院请求法院对裁决书第一项、第二项的错误裁决进行纠正，判定 A 医院不承担支付未签订劳动合同的双倍工资和违法解除劳动合同的赔偿义务的诉讼请求，法院不予支持。

4. 知识链接

1)《中华人民共和国劳动合同法》

建立劳动关系，应当订立书面劳动合同。

已建立劳动关系，未同时订立书面劳动合同的，应当自用工之日起一个月内订立书面劳动合同。

用人单位与劳动者在用工前订立劳动合同的，劳动关系自用工之日起建立。

劳动合同期限三个月以上不满一年的，试用期不得超过一个月；劳动合同期限一年以上不满三年的，试用期不得超过二个月；三年以上固定期限和无固定期限的劳动合同，试用期不得超过六个月。

同一用人单位与同一劳动者只能约定一次试用期。

以完成一定工作任务为期限的劳动合同或者劳动合同期限不满三个月的，不得约定试用期。

试用期包含在劳动合同期限内。劳动合同仅约定试用期的，试用期不成立，该期限为劳动合同期限。

第四十七条，经济补偿按劳动者在本单位工作的年限，每满一年支付一个月工资的标准向劳动者支付。六个月以上不满一年的，按一年计算；不满六个月的，向劳动者支付半个月工资的经济补偿。

劳动者月工资高于用人单位所在直辖市、设区的市级人民政府公布的本地区上年度职工月平均工资三倍的，向其支付经济补偿的标准按职工月平均工资三倍的数额支付，向其支付经济补偿的年限最高不超过十二年。

本条所称月工资是指劳动者在劳动合同解除或者终止前十二个月的平均工资。

第四十八条，用人单位违反本法规定解除或者终止劳动合同，劳动者要求继续履行劳动合同的，用人单位应当继续履行；劳动者不要求继续履行劳动合同或者劳动合同已经不能继续履行的，用人单位应当依照本法第八十七条规定支付赔偿金。

第八十二条，用人单位自用工之日起超过一个月不满一年未与劳动者订立书面劳动合同的，应当向劳动者每月支付二倍的工资。

用人单位违反本法规定不与劳动者订立无固定期限劳动合同的，自应当订立无固定期限劳动合同之日起向劳动者每月支付二倍的工资。

第八十七条，用人单位违反本法规定解除或者终止劳动合同的，应当依照本法第四十七条规定的经济补偿标准的二倍向劳动者支付赔偿金。

2)《中华人民共和国劳动合同法实施条例》第六条规定

用人单位自用工之日起超过一个月不满一年未与劳动者订立书面劳动合同的，应当依照《中华人民共和国劳动合同法》第八十二条的规定向劳动者每月支付两倍的工资，并与劳动者补订书面劳动合同；劳动者不与用人单位订立书面劳动合同的，用人单位应当书面通知劳动者终止劳动关系，并依照《中华人民共和国劳动合同法》第四十七条的规定支付经济补偿。

前款规定的用人单位向劳动者每月支付两倍工资的起算时间为用工之日起满一个月的次日，截止时间为补订书面劳动合同的前一日。

《中华人民共和国民事诉讼法》第六十七条，当事人对自己提出的主张，有责任提供证据。当事人及其诉讼代理人因客观原因不能自行收集的证据，或者人民法院认为审理案件需要的证据，人民法院应当调查收集。

人民法院应当按照法定程序，全面地、客观地审查核实证据。

3)《最高人民法院关于适用〈中华人民共和国民事诉讼法〉的解释》

第九十条，当事人对自己提出的诉讼请求所依据的事实或者反驳对方诉讼请求所依据的事实，应当提供证据加以证明，但法律另有规定的除外。

在作出判决前，当事人未能提供证据或者证据不足以证明其事实主张的，由负有举证证明责任的当事人承担不利的后果。

第九十一条，人民法院应当依照下列原则确定举证证明责任的承担，但法律另有规定的除外：

（1）主张法律关系存在的当事人，应当对产生该法律关系的基本事实承担举证证明责任；

（2）主张法律关系变更、消灭或者权利受到妨害的当事人，应当对该法律关系变更、消灭或者权利受到妨害的基本事实承担举证证明责任。

### 案例 80 医方违规推荐药店药品

这是发生在沈阳市的一起真实的由医疗损害责任纠纷引起的案例。

1. 案件回顾

1）事情经过

2005 年 5 月 31 日张某到 A 医院就医，诊断为：脑梗死，门诊给予改善脑循环药物"凯洛欣"注射治疗，该药是由 A 医院的医生进行联系，张某从 A 医院医生介绍的卖药人手中购买了该药，在社区家中输液。2005 年 6 月 1 日张某进行第二次输液时，出现高热，到 A 医院进行抢救，初步诊断为"过敏性体休克？急性脑血栓形成"等，并住院对症治疗，支出医药费 13 993.4 元。因张某病情危重于同年 6 月 10 日又转至 B 医院治疗，入院诊断：肺内感染、尿路感染、脑梗死，败血病待除外。治疗过程中 B 医院主任会诊诊断为脑梗死、急性上呼吸道感染，张某输液中出现的寒战高热考虑为输液反应，予抗感染治疗。张某的病情经过对症治疗后病情平稳不再发冷发热，6 月 22 日张某急性上呼吸道感染治愈，脑梗死好转出院。出院诊断为脑梗死、急性上呼吸道感染。张某支出医药费 11 246.01 元。

2006 年 2 月 14 日当地医学会做出医疗事故技术鉴定书意见：张某在 A 医院第一次治疗时，诊断为脑梗死正确，给予药物"凯洛欣"治疗无差错。张某输入"凯洛欣"药物后出现的寒战、发热，应诊断为输液反应，休克为输液反应引起，输液反应可因药物、液体、输液器械及操作引起，是否与药物有关，因未做药检，无法认定。A 医院存在诊断不确切，病历书写与用药管理问题，但与张某疾病后果无因果关系。故该例医疗事故争议不属于医疗事故。当地医学会做出医疗事故技术鉴定书后，张某不服，申请到当地省医学会再次鉴定，鉴定期间，因张某对 A 医院提供的病历真实性持有争议，故中止该例医疗事故鉴定。当地省医学会中止鉴定后，张某即起诉到法院，要求 A 医院赔偿。

2）处理过程

张某认为 A 医院跨科治疗、违规购药，以及诊疗、护理过错造成张某身体损害，要求 A 医院除赔偿医药费 396 723.22 元、各项损失 222 876.65 元、残疾补助 100 000 元、今后治疗 150 000 元、精神损失 50 000 元外，另外增加 2017 年 5 月至今的医药费近 4 万元，住院补助费每天按 1 000 元计算，护理费增加到 21 100 元，承担诉讼费用。

3）事件结果

A 医院应承担引发张某输液反应损害的主要赔偿责任。

2. 法院判决原文

1）A 医院于本判决书生效后十日内一次性赔偿张某医药费 25 286.41 元；护理人员误工费 3 872.32 元；住院伙食补助费 2 400 元；鉴定费 3 200 元；交通费 2 000 元；精神抚慰金 20 000 元；

2）驳回原、被告其他诉讼请求；

3）案件受理费 3 560 元，由 A 医院承担。

本案现已审理终结，案号为（2017）辽 0104 民初 372 号，中国裁判文书网公布于 2018 年 12 月 17 日。

3. 案件分析

1）关于当地医学会医疗事故鉴定报告的效力问题

法院认为，A 医院在给市医学会送交的张某的住院病历多处医生签行字不是医生本人所签，故该份住院病历的真实性无法确定，法院对依据真实性无法确定的病历所进行的医疗事故鉴定结论无法予以采信。

2）张某在输入由 A 医院医生推荐的外购药物"凯络欣"后出现的寒战、发热，休克等症状，A 医院应承担损害赔偿责任

法院认为，张某因患脑血栓到 A 医院诊疗，A 医院医生诊断正确，凯洛欣药物治疗无差错，但 A 医院医生给张某联系外部经销商卖给张某凯洛欣，张某基于对 A 医院医生的信任购买了凯洛欣，并在 A 医院以及社区家中输液治疗。在输药后，张某出现寒战、发热、休克等症状，该症状为输液反应，输液反应可由药物、液体、输液器械及操作引起，但 A 医院违反药品管理规定，自行向张某推荐出卖药物，且 A 医院证明不了该药物不存在质量问题，故应承担举证不能的法律责任，即法院推定张某的输液反应是由 A 医院医生向张某推荐出卖药物造成的。A 医院应承担引发张某输液反应的损害赔偿责任。

3）具体赔偿范围问题

法院认为，张某输液后的病情表现为寒战、发热、休克等症状，经过当地市医学会的鉴定，该症状为输液反应，这与 B 医院的诊断一致。张某经过在 B 医院对症治疗后的上述症状已治愈出院，故 A 医院应赔偿的范围是这两次治疗产生的各项损失。

张某在此之后患有并治疗的糖尿病、病毒性肺炎、肾衰竭、泌尿系统感染等疾病与 A 医院违规为张某使用的"凯络欣"的治疗行为无关，张某要求这两次治疗之后的赔偿没有事实及法律依据，法院不予支持。

4）具体医药费的数额，应当包括张某在 A 医院治疗的费用，以及 2005 年 6 月 10 日到 6 月 24 日在 B 医院治疗的费用。

住院伙食补助费，张某因输液反应共住院 24 天，住院伙食补助费每天为 100 元，共计 2400 元，对张某的过高主张没有事实及法律依据，法院不予支持。

陪护费，张某在医院住院期间有 12 天为一级护理，每天陪护人员为两人，另有 12 天为二级护理，每天陪护人员为 1 人，陪护费的标准按照上一年度居民年平均工资 39 261 元计算，应为 3 872.32 元。对张

某的过高主张没有事实及法律依据，法院不予支持。

交通费，法院根据张某的住院时间及到外地调查药品真伪等情况酌定交通费为2 000元，对张某的过高主张没有事实及法律依据，法院不予支持。

鉴定费，虽然此次经过当地市医学会的鉴定，A医院的医疗行为虽没有构成医疗事故，但因A医院医生违反药品管理规定，自行向张某推销药品，造成张某身体伤害，故鉴定费应由A医院承担。

精神抚慰金，A医院医生违反药品管理规定，擅自让张某购买使用自己推荐的外购药进行治疗，导致张某出现寒战、发热、休克等输液反应，给本来年纪已高的张某造成巨大身体痛苦，也给张某家属造成心理痛苦和精神负担，A医院应赔偿精神抚慰金，法院对张某主张10万元不予支持，酌定为2万元。

张某主张的补品费用，因没有相关的医嘱证明及法律依据，故法院不予支持。

4. 知识链接

《中华人民共和国电子签名法》

（2004年8月28日第十届全国人民代表大会常务委员会第十一次会议通过　根据2015年4月24日第十二届全国人民代表大会常务委员会第十四次会议《关于修改〈中华人民共和国电力法〉等六部法律的决定》第一次修正　根据2019年4月23日第十三届全国人民代表大会常务委员会第十次会议《关于修改〈中华人民共和国建筑法〉等八部法律的决定》第二次修正）

电子签名如果未经本人授权使用或者其他情况非法使用该如何办？

答：第四章 法律责任有如下条文阐述：

第二十八条，电子签名人或者电子签名依赖方因依据电子认证服务提供者提供的电子签名认证服务从事民事活动遭受损失，电子认证服务提供者不能证明自己无过错的，承担赔偿责任。

第二十九条，未经许可提供电子认证服务的，由国务院信息产业主管部门责令停止违法行为；有违法所得的，没收违法所得；违法所得三十万元以上的，处违法所得一倍以上三倍以下的罚款；没有违法所得或者违法所得不足三十万元的，处十万元以上三十万元以下的罚款。

第三十二条，伪造、冒用、盗用他人的电子签名，构成犯罪的，依法追究刑事责任；给他人造成损失的，依法承担民事责任。

虽然有《中华人民共和国电子签名法》，但是医务人员在使用电子签名的时候仍然存在一些不规范使用习惯的现象，如：类似电子签名使用的Key，在完成电子病历或者医疗护理文书记录后未能及时退出登录或者拔除Key，造成其他人继续使用的情况，就无法保障电子签名内容的真实性；Key或者电子签名密码未能谨慎保管好，被他人误用或者有意使用等情况则会在发生纠纷与司法鉴定的时候，鉴于时间的滞后性，鉴别电子签名非本人的真实性举证存在一定的困难，在一定程度可能会影响法律判决结果。因此，加强医疗领域医护人员电子签名规范使用制度尤为必要，尽到谨慎使用和保护自己电子签名的义务，保管好自己电子签名不做他用。

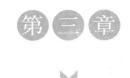

# 现行相关医疗卫生法律法规常识答疑

《民法典》语境下的常见问题 235 问

1. 医疗机构过错推定一般有哪几种情形？

答：根据《民法典》第七篇第六章医疗损害责任的第一千二百二十二条规定，患者在诊疗活动中受到损害，有下列情形之一的，推定医疗机构有过错：

（一）违反法律、行政法规、规章以及其他有关诊疗规范的规定；

（二）隐匿或者拒绝提供与纠纷有关的病历资料；

（三）遗失、伪造、篡改或者违法销毁病历资料。

2. 承担民事责任的方式主要有那些？

答：根据《民法典》第一编总则 第八章民事责任的第一百七十九条规定，以下 11 种方式均为承担民事责任的方式，可以单独适用，也可以合并适用。如：停止侵害、排除妨碍、消除危险、返还财产、恢复原状、继续履行、赔偿损失、支付违约金、赔礼道歉以及修理、重作、更换；消除影响、恢复名誉。法律规定惩罚性赔偿的，依照其规定。

3. 在《民法典》中，哪几种情形的医疗损害，医疗机构无需承担赔偿责任？

答：根据《民法典》第七编第六章医疗损害责任的第一千二百二十四条规定，以下三种情形的损害医疗机构无需承担赔偿责任：

（一）患者或者其近亲属不配合医疗机构进行符合诊疗规范的诊疗；但医疗机构或者其医务人员有过错的情况除外，则应当承担相应的赔偿责任。

（二）医务人员在抢救生命垂危的患者等紧急情况下已经尽到合理诊疗义务；

（三）限于当时的医疗水平难以诊疗。

4. 在《民法典》中，无民事行为能力或者限制民事行为能力的成年人，由哪些有监护能力的人可以按顺序担任其监护人？

答：根据《民法典》第一编第二章第二节监护的第二十八条规定，无民事行为能力或者限制民事行为能力的成年人，由下列有监护能力的人按顺序担任监护人：

（一）配偶；

（二）父母、子女；

（三）其他近亲属；

（四）其他愿意担任监护人的个人或者组织，但是须经被监护人住所地的居民委员会、村民委员会或者民政部门同意。

5. 在《民法典》中，没有依法具有监护资格的人的，监护人还可以由哪些组织或者部门担任？

答：根据《民法典》第一编第二章第二节监护的第三十二条规定，没有依法具有监护资格的人的，监护人由民政部门担任，也可以由具备履行监护职责条件的被监护人住所地的居民委员会、村民委员会担任。

6. 在《民法典》中，具有完全民事行为能力的成年人能否自主协商选择其符合资质的监护人？

答：根据《民法典》第一编第二章第二节监护的第三十三条规定，具有完全民事行为能力的成年人，可以与其近亲属、其他愿意担任监护人的个人或者组织事先协商，以书面形式确定自己的监护人，在自己丧失或者部分丧失民事行为能力时，由该监护人履行监护职责。

7. 在《民法典》中，监护人出现哪些情况的时候，人民法院可以依法指定监护人？

答：根据《民法典》第一编第二章第二节监护的第三十六条规定，监护人有下列情形之一的，人民法院根据有关个人或者组织的申请，撤销其监护人资格，安排必要的临时监护措施，并按照最有利于被监护人的原则依法指定监护人：

（一）实施严重损害被监护人身心健康的行为；

（二）怠于履行监护职责，或者无法履行监护职责且拒绝将监护职责部分或者全部委托给他人，导致被监护人处于危困状态；

（三）实施严重侵害被监护人合法权益的其他行为。

本条规定的有关个人、组织包括：其他依法具有监护资格的人，居民委员会、村民委员会、学校、医疗机构、妇女联合会、残疾人联合会、未成年人保护组织、依法设立的老年人组织、民政部门等。

前款规定的个人和民政部门以外的组织未及时向人民法院申请撤销监护人资格的，民政部门应当向人民法院申请。

8. 在《民法典》中，民事法律行为的效力应该具备哪些条件才能算民事法律行为有效？

答：根据《民法典》第一编第六章第三节民事法律行为的效力的第一百四十三条规定，具备以下三个条件的民事法律行为有效：

（一）行为人具有相应的民事行为能力；

（二）意思表示真实；

（三）不违反法律、行政法规的强制性规定，不违背公序良俗。

9. 在《民法典》中，什么是不可抗力？是否要承担民事责任？

答：根据《民法典》第一编第八章民事责任的第一百八十条规定，因不可抗力不能履行民事义务的，不承担民事责任。法律另有规定的，依照其规定。

不可抗力是不能预见、不能避免且不能克服的客观情况。

10. 在《民法典》中，什么情境下正当防卫不用承担民事责任？

答：根据《民法典》第一编第八章民事责任的第一百八十一条规定，因正当防卫造成损害的，不承担民事责任。

正当防卫超过必要的限度，造成不应有的损害的，正当防卫人应当承担适当的民事责任。

11. 在《民法典》中，怎样的紧急避险情况不承担民事责任？

答：根据《民法典》第一编第八章民事责任的第一百八十二条规定，因紧急避险造成损害的，由引起险情发生的人承担民事责任。

危险由自然原因引起的，紧急避险人不承担民事责任，可以给予适当补偿。

紧急避险采取措施不当或者超过必要的限度，造成不应有的损害的，紧急避险人应当承担适当的民事责任。

12. 在《民法典》中，地铁等公共场所护士紧急救助不当，要承担责任吗？

《民法典》第一百八十四条规定：因自愿实施紧急救助行为造成受助人损害的，救助人不承担民事责任。

再遇"老人倒了扶不扶？"，这里有答案：为了鼓励人们互帮互助，《民法典》针对这一点，减轻了救助人的注意义务。

13. 护士在执业活动中在紧急情况下发现患者病情危急，应该如何处理？

答：根据《护士条例》第三章权利和义务第十七条规定，护士在执业活动中，发现患者病情危急，应当立即通知医师；在紧急情况下为抢救垂危患者生命，应当先行实施必要的紧急救护。

护士发现医嘱违反法律、法规、规章或者诊疗技术规范规定的，应当及时向开具医嘱的医师提出；

必要时，应当向该医师所在科室的负责人或者医疗卫生机构负责医疗服务管理的人员报告。

14. 在《民法典》中，为保护他人民事权益导致自己受损害的，受害人能否申请补偿？

答：根据《民法典》第一编第八章民事责任的第一百八十三条规定，因保护他人民事权益使自己受到损害的，由侵权人承担民事责任，受益人可以给予适当补偿。没有侵权人、侵权人逃逸或者无力承担民事责任，受害人请求补偿的，受益人应当给予适当补偿。

15. 在《民法典》中，违约行为损害他人权益的情况下能否追责？

答：根据《民法典》第一编第八章民事责任的第一百八十六条规定，因当事人一方的违约行为，损害对方人身权益、财产权益的，受损害方有权选择请求其承担违约责任或者侵权责任。

16.《民法典》中，在医院工作期间造成患者损害，需要医务人员承担赔偿吗？

答：根据《民法典》第一千二百一十八条规定，患者在诊疗活动中受到损害，医疗机构或者其医务人员有过错的，由医疗机构承担赔偿责任。

医务人员在诊疗过程中的过错属于职务行为，应当由其所服务的医疗机构承担赔偿责任。

医疗事故处理条例第五十五条医疗机构发生医疗事故的，由卫生行政部门根据医疗事故等级和情节，给予警告；情节严重的，责令限期停业整顿直至由原发证部门吊销执业许可证，对负有责任的医务人员依照刑法关于医疗事故罪的规定，依法追究刑事责任；尚不够刑事处罚的，依法给予行政处分或者纪律处分。对发生医疗事故的有关医务人员，除依照前款处罚外，卫生行政部门并可以责令暂停 6 个月以上 1 年以下执业活动；情节严重的，吊销其执业证书。

根据《民法典》第一千一百九十一条，用人单位的工作人员因执行工作任务造成他人损害的，由用人单位承担侵权责任。用人单位承担侵权责任后，可以向有故意或者重大过失的工作人员追偿。

劳务派遣期间，被派遣的工作人员因执行工作任务造成他人损害的，由接受劳务派遣的用工单位承担侵权责任；劳务派遣单位有过错的，承担相应的责任。

综上所述，医院根据医务人员在诊疗活动中的行为，决定是否需要医务人员承担赔偿。

17. 在《民法典》中，向人民法院请求保护民事权利的诉讼时效是多少年？

答：根据《民法典》第一编第九章诉讼时效的第一百八十八条规定，向人民法院请求保护民事权利的诉讼时效期间为三年。法律另有规定的，依照其规定。

诉讼时效期间自权利人知道或者应当知道权利受到损害以及义务人之日起计算。法律另有规定的，依照其规定。但是，自权利受到损害之日起超过二十年的，人民法院不予保护，有特殊情况的，人民法院可以根据权利人的申请决定延长。

18. 约定债务分期履行的诉讼时效期如何计算？

答：根据《民法典》第一编第九章诉讼时效的第一百八十九条规定，当事人约定同一债务分期履行的，诉讼时效期间自最后一期履行期限届满之日起计算。

19. 在《民法典》中无民事行为能力人或者限制民事行为能力人的诉讼时效如何计算？

答：根据《民法典》第一编第九章诉讼时效的第一百九十条规定，无民事行为能力人或者限制民事行为能力人对其法定代理人的请求权的诉讼时效期间，自该法定代理终止之日起计算。

20. 在《民法典》中未成年人遭受性侵害的损害赔偿请求权的诉讼时效期怎么计算？

答：根据《民法典》第一编第八章民事责任的第一百九十一条规定，未成年人遭受性侵害的损害赔偿请求权的诉讼时效期间，自受害人年满十八周岁之日起计算。

21. 在《民法典》中诉讼时效期间届满的，义务人可以提出不履行义务的抗辩吗？

答：根据《民法典》第一编第八章民事责任的第一百九十二条规定，诉讼时效期间届满的，义务人可以提出不履行义务的抗辩。

诉讼时效期间届满后，义务人同意履行的，不得以诉讼时效期间届满为由抗辩；义务人已经自愿履行的，不得请求返还。

22．在《民法典》中，人民法院可以主动适用诉讼时效吗？

答：根据《民法典》第一编第八章民事责任的第一百九十三条规定，人民法院不得主动适用诉讼时效的规定。

23．在《民法典》中，哪些请求权不适用诉讼时效的规定？

答：根据《民法典》第一编第八章民事责任的第一百九十六条规定，下列请求权不适用诉讼时效的规定：

（一）请求停止侵害、排除妨碍、消除危险；

（二）不动产物权和登记的动产物权的权利人请求返还财产；

（三）请求支付抚养费、赡养费或者扶养费；

（四）依法不适用诉讼时效的其他请求权。

24．当事人能否约定诉讼时效？

答：根据《民法典》第一编第八章民事责任的第一百九十七条规定，诉讼时效的期间、计算方法以及中止、中断的事由法律规定，当事人约定无效。当事人对诉讼时效利益的预先放弃无效。

25．法律可以对仲裁时效规定吗？

答：根据《民法典》第一编第八章民事责任的第一百九十八条规定，法律对仲裁时效有规定的，依照其规定；没有规定的，适用诉讼时效的规定。

26．在《民法典》中，权力产生日与诉讼时效中止之间的关系如何？

答：根据《民法典》第一编第八章民事责任的第一百九十九条规定，法律规定或者当事人约定的撤销权、解除权等权利的存续期间，除法律另有规定外，自权利人知道或者应当知道权利产生之日起计算，不适用有关诉讼时效中止、中断和延长的规定。存续期间届满，撤销权、解除权等权利消灭。

27．在《民法典》中，民法所称的"期间计算"如何定义？

答：根据《民法典》第一编第十章期间计算的第二百条规定，民法所称的期间按照公历年、月、日、小时计算。

28．民法所称的"期间计算"起算日是指哪一天？特殊情况怎么计算？

答：根据《民法典》第一编第十章期间计算的第二百零一条规定，按照年、月、日计算期间的，开始的当日不计入，自下一日开始计算。

特殊情况：按照小时计算期间的，自法律规定或者当事人约定的时间开始计算。

29．民法所称的"期间计算"到期的对应截止日是指哪一天？没有对应日的怎么计算？

答：根据《民法典》第一编第十章期间计算的第二百零二条规定，按照年、月计算期间的，到期月的对应日为期间的最后一日；没有对应日的，月末日为期间的最后一日。

30．民法所称的"期间计算"中到期日如有节假日，该如何计算？

答：根据《民法典》第一编第十章期间计算的第二百零三条规定，期间的最后一日是法定休假日的，以法定休假日结束的次日为期间的最后一日。

期间的最后一日的截止时间为二十四时；有业务时间的，停止业务活动的时间为截止时间。

31. 若其他法律另有规定或者双方协议的"期间计算"时间与《民法典》规定不一致时，该如何办？

答：根据《民法典》第一编第十章期间计算的第二百零四条规定，期间的计算方法依照本法的规定，但是法律另有规定或者当事人另有约定的除外。

32. 在《民法典》中，患者的个人病案信息可以用吗？

答：根据《民法典》第七编第六章第一千二百二十六条规定，医疗机构及其医务人员应当对患者的隐私和个人信息保密。泄露患者的隐私和个人信息，或者未经患者同意公开其病历资料的，应当承担侵权责任。

护士需要引起重视的是：现在很多病例报道都会涉及患者部分个人信息，如在个案报道、线上疑难病例讨论、学会会议等限定人群中进行的病例手术直播等。《民法典》实施后，更加强调了医疗机构和临床医护们需要重视个人隐私的保护，以后涉及患者个人信息时需征得患者同意，方可进行学术交流或者提出患者个人隐私信息。

33. 在《民法典》中，关于隐私权是如何定义的？

答：根据《民法典》第四编第六章隐私权和个人信息保护的第一千零三十二条规定，自然人享有隐私权。任何组织或者个人不得以刺探、侵扰、泄露、公开等方式侵害他人的隐私权。

隐私是自然人的私人生活安宁和不愿为他人知晓的私密空间、私密活动、私密信息。

34. 《民法典》中隐私权和个人信息保护有哪些情况是明确规定的禁止行为？

答：根据《民法典》第四编第六章隐私权和个人信息保护的第一千零三十三条规定，除法律另有规定或者权利人明确同意外，任何组织或者个人不得实施下列行为：

（一）以电话、短信、即时通讯工具、电子邮件、传单等方式侵扰他人的私人生活安宁；

（二）进入、拍摄、窥视他人的住宅、宾馆房间等私密空间；

（三）拍摄、窥视、窃听、公开他人的私密活动；

（四）拍摄、窥视他人身体的私密部位；

（五）处理他人的私密信息；

（六）以其他方式侵害他人的隐私权。

35. 《民法典》中自然人的哪些信息受保护？

答：根据《民法典》第四编第六章隐私权和个人信息保护的第一千零三十四条规定，自然人的个人信息受法律保护。

个人信息是以电子或者其他方式记录的能够单独或者与其他信息结合识别特定自然人的各种信息，包括自然人的姓名、出生日期、身份证件号码、生物识别信息、住址、电话号码、电子邮箱、健康信息、行踪信息等。

个人信息中的私密信息，适用有关隐私权的规定；没有规定的，适用有关个人信息保护的规定。

36. 在《民法典》中如何正确处理个人信息？

答：根据《民法典》第四编第六章隐私权和个人信息保护的第一千零三十五条规定，处理个人信息的，应当遵循合法、正当、必要原则，不得过度处理，并符合下列条件：

（一）征得该自然人或者其监护人同意，但是法律、行政法规另有规定的除外；

（二）公开处理信息的规则；

（三）明示处理信息的目的、方式和范围；

（四）不违反法律、行政法规的规定和双方的约定。

个人信息的处理包括个人信息的收集、存储、使用、加工、传输、提供、公开等。

37. 在《民法典》中，在处理个人信息过程中出现哪些情况行为人可以不承担民事责任？

答：根据《民法典》第四编第六章隐私权和个人信息保护的第一千零三十六条规定，处理个人信息，有下列情形之一的，行为人不承担民事责任：

（一）在该自然人或者其监护人同意的范围内合理实施的行为；

（二）合理处理该自然人自行公开的或者其他已经合法公开的信息，但是该自然人明确拒绝或者处理该信息侵害其重大利益的除外；

（三）为维护公共利益或者该自然人合法权益，合理实施的其他行为。

38. 《民法典》中关于损害赔偿指的是哪些方面？

答：根据《民法典》第七编第二章损害赔偿的第一千一百七十九条规定，侵害他人造成人身损害的，应当赔偿医疗费、护理费、交通费、营养费、住院伙食补助费等为治疗和康复支出的合理费用，以及因误工减少的收入。造成残疾的，还应当赔偿辅助器具费和残疾赔偿金；造成死亡的，还应当赔偿丧葬费和死亡赔偿金。

39. 在《民法典》中，同一侵权行为造成多人死亡的情况如何确定死亡赔偿金？

答：根据《民法典》第七编第二章损害赔偿的第一千一百八十条规定，因同一侵权行为造成多人死亡的，可以以相同数额确定死亡赔偿金。

40. 《民法典》中关于损失赔偿过程中如果被侵权人死亡的，其近亲属是否有权继续请求侵权人承担侵权责任呢？

答：根据《民法典》第七编第二章损害赔偿的第一千一百八十一条规定，被侵权人死亡的，其近亲属有权请求侵权人承担侵权责任。被侵权人为组织，该组织分立、合并的，承继权利的组织有权请求侵权人承担侵权责任。

被侵权人死亡的，支付被侵权人医疗费、丧葬费等合理费用的人有权请求侵权人赔偿费用，但是侵权人已经支付该费用的除外。

41. 《民法典》关于损害赔偿中难以确定损失或赔偿价值的时候，如何确定赔偿数额？

答：根据《民法典》第七编第二章损害赔偿的第一千一百八十二条规定，侵害他人人身权益造成财产损失的，按照被侵权人因此受到的损失或者侵权人因此获得的利益赔偿；被侵权人因此受到的损失以及侵权人因此获得的利益难以确定，被侵权人和侵权人就赔偿数额协商不一致，向人民法院提起诉讼的，由人民法院根据实际情况确定赔偿数额。

42. 《民法典》中被侵权人遇到何种情况的伤害可以申请精神损害赔偿？

答：根据《民法典》第七编第二章损害赔偿的第一千一百八十三条规定，侵害自然人人身权益造成严重精神损害的，被侵权人有权请求精神损害赔偿。

因故意或者重大过失侵害自然人具有人身意义的特定物造成严重精神损害的，被侵权人有权请求精神损害赔偿。

43. 《民法典》中侵害他人财产造成的损失该如何计算赔偿？

答：根据《民法典》第七编第二章损害赔偿的第一千一百八十四条规定，侵害他人财产的，财产损失按照损失发生时的市场价格或者其他合理方式计算。

44. 《民法典》中知识产权被他人故意侵害，有权申请赔偿吗？

答：根据《民法典》第七编第二章损害赔偿的第一千一百八十五条规定，故意侵害他人知识产权，情节严重的，被侵权人有权请求相应的惩罚性赔偿。

45.《民法典》中如果受害人和行为人对损害的发生都没有过错的，责任和赔偿如何界定？

答：根据《民法典》第七编第二章损害赔偿的第一千一百八十六条规定，受害人和行为人对损害的发生都没有过错的，依照法律的规定由双方分担损失。

46.《民法典》中关于损害赔偿，赔偿方能否分期支付赔付？

答：根据《民法典》第七编第二章损害赔偿的第一千一百八十七条规定，损害发生后，当事人可以协商赔偿费用的支付方式。协商不一致的，赔偿费用应当一次性支付；一次性支付确有困难的，可以分期支付，但是被侵权人有权请求提供相应的担保。

47.《民法典》中完全民事行为能力人因为醉酒造成他人损害，有过错的是否承担侵权责任？

答：根据《民法典》第七编第三章责任主体的特殊规定的第一千一百九十条规定，完全民事行为能力人对自己的行为暂时没有意识或者失去控制造成他人损害有过错的，应当承担侵权责任；没有过错的，根据行为人的经济状况对受害人适当补偿。

完全民事行为能力人因醉酒、滥用麻醉药品或者精神药品对自己的行为暂时没有意识或者失去控制造成他人损害的，应当承担侵权责任。

48.《民法典》中患者在医院内就诊被嬉闹儿童撞倒致骨折，如何确定侵权责任人？

答：根据《民法典》第七编第三章责任主体的特殊规定的第一千一百九十八条规定，宾馆、商场、银行、车站、机场、体育场馆、娱乐场所等经营场所、公共场所的经营者、管理者或者群众性活动的组织者，未尽到安全保障义务，造成他人损害的，应当承担侵权责任。

因第三人的行为造成他人损害的，由第三人承担侵权责任；经营者、管理者或者组织者未尽到安全保障义务的，承担相应的补充责任。经营者、管理者或者组织者承担补充责任后，可以向第三人追偿。

49.《民法典》中精神病医院患者自杀医院有责任吗？

答：根据《民法典》第七编第三章责任主体的特殊规定的第一千一百九十九条规定，无民事行为能力人在幼儿园、学校或者其他教育机构学习、生活期间受到人身损害的，幼儿园、学校或者其他教育机构应当承担侵权责任；但是，能够证明尽到教育、管理职责的，不承担侵权责任。

50.《民法典》中医务人员未履行告知义务造成患者损害是否会承担赔偿责任？

答：根据《民法典》第七编第六章医疗损害责任的第一千二百一十九条规定，医务人员在诊疗活动中应当向患者说明病情和医疗措施。需要实施手术、特殊检查、特殊治疗的，医务人员应当及时向患者具体说明医疗风险、替代医疗方案等情况，并取得其明确同意；不能或者不宜向患者说明的，应当向患者的近亲属说明，并取得其明确同意。

医务人员未尽到前款义务，造成患者损害的，医疗机构应当承担赔偿责任。

51.《民法典》中对患者签署知情同意书时，有了哪些更高的要求？

答：《民法典》实施之前在临床上部分知情同意书都是统一模板打印好的，患者家属只需签字即可，这种告知方式流于形式，容易引发医疗纠纷。2021年施行的《民法典》将"书面同意"改为"明确同意"，告知方式也不再限定于书面形式，而是医务人员可以根据实际情况采取口头、录音、录像、律师见证等多种方式，只要取得了患方的明确同意，即符合法律规定。其中"明确同意"指不仅要求患者或家属亲笔书写对病情了解，同意手术方案，积极要求手术等字眼，并签名，以表示他明确知道并且同意进行治疗，还要明确表示对整个治疗内容的理解，实际上提出了更高的要求。

52.《民法典》中执行输血等操作时造成患者损害的，该由谁承担赔偿责任？

答：根据《民法典》第七编第六章第一千二百二十三条规定，因药品、消毒产品、医疗器械的缺陷，或者输入不合格的血液造成患者损害的，患者可以向药品上市许可持有人、生产者、血液提供机构请求赔偿，也可以向医疗机构请求赔偿。患者向医疗机构请求赔偿的，医疗机构赔偿后，有权向负有责任的药品上市许可持有人、生产者、血液提供机构追偿。作为医嘱执行者，护士要严把血液的质量，避免给患者输入不合格的血液制品。

53. 无家属的患者突发紧急情况，医护人员能否立即救治？

答：必须立即救治。根据《医疗纠纷预防和处理条例》第十三条规定，医务人员在诊疗活动中应当向患者说明病情和医疗措施。需要实施手术，或者开展临床试验等存在一定危险性、可能产生不良后果的特殊检查、特殊治疗的，医务人员应当及时向患者说明医疗风险、替代医疗方案等情况，并取得其书面同意；在患者处于昏迷等无法自主作出决定的状态或者病情不宜向患者说明等情形下，应当向患者的近亲属说明，并取得其书面同意。

紧急情况下不能取得患者或者其近亲属意见的，经医疗机构负责人或者授权的负责人批准，可以立即实施相应的医疗措施。

54. 《医疗纠纷预防和处理条例》中医师的告知说明义务是指哪些内容？

答：根据《医疗纠纷预防和处理条例》第十三条注释说明，医师的告知说明义务是指医师在医疗过程中应当向患方告知说明病情、医疗措施、医疗风险、替代医疗方案等与患者诊疗有关的内容，是保障患者知情同意权的必然要求，也是尊重患者、加强医患沟通、构建和谐医患关系的必然要求。除了在常规医疗过程中，医师需要履行告知说明义务外，在开展药物、医疗器械临床试验及其他临床研究时，在遵守医学伦理规范、依法通过伦理审查的基础上，亦需要注意履行告知说明义务。尊重患者的知情同意权是临床试验、科研伦理的重要内容之一。

55. 《医疗纠纷预防和处理条例》中患者的查阅、复制病历权指哪些内容？

答：根据《医疗纠纷预防和处理条例》第二章第十六条规定，患者有权查阅、复制其门诊病历、住院志、体温单、医嘱单、化验单（检验报告）、医学影像检查资料、特殊检查同意书、手术同意书、手术及麻醉记录、病理资料、护理记录、医疗费用以及国务院卫生主管部门规定的其他属于病历的全部资料。

患者要求复制病历资料的，医疗机构应当提供复制服务，并在复制的病历资料上加盖证明印记。复制病历资料时，应当有患者或者其近亲属在场。医疗机构应患者的要求为其复制病历资料，可以收取工本费，收费标准应当公开。

患者死亡的，其近亲属可以依照本条例的规定，查阅、复制病历资料。

56. 《民法典》中病历管理的规定有哪些？

答：根据《民法典》第六章医疗损害责任第一千二百二十五条规定，医疗机构及其医务人员应当按照规定填写并妥善保管住院志、医嘱单、检验报告、手术及麻醉记录、病理资料、护理记录等病历资料。患者要求查阅、复制前款规定的病历资料的，医疗机构应当及时提供。

《民法典》中对于病历管理新增了"遗失、伪造、篡改或者违法销毁"病历资料等扩大过错责任的使用范围，这也要求加强管理病历资料。"及时"的要求对现实中存在的医疗机构拖延提供病历做了限制规定，可以有效避免医疗纠纷。

57. 《医疗纠纷预防和处理条例》中医疗机构篡改、伪造、隐匿、毁灭病历资料的法律责任有哪些？

答：根据《医疗纠纷预防和处理条例》第四章第四十五条规定，医疗机构篡改、伪造、隐匿、毁灭病历资料的，对直接负责的主管人员和其他直接责任人员，由县级以上人民政府卫生主管部门给予或者责令给予降低岗位等级或者撤职的处分，对有关医务人员责令暂停6个月以上1年以下执业活动；造成严重后果的，对直接负责的主管人员和其他直接责任人员给予或者责令给予开除的处分，对有关医务人员由原发证部门吊销执业证书；构成犯罪的，依法追究刑事责任。

58.《医疗纠纷预防和处理条例》中医疗机构病历管理规定对患者病历借阅与复制规定有哪些？

答：根据《医疗纠纷预防和处理条例》第四章第十八条规定，医疗机构应当指定部门或者专（兼）职人员负责受理复制病历资料的申请。受理申请时，应当要求申请人提供有关证明材料，并对申请材料的形式进行审核。

申请人为患者本人的，应当提供其有效身份证明；

申请人为患者代理人的，应当提供患者及其代理人的有效身份证明，以及代理人与患者代理关系的法定证明材料和授权委托书；

申请人为死亡患者法定继承人的，应当提供患者死亡证明、死亡患者法定继承人的有效身份证明，死亡患者与法定继承人关系的法定证明材料；

申请人为死亡患者法定继承人代理人的，应当提供患者死亡证明、死亡患者的继承人及其代理人的有效身份证明，死亡患者与法定继承人关系的法定证明材料，代理人与法定继承人代理关系的法定证明材料及授权委托书。

59.《医疗纠纷预防和处理条例》中医疗机构病历管理规定对第三方借阅与复制病例规定有哪些？

答：根据《医疗纠纷预防和处理条例》第四章第二十条规定，公安、司法、人力资源社会保障、保险以及负责医疗事故技术鉴定的部门，因办理案件、依法实施专业技术鉴定、医疗保险审核或仲裁、商业保险审核等需要，提出审核、查阅或者复制病历资料要求的，经办人员提供以下证明材料后，医疗机构可以根据需要提供患者部分或全部病历：

该行政机关、司法机关、保险或者负责医疗事故技术鉴定部门出具的调取病历的法定证明；

经办人本人有效身份证明；

经办人本人有效工作证明（需与该行政机关、司法机关、保险或者负责医疗事故技术鉴定部门一致）。

保险机构因商业保险审核等需要，提出审核、查阅或者复制病历资料要求的，还应当提供保险合同复印件、患者本人或者其代理人同意的法定证明材料；患者死亡的，应当提供保险合同复印件、死亡患者法定继承人或者其代理人同意的法定证明材料。合同或者法律另有规定的除外。

60.《医疗纠纷预防和处理条例》中封存后的病历的原件是否还可以继续记录和使用？

答：根据《医疗纠纷预防和处理条例》第五章第二十六条规定，封存后病历的原件可以继续记录和使用。

按照《病历书写基本规范》和《中医病历书写基本规范》要求，病历尚未完成，需要封存病历时，可以对已完成病历先行封存，当医师按照规定完成病历后，再对新完成部分进行封存。

61.《医疗纠纷预防和处理条例》中病历资料封存和启封有哪些规定？

答：根据《医疗纠纷预防和处理条例》第三章第二十四条规定发生医疗纠纷需要封存、启封病历资料的，应当在医患双方在场的情况下进行。封存的病历资料可以是原件，也可以是复制件，由医疗机构保管。病历尚未完成需要封存的，对已完成病历先行封存；病历按照规定完成后，再对后续完成部分进行封存。医疗机构应当对封存的病历开列封存清单，由医患双方签字或者盖章，各执一份。

病历资料封存后医疗纠纷已经解决，或者患者在病历资料封存满 3 年未再提出解决医疗纠纷要求的，医疗机构可以自行启封。

62.《医疗纠纷预防和处理条例》中患者配合的诊疗义务有哪些？

答：根据《医疗纠纷预防和处理条例》第二十条规定，患者应当遵守医疗秩序和医疗机构有关就诊、治疗、检查的规定，如实提供与病情有关的信息，配合医务人员开展诊疗活动。患者如不配合诊疗发生损害的，会承担一定的法律责任。

63. 发生医疗纠纷时医务人员可以赔钱息事宁人吗？医疗纠纷的解决途径有哪些？

答：不可以赔钱息事宁人。根据国家卫生健康委员会国卫医发〔2016〕10 号在 2016 年 3 月 30 日公布的《关于进一步做好维护医疗秩序工作的通知》中提到"发生医疗纠纷后，医疗机构应当告知患方有关医疗纠纷处理的途径、方法和程序，引导依法处理纠纷，同时宣传国家关于处理涉医违法犯罪的有关规定要求。医疗纠纷人民调解组织应当及时介入医疗纠纷处理，通过耐心细致地疏导，引导当事人采取人民调解方式解决纠纷，医疗机构应当积极配合、支持医疗纠纷人民调解组织。患方明确拒绝调解的，医疗纠纷人民调解组织或医疗机构要积极、主动协助患方通过合法途径处理医疗纠纷。医疗纠纷责任未认定前，医疗机构不得赔钱息事。"

根据《医疗纠纷预防和处理条例》第二十二条规定，发生医疗纠纷，医患双方可以通过下列途径解决：

（一）双方自愿协商；

（二）申请人民调解；

（三）申请行政调解；

（四）向人民法院提起诉讼；

（五）法律、法规规定的其他途径。

64.《医疗纠纷预防和处理条例》中发生医疗纠纷的时候医疗机构的告知义务有哪些？

答：根据《医疗纠纷预防和处理条例》第三章第二十三条规定发生医疗纠纷，医疗机构应当告知患者或者其近亲属下列事项：

（一）解决医疗纠纷的合法途径；

（二）有关病历资料、现场实物封存和启封的规定；

（三）有关病历资料查阅、复制的规定。

患者死亡的，还应当告知其近亲属有关尸检的规定。

65.《医疗纠纷预防和处理条例》中，现场实物的封存、启封和检验的程序是什么？

答：根据《医疗纠纷预防和处理条例》第二十五条规定，疑似输液、输血、注射、用药等引起不良后果的，医患双方应当共同对现场实物进行封存、启封，封存的现场实物由医疗机构保管。需要检验的，应当由双方共同委托依法具有检验资格的检验机构进行检验；双方无法共同委托的，由医疗机构所在地县级人民政府卫生主管部门指定。

疑似输血引起不良后果，需要对血液进行封存保留的，医疗机构应当通知提供该血液的血站派员到场。

现场实物封存后医疗纠纷已经解决，或者患者在现场实物封存满 3 年未再提出解决医疗纠纷要求的，医疗机构可以自行启封。

66.《医疗纠纷预防和处理条例》中尸体检验告知义务相关规定及后续流程有哪些？

答：根据《医疗纠纷预防和处理条例》第三章第二十六条至第二十七条规定，患者死亡，医患双方对死因有异议的，应当在患者死亡后 48 小时内进行尸检；具备尸体冻存条件的，可以延长至 7 日。尸检应当经死者近亲属同意并签字，拒绝签字的，视为死者近亲属不同意进行尸检。不同意或者拖延尸检，超过规定时间，影响对死因判定的，由不同意或者拖延的一方承担责任。

尸检应当由按照国家有关规定取得相应资格的机构和专业技术人员进行。

医患双方可以委派代表观察尸检过程。

患者在医疗机构内死亡的，尸体应当立即移放太平间或者指定的场所，死者尸体存放时间一般不得超过 14 日。逾期不处理的尸体，由医疗机构在向所在地县级人民政府卫生主管部门和公安机关报告后，按照规定处理。

67. 医疗纠纷人民调解委员会的职能是什么？调解收费吗？

答：不收费。根据《医疗纠纷预防和处理条例》第三十二条规定，设立医疗纠纷人民调解委员会，应当遵守《中华人民共和国人民调解法》的规定，并符合本地区实际需要。医疗纠纷人民调解委员会应当自设立之日起 30 个工作日内向所在地县级以上地方人民政府司法行政部门备案。

医疗纠纷人民调解委员会应当根据具体情况，聘任一定数量的具有医学、法学等专业知识且热心调解工作的人员担任专（兼）职医疗纠纷人民调解员。

医疗纠纷人民调解委员会调解医疗纠纷，不得收取费用。医疗纠纷人民调解工作所需经费按照国务院财政、司法行政部门的有关规定执行。

68. 《医疗纠纷预防和处理条例》中怎样的情况需要进行医疗损害鉴定？

答：根据《医疗纠纷预防和处理条例》第三十四条规定，医疗纠纷人民调解委员会调解医疗纠纷，需要进行医疗损害鉴定以明确责任的，由医患双方共同委托医学会或者司法鉴定机构进行鉴定，也可以经医患双方同意，由医疗纠纷人民调解委员会委托鉴定。

医学会或者司法鉴定机构接受委托从事医疗损害鉴定，应当由鉴定事项所涉专业的临床医学、法医学等专业人员进行鉴定；医学会或者司法鉴定机构没有相关专业人员的，应当从本条例第三十五条规定的专家库中抽取相关专业专家进行鉴定。

医学会或者司法鉴定机构开展医疗损害鉴定，应当执行规定的标准和程序，尊重科学，恪守职业道德，对出具的医疗损害鉴定意见负责，不得出具虚假鉴定意见。医疗损害鉴定的具体管理办法由国务院卫生、司法行政部门共同制定。

鉴定费预先向医患双方收取，最终按照责任比例承担。

69. 《医疗纠纷预防和处理条例》中医疗损害鉴定执行规定的标准和程序是怎样的？

答：根据《医疗纠纷预防和处理条例》第三章第三十四条注释：全国人大常委会《关于司法鉴定管理问题的决定》十二规定：鉴定人和鉴定机构从事司法鉴定业务，应当遵守法律、法规，遵守职业道德和职业纪律，尊重科学，遵守技术操作规范。《司法鉴定程序通则》第二十三条规定，司法鉴定人进行鉴定，应当依下列顺序遵守和采用该专业领域的技术标准、技术规范和技术方法：

国家标准；

行业标准和技术规范；

该专业领域多数专家认可的技术方法。

70. 《医疗纠纷预防和处理条例》中医疗损害鉴定意见包括哪些内容？

答：根据《医疗纠纷预防和处理条例》第三章第三十六条规定，医学会、司法鉴定机构作出的医疗损害鉴定意见应当载明并详细论述下列内容：

（一）是否存在医疗损害以及损害程度；

（二）是否存在医疗过错；

（三）医疗过错与医疗损害是否存在因果关系；

（四）医疗过错在医疗损害中的责任程度。

71. "医疗事故罪"在《中华人民共和国刑法》中如何认定？

答：根据刑法第三百三十五条规定，医务人员由于严重不负责任，造成就诊人死亡或者严重损害就诊人身体健康的，处三年以下有期徒刑或者拘役。根据《医疗纠纷预防和处理条例》第三百三十五条规定，医务人员由于严重不负责任，造成就诊人死亡或者严重损害就诊人身体健康的，处三年以下有期徒刑或者拘役。

72.《中华人民共和国医师法》中临床医疗救治用药治疗过程中如何正确使用药品说明书？

答：根据《中华人民共和国医师法》第三章第二十九条规定，医师应当坚持安全有效、经济合理的用药原则，遵循药品临床应用指导原则、临床诊疗指南和药品说明书等合理用药。

在尚无有效或者更好治疗手段等特殊情况下，医师取得患者明确知情同意后，可以采用药品说明书中未明确但具有循证医学证据的药品用法实施治疗。医疗机构应当建立管理制度，对医师处方、用药医嘱的适宜性进行审核，严格规范医师用药行为。

73.《医疗纠纷预防和处理条例》中医护人员在执业活动中的哪些行为会给予警告、罚款、吊销执业证书？

答：根据《医疗纠纷预防和处理条例》第四十七条规定，违反本法规定，医师在执业活动中有下列行为之一的，由县级以上人民政府卫生健康主管部门责令改正，给予警告，没收违法所得，并处一万元以上三万元以下的罚款；情节严重的，责令暂停六个月以上一年以下执业活动直至吊销医师执业证书：

泄露患者隐私或者个人信息；

出具虚假医学证明文件，或者未经亲自诊查、调查，签署诊断、治疗、流行病学等证明文件或者有关出生、死亡等证明文件；

隐匿、伪造、篡改或者擅自销毁病历等医学文书及有关资料；

未按照规定使用麻醉药品、医疗用毒性药品、精神药品、放射性药品等；

利用职务之便，索要、非法收受财物或者牟取其他不正当利益，或者违反诊疗规范，对患者实施不必要的检查、治疗造成不良后果；

开展禁止类医疗技术临床应用。

74.《医疗质量安全事件报告暂行规定》中关于"医疗质量安全事件分级"是如何界定的？核对时限有何要求？

答：根据《医疗质量安全事件报告暂行规定》第二章第六条规定，根据对患者人身造成的损害程度及损害人数，医疗质量安全事件分为三级：

一般医疗质量安全事件：造成2人以下轻度残疾、器官组织损伤导致一般功能障碍或其他人身损害后果。

重大医疗质量安全事件：

（一）造成2人以下死亡或中度以上残疾、器官组织损伤导致严重功能障碍；

（二）造成3人以上中度以下残疾、器官组织损伤或其他人身损害后果。

特大医疗质量安全事件：造成3人以上死亡或重度残疾。

根据《医疗纠纷预防和处理条例》第二章第十条规定，医疗机构报告医疗质量安全事件或疑似的医疗质量安全事件后，有关卫生行政部门应当及时进行核对，核对时限要求如下：

一般医疗质量安全事件：有关卫生行政部门应当在5个工作日内进行核对。

重大医疗质量安全事件：有关卫生行政部门应当在12小时内进行核对。

特大医疗质量安全事件：有关卫生行政部门应当在2小时内进行核对。

重大、特大医疗质量安全事件应当分别逐级上报至省级卫生行政部门和卫生部数据库。

75.在《医疗事故处理条例》中医疗事故一共分为几级？

答：根据《医疗事故处理条例》第一章第四条规定，根据对患者人身造成的损害程度，医疗事故分为四级：

一级医疗事故：造成患者死亡、重度残疾的；

二级医疗事故：造成患者中度残疾、器官组织损伤导致严重功能障碍的；

三级医疗事故：造成患者轻度残疾、器官组织损伤导致一般功能障碍的；

四级医疗事故：造成患者明显人身损害的其他后果的。

76.《医疗事故处理条例》中医疗事故技术鉴定一般多长工作日出结果？

答：根据《医疗事故处理条例》第三章第二十九条规定，负责组织医疗事故技术鉴定工作的医学会应当自接到当事人提交的有关医疗事故技术鉴定的材料、书面陈述及答辩之日起45日内组织鉴定并出具医疗事故技术鉴定书。

负责组织医疗事故技术鉴定工作的医学会可以向双方当事人调查取证。

77. 医疗事故技术鉴定书主要包括哪些内容？

答：根据《医疗事故处理条例》第三章第三十一条规定，医疗事故技术鉴定书应当包括下列主要内容：

（一）双方当事人的基本情况及要求；

（二）当事人提交的材料和负责组织医疗事故技术鉴定工作的医学会的调查材料；

（三）对鉴定过程的说明；

（四）医疗行为是否违反医疗卫生管理法律、行政法规、部门规章和诊疗护理规范、常规；

（五）医疗过失行为与人身损害后果之间是否存在因果关系；

（六）医疗过失行为在医疗事故损害后果中的责任程度；

（七）医疗事故等级；

（八）对医疗事故患者的医疗护理医学建议。

78. 医疗事故技术鉴定办法是由哪个部门制定的？

答：根据《医疗事故处理条例》第三章第三十二条规定，医疗事故技术鉴定办法由国务院卫生行政部门制定。

79. 哪些情况不属于医疗事故？

答：根据《医疗事故处理条例》第三章第三十三条规定，有下列情形之一的，不属于医疗事故：

（1）在紧急情况下为抢救垂危患者生命而采取紧急医学措施造成不良后果的；

（2）在医疗活动中由于患者病情异常或者患者体质特殊而发生医疗意外的；

（3）在现有医学科学技术条件下，发生无法预料或者不能防范的不良后果的；

（4）无过错输血感染造成不良后果的；

（5）因患方原因延误诊疗导致不良后果的；

（6）因不可抗力造成不良后果的。

80. 医疗事故赔偿需要考虑哪些因素？

答：根据《医疗事故处理条例》第五章第四十九条规定，医疗事故赔偿，应当考虑下列因素，确定具体赔偿数额：

（1）医疗事故等级；

（2）医疗过失行为在医疗事故损害后果中的责任程度；

（3）医疗事故损害后果与患者原有疾病状况之间的关系；

（4）不属于医疗事故的，医疗机构不承担赔偿责任。

81. 《医疗事故处理条例》中医疗事故，赔偿项目有哪些？如何计算？

答：根据《医疗事故处理条例》第五章医疗事故的赔偿第五十条医疗事故赔偿，按照下列项目和标准计算：

（1）医疗费：按照医疗事故对患者造成的人身损害进行治疗所发生的医疗费用计算，凭据支付，但不包括原发病医疗费用。结案后确实需要继续治疗的，按照基本医疗费用支付。

（2）误工费：患者有固定收入的，按照本人因误工减少的固定收入计算，对收入高于医疗事故发生地上一年度职工年平均工资3倍以上的，按照3倍计算；无固定收入的，按照医疗事故发生地上一年度职工年平均工资计算。

（3）住院伙食补助费：按照医疗事故发生地国家机关一般工作人员的出差伙食补助标准计算。

（4）陪护费：患者住院期间需要专人陪护的，按照医疗事故发生地上一年度职工年平均工资计算。

（5）残疾生活补助费：根据伤残等级，按照医疗事故发生地居民年平均生活费计算，自定残之月起最长赔偿30年；但是，60周岁以上的，不超过15年；70周岁以上的，不超过5年。

（6）残疾用具费：因残疾需要配置补偿功能器具的，凭医疗机构证明，按照普及型器具的费用计算。

（7）丧葬费：按照医疗事故发生地规定的丧葬费补助标准计算。

（8）被扶养人生活费：以死者生前或者残疾者丧失劳动能力前实际扶养且没有劳动能力的人为限，按照其户籍所在地或者居所地居民最低生活保障标准计算。对不满16周岁的，扶养到16周岁。对年满16周岁但无劳动能力的，扶养20年；但是，60周岁以上的，不超过15年；70周岁以上的，不超过5年。

（9）交通费：按照患者实际必需的交通费用计算，凭据支付。

（10）住宿费：按照医疗事故发生地国家机关一般工作人员的出差住宿补助标准计算，凭据支付。

（11）精神损害抚慰金：按照医疗事故发生地居民年平均生活费计算。造成患者死亡的，赔偿年限最长不超过6年；造成患者残疾的，赔偿年限最长不超过3年。

第五十一条 参加医疗事故处理的患者近亲属所需交通费、误工费、住宿费，参照本条例第五十条的有关规定计算，计算费用的人数不超过2人。

医疗事故造成患者死亡的，参加丧葬活动的患者的配偶和直系亲属所需交通费、误工费、住宿费，参照本条例第五十条的有关规定计算，计算费用的人数不超过2人。

第五十二条 医疗事故赔偿费用，实行一次性结算，由承担医疗事故责任的医疗机构支付。

82. 医学会不予受理的医疗事故技术鉴定情形有哪些？

答：根据《医疗事故处理条例》第四章第十三条规定，有下列情形之一的，医学会不予受理医疗事故技术鉴定：

当事人一方直接向医学会提出鉴定申请的；

医疗事故争议涉及多个医疗机构，其中一所医疗机构所在地的医学会已经受理的；

医疗事故争议已经人民法院调解达成协议或判决的；

当事人已向人民法院提起民事诉讼的（司法机关委托的除外）；

非法行医造成患者身体健康损害的；

卫生部规定的其他情形。

83. 哪些情况医学会可中止组织医疗事故技术鉴定？

答：根据《医疗事故处理条例》第四章第十六条规定，有下列情形之一的，医学会中止组织医疗事故技术鉴定：

当事人未按规定提交有关医疗事故技术鉴定材料的；

提供的材料不真实的；

拒绝缴纳鉴定费的；

卫生部规定的其他情形。

84. 医学会一般是在每年的什么时候上交上一年度的医疗技术鉴定情况给同级卫生行政部门？

答：根据《医疗事故处理条例》第六章第四十五条规定，医学会应当于每年 3 月 31 日前将上一年度医疗事故技术鉴定情况报同级卫生行政部门。

85. 什么级别的医疗机构应当设立独立的医疗机构投诉管理部门、科室三级投诉管理机制？

答：根据《医疗机构投诉管理办法》第二章第十四条规定，二级以上医疗机构应当建立医疗机构、投诉管理部门、科室三级投诉管理机制，医疗机构各部门、各科室应当指定至少 1 名负责人配合做好投诉管理工作。

86. 医疗机构投诉管理人员应该具备哪些条件？

答：根据《医疗纠纷预防和处理条例》第二章第十三条规定，医疗机构投诉管理人员应当具备以下条件：

具备良好的职业道德和工作责任心；

具备一定的医学、管理学、法学、心理学、伦理学、社会工作等学科知识，熟悉医疗和投诉管理相关法律法规，以及医疗机构规章制度；

社会适应能力较强，具有良好的社会人际交往能力，具备良好的沟通能力和应变能力。

87. 《医疗纠纷预防和处理条例》中哪些投诉情况投诉管理部门可不予处理？

答：根据《医疗纠纷预防和处理条例》第四章第三十四条规定，属于下列情形之一的投诉，投诉管理部门不予处理，但应当向患者说明情况，告知相关处理规定：

患者已就投诉事项向人民法院起诉或者向第三方申请调解的；

患者已就投诉事项向卫生健康主管部门或者信访部门反映并作出处理的；

没有明确的投诉对象和具体事实的；

投诉内容已经涉及治安案件、刑事案件的；

其他不属于投诉管理部门职权范围的投诉。

88. 《民法典》中紧急情况下实施的医疗措施是否必须征得家属同意？

答：根据《民法典》第六章第一千二百二十条规定，因抢救生命垂危的患者等紧急情况，不能取得患者或者其近亲属意见的，经医疗机构负责人或者授权的负责人批准，可以立即实施相应的医疗措施。

89. 《民法典》中如何认定不能取得患者近亲属意见的情形？

答：根据《医疗纠纷预防和处理条例》第十八条规定，因抢救生命垂危的患者等紧急情况且不能取得患者意见时，下列情形可以认定为《民法典》第一千二百二十条规定的不能取得患者近亲属意见：

近亲属不明的；

不能及时联系到近亲属的；

近亲属拒绝发表意见的；

近亲属达不成一致意见的；

法律、法规规定的其他情形。

前款情形，医务人员经医疗机构负责人或者授权的负责人批准立即实施相应医疗措施，患者因此请求医疗机构承担赔偿责任的，不予支持；医疗机构及其医务人员怠于实施相应医疗措施造成损害，患者请求医疗机构承担赔偿责任的，应予支持。

90.《医师法》中医师在执业活动中可以享有哪些权利？

答：根据《医师法》第二十二条规定，医师在执业活动中享有下列权利：

（一）在注册的执业范围内，按照有关规范进行医学诊查、疾病调查、医学处置、出具相应的医学证明文件，选择合理的医疗、预防、保健方案；

（二）获取劳动报酬，享受国家规定的福利待遇，按照规定参加社会保险并享受相应待遇；

（三）获得符合国家规定标准的执业基本条件和职业防护装备；

（四）从事医学教育、研究、学术交流；

（五）参加专业培训，接受继续医学教育；

（六）对所在医疗卫生机构和卫生健康主管部门的工作提出意见和建议，依法参与所在机构的民主管理；

（七）法律、法规规定的其他权利。

91.《医师法》中医师在执业活动中享有哪些义务？

答：根据《医师法》第二十三条规定，医师在执业活动中履行下列义务：

（一）树立敬业精神，恪守职业道德，履行医师职责，尽职尽责救治患者，执行疫情防控等公共卫生措施；

（二）遵循临床诊疗指南，遵守临床技术操作规范和医学伦理规范等；

（三）尊重、关心、爱护患者，依法保护患者隐私和个人信息；

（四）努力钻研业务，更新知识，提高医学专业技术能力和水平，提升医疗卫生服务质量；

（五）宣传推广与岗位相适应的健康科普知识，对患者及公众进行健康教育和健康指导；

（六）法律、法规规定的其他义务。

92.《医疗保障基金使用监督管理条例》对定点医药机构的哪些情形可追究法律责任？

答：根据《医疗保障基金使用监督管理条例》第三十八条规定，违反其他法律、行政法规的，由有关主管部门依法处理：

（一）分解住院、挂床住院；

（二）违反诊疗规范过度诊疗、过度检查、分解处方、超量开药、重复开药或者提供其他不必要的医药服务；

（三）重复收费、超标准收费、分解项目收费；

（四）串换药品、医用耗材、诊疗项目和服务设施；

（五）为参保人员利用其享受医疗保障待遇的机会转卖药品，接受返还现金、实物或者获得其他非法利益提供便利；

（六）将不属于医疗保障基金支付范围的医药费用纳入医疗保障基金结算；

（七）造成医疗保障基金损失的其他违法行为。

93.患者冒名使用他人的医疗保障凭证，医疗机构如未阻止，会有什么后果？

答：根据《医疗保障基金使用监督管理条例》第三十八条规定，由医疗保障行政部门责令改正，并可以约谈有关负责人；造成医疗保障基金损失的，责令退回，处造成损失金额1倍以上2倍以下的罚款；拒不改正或者造成严重后果的，责令定点医药机构暂停相关责任部门6个月以上1年以下涉及医疗保障基金使用的医药服务。

94.在国家面对突发传染病疫情等灾害采取预防、控制措施后，哪些情形属于《刑法》第四百零九条规定的"情节严重"？

答：根据《最高人民法院最高人民检察院关于办理妨害预防、控制突发传染病疫情等灾害的刑事案件具体应用法律若干问题的》第十六条规定，在国家对突发传染病疫情等灾害采取预防、控制措施后，具有下列情形之一的，属于《刑法》第四百零九条规定的"情节严重"：

（一）对发生突发传染病疫情等灾害的地区或者突发传染病病人、病原携带者、疑似突发传染病病人，未按照预防、控制突发传染病疫情等灾害工作规范的要求做好防疫、检疫、隔离、防护、救治等工作，或者采取的预防、控制措施不当，造成传染范围扩大或者疫情、灾情加重的；

（二）隐瞒、缓报、谎报或者授意、指使、强令他人隐瞒、缓报、谎报疫情、灾情，造成传染范围扩大或者疫情、灾情加重的；

（三）拒不执行突发传染病疫情等灾害应急处理指挥机构的决定、命令，造成传染范围扩大或者疫情、灾情加重的；

（四）具有其他严重情节的。

95. 医疗卫生机构未履行《艾滋病防治条例》规定的哪些职责，将会受到通报批评、警告，严重的需要追究哪些责任？

答：根据《艾滋病防治条例》第五十五条规定，医疗卫生机构未依照本条例规定履行职责，有下列情形之一的，由县级以上人民政府卫生主管部门责令限期改正，通报批评，给予警告；造成艾滋病传播、流行或者其他严重后果的，对负有责任的主管人员和其他直接责任人员依法给予降级、撤职、开除的处分，并可以依法吊销有关机构或者责任人员的执业许可证件；构成犯罪的，依法追究刑事责任：

（一）未履行艾滋病监测职责的；

（二）未按照规定免费提供咨询和初筛检测的；

（三）对临时应急采集的血液未进行艾滋病检测，对临床用血艾滋病检测结果未进行核查，或者将艾滋病检测阳性的血液用于临床的；

（四）未遵守标准防护原则，或者未执行操作规程和消毒管理制度，发生艾滋病医院感染或者医源性感染的；

（五）未采取有效的卫生防护措施和医疗保健措施的；

（六）推诿、拒绝治疗艾滋病病毒感染者或者艾滋病病人的其他疾病，或者对艾滋病病毒感染者、艾滋病病人未提供咨询、诊断和治疗服务的；

（七）未对艾滋病病毒感染者或者艾滋病病人进行医学随访的；

（八）未按照规定对感染艾滋病病毒的孕产妇及其婴儿提供预防艾滋病母婴传播技术指导的。

出入境检验检疫机构有前款第（一）项、第（四）项、第（五）项规定情形的，由其上级主管部门依照前款规定予以处罚。

96. 《法规汇编编辑出版管理规定》关于法规汇编编辑出版，需要遵守哪些原则？

答：根据《法规汇编编辑出版管理规定》第四条规定，编辑法规汇编，遵守下列分工：

（一）法律汇编由全国人民代表大会常务委员会法制工作委员会编辑；

（二）行政法规汇编由司法部编辑；

（三）军事法规汇编由中央军事委员会法制局编辑；

（四）部门规章汇编由国务院各部门依照该部门职责范围编辑；

（五）地方性法规和地方政府规章汇编，由具有地方性法规和地方政府规章制定权的地方各级人民代表大会常务委员会和地方各级人民政府指定的机构编辑。

全国人民代表大会常务委员会法制工作委员会和司法部可以编辑法律、行政法规、部门规章、地方性法规和地方政府规章的综合性法规汇编；中央军事委员会法制局可以编辑有关军事方面的法律、法规、条令汇编；国务院各部门可以依照本部门职责范围编辑专业性的法律、行政法规和部门规章汇编；具有地方性法规和地方政府规章制定权的地方各级人民代表大会常务委员会和地方各级人民政府可以编辑本地区制定的地方性法规和地方政府规章汇编。

97．医疗单位使用放射性药品，必须符合国家有关放射性同位素安全和防护的哪些规定？

答：根据《放射性药品管理办法》第五章第二十一条规定，医疗单位使用放射性药品，必须符合国家有关放射性同位素安全和防护的规定。所在地的省、自治区、直辖市药品监督管理部门，应当根据医疗单位核医疗技术人员的水平、设备条件，核发相应等级的《放射性药品使用许可证》，无许可证的医疗单位不得临床使用放射性药品。

《放射性药品使用许可证》有效期为 5 年，期满前 6 个月，医疗单位应当向原发证的行政部门重新提出申请，经审核批准后，换发新证。

98．《关于审理非法行医刑事案件具体应用法律若干问题的解释》中哪些情形应认定为《刑法》第三百三十六条第一款规定的"情节严重"？

答：具有下列情形之一的，应认定为《刑法》第三百三十六条第一款规定的"情节严重"：

（一）造成就诊人轻度残疾、器官组织损伤导致一般功能障碍的；

（二）造成甲类传染病传播、流行或者有传播、流行危险的；

（三）使用假药、劣药或不符合国家规定标准的卫生材料、医疗器械，足以严重危害人体健康的；

（四）非法行医被卫生行政部门行政处罚两次以后，再次非法行医的；

（五）其他情节严重的情形。

99．《湖北省中医药条例》中设立的湖北省中医药日是哪一天？

答：根据《湖北省中医药条例》第九条规定，将每年 5 月 26 日李时珍诞辰纪念日设立为湖北省中医药日，开展中医药相关宣传活动。

100．申请护士执业注册，应当具备哪些条件？

答：根据《护士条例》第二章第七条规定，护士执业，应当经执业注册取得护士执业证书。

申请护士执业注册，应当具备下列条件：

（一）具有完全民事行为能力；

（二）在中等职业学校、高等学校完成国务院教育主管部门和国务院卫生主管部门规定的普通全日制 3 年以上的护理、助产专业课程学习，包括在教学、综合医院完成 8 个月以上护理临床实习，并取得相应学历证书；

（三）通过国务院卫生主管部门组织的护士执业资格考试；

（四）符合国务院卫生主管部门规定的健康标准。

护士执业注册申请，应当自通过护士执业资格考试之日起 3 年内提出；逾期提出申请的，除应当具备前款第（一）项、第（二）项和第（四）项规定条件外，还应当在符合国务院卫生主管部门规定条件的医疗卫生机构接受 3 个月临床护理培训并考核合格。

护士执业资格考试办法由国务院卫生主管部门会同国务院人事部门制定。

101．护士在执业活动中出现哪些情形会导致吊销其执业证书？

答：根据《护士条例》第五章第三十一条规定，护士在执业活动中有下列情形之一的，由县级以上地方人民政府卫生主管部门依据职责分工责令改正，给予警告；情节严重的，暂停其 6 个月以上 1 年以下执业活动，直至由原发证部门吊销其护士执业证书：

（一）发现患者病情危急未立即通知医师的；

（二）发现医嘱违反法律、法规、规章或者诊疗技术规范的规定，未依照本条例第十七条的规定提出或者报告的；

（三）泄露患者隐私的；

（四）发生自然灾害、公共卫生事件等严重威胁公众生命健康的突发事件，不服从安排参加医疗救护的。

护士在执业活动中造成医疗事故的，依照医疗事故处理的有关规定承担法律责任。

102. 护士被吊销执业证书后多长时间不得申请执业注册？

答：根据《护士条例》第五章第三十二条规定，护士被吊销执业证书的，自执业证书被吊销之日起 2 年内不得申请执业注册。

103.《护士条例》中扰乱医疗秩序，阻碍护士依法开展执业活动，侮辱、威胁、殴打护士可以追究什么责任？

答：根据《护士条例》第五章第三十三条规定，扰乱医疗秩序，阻碍护士依法开展执业活动，侮辱、威胁、殴打护士，或者有其他侵犯护士合法权益行为的，由公安机关依照治安管理处罚法的规定给予处罚；构成犯罪的，依法追究刑事责任。

104. 护士执业记录内容包括哪些？

答：根据《护士条例》第二章第十一条规定，县级以上地方人民政府卫生主管部门应当建立本行政区域的护士执业良好记录和不良记录，并将该记录记入护士执业信息系统。

护士执业良好记录包括护士受到的表彰、奖励以及完成政府指令性任务的情况等内容。护士执业不良记录包括护士因违反本条例以及其他卫生管理法律、法规、规章或者诊疗技术规范的规定受到行政处罚、处分的情况等内容。

105.《护士条例》中护士如何申请在其执业注册有效期内变更执业地点？

答：根据《护士条例》第二章第九条规定，护士在其执业注册有效期内变更执业地点的，应当向批准设立拟执业医疗机构或者为该医疗机构备案的卫生主管部门报告。收到报告的卫生主管部门应当自收到报告之日起 7 个工作日内为其办理变更手续。护士跨省、自治区、直辖市变更执业地点的，收到报告的卫生主管部门还应当向其原注册部门通报。

106.《麻醉药品和精神药品管理条例》中麻醉药品和第一类精神药品的临床试验受试对象可以是健康的人群吗？如果健康人群进行受试试验，试验机构将承担什么后果？

答：根据《麻醉药品和精神药品管理条例》第二章第十三条规定，麻醉药品和第一类精神药品的临床试验，不得以健康人为受试对象。

根据《麻醉药品和精神药品管理条例》第八章第七十七条规定，药物临床试验机构以健康人为麻醉药品和第一类精神药品临床试验的受试对象的，由药品监督管理部门责令停止违法行为，给予警告；情节严重的，取消其药物临床试验机构的资格；构成犯罪的，依法追究刑事责任。对受试对象造成损害的，药物临床试验机构依法承担治疗和赔偿责任。

107. 医院麻醉药品和精神药品处方需要保存多长时间？

答：根据《麻醉药品和精神药品管理条例》第四章第四十一条规定，医疗机构应当对麻醉药品和精神药品处方进行专册登记，加强管理。麻醉药品处方至少保存 3 年，精神药品处方至少保存 2 年。

108. 护士抽取吗啡注射液的时候不小心摔碎了安瓿瓶，该如何处理？

答：根据《麻醉药品和精神药品管理条例》第七章第六十一条规定，麻醉药品和精神药品的生产、经营企业和使用单位对过期、损坏的麻醉药品和精神药品应当登记造册，并向所在地县级药品监督管理部门申请销毁。药品监督管理部门应当自接到申请之日起 5 日内到场监督销毁。医疗机构对存放在本单位的过期、损坏麻醉药品和精神药品，应当按照本条规定的程序向卫生主管部门提出申请，由卫生主管部门负责监督销毁。

对依法收缴的麻醉药品和精神药品，除经国务院药品监督管理部门或者国务院公安部门批准用于科学研究外，应当依照国家有关规定予以销毁。

例如，如果出现护士抽取吗啡注射液的时候不小心摔碎了安瓿瓶，建议处理方式如下：

原则：红处方、双签字、活要见瓶、碎要见渣。

无论是未使用的还是用完的空安瓿被打碎了，保留第一现场，拍照或者视频取证，上报且尽量收集全部安瓿碎片还给药剂科，完善相关信息登记。重新更换新领。实现麻醉药品和第一类精神药品在医疗机构内整个流程中的闭环管理，避免流入社会降低违法犯罪的风险。

这些药品的领取、存放、使用、回收的闭环链上如果在摄像头可追溯的范围内，即使发生意外或者特殊情况（比方说忘记放哪啦、不小心扔垃圾桶了、空安瓿不见了等），也可以进行回顾性调查和追回。

109. 如果医务人员违反《麻醉药品和精神药品管理条例》的使用规定或者违规开具麻醉药品和第一类精神药品处方会有什么后果？

答：根据《麻醉药品和精神药品管理条例》第八章第七十三条规定，具有麻醉药品和第一类精神药品处方资格的执业医师，违反本条例的规定开具麻醉药品和第一类精神药品处方，或者未按照临床应用指导原则的要求使用麻醉药品和第一类精神药品的，由其所在医疗机构取消其麻醉药品和第一类精神药品处方资格；造成严重后果的，由原发证部门吊销其执业证书。执业医师未按照临床应用指导原则的要求使用第二类精神药品或者未使用专用处方开具第二类精神药品，造成严重后果的，由原发证部门吊销其执业证书。

未取得麻醉药品和第一类精神药品处方资格的执业医师擅自开具麻醉药品和第一类精神药品处方，由县级以上人民政府卫生主管部门给予警告，暂停其执业活动；造成严重后果的，吊销其执业证书；构成犯罪的，依法追究刑事责任。

处方的调配人、核对人违反本条例的规定未对麻醉药品和第一类精神药品处方进行核对，造成严重后果的，由原发证部门吊销其执业证书。

110. 《麻醉药品和精神药品管理条例》中医院如果发生麻醉药品和精神药品被盗、被抢、丢失会有什么严重后果？

答：根据《麻醉药品和精神药品管理条例》第九章第八十条规定，发生麻醉药品和精神药品被盗、被抢、丢失案件的单位，违反本条例的规定未采取必要的控制措施或者未依照本条例的规定报告的，由药品监督管理部门和卫生主管部门依照各自职责，责令改正，给予警告；情节严重的，处 5 000 元以上 1 万元以下的罚款；有上级主管部门的，由其上级主管部门对直接负责的主管人员和其他直接责任人员，依法给予降级、撤职的处分。

111. 《麻醉药品和精神药品管理条例》中如果致使麻醉药品和精神药品流入非法渠道造成危害，将追究什么责任？

答：根据《麻醉药品和精神药品管理条例》第九章第八十二条规定，违反本条例的规定，致使麻醉药品和精神药品流入非法渠道造成危害，构成犯罪的，依法追究刑事责任；尚不构成犯罪的，由县级以上公安机关处 5 万元以上 10 万元以下的罚款；有违法所得的，没收违法所得；情节严重的，处违法所得 2 倍以上 5 倍以下的罚款；由原发证部门吊销其药品生产、经营和使用许可证明文件。

药品监督管理部门、卫生主管部门在监督管理工作中发现前款规定情形的，应当立即通报所在地同级公安机关，并依照国家有关规定，将案件以及相关材料移送公安机关。

112. 在人民法院组织的调解中，可以申请人民法院在线调解吗？

答：可以。根据人民法院在线调解规则第二条规定，在线调解包括人民法院、当事人、调解组织或者调解员通过人民法院调解平台开展的在线申请、委派委托、音视频调解、制作调解协议、申请司法确认调解协议、制作调解书等全部或者部分调解活动。

113. 什么样的情况不能申请人民法院在线调解？

答：根据人民法院在线调解规则第九条规定，当事人在立案前申请在线调解，属于下列情形之一的，人民法院退回申请并分别予以处理：

（一）当事人申请调解的纠纷不属于人民法院受案范围，告知可以采用的其他纠纷解决方式；

（二）与当事人选择的在线调解组织或者调解员建立邀请关系的人民法院对该纠纷不具有管辖权，告知选择对纠纷有管辖权的人民法院邀请的调解组织或者调解员进行调解；

（三）当事人申请调解的纠纷不适宜在线调解，告知到人民法院诉讼服务大厅现场办理调解或者立案手续。

114. 申请人民法院在线调解调解不成怎么办？

答：根据人民法院在线调解规则第二十一条规定，经在线调解达不成调解协议，调解组织或者调解员应当记录调解基本情况、调解不成的原因、导致其他当事人诉讼成本增加的行为以及需要向人民法院提示的其他情况。人民法院按照下列情形作出处理：

（一）当事人在立案前申请在线调解的，调解组织或者调解员可以建议通过在线立案或者其他途径解决纠纷，当事人选择在线立案的，调解组织或者调解员应当将电子化调解材料在线推送给人民法院，由人民法院在法定期限内依法登记立案；

（二）立案前委派调解的，调解不成后，人民法院应当依法登记立案；

（三）立案后委托调解的，调解不成后，人民法院应当恢复审理。

审判人员在诉讼过程中组织在线调解的，调解不成后，应当及时审判。

115. 人民法院在线调解中电子笔录与书面笔录具有同等法律效力吗？

答：根据人民法院在线调解规则第二十二至第二十三条规定，调解员在线调解过程中，同步形成电子笔录，并确认无争议事实。经当事人双方明确表示同意的，可以以调解录音录像代替电子笔录，但无争议事实应当以书面形式确认。

电子笔录以在线方式核对确认后，与书面笔录具有同等法律效力。

116. 人民法院在线调解中，哪些情形人民法院可不予确认调解协议效力或者不予出具调解书？

答：人民法院在审查司法确认申请或者出具调解书过程中，发现当事人可能采取恶意串通、伪造证据、捏造事实、虚构法律关系等手段实施虚假调解行为，侵害他人合法权益的，可以要求当事人提供相关证据。当事人不提供相关证据的，人民法院不予确认调解协议效力或者出具调解书。

经审查认为构成虚假调解的，依照《中华人民共和国民事诉讼法》等相关法律规定处理。发现涉嫌刑事犯罪的，及时将线索和材料移送有管辖权的机关。

117. 在人民法院组织的调解中，哪些情景会使得在线调解程序终结？

答：根据人民法院在线调解规则第二十五条规定，有下列情形之一的，在线调解程序终结：

（一）当事人达成调解协议；

（二）当事人自行和解，撤回调解申请；

（三）在调解期限内无法联系到当事人；

（四）当事人一方明确表示不愿意继续调解；

（五）当事人分歧较大且难以达成调解协议；

（六）调解期限届满，未达成调解协议，且各方当事人未达成延长调解期限的合意；

（七）当事人一方拒绝在调解协议上签章；

（八）其他导致调解无法进行的情形。

118. 在人民法院组织的调解中，在线调解过程中出现哪些情况当事人可以向人民法院投诉？

答：根据人民法院在线调解规则第二十九条规定，在线调解组织和调解员在调解过程中，存在下列行为之一的，当事人可以向作出邀请的人民法院投诉：

（一）强迫调解；

（二）无正当理由多次拒绝接受人民法院委派委托或者当事人调解申请；

（三）接受当事人请托或者收受财物；

（四）泄露调解过程、调解协议内容以及调解过程中获悉的国家秘密、商业秘密、个人隐私和其他不宜公开的信息，但法律和行政法规另有规定的除外；

（五）其他违反调解职业道德应当作出处理的行为。

人民法院经核查属实的，应当视情形作出解聘等相应处理，并告知有关主管部门。

119. 《人体器官移植条例》中已经签署书面文字同意人体器官捐献的公民还能撤销捐献吗？

答：根据《人体器官移植条例》第二章第八至第九条规定，捐献人体器官的公民应当具有完全民事行为能力。公民捐献其人体器官应当有书面形式的捐献意愿，对已经表示捐献其人体器官的意愿，有权予以撤销。

公民生前表示不同意捐献其人体器官的，任何组织或者个人不得捐献、摘取该公民的人体器官；公民生前未表示不同意捐献其人体器官的，该公民死亡后，其配偶、成年子女、父母可以以书面形式共同表示同意捐献该公民人体器官的意愿。

任何组织或者个人不得摘取未满18周岁公民的活体器官用于移植。

120. 《人体器官移植条例》中有关活体器官接受人与捐献人关系的规定有哪些？

答：根据《人体器官移植条例》第二章第十条规定，活体器官的接受人限于活体器官捐献人的配偶、直系血亲或者三代以内旁系血亲，或者有证据证明与活体器官捐献人存在因帮扶等形成亲情关系的人员。

121. 《人体器官移植条例》中从事人体器官移植的医疗机构，应当具备哪些条件？

答：根据《人体器官移植条例》第三章第十一条规定，医疗机构从事人体器官移植，应当依照《医疗机构管理条例》的规定，向所在地省、自治区、直辖市人民政府卫生主管部门申请办理人体器官移植诊疗科目登记。

医疗机构从事人体器官移植，应当具备下列条件：

（一）有与从事人体器官移植相适应的执业医师和其他医务人员；

（二）有满足人体器官移植所需要的设备、设施；

（三）有由医学、法学、伦理学等方面专家组成的人体器官移植技术临床应用与伦理委员会，该委员会中从事人体器官移植的医学专家不超过委员人数的1/4；

（四）有完善的人体器官移植质量监控等管理制度。

122. 《人体器官移植条例》中移植技术临床应用，伦理委员会必须审查的伦理情形有哪些？

答：根据《人体器官移植条例》第三章第十八条规定，人体器官移植技术临床应用与伦理委员会收到摘取人体器官审查申请后，应当对下列事项进行审查，并出具同意或者不同意的书面意见：

（一）人体器官捐献人的捐献意愿是否真实；

（二）有无买卖或者变相买卖人体器官的情形；

（三）人体器官的配型和接受人的适应症是否符合伦理原则和人体器官移植技术管理规范。

经 2/3 以上委员同意，人体器官移植技术临床应用与伦理委员会方可出具同意摘取人体器官的书面意见。

123.《人体器官移植条例》中从事人体器官移植的医疗机构及其医务人员摘取活体器官前，应当履行的义务有哪些？

答：根据《人体器官移植条例》第三章第十九条规定，从事人体器官移植的医疗机构及其医务人员摘取活体器官前，应当履行下列义务：

（一）向活体器官捐献人说明器官摘取手术的风险、术后注意事项、可能发生的并发症及其预防措施等，并与活体器官捐献人签署知情同意书；

（二）查验活体器官捐献人同意捐献其器官的书面意愿、活体器官捐献人与接受人存在本条例第十条规定关系的证明材料；

（三）确认除摘取器官产生的直接后果外不会损害活体器官捐献人其他正常的生理功能。

从事人体器官移植的医疗机构应当保存活体器官捐献人的医学资料，并进行随访。

124.《人体器官移植条例》中从事人体器官移植的医疗机构及其医务人员需要注意的事情有哪些？

答：根据《人体器官移植条例》第三章第二十条规定，摘取尸体器官，应当在依法判定尸体器官捐献人死亡后进行。从事人体器官移植的医务人员不得参与捐献人的死亡判定。

从事人体器官移植的医疗机构及其医务人员应当尊重死者的尊严；对摘取器官完毕的尸体，应当进行符合伦理原则的医学处理，除用于移植的器官以外，应当恢复尸体原貌。

125.《人体器官移植条例》中从事人体器官移植的医疗机构及其医务人员在进行人体器官移植活动中哪些情形构成犯罪？

答：根据《人体器官移植条例》第四章第二十五条规定，违反本条例规定，有下列情形之一，构成犯罪的，依法追究刑事责任：

（一）未经公民本人同意摘取其活体器官的；

（二）公民生前表示不同意捐献其人体器官而摘取其尸体器官的；

（三）摘取未满 18 周岁公民的活体器官的。

126.《人体器官移植条例》中国家工作人员参与买卖人体器官或者从事与买卖人体器官有关活动会有哪些处罚？

答：根据《人体器官移植条例》第四章第二十六条规定，违反本条例规定，买卖人体器官或者从事与买卖人体器官有关活动的，由设区的市级以上地方人民政府卫生主管部门依照职责分工没收违法所得，并处交易额 8 倍以上 10 倍以下的罚款；医疗机构参与上述活动的，还应当对负有责任的主管人员和其他直接责任人员依法给予处分，并由原登记部门撤销该医疗机构人体器官移植诊疗科目登记，该医疗机构 3 年内不得再申请人体器官移植诊疗科目登记；医务人员参与上述活动的，由原发证部门吊销其执业证书。

国家工作人员参与买卖人体器官或者从事与买卖人体器官有关活动的，由有关国家机关依据职权依法给予撤职、开除的处分。

127.《人体器官移植条例》中规定未办理相关资格登记的医疗机构从事人体器官移植，将会受到哪些处罚？

答：根据《人体器官移植条例》第四章第二十七条规定，医疗机构未办理人体器官移植诊疗科目登记，擅自从事人体器官移植的，依照《医疗机构管理条例》的规定予以处罚。

实施人体器官移植手术的医疗机构及其医务人员违反本条例规定，未对人体器官捐献人进行医学检查或者未采取措施，导致接受人因人体器官移植手术感染疾病的，依照《医疗事故处理条例》的规定予以处罚。

从事人体器官移植的医务人员违反本条例规定，泄露人体器官捐献人、接受人或者申请人体器官移植手术患者个人资料的，依照《执业医师法》或者国家有关护士管理的规定予以处罚。

违反本条例规定，给他人造成损害的，应当依法承担民事责任。

违反本条例第二十一条规定收取费用的，依照价格管理的法律、行政法规的规定予以处罚。

128.《人体器官移植条例》中医务人员在实施人体器官移植手术过程中哪些行为会被吊销执业证书？

答：根据《人体器官移植条例》第四章第二十八条规定，医务人员有下列情形之一的，依法给予处分；情节严重的，由县级以上地方人民政府卫生主管部门依照职责分工暂停其6个月以上1年以下执业活动；情节特别严重的，由原发证部门吊销其执业证书：

（一）未经人体器官移植技术临床应用与伦理委员会审查同意摘取人体器官的；

（二）摘取活体器官前未依照本条例第十九条的规定履行说明、查验、确认义务的；

（三）对摘取器官完毕的尸体未进行符合伦理原则的医学处理，恢复尸体原貌的。

129.医疗机构在实施人体器官移植手术过程中哪些行为会被撤销诊疗科目登记？

答：根据《人体器官移植条例》第四章第二十九条规定，医疗机构有下列情形之一的，对负有责任的主管人员和其他直接责任人员依法给予处分；情节严重的，由原登记部门撤销该医疗机构人体器官移植诊疗科目登记，该医疗机构3年内不得再申请人体器官移植诊疗科目登记：

（一）不再具备本条例第十一条规定条件，仍从事人体器官移植的；

（二）未经人体器官移植技术临床应用与伦理委员会审查同意，做出摘取人体器官的决定，或者胁迫医务人员违反本条例规定摘取人体器官的；

（三）有本条例第二十八条第（二）项、第（三）项列举的情形的。

医疗机构未定期将实施人体器官移植的情况向所在地省、自治区、直辖市人民政府卫生主管部门报告的，由所在地省、自治区、直辖市人民政府卫生主管部门责令限期改正；逾期不改正的，对负有责任的主管人员和其他直接责任人员依法给予处分。

130.《突发公共卫生事件应急条例》中全国突发事件应急预案的主要内容是什么？

答：根据《突发公共卫生事件应急条例》第二章第十一条规定，全国突发事件应急预案应当包括以下主要内容：

（一）突发事件应急处理指挥部的组成和相关部门的职责；

（二）突发事件的监测与预警；

（三）突发事件信息的收集、分析、报告、通报制度；

（四）突发事件应急处理技术和监测机构及其任务；

（五）突发事件的分级和应急处理工作方案；

（六）突发事件预防、现场控制，应急设施、设备、救治药品和医疗器械以及其他物资和技术的储备与调度；

（七）突发事件应急处理专业队伍的建设和培训。

131.哪些情形需要进行国家突发事件应急报告？

答：根据《突发公共卫生事件应急条例》第三章第十九条规定，国家建立突发事件应急报告制度。

国务院卫生行政主管部门制定突发事件应急报告规范，建立重大、紧急疫情信息报告系统。

有下列情形之一的，省、自治区、直辖市人民政府应当在接到报告1小时内，向国务院卫生行政主管部门报告：

（一）发生或者可能发生传染病暴发、流行的；

（二）发生或者发现不明原因的群体性疾病的；

（三）发生传染病菌种、毒种丢失的；

（四）发生或者可能发生重大食物和职业中毒事件的。

国务院卫生行政主管部门对可能造成重大社会影响的突发事件，应当立即向国务院报告。

132.《突发公共卫生事件应急条例》对突发事件隐瞒、缓报、谎报是否有处罚？

答：根据《突发公共卫生事件应急条例》第五章第四十五条规定，县级以上地方人民政府及其卫生行政主管部门未依照本条例的规定履行报告职责，对突发事件隐瞒、缓报、谎报或者授意他人隐瞒、缓报、谎报的，对政府主要领导人及其卫生行政主管部门主要负责人，依法给予降级或者撤职的行政处分；造成传染病传播、流行或者对社会公众健康造成其他严重危害后果的，依法给予开除的行政处分；构成犯罪的，依法追究刑事责任。

133.《突发公共卫生事件应急条例》应对突发事件应急处理所需要的设施、设备、药品和医疗器械由哪些部门负责提供？

答：根据《突发公共卫生事件应急条例》第五章第四十六条规定，国务院有关部门、县级以上地方人民政府及其有关部门未依照本条例的规定，完成突发事件应急处理所需要的设施、设备、药品和医疗器械等物资的生产、供应、运输和储备的，对政府主要领导人和政府部门主要负责人依法给予降级或者撤职的行政处分；造成传染病传播、流行或者对社会公众健康造成其他严重危害后果的，依法给予开除的行政处分；构成犯罪的，依法追究刑事责任。

134.《突发公共卫生事件应急条例》医疗卫生机构在应对突发公共卫生事件时哪些情况属于严重危害后果以及造成严重后果后的法律责任有哪些？

答：根据《突发公共卫生事件应急条例》第五章第五十条规定，医疗卫生机构有下列行为之一的，由卫生行政主管部门责令改正、通报批评、给予警告；情节严重的，吊销《医疗机构执业许可证》；对主要负责人、负有责任的主管人员和其他直接责任人员依法给予降级或者撤职的纪律处分；造成传染病传播、流行或者对社会公众健康造成其他严重危害后果，构成犯罪的，依法追究刑事责任：

（一）未依照本条例的规定履行报告职责，隐瞒、缓报或者谎报的；

（二）未依照本条例的规定及时采取控制措施的；

（三）未依照本条例的规定履行突发事件监测职责的；

（四）拒绝接诊病人的；

（五）拒不服从突发事件应急处理指挥部调度的。

135. 社会力量可以参与院前医疗急救吗？

答：《院前医疗急救管理办法》经2013年10月22日国家卫生计生委委务会议讨论通过，2013年11月29日国家卫生和计划生育委员会令第3号公布，自2014年2月1日起施行。

第一章第三条　院前医疗急救是政府举办的公益性事业，鼓励、支持社会力量参与。卫生计生行政部门按照"统筹规划、整合资源、合理配置、提高效能"的原则，统一组织、管理、实施。

卫生计生行政部门应当建立稳定的经费保障机制，保证院前医疗急救与当地社会、经济发展和医疗服务需求相适应。

136. 院前医疗急救的管理归属如何界定？

答：《院前医疗急救管理办法》经 2013 年 10 月 22 日国家卫生计生委委务会议讨论通过，2013 年 11 月 29 日国家卫生和计划生育委员会令第 3 号公布，自 2014 年 2 月 1 日起施行。

第一章第四条　国家卫生计生委负责规划和指导全国院前医疗急救体系建设，监督管理全国院前医疗急救工作。

县级以上地方卫生计生行政部门负责规划和实施本辖区院前医疗急救体系建设，监督管理本辖区院前医疗急救工作。

137. 从事院前医疗急救的专业人员有哪些以及从业资质要求有哪些？

答：《院前医疗急救管理办法》经 2013 年 10 月 22 日国家卫生计生委委务会议讨论通过，2013 年 11 月 29 日国家卫生和计划生育委员会令第 3 号公布，自 2014 年 2 月 1 日起施行。

第三章第十九条　从事院前医疗急救的专业人员包括医师、护士和医疗救护员。医师和护士应当按照有关法律法规规定取得相应执业资格证书。医疗救护员应当按照国家有关规定经培训考试合格取得国家职业资格证书；上岗前，应当经设区的市级急救中心培训考核合格。

138. 院前急救中，医疗救护员可以从事的相关辅助医疗救护工作包括哪些？

答：《院前医疗急救管理办法》经 2013 年 10 月 22 日国家卫生计生委委务会议讨论通过，2013 年 11 月 29 日国家卫生和计划生育委员会令第 3 号公布，自 2014 年 2 月 1 日起施行。

第三章第二十条　医疗救护员可以从事的相关辅助医疗救护工作包括：

（一）对常见急症进行现场初步处理；

（二）对患者进行通气、止血、包扎、骨折固定等初步救治；

（三）搬运、护送患者；

（四）现场心肺复苏；

（五）在现场指导群众自救、互救。

139. 120 能否因费用问题拒绝或者延误院前医疗急救服务？

答：不能。《院前医疗急救管理办法》经 2013 年 10 月 22 日国家卫生计生委委务会议讨论通过，2013 年 11 月 29 日国家卫生和计划生育委员会令第 3 号公布，自 2014 年 2 月 1 日起施行。

第三章第二十五条　急救中心（站）和急救网络医院按照国家有关规定收取院前医疗急救服务费用，不得因费用问题拒绝或者延误院前医疗急救服务。

140. 120 急救中心（站）和急救网络医院能否将救护车用于其他单位和个人的院前医疗急救服务？

答：不能。《院前医疗急救管理办法》经 2013 年 10 月 22 日国家卫生计生委委务会议讨论通过，2013 年 11 月 29 日国家卫生和计划生育委员会令第 3 号公布，自 2014 年 2 月 1 日起施行。

第三章第二十七条　急救中心（站）和急救网络医院不得将救护车用于非院前医疗急救服务。

除急救中心（站）和急救网络医院外，任何单位和个人不得使用救护车开展院前医疗急救工作。

第四章第三十二条　县级以上地方卫生计生行政部门发现本辖区任何单位及其内设机构、个人未经批准使用急救中心（站）的名称或救护车开展院前医疗急救工作的，应当依法依规严肃处理，并向同级公安机关通报情况。

第五章第三十五条　任何单位或者个人未经卫生计生行政部门批准擅自开展院前医疗急救服务的，由县级以上地方卫生计生行政部门按照《医疗机构管理条例》等有关规定予以处理。

第三十七条　医疗机构有下列情形之一的，由县级以上地方卫生计生行政部门责令改正、通报批评、给予警告；对直接负责的主管人员和其他直接责任人员，根据情节轻重，依法给予警告、记过、降低岗

位等级、撤职、开除等处分:

（一）未经批准擅自使用"120"院前医疗急救呼叫号码或者其他带有院前医疗急救呼叫性质号码的;

（二）未经批准擅自使用救护车开展院前医疗急救服务的;

（三）急救中心（站）因指挥调度或者费用等因素拒绝、推诿或者延误院前医疗急救服务的;

（四）违反本办法其他规定的。

141. 以武汉市为例，院前医疗急救专项经费用于哪些事项?

答:《武汉市院前医疗急救条例》则由湖北省人大批准武汉市人大发布的武汉市人民代表大会常务委员会公告第 11 号地方性法规，于 2013 年 05 月 01 日实施。根据《条例》第四章第二十五条规定，市、区人民政府应当把院前医疗急救专项经费纳入年度财政预算，专项用于院前医疗急救工作。院前医疗急救专项经费用于下列事项:

（一）院前医疗急救网络建设及运行;

（二）应急药品储备和其他急救物资储备;

（三）重大活动的急救医疗保障;

（四）突发性事件的急救医疗;

（五）急救人员培训和演练;

（六）群众性自救、互救知识的宣传教育和公益性培训;

（七）扶持社会资源参与院前医疗急救;

（八）市、区人民政府规定的其他用途。

市、区财政对承担院前医疗急救工作的急救网络医疗机构，采取适当形式给予补助。

142. 以武汉市为例，擅自动用"120"救护车会被追责吗?

答:根据《武汉市院前医疗急救条例》第三章第三十三条规定，急救中心、急救站及其工作人员有下列行为之一的，由卫生主管部门责令改正;造成严重后果的，由其所在单位或者卫生主管部门对负有责任的主管人员和直接责任人员给予处分:

（一）未执行二十四小时值班制度的;

（二）未及时受理呼救信息、发出调度指令的;

（三）不服从指挥调度或者拒绝、推诿救治急、危、重伤病员的;

（四）急救人员与接收的医疗机构未办理书面交接手续的;

（五）未按照规定登记、保管和上报急救医疗资料的;

（六）违反价格主管部门规定收费的;

（七）擅自动用"120"救护车的;

（八）违反本条例规定的其他情形的。

143. 以武汉市为例，冒用急救中心、急救站或者"120"专用呼叫号码的名称、标志会受处罚吗?

答:根据《武汉市院前医疗急救条例》第三章第三十四条规定，违反本条例规定，冒用急救中心、急救站或者"120"专用呼叫号码的名称、标志的，由卫生主管部门责令改正，并处以一万元以上三万元以下罚款。

144. 以武汉市为例，谎报呼救信息或者对"120"呼救专线电话进行恶意呼救可以追责吗?

答:根据《院前医疗急救条例》第三章第三十七条规定，有下列行为之一，违反《中华人民共和国治安管理处罚法》的规定的，由公安机关依法处理;构成犯罪的，依法追究刑事责任:

（一）阻碍急救人员施救的;

（二）侮辱殴打急救人员的；

（三）非法扣留、损毁救护车及急救医疗设备的；

（四）谎报呼救信息或者对"120"呼救专线电话进行恶意呼救的；

（五）其他扰乱院前医疗急救工作秩序的行为。

145.《血液制品管理条例》中非法从事组织、采集、供应、倒卖原料血浆活动是否构成犯罪？

答：根据《血液制品管理条例》第五章第三十四条规定，违反本条例规定，未取得省、自治区、直辖市人民政府卫生行政部门核发的《单采血浆许可证》，非法从事组织、采集、供应、倒卖原料血浆活动的，由县级以上地方人民政府卫生行政部门予以取缔，没收违法所得和从事违法活动的器材、设备，并处违法所得 5 倍以上 10 倍以下的罚款，没有违法所得的，并处 5 万元以上 10 万元以下的罚款；造成经血液途径传播的疾病传播、人身伤害等危害，构成犯罪的，依法追究刑事责任。

146.《血液制品管理条例》中单采血浆站出现哪些行为会被依法追究刑事责任？

答：根据《血液制品管理条例》第五章第三十五条规定，单采血浆站有下列行为之一的，由县级以上地方人民政府卫生行政部门责令限期改正，处 5 万元以上 10 万元以下的罚款；有第八项所列行为的，或者有下列其他行为并且情节严重的，由省、自治区、直辖市人民政府卫生行政部门吊销《单采血浆许可证》；构成犯罪的，对负有直接责任的主管人员和其他直接责任人员依法追究刑事责任：

（一）采集血浆前，未按照国务院卫生行政部门颁布的健康检查标准对供血浆者进行健康检查和血液化验的；

（二）采集非划定区域内的供血浆者或者其他人员的血浆的，或者不对供血浆者进行身份识别，采集冒名顶替者、健康检查不合格者或者无《供血浆证》者的血浆的；

（三）违反国务院卫生行政部门制定的血浆采集技术操作标准和程序，过频过量采集血浆的；

（四）向医疗机构直接供应原料血浆或者擅自采集血液的；

（五）未使用单采血浆机械进行血浆采集的；

（六）未使用有产品批准文号并经国家药品生物制品检定机构逐批检定合格的体外诊断试剂以及合格的一次性采血浆器材的；

（七）未按照国家规定的卫生标准和要求包装、储存、运输原料血浆的；

（八）对国家规定检测项目检测结果呈阳性的血浆不清除、不及时上报的；

（九）对污染的注射器、采血浆器材及不合格血浆等不经消毒处理，擅自倾倒，污染环境，造成社会危害的；

（十）重复使用一次性采血浆器材的；

（十一）向与其签订质量责任书的血液制品生产单位以外的其他单位供应原料血浆的。

147.《血液制品管理条例》中涂改、伪造、转让《供血浆证》会被追究刑事责任吗？处罚有哪些？

答：根据《血液制品管理条例》第五章第三十七条规定，涂改、伪造、转让《供血浆证》的，由县级人民政府卫生行政部门收缴《供血浆证》，没收违法所得，并处违法所得 3 倍以上 5 倍以下的罚款，没有违法所得的，并处 1 万元以下的罚款；构成犯罪的，依法追究刑事责任。

148. 定点医药机构的哪些行为属于违规行为？

答：根据《医疗保障基金使用监督管理条例》第四章第三十八条规定，定点医药机构有下列情形之一的，由医疗保障行政部门责令改正，并可以约谈有关负责人；造成医疗保障基金损失的，责令退回，处造成损失金额 1 倍以上 2 倍以下的罚款；拒不改正或者造成严重后果的，责令定点医药机构暂停相关责任部门 6 个月以上 1 年以下涉及医疗保障基金使用的医药服务；违反其他法律、行政法规的，由有关主管部门依法处理：

（一）分解住院、挂床住院；

（二）违反诊疗规范过度诊疗、过度检查、分解处方、超量开药、重复开药或者提供其他不必要的医药服务；

（三）重复收费、超标准收费、分解项目收费；

（四）串换药品、医用耗材、诊疗项目和服务设施；

（五）为参保人员利用其享受医疗保障待遇的机会转卖药品，接受返还现金、实物或者获得其他非法利益提供便利；

（六）将不属于医疗保障基金支付范围的医药费用纳入医疗保障基金结算；

（七）造成医疗保障基金损失的其他违法行为。

149.《医疗保障基金使用监督管理条例》办理入院手续时患者使用他人医疗保障凭证，个人会有什么后果？

答：根据《医疗保障基金使用监督管理条例》第四章第四十一条规定个人有下列情形之一的，由医疗保障行政部门责令改正；造成医疗保障基金损失的，责令退回；属于参保人员的，暂停其医疗费用联网结算 3 个月至 12 个月：

（一）将本人的医疗保障凭证交由他人冒名使用；

（二）重复享受医疗保障待遇；

（三）利用享受医疗保障待遇的机会转卖药品，接受返还现金、实物或者获得其他非法利益。

个人以骗取医疗保障基金为目的，实施了前款规定行为之一，造成医疗保障基金损失的；或者使用他人医疗保障凭证冒名就医、购药的；或者通过伪造、变造、隐匿、涂改、销毁医学文书、医学证明、会计凭证、电子信息等有关资料或者虚构医药服务项目等方式，骗取医疗保障基金支出的，除依照前款规定处理外，还应当由医疗保障行政部门处骗取金额 2 倍以上 5 倍以下的罚款。

150.《医疗废物管理条例》中医疗废物暂时贮存的时间不得超过多长时间？

答：根据《医疗废物管理条例》第三章第十七条规定医疗卫生机构应当建立医疗废物的暂时贮存设施、设备，不得露天存放医疗废物；医疗废物暂时贮存的时间不得超过 2 天。

医疗废物的暂时贮存设施、设备，应当远离医疗区、食品加工区和人员活动区以及生活垃圾存放场所，并设置明显的警示标识和防渗漏、防鼠、防蚊蝇、防蟑螂、防盗以及预防儿童接触等安全措施。

医疗废物的暂时贮存设施、设备应当定期消毒和清洁。

151.《医疗废物管理条例》中造成传染病传播或者环境污染事故的医疗卫生机构是否会被追责？处罚方式有哪些？

答：根据《医疗废物管理条例》第六章第四十八条规定医疗卫生机构违反本条例规定，将未达到国家规定标准的污水、传染病病人或者疑似传染病病人的排泄物排入城市排水管网的，由县级以上地方人民政府建设行政主管部门责令限期改正，给予警告，并处 5 000 元以上 1 万元以下的罚款；逾期不改正的，处 1 万元以上 3 万元以下的罚款；造成传染病传播或者环境污染事故的，由原发证部门暂扣或者吊销执业许可证件；构成犯罪的，依法追究刑事责任。

152.《医疗废物管理条例》中邮寄买卖医疗废物违法吗？处罚有哪些？

答：根据《医疗废物管理条例》第六章第五十三条规定转让、买卖医疗废物，邮寄或者通过铁路、航空运输医疗废物，或者违反本条例规定通过水路运输医疗废物的，由县级以上地方人民政府环境保护行政主管部门责令转让、买卖双方、邮寄人、托运人立即停止违法行为，给予警告，没收违法所得；违法所得 5 000 元以上的，并处违法所得 2 倍以上 5 倍以下的罚款；没有违法所得或者违法所得不足 5 000 元的，并处 5 000 元以上 2 万元以下的罚款。

承运人明知托运人违反本条例的规定运输医疗废物，仍予以运输的，或者承运人将医疗废物与旅客在同一工具上载运的，按照前款的规定予以处罚。

153. 未取得《医疗机构执业许可证》可以开展义诊吗？

答：根据《医疗机构管理条例》第四章第二十三条规定任何单位或者个人，未取得《医疗机构执业许可证》或者未经备案，不得开展诊疗活动。

154. 非卫生技术人员从事医疗卫生技术工作是否违规？

答：根据《医疗机构管理条例》第四章第二十七条至第三十条规定医疗机构不得使用非卫生技术人员从事医疗卫生技术工作。

医疗机构工作人员上岗工作，必须佩戴载有本人姓名、职务或者职称的标牌。

医疗机构对危重病人应当立即抢救。对限于设备或者技术条件不能诊治的病人，应当及时转诊。

155.《医疗机构管理条例》未经医师（士）、助产人员亲自接产，医疗机构可以出具出生证明书或者死产报告书吗？

答：不可以。根据《医疗机构管理条例》第四章第三十一条规定未经医师（士）亲自诊查病人，医疗机构不得出具疾病诊断书、健康证明书或者死亡证明书等证明文件；未经医师（士）、助产人员亲自接产，医疗机构不得出具出生证明书或者死产报告书。

156.《医疗纠纷预防和处理条例》为什么要建立医患沟通机制？

答：根据《医疗纠纷预防和处理条例》第二章第十七条规定医疗机构应当建立健全医患沟通机制，对患者在诊疗过程中提出的咨询、意见和建议，应当耐心解释、说明，并按照规定进行处理；对患者就诊疗行为提出的疑问，应当及时予以核实、自查，并指定有关人员与患者或者其近亲属沟通，如实说明情况。

157.《医疗纠纷预防和处理条例》中医疗纠纷中明确责任必须进行医疗损害鉴定吗？

答：根据《医疗纠纷预防和处理条例》第三章第三十四条规定医疗纠纷人民调解委员会调解医疗纠纷，需要进行医疗损害鉴定以明确责任的，由医患双方共同委托医学会或者司法鉴定机构进行鉴定，也可以经医患双方同意，由医疗纠纷人民调解委员会委托鉴定。

医学会或者司法鉴定机构接受委托从事医疗损害鉴定，应当由鉴定事项所涉专业的临床医学、法医学等专业人员进行鉴定；医学会或者司法鉴定机构没有相关专业人员的，应当从本条例第三十五条规定的专家库中抽取相关专业专家进行鉴定。

医学会或者司法鉴定机构开展医疗损害鉴定，应当执行规定的标准和程序，尊重科学，恪守职业道德，对出具的医疗损害鉴定意见负责，不得出具虚假鉴定意见。医疗损害鉴定的具体管理办法由国务院卫生、司法行政部门共同制定。

鉴定费预先向医患双方收取，最终按照责任比例承担。

158.《根据医疗纠纷预防和处理条例》医疗损害鉴定意见需载明并详细论述哪些内容？

答：《根据医疗纠纷预防和处理条例》第三章第三十六条规定医学会、司法鉴定机构作出的医疗损害鉴定意见应当载明并详细论述下列内容：

（一）是否存在医疗损害以及损害程度；

（二）是否存在医疗过错；

（三）医疗过错与医疗损害是否存在因果关系；

（四）医疗过错在医疗损害中的责任程度。

159.《根据医疗纠纷预防和处理条例》医疗机构及其医务人员在进行诊疗活动中出现哪些情形的时候会被追责？

答：根据《医疗纠纷预防和处理条例》第四章第四十七条规定医疗机构及其医务人员有下列情形之一的，由县级以上人民政府卫生主管部门责令改正，给予警告，并处 1 万元以上 5 万元以下罚款；情节严重的，对直接负责的主管人员和其他直接责任人员给予或者责令给予降低岗位等级或者撤职的处分，对有关医务人员可以责令暂停 1 个月以上 6 个月以下执业活动；构成犯罪的，依法追究刑事责任：

（一）未按规定制定和实施医疗质量安全管理制度；

（二）未按规定告知患者病情、医疗措施、医疗风险、替代医疗方案等；

（三）开展具有较高医疗风险的诊疗活动，未提前预备应对方案防范突发风险；

（四）未按规定填写、保管病历资料，或者未按规定补记抢救病历；

（五）拒绝为患者提供查阅、复制病历资料服务；

（六）未建立投诉接待制度、设置统一投诉管理部门或者配备专（兼）职人员；

（七）未按规定封存、保管、启封病历资料和现场实物；

（八）未按规定向卫生主管部门报告重大医疗纠纷；

（九）其他未履行本条例规定义务的情形。

160. 国家是如何对医疗器械按照风险程度实行分类管理的？

答：《医疗器械监督管理条例》2021 年 6 月 1 日施行。

第一章第六条　国家对医疗器械按照风险程度实行分类管理第一类是风险程度低，实行常规管理可以保证其安全、有效的医疗器械。

第二类是具有中度风险，需要严格控制管理以保证其安全、有效的医疗器械。

第三类是具有较高风险，需要采取特别措施严格控制管理以保证其安全、有效的医疗器械。

评价医疗器械风险程度，应当考虑医疗器械的预期目的、结构特征、使用方法等因素。

国务院药品监督管理部门负责制定医疗器械的分类规则和分类目录，并根据医疗器械生产、经营、使用情况，及时对医疗器械的风险变化进行分析、评价，对分类规则和分类目录进行调整。制定、调整分类规则和分类目录，应当充分听取医疗器械注册人、备案人、生产经营企业以及使用单位、行业组织的意见，并参考国际医疗器械分类实践。医疗器械分类规则和分类目录应当向社会公布。

161. 哪种情形的医疗器械产品注册、备案可免于进行临床评价？

答：《医疗器械监督管理条例》2021 年 6 月 1 日施行。

第二章第二十四条　医疗器械产品注册、备案，应当进行临床评价；但是符合下列情形之一，可以免于进行临床评价：

（一）工作机理明确、设计定型，生产工艺成熟，已上市的同品种医疗器械临床应用多年且无严重不良事件记录，不改变常规用途的；

（二）其他通过非临床评价能够证明该医疗器械安全、有效的。

国务院药品监督管理部门应当制定医疗器械临床评价指南。

162. 医疗器械的说明书、标签应当标明哪些事项？

答：《医疗器械监督管理条例》2021 年 6 月 1 日施行。

第三十九条　医疗器械应当有说明书、标签。说明书、标签的内容应当与经注册或者备案的相关内容一致，确保真实、准确。

医疗器械的说明书、标签应当标明下列事项：

（一）通用名称、型号、规格；

（二）医疗器械注册人、备案人、受托生产企业的名称、地址以及联系方式；

（三）生产日期、使用期限或者失效日期；

（四）产品性能、主要结构、适用范围；

（五）禁忌、注意事项以及其他需要警示或者提示的内容；

（六）安装和使用说明或者图示；

（七）维护和保养方法，特殊运输、贮存的条件、方法；

（八）产品技术要求规定应当标明的其他内容。

第二类、第三类医疗器械还应当标明医疗器械注册证编号。

由消费者个人自行使用的医疗器械还应当具有安全使用的特别说明。

163．一次性使用的医疗器械可以重复使用吗？

答：不得重复使用。《医疗器械监督管理条例》2021 年 6 月 1 日施行。

第四章第四十九条 医疗器械使用单位对重复使用的医疗器械，应当按照国务院卫生主管部门制定的消毒和管理的规定进行处理。

一次性使用的医疗器械不得重复使用，对使用过的应当按照国家有关规定销毁并记录。一次性使用的医疗器械目录由国务院药品监督管理部门会同国务院卫生主管部门制定、调整并公布。列入一次性使用的医疗器械目录，应当具有充足的无法重复使用的证据理由。重复使用可以保证安全、有效的医疗器械，不列入一次性使用的医疗器械目录。对因设计、生产工艺、消毒灭菌技术等改进后重复使用可以保证安全、有效的医疗器械，应当调整出一次性使用的医疗器械目录，允许重复使用。

164．医院之间能否转让在用医疗器械？

答：《医疗器械监督管理条例》2021 年 6 月 1 日施行。

第四章第五十五条 医疗器械经营企业、使用单位不得经营、使用未依法注册或者备案、无合格证明文件以及过期、失效、淘汰的医疗器械。

165．《医疗器械监督管理条例》临床上使用经过消毒的过期、失效、淘汰的医疗器械是否违规？若使用会出现什么后果？

答：《医疗器械监督管理条例》2021 年 6 月 1 日施行。

第七章第八十六条 有下列情形之一的，由负责药品监督管理的部门责令改正，没收违法生产经营使用的医疗器械；违法生产经营使用的医疗器械货值金额不足 1 万元的，并处 2 万元以上 5 万元以下罚款；货值金额 1 万元以上的，并处货值金额 5 倍以上 20 倍以下罚款；情节严重的，责令停产停业，直至由原发证部门吊销医疗器械注册证、医疗器械生产许可证、医疗器械经营许可证，对违法单位的法定代表人、主要负责人、直接负责的主管人员和其他责任人员，没收违法行为发生期间自本单位所获收入，并处所获收入 30％以上 3 倍以下罚款，10 年内禁止其从事医疗器械生产经营活动：

（一）生产、经营、使用不符合强制性标准或者不符合经注册或者备案的产品技术要求的医疗器械；

（二）未按照经注册或者备案的产品技术要求组织生产，或者未依照本条例规定建立质量管理体系并保持有效运行，影响产品安全、有效；

（三）经营、使用无合格证明文件、过期、失效、淘汰的医疗器械，或者使用未依法注册的医疗器械；

（四）在负责药品监督管理的部门责令召回后仍拒不召回，或者在负责药品监督管理的部门责令停止或者暂停生产、进口、经营后，仍拒不停止生产、进口、经营医疗器械；

（五）委托不具备本条例规定条件的企业生产医疗器械，或者未对受托生产企业的生产行为进行管理；

（六）进口过期、失效、淘汰等已使用过的医疗器械。

**166. 开展医疗器械临床试验能否向受试者收取与临床试验有关的费用？**

答：不能。《医疗器械监督管理条例》2021 年 6 月 1 日施行。

第二章 第二十八条　开展医疗器械临床试验，应当按照规定进行伦理审查，向受试者告知试验目的、用途和可能产生的风险等详细情况，获得受试者的书面知情同意；受试者为无民事行为能力人或者限制民事行为能力人的，应当依法获得其监护人的书面知情同意。

开展临床试验，不得以任何形式向受试者收取与临床试验有关的费用。

**167. 医疗器械是指哪些设备？**

答：《医疗器械监督管理条例》2021 年 6 月 1 日施行。

第八章 第一百零三条　本条例下列用语的含义：

医疗器械，是指直接或者间接用于人体的仪器、设备、器具、体外诊断试剂及校准物、材料以及其他类似或者相关的物品，包括所需要的计算机软件；其效用主要通过物理等方式获得，不是通过药理学、免疫学或者代谢的方式获得，或者虽然有这些方式参与但是只起辅助作用；其目的是：

（一）疾病的诊断、预防、监护、治疗或者缓解；

（二）损伤的诊断、监护、治疗、缓解或者功能补偿；

（三）生理结构或者生理过程的检验、替代、调节或者支持；

（四）生命的支持或者维持；

（五）妊娠控制；

（六）通过对来自人体的样本进行检查，为医疗或者诊断目的提供信息。

医疗器械注册人、备案人，是指取得医疗器械注册证或者办理医疗器械备案的企业或者研制机构。

医疗器械使用单位，是指使用医疗器械为他人提供医疗等技术服务的机构，包括医疗机构、计划生育技术服务机构、血站、单采血浆站、康复辅助器具适配机构等。

大型医用设备，是指使用技术复杂、资金投入量大、运行成本高、对医疗费用影响大且纳入目录管理的大型医疗器械。

**168. 军医能否代理医疗广告或者直播带货？**

答：不可以。

根据中国人民解放军实施《中华人民共和国执业医师法》办法第十三条规定军队医师不得有下列行为：

（一）拒诊、拒治伤病员；

（二）向伤病员或者其家属推销药品、医疗保健器械；

（三）开展以牟利为目的的私人诊疗活动；

（四）以军队医师身份做医疗广告；

（五）损害军队形象或者伤病员利益的其他行为。

**169. 对按照规定一次使用的医疗器具未予销毁，再次使用的情况是否违规？**

答：违反了《中华人民共和国传染病防治法》。根据《中华人民共和国传染病防治法》第八章第六十九条规定，医疗机构违反本法规定，有下列情形之一的，由县级以上人民政府卫生行政部门责令改正，通报批评，给予警告；造成传染病传播、流行或者其他严重后果的，对负有责任的主管人员和其他直接责任人员，依法给予降级、撤职、开除的处分，并可以依法吊销有关责任人员的执业证书；构成犯罪的，依法追究刑事责任：

（一）未按照规定承担本单位的传染病预防、控制工作、医院感染控制任务和责任区域内的传染病预防工作的；

（二）未按照规定报告传染病疫情，或者隐瞒、谎报、缓报传染病疫情的；

（三）发现传染病疫情时，未按照规定对传染病病人、疑似传染病病人提供医疗救护、现场救援、接诊、转诊的，或者拒绝接受转诊的；

（四）未按照规定对本单位内被传染病病原体污染的场所、物品以及医疗废物实施消毒或者无害化处置的；

（五）未按照规定对医疗器械进行消毒，或者对按照规定一次使用的医疗器具未予销毁，再次使用的；

（六）在医疗救治过程中未按照规定保管医学记录资料的；

（七）故意泄露传染病病人、病原携带者、疑似传染病病人、密切接触者涉及个人隐私的有关信息、资料的。

170. 哪些中药品种可以申请一级保护？

答：根据《中药品种保护条例》第二章第五条至第七条规定，依照本条例受保护的中药品种，必须是列入国家药品标准的品种。经国务院药品监督管理部门认定，列为省、自治区、直辖市药品标准的品种，也可以申请保护。

受保护的中药品种分为一、二级。

第六条符合下列条件之一的中药品种，可以申请一级保护：

（一）对特定疾病有特殊疗效的；

（二）相当于国家一级保护野生药材物种的人工制成品；

（三）用于预防和治疗特殊疾病的。

171. 哪些中药品种可以申请二级保护？

答：根据《中药品种保护条例》第二章第五条至第七条规定，依照本条例受保护的中药品种，必须是列入国家药品标准的品种。经国务院药品监督管理部门认定，列为省、自治区、直辖市药品标准的品种，也可以申请保护。

受保护的中药品种分为一、二级。

第七条符合下列条件之一的中药品种，可以申请二级保护：

（一）符合本条例第六条规定的品种或者已经解除一级保护的品种；

（二）对特定疾病有显著疗效的；

（三）从天然药物中提取的有效物质及特殊制剂。

172. 如何申请办理中药品种保护的程序？

答：根据《中药品种保护条例》第二章第九条（一）中药生产企业对其生产的符合本条例第五条、第六条、第七条、第八条规定的中药品种，可以向所在地省、自治区、直辖市人民政府药品监督管理部门提出申请，由省、自治区、直辖市人民政府药品监督管理部门初审签署意见后，报国务院药品监督管理部门。特殊情况下，中药生产企业也可以直接向国务院药品监督管理部门提出申请。

（二）国务院药品监督管理部门委托国家中药品种保护审评委员会负责对申请保护的中药品种进行审评。国家中药品种保护审评委员会应当自接到申请报告书之日起六个月内作出审评结论。

（三）根据国家中药品种保护审评委员会的审评结论，由国务院药品监督管理部门决定是否给予保护。批准保护的中药品种由国务院药品监督管理部门发给《中药保护品种证书》。

国务院药品监督管理部门负责组织国家中药品种保护审评委员会，委员会成员由国务院药品监督管理部门聘请中医药方面的医疗、科研、检验及经营、管理专家担任。

173. 中药保护品种有保护期限吗？

答：根据《中药品种保护条例》第三章第十二条规定中药保护品种的保护期限：

中药一级保护品种分别为三十年、二十年、十年。

中药二级保护品种为七年。

174. 发生医疗纠纷时，哪些专门性问题可以作为申请医疗损害鉴定的事项？

答：根据《最高人民法院关于审理医疗损害责任纠纷案件适用法律若干问题的解释》第十一条规定委托鉴定书，应当有明确的鉴定事项和鉴定要求。鉴定人应当按照委托鉴定的事项和要求进行鉴定。

下列专门性问题可以作为申请医疗损害鉴定的事项：

（一）实施诊疗行为有无过错；

（二）诊疗行为与损害后果之间是否存在因果关系以及原因力大小；

（三）医疗机构是否尽到了说明义务、取得患者或者患者近亲属明确同意的义务；

（四）医疗产品是否有缺陷、该缺陷与损害后果之间是否存在因果关系以及原因力的大小；

（五）患者损伤残疾程度；

（六）患者的护理期、休息期、营养期；

（七）其他专门性问题。

鉴定要求包括鉴定人的资质、鉴定人的组成、鉴定程序、鉴定意见、鉴定期限等。

175. 完成医疗纠纷申请鉴定后，鉴定意见是否一定要经当事人质证？

答：必须经当事人质证。根据《最高人民法院关于审理医疗损害责任纠纷案件适用法律若干问题的解释》第十二条至第十三条规定，鉴定意见可以按照导致患者损害的全部原因、主要原因、同等原因、次要原因、轻微原因或者与患者损害无因果关系，表述诊疗行为或者医疗产品等造成患者损害的原因力大小。

鉴定意见应当经当事人质证。

当事人申请鉴定人出庭作证，经人民法院审查同意，或者人民法院认为鉴定人有必要出庭的，应当通知鉴定人出庭作证。双方当事人同意鉴定人通过书面说明、视听传输技术或者视听资料等方式作证的，可以准许。

鉴定人因健康原因、自然灾害等不可抗力或者其他正当理由不能按期出庭的，可以延期开庭；经人民法院许可，也可以通过书面说明、视听传输技术或者视听资料等方式作证。

无前款规定理由，鉴定人拒绝出庭作证，当事人对鉴定意见又不认可的，对该鉴定意见不予采信。

176. 《民法典》中对"不能取得患者近亲属意见"的情形指的是哪些？

答：根据《最高人民法院关于审理医疗损害责任纠纷案件适用法律若干问题的解释》第十六条至第十八条规定，对医疗机构或者其医务人员的过错，应当依据法律、行政法规、规章以及其他有关诊疗规范进行认定，可以综合考虑患者病情的紧急程度、患者个体差异、当地的医疗水平、医疗机构与医务人员资质等因素。

医务人员违反《民法典》第一千二百一十九条第一款规定义务，但未造成患者人身损害，患者请求医疗机构承担损害赔偿责任的，不予支持。

因抢救生命垂危的患者等紧急情况且不能取得患者意见时，下列情形可以认定为《民法典》第一千二百二十条规定的不能取得患者近亲属意见：

（一）近亲属不明的；

（二）不能及时联系到近亲属的；

（三）近亲属拒绝发表意见的；

（四）近亲属达不成一致意见的；

（五）法律、法规规定的其他情形。

前款情形，医务人员经医疗机构负责人或者授权的负责人批准立即实施相应医疗措施，患者因此请求医疗机构承担赔偿责任的，不予支持；医疗机构及其医务人员怠于实施相应医疗措施造成损害，患者请求医疗机构承担赔偿责任的，应予支持。

177. 两个以上医疗机构的诊疗行为造成患者同一损害如何界定责任？

答：根据《最高人民法院关于审理医疗损害责任纠纷案件适用法律若干问题的解释》第十九条规定，两个以上医疗机构的诊疗行为造成患者同一损害，患者请求医疗机构承担赔偿责任的，应当区分不同情况，依照《民法典》第一千一百六十八条、第一千一百七十一条或者第一千一百七十二条的规定，确定各医疗机构承担的赔偿责任。

178. 两个以上的医疗机构承担赔偿责任的时候，赔偿标准如何参照？

答：根据《最高人民法院关于审理医疗损害责任纠纷案件适用法律若干问题的解释》第二十四条规定，被侵权人同时起诉两个以上医疗机构承担赔偿责任，人民法院经审理，受诉法院所在地的医疗机构依法不承担赔偿责任，其他医疗机构承担赔偿责任的，残疾赔偿金、死亡赔偿金的计算，按下列情形分别处理：

（一）一个医疗机构承担责任的，按照该医疗机构所在地的赔偿标准执行；

（二）两个以上医疗机构均承担责任的，可以按照其中赔偿标准较高的医疗机构所在地标准执行。

179. 医务人员的哪些行为属于严重不负责任？

答：《最高人民检察院、公安部关于公安机关管辖的刑事案件立案追诉标准的规定》第五十六条〔医疗事故案（刑法第三百三十五条）〕医务人员由于严重不负责任，造成就诊人死亡或者严重损害就诊人身体健康的，应予立案追诉。

具有下列情形之一的，属于本条规定的"严重不负责任"：

（一）擅离职守的；

（二）无正当理由拒绝对危急就诊人实行必要的医疗救治的；

（三）未经批准擅自开展试验性治疗的；

（四）严重违反查对、复核制度的；

（五）使用未经批准使用的药品、消毒药剂、医疗器械的；

（六）严重违反国家法律法规及有明确规定的诊疗技术规范、常规的；

（七）其他严重不负责任的情形。

本条规定的"严重损害就诊人身体健康"，是指造成就诊人严重残疾、重伤、感染艾滋病、病毒性肝炎等难以治愈的疾病或者其他严重损害就诊人身体健康的后果。

180.《民法典》"第一编，总则"内容有哪些改变？

答：（1）将"弘扬社会主义核心价值观"作为一项重要立法目的。

第一章第一条，为了保护民事主体的合法权益，调整民事关系，维护社会和经济秩序，适应中国特色社会主义发展要求，弘扬社会主义核心价值观，根据宪法，制定本法。

确立了民法的基本原则，平等、自愿、公平、诚信、守法和公序良俗等民法基本原则，将绿色原则

（有利于节约资源、保护生态环境）确立为民法的基本原则。

（2）八周岁以上的未成年人为限制民事行为能力人。

八周岁以上的未成年人为限制民事行为能力人，实施民事法律行为由其法定代理人代理或者经其法定代理人同意、追认；但是，可以独立实施纯获利益的民事法律行为或者与其年龄、智力相适应的民事法律行为。

（3）紧急情况，被监护人无人照料时，村委会或者民政部门应安排照料措施。

第三十四条，监护人的职责是代理被监护人实施民事法律行为，保护被监护人的人身权利、财产权利以及其他合法权益等。

（4）监护人依法履行监护职责产生的权利，受法律保护。

监护人不履行监护职责或者侵害被监护人合法权益的，应当承担法律责任。

因发生突发事件等紧急情况，监护人暂时无法履行监护职责，被监护人的生活处于无人照料状态的，被监护人住所地的居民委员会、村民委员会或者民政部门应当为被监护人安排必要的临时生活照料措施。

（5）民事权利保护，对数据、网络虚拟财产的保护作了原则性规定。

第五章第一百二十七条，法律对数据、网络虚拟财产的保护有规定的，依照其规定。

（6）未成年人遭受性侵害的损害赔偿请求权的诉讼时效期间，自受害人年满十八周岁之日起计算。

第九章第一百九十一条，未成年人遭受性侵害的损害赔偿请求权的诉讼时效期间，自受害人年满十八周岁之日起计算。

（7）要求侵害人赔礼道歉也不适用诉讼时效规定。

第四编第一章第九百九十五条，人格权受到侵害的，受害人有权依照本法和其他法律的规定请求行为人承担民事责任。受害人的停止侵害、排除妨碍、消除危险、消除影响、恢复名誉、赔礼道歉请求权，不适用诉讼时效的规定。

（8）规定了胎儿有权利继承遗产、接受赠与等权力。

第二章第一节第十六条，涉及遗产继承、接受赠与等胎儿利益保护的，胎儿视为具有民事权利能力。但是，胎儿娩出时为死体的，其民事权利能力自始不存在。

181.《民法典》"第二编，物权编"内容发生了哪些改变？

（1）征用组织、个人的不动产或者动产的事由中增加了"疫情防控"条款。

第二分编第四章第二百四十五条，因抢险救灾、疫情防控等紧急需要，依照法律规定的权限和程序可以征用组织、个人的不动产或者动产。被征用的不动产或者动产使用后，应当返还被征用人。组织、个人的不动产或者动产被征用或者征用后毁损、灭失的，应当给予补偿。

（2）遗失物自发布招领公告之日起一年内无人认领的，归国家所有。

第九章第三百一十八条，遗失物自发布招领公告之日起一年内无人认领的，归国家所有。

182.关于诉讼时效起算的规定有哪些阐述？

答：（1）《民法典》第九章，诉讼时效从第一百八十八条至第一百九十九条均有阐述关于诉讼时效起算的问题。

（2）2021年12月30日最高人民法院审判委员会第1861次会议通过的解释文号：法释〔2022〕6号，《民法典总则编司法解释》关于诉讼时效起算的规定。

① 无民事行为能力人或者限制民事行为能力人的权利受到损害的，诉讼时效期间自其法定代理人知道或者应当知道权利受到损害以及义务人之日起计算，但是法律另有规定的除外。

② 无民事行为能力人、限制民事行为能力人的权利受到原法定代理人损害，且在取得、恢复完全民事行为能力或者在原法定代理终止并确定新的法定代理人后，相应民事主体才知道或者应当知道权利受

到损害的，有关请求权诉讼时效期间的计算适用《民法典》第一百八十八条第二款、本解释第三十六条的规定。

（3）《诉讼时效司法解释》关于诉讼时效起算的规定

（2020年12月23日最高人民法院审判委员会第1823次会议通过）解释文号：法释〔2020〕17号。

183．医疗过错鉴定是司法鉴定吗？

答：医疗过错鉴定属于司法鉴定的一种，由当事人申请进行鉴定。

184．医疗过错鉴定需要遵循哪些原则？

答：（1）在实体上，应据相关法规和技术规范进行鉴定，在程序上应遵守鉴定人员的资格、抽取、回避等规范。

（2）科学鉴定原则，应据医学科学原理和专业知识进行鉴定。

（3）独立鉴定原则，应以事实为根据以法律为准绳，不受其他因素干扰进行鉴定

（4）合议制鉴定原则，鉴定组人员应为单数，鉴定结论应当半数通过医疗事故鉴定。

185．民法中的"公序良俗"与法律有什么关系？

答：在《民法典》中分别在第八条、第十条、第一百四十三条、第一百五十三条、第九百七十九条、第一千零一十二条、第一千零一十五条、第一千零二十六条，共有8处提到了"公序良俗"。涵盖了法律秩序和社会道德的双重原则，强调除了遵循法律的规定还要兼顾考虑是否符合社会道德和伦理准则。其中第十条明确指出"处理民事纠纷，应当依照法律；法律没有规定的，可以适用习惯，但是不得违背公序良俗。"解释了法律在规范行为的时候不再仅限于法律的条文，而是能适用社会秩序和道德风气。虽然法律和行为习惯是社会规范的两种不同表现形式，但公序良俗则确保二者社会规则的统一性和权威性，且在一定程度上还弥补了法律规定的空白处，为司法判决留出了空间，如：在于人体基因、人体胚胎等有关的医学科研活动中；在名字的选择、新闻报道、动物饲养等方面；经济活动领域中，均有明确的说明。

186．医疗纠纷的案由走司法诉讼有哪些诉讼标的？

答：一般流程分为两个方向：医疗服务合同和侵权责任。其中侵权责任又包括：（1）医疗事故损害赔偿纠纷；（2）医疗人身损害赔偿纠纷，即医疗事故之诉与医疗人身损害之诉。

187．医疗纠纷发生后应该在哪里的法院起诉？

答：医疗纠纷应该在纠纷医院所在地基层法院起诉。

188．《护士条例》法律性质是法律吗？

答：《护士条例》法律性质是行政法规。

189．《医师法》法律性质是法律吗？

答：《医师法》法律性质是法律。

《中华人民共和国执业医师法》（2009年8月27日修正）第二条，依法取得执业医师资格或者执业助理医师资格，经注册在医疗、预防、保健机构中执业的专业医务人员，适用本法。本法所称医师，包括执业医师和执业助理医师。

第三十九条，未经批准擅自开办医疗机构行医或者非医师行医的，由县级以上人民政府卫生行政部门予以取缔，没收其违法所得及其药品、器械，并处十万元以下的罚款；对医师吊销其执业证书；给患者造成损害的，依法承担赔偿责任；构成犯罪的，依法追究刑事责任。

190．误诊算不算医疗事故？

答：不一定算医疗事故。判断医疗上的误诊是否构成医疗事故，也就是法律上的误诊，主要有以下

几个关键要素：

（1）医生诊疗过程中是否有违反法律、法规及诊疗常规的行为；

（2）是否对患者的人身造成相应的损害后果；

（3）过失医疗行为与损害后果有无因果关系。

191. 医疗纠纷中的护理赔偿金额如何计算？

答：护理费根据护理人员的收入状况和护理人数、护理期限确定。

护理人员有收入的，参照误工费的规定计算；护理人员没有收入或者雇佣护工的，参照当地护工从事同等级别护理的劳务报酬标准计算。护理人员原则上为一人，但医疗机构或者鉴定机构有明确意见的，可以参照确定护理人员人数。护理期限应计算至受害人恢复生活自理能力时止。受害人因残疾不能恢复生活自理能力的，可以根据其年龄、健康状况等因素确定合理的护理期限，但最长不超过二十年。受害人定残后的护理，应当根据其护理依赖程度并结合配制残疾辅助器具的情况确定护理级别。

"护理依赖程度"属专门性问题，可以在伤残鉴定的同时，就护理依赖程度予以鉴定。超过确定的护理期限，赔偿权利人向人民法院起诉请求继续给付护理费的，人民法院应予受理。赔偿权利人确需继续护理，人民法院应当判令赔偿义务人继续给付护理费用五至十年。

计算公式：护理费＝医疗纠纷发生地护工同等级别护理劳务报酬标准×护理天数

192. 医疗事故和医疗纠纷有什么区别？

答：（1）概念不同

医疗纠纷指患方因对诊疗护理过程中发生的不良医疗后果及产生原因与医方认识分歧而发生的纠纷，医疗机构及其医务人员不一定有医疗过失行为。医疗事故是指医疗机构及其医务人员在医疗活动中。违反医疗卫生管理法律、行政法规、部门规章和诊疗护理规范、常规，过失造成患者人身损害的事故，重点强调医疗过失行为。所以医疗纠纷

（2）不能等同于医疗事故

医疗事故不一定引起医疗纠纷。

如果医患双方对医疗事故发生的原因认识一致，经协商调解，或患方未认识到其不良医疗后果系医疗事故所致，甚至明知道是医疗事故，但患方放弃对医方的责任追究，均不构成医疗纠纷。

（3）两者主体不尽一致

医疗事故涉及的主体限定为经过卫生行政部门批准，合法从事医疗活动的医疗机构及其医务人员；而医疗纠纷中所涉及的主体，除合法的医疗机构及其医务人员外，也包括非法行医的诊所和人员。

（4）两者的鉴定及处理机构不一致

医疗事故鉴定只能由中华医学会及省级医学会、市（设区）级医学会进行。而医疗纠纷，如患方只要求进行医疗损害民事赔偿，不要求追究医疗事故责任时，既可向卫生行政部门提请行政（调解）处理或人民调解处理，也可以直接向当地人民法院提起医疗损害赔偿诉讼。

193. 民事诉讼证据的三性指的是什么？

答：民事诉讼证据的三性主要是指真实性、合法性、关联性。

194. 《民法典》第一千二百一十八条　【医疗损害责任的归责原则】患者在诊疗活动中受到损害，医疗机构或者其医务人员有过错的，由医疗机构承担赔偿责任。与已经废止的《侵权责任法》第五十四条相比，有什么变化？

答：进行了一处修改，即将"医疗机构及其医务人员"修改为"医疗机构或者其医务人员"。

理由：因为无论是医疗机构的过错还是医务人员的过错导致患者在诊疗活动中受到损害的，都要由

医疗机构承担赔偿责任。因为医务人员的诊疗行为属于执行工作任务的行为，由用人单位即医疗机构承担侵权责任。

医疗损害责任属于过错责任，即只有当医疗机构或者其医务人员在诊疗活动中，因过错（确切地说是诊疗过失）造成患者损害时，才需要承担赔偿责任。如果患者并非在诊疗活动中遭受损害，或者医疗机构、医务人员故意给患者造成损害，均不属于医疗损害责任，而应当适用其他侵权责任的规定。例如，医疗机构对于其管理的场所没有尽到安全保障义务，导致来院就诊的患者摔伤的，此时应当适用违反安全保障义务的侵权责任的规定。医疗损害责任是否构成医疗事故，对于患者及其近亲属的侵权损害赔偿请求权不发生影响。是否构成医疗事故，只是涉及医疗行政法律责任及刑事责任的问题。

195. 在《全国人民代表大会常务委员会关于司法鉴定管理问题的决定》中关于司法鉴定的相关规定有哪些？

一、司法鉴定是指在诉讼活动中鉴定人运用科学技术或者专门知识对诉讼涉及的专门性问题进行鉴别和判断并提供鉴定意见的活动。

二、国家对从事下列司法鉴定业务的鉴定人和鉴定机构实行登记制度：

（一）法医类鉴定；

（二）物证类鉴定；

（三）声像资料鉴定；

（四）根据诉讼需要由国务院司法行政部门最高人民法院、最高人民检察院确定的其他应当对鉴定人和鉴定机构实行登记管理的鉴定。

法律对前款规定事项的鉴定人和鉴定机构的管理另有规定的，从其规定。

三、国务院司法行政部门主管全国鉴定人和鉴定机构的登记管理。省级人民政府司法行政部门依照本决定的规定，负责对鉴定人和鉴定机构的登记、名册编制和公告。

四、具备下列条件之一的人员，可以申请登记从事司法鉴定业务：

（一）具有与所申请从事的司法鉴定业务相关的高级专业技术职称；

（二）具有与所申请从事的司法鉴定业务相关的专业执业资格或者院校相关专业本科以上学历，从事相关工作五年以上；

（三）具有与所申请从事的司法鉴定业务相关工作十年以上经历，具有较强的专业技能。

因故意犯罪或者职务过失犯罪受过刑事处罚的，受过开除公职处罚的，以及被撤销鉴定人登记的人员，不得从事司法鉴定业务。

五、法人或者其他组织申请从事司法鉴定业务的，应当具备下列条件：

（一）有明确的业务范围；

（二）有在业务范围内进行司法鉴定所必需的仪器、设备；

（三）有在业务范围内进行司法鉴定所必需的依法通过计量认证或实验室认可的检测实验室；

（四）每项司法鉴定业务有三名以上鉴定人。

六、申请从事司法鉴定业务的个人、法人或者其他组织，由省级人民政府司法行政部门审核，对符合条件的予以登记，编入鉴定人和鉴定机构名册并公告。

省级人民政府司法行政部门应当根据鉴定人或者鉴定机构的增加和撤销登记情况，定期更新所编制的鉴定人和鉴定机构名册并公告。

七、侦查机关根据侦查工作的需要设立的鉴定机构，不得面向社会接受委托从事司法鉴定业务。

人民法院和司法行政部门不得设立鉴定机构。

八、各鉴定机构之间没有隶属关系；鉴定机构接受委托从事司法鉴定业务，不受地域范围的限制。

鉴定人应当在一个鉴定机构中从事司法鉴定业务。

九、在诉讼中，对本决定第二条所规定的鉴定事项发生争议，需要鉴定的，应当委托列入鉴定人名册的鉴定人进行鉴定。鉴定人从事司法鉴定业务，由所在的鉴定机构统一接受委托。

鉴定人和鉴定机构应当在鉴定人和鉴定机构名册注明的业务范围内从事司法鉴定业务。

鉴定人应当依照诉讼法律规定实行回避。

十、司法鉴定实行鉴定人负责制度。鉴定人应当独立进行鉴定，对鉴定意见负责并在鉴定书上签名或者盖章。多人参加的鉴定，对鉴定意见有不同意见的，应当注明。

十一、在诉讼中，当事人对鉴定意见有异议的，经人民法院依法通知，鉴定人应当出庭作证。

十二、鉴定人和鉴定机构从事司法鉴定业务，应当遵守法律、法规，遵守职业道德和职业纪律，尊重科学，遵守技术操作规范。

十七、本决定下列用语的含义是：

（一）法医类鉴定，包括法医病理鉴定、法医临床鉴定、法医精神病鉴定、法医物证鉴定和法医毒物鉴定。

（二）物证类鉴定，包括文书鉴定、痕迹鉴定和微量鉴定。

（三）声像资料鉴定，包括对录音带、录像带、磁盘、光盘、图片等载体上记录的声音、图像信息的真实性、完整性及其所反映的情况过程进行的鉴定和对记录的声音、图像中的语言、人体、物体作出种类或者同一认定。

196.《医疗机构管理条例》2016年2月6日修订了哪些内容？

第二条　本条例适用于从事疾病诊断、治疗活动的医院、卫生院、门诊部、诊所、卫生所（室）以及急救站等医疗机构。

第十五条　医疗机构执业，必须进行登记，领取《医疗机构执业许可证》。

第二十四条　任何单位或者个人，未取得《医疗机构执业许可证》，开展诊疗活动。

第三十四条　医疗机构发生医疗事故，按照国家有关规定处理。

197.《护士条例》2020年3月27日修订了哪些内容？

第二条　本条例所称护士，是指经执业注册取得护士执业证书，依本条例规定从事护理活动，履行保护生命、减轻痛苦、增进健康职责卫生技术人员。

第七条　护士执业，应当经执业注册取得护士执业证书。

申请护士执业注册，应当具备下列条件：

（一）具有完全民事行为能力；

（二）在中等职业学校、高等学校完成国务院教育主管部门和国务卫生主管部门规定的普通全日制3年以上的护理、助产专业课程学习，包括在教学、综合医院完成8个月以上护理临床实习，并取得相应学历证书；

（三）通过国务院卫生主管部门组织的护士执业资格考试；

（四）符合国务院卫生主管部门规定的健康标准。

护士执业注册申请，应当自通过护士执业资格考试之日起3年内提出；逾期提出申请的，除应当具备前款第（一）项、第（二）项和第（四）页规定条件外，还应当在符合国务院卫生主管部门规定条件的医疗卫生机构接受3个月临床护理培训并考核合格。

护士执业资格考试办法由国务院卫生主管部门会同国务院人事部门制定。

198.发生医疗纠纷，医患双方可以通过哪些途径解决？

答：《医疗纠纷预防和处理条例》（2018年10月1日起施行）第二十二条，发生医疗纠纷，医患双方可以通过下列途径解决：

（一）双方自愿协商；

（二）申请人民调解；

（三）申请行政调解；

（四）向人民法院提起诉讼；

（五）法律、法规规定的其他途径。

199. 发生医疗纠纷时，医疗机构应当告知患者或者其近亲属哪些事项？

答：《医疗纠纷预防和处理条例》第二十三条，发生医疗纠纷，医疗机构应当告知患者或者其近亲属下列事项：

（一）解决医疗纠纷的合法途径；

（二）有关病历资料、现场实物封存和启封的规定；

（三）有关病历资料查阅、复制的规定。

患者死亡的，还应当告知其近亲属有关尸检的规定。

第二十四条　发生医疗纠纷需要封存、启封病历资料的，应当在医患双方在场的情况下进行。封存的病历资料可以是原件，也可以是复制件，由医疗机构保管。病历尚未完成需要封存的，对已完成病历先行封存；病历按照规定完成后，再对后续完成部分进行封存。医疗机构应当对封存的病历开列封存清单，由医患双方签字或者盖章，各执一份。

病历资料封存后医疗纠纷已经解决，或者患者在病历资料封存满3年未再提出解决医疗纠纷要求的，医疗机构可以自行启封。

200. 疑似输液、输血、注射、用药等引起不良后果，医患双方该如何启动对现场实物进行封存、启封流程？

答：《医疗纠纷预防和处理条例》第二十五条，疑似输液、输血、注射、用药等引起不良后果的，医患双方应当共同对现场实物进行封存、启封，封存的现场实物由医疗机构保管。需要检验的，应当由双方共同委托依法具有检验资格的检验机构进行检验；双方无法共同委托的，由医疗机构所在地县级人民政府卫生主管部门指定。疑似输血引起不良后果，需要对血液进行封存保留的，医疗机构应当通知提供该血液的血站派员到场。现场实物封存后医疗纠纷已经解决，或者患者在现场实物封存满3年未再提出解决医疗纠纷要求的，医疗机构可以自行启封。

201. 患者死亡，医患双方对死因有异议的，应当在患者死亡后多长时间内进行尸检？

答：《医疗纠纷预防和处理条例》第二十六条，患者死亡，医患双方对死因有异议的，应当在患者死亡后48小时内进行尸检；具备尸体冻存条件的，可以延长至7日。尸检应当经死者近亲属同意并签字，拒绝签字的，视为死者近亲属不同意进行尸检。不同意或者拖延尸检，超过规定时间，影响对死因判定的，由不同意或者拖延的一方承担责任。尸检应当由按照国家有关规定取得相应资格的机构和专业技术人员进行。医患双方可以委派代表观察尸检过程。

202. 患者在医疗机构内死亡其尸体存放时间一般不得超过多长时间？

答：《医疗纠纷预防和处理条例》第二十七条，患者在医疗机构内死亡的，尸体应当立即移放太平间指定的场所，死者尸体存放时间一般不得超过14日。逾期不处理尸体，由医疗机构在向所在地县级人民政府卫生主管部门和公安报告后，按照规定处理。

203. 医患双方选择协商解决医疗纠纷时，每方推荐代表人数不超过多少人？

答：《医疗纠纷预防和处理条例》第三十条，医患双方选择协商解决医疗纠纷的，应当在专门场所协商，不得影响正常医疗秩序。医患双方人数较多的，应当推举代表进行协商，每方代表人数不超过 5 人。协商解决医疗纠纷应当坚持自愿、合法、平等的原则，尊重当事人权利，尊重客观事实。医患双方应当文明、理性表达意见和要求，不应有违法行为。协商确定赔付金额应当以事实为依据，防止畸高或者畸低。对分歧较大或者索赔数额较高的医疗纠纷，鼓励医患双方通过人民调解的途径解决。医患双方经协商达成一致的，应当签署书面和解协议书。

204. 发生医疗纠纷时，如何申请医疗纠纷人民调解？

答：《医疗纠纷预防和处理条例》第三十一条，申请医疗纠纷人民调解的，由医患双方共同向医疗纠纷人民调解委员会提出申请；一方申请调解的，医疗纠纷人民调解委员会在征得另一方同意后进行调解。申请人可以以书面或者口头形式申请调解。书面申请的，申请书应当载明申请人的基本情况、申请调解的争议事项和理由等；口头申请的，医疗纠纷人民调解员应当当场记录申请人的基本情况、申请调解的争议事项和理由等，并经申请人签字确认。

医疗纠纷人民调解委员会获悉医疗机构内发生重大医疗纠纷，可以主动开展工作，引导医患双方申请调解。

当事人已经向人民法院提起诉讼并且已被受理，或者已经申请卫生主管部门调解并且已被受理的，医疗纠纷人民调解委员会不予受理；已经受理的，终止调解。

205. 发生医疗纠纷时，咨询专家、鉴定人员哪些情形应当回避？

答：《医疗纠纷预防和处理条例》第三十七条，咨询专家、鉴定人员有下列情形之一的，应当回避，当事人也可以以口头或者书面形式申请其回避：

（一）是医疗纠纷当事人或者当事人的近亲属；

（二）与医疗纠纷有利害关系；

（三）与医疗纠纷当事人有其他关系，可能影响医疗纠纷公正处理。

206. 医疗纠纷人民调解委员会受理纠纷案后需要多久完成调解？

答：《医疗纠纷预防和处理条例》第三十八条，医疗纠纷人民调解委员会应当自受理之日起 30 个工作日内完成调解。需要鉴定的，鉴定时间不计入调解期限。因特殊情况需要延长调解期限的，医疗纠纷人民调解委员会和医患双方可以约定延长调解期限。超过调解期限未达成调解协议的，视为调解不成。第三十九条，医患双方经人民调解达成一致的，医疗纠纷人民调解委员会应当制作调解协议书。调解协议书经医患双方签字或者盖章，人民调解员签字并加盖医疗纠纷人民调解委员会印章后生效。达成调解协议的，医疗纠纷人民调解委员会应当告知医患双方可以依法向人民法院申请司法确认。

207. 医患双方申请医疗纠纷行政调解时，行政调解可有工作日时限？

答：《医疗纠纷预防和处理条例》第四十条，医患双方申请医疗纠纷行政调解的，应当参照本条例第三十一条第一款、第二款的规定向医疗纠纷发生地县级人民政府卫生主管部门提出申请。

卫生主管部门应当自收到申请之日起 5 个工作日内作出是否受理的决定。当事人已经向人民法院提起诉讼并且已被受理，或者已经申请医疗纠纷人民调解委员会调解并且已被受理的，卫生主管部门不予受理；已经受理的，终止调解。

卫生主管部门应当自受理之日起 30 个工作日内完成调解。需要鉴定的，鉴定时间不计入调解期限。超过调解期限未达成调解协议的，视为调解不成。

208. 医疗纠纷人民调解委员会、卫生主管部门能否公开进行调解？

答：《医疗纠纷预防和处理条例》第四十二条，医疗纠纷人民调解委员会及其人民调解员、卫生主管部门及其工作人员应当对医患双方的个人隐私等事项予以保密。

未经医患双方同意，医疗纠纷人民调解委员会、卫生主管部门不得公开进行调解，也不得公开调解协议的内容。

209．在军队医疗机构发生医疗纠纷该如何处理？

答：《医疗纠纷预防和处理条例》第五十四条，军队医疗机构的医疗纠纷预防和处理办法，由中央军委机关有关部门会同国务院卫生主管部门依据本条例制定。

210．医疗事故是指哪些情况？

答：《医疗事故处理条例》（2002年9月1日起施行）第二条，本条例所称医疗事故，是指医疗机构及其医务人员在医疗活动中，违反医疗卫生管理法律、行政法规、部门规章和诊疗护理规范、常规，过失造成患者人身损害的事故。

211．医务人员在医疗活动中发生或者发现医疗事故、可能医疗事故的医疗过失行为或者发生医疗事故争议的时候该怎么办？

答：《医疗事故处理条例》第十三条，医务人员在医疗活动中发生或者发现医疗事故、可能医疗事故的医疗过失行为或者发生医疗事故争议的，应当立即向科室负责人报告，科室负责人应当及时向本医疗机构负责医疗服务质量监控的部门或者专（兼）职人员报告；负责医疗服务质量监控的或者专（兼）职人员接到报告后，应当立即进行调查、核实，将有关情况如实向本医疗机构的负责人报告，并向患者通报、解释。

第十四条，发生医疗事故的，医疗机构应当按照规定向所在地卫生行政部门报告。

发生下列重大医疗过失行为的，医疗机构应当在12小时内向所在地卫生行政部门报告：

（一）导致患者死亡或者可能为二级以上的医疗事故；

（二）导致3人以上人身损害后果；

（三）国务院卫生行政部门和省、自治区、直辖市人民政府卫生行政部门规定的其他情形。

第十五条，发生或者发现医疗过失行为，医疗机构及其医务人员应当立即采取有效措施，避免或者减轻对患者身体健康的损害，防止损害扩大。

第十六条，发生医疗事故争议时，死亡病例讨论记录、疑难病例讨论记录、上级医师查房记录、会诊意见、病程记录应当在医患双方在场的情况下封存和启封。封存的病历资料可以是复印件，由医疗机构保管。

第十七条，疑似输液、输血、注射、药物等引起不良后果的，医患双方应当共同对现场实物进行封存和启封，封存的现场实物由医疗机构保管；需要检验的，应当由双方共同指定的、依法具有检验资格的检验机构进行检验；双方无法共同指定时，由卫生行政部门指定。

疑似输血引起不良后果，需要对血液进行封存保留的，医疗机构应当通知提供该血液的采供血机构派员到场。

212．专家鉴定组如何进行鉴定？专家鉴定组成员有哪些情形应当回避？

答：《医疗事故处理条例》第二十五条，专家鉴定组进行医疗事故技术鉴定，实行合议制。

专家鉴定组人数为单数，涉及的主要学科的专家一般不得少于鉴定组成员的二分之一；涉及死因、伤残等级鉴定的，并应当从专家库中随机抽法医参加专家鉴定组。

第二十六条　专家鉴定组成员有下列情形之一的，应当回避，当事人也可以以口头或者书面的方式申请其回避：

（一）是医疗事故争议当事人或者当事人的近亲属的；

（二）与医疗事故争议有利害关系的；

（三）与医疗事故争议当事人有其他关系，可能影响公正鉴定的。

213. 当事人与医疗机构提交的有关医疗事故技术鉴定的材料一样吗？

答：《医疗事故处理条例》第二十八条，负责组织医疗事故技术鉴定工作的医学会应当自受医疗事故技术鉴定之日起 5 日内通知医疗事故争议双方当事人提交进行医疗事故技术鉴定所需的材料。

当事人应当自收到医学会的通知之日起 10 日内提交有关医疗事故技术鉴定的材料、书面陈述及答辩。

医疗机构提交的有关医疗事故技术鉴定的材料应当包括下列内容：

（一）住院患者的病程记录、死亡病例讨论记录、疑难病例讨论记录、会诊意见、上级医师查房记录等病历资料原件；

（二）住院患者的住院志、体温单、医嘱单、化验单（检验报告）、医影像检查资料、特殊检查同意书、手术同意书、手术及麻醉记录单、病理资料、护理记录等病历资料原件；

（三）抢救急危患者，在规定时间内补记的病历资料原件；

（四）封存保留的输液、注射用物品和血液、药物等实物，或者依法有检验资格的检验机构对这些物品、实物作出的检验报告；

（五）与医疗事故技术鉴定有关的其他材料。

在医疗机构建有病历档案的门诊、急诊患者，其病历资料由医疗机构提供；没有在医疗机构建立病历档案的，由患者提供。

医患双方应当依照本条例的规定提交相关材料。医疗机构无正当理由未依照本条例的规定如实提供相关材料，导致医疗事故技术鉴定不能进行的，应当承担责任。

214. 医学会在接到当事人提交的医疗事故技术鉴定材料后多久能出具医疗事故技术鉴定书？

答：《医疗事故处理条例》第二十九条，负责组织医疗事故技术鉴定工作的医学会应当自接到当事人提交的有关医疗事故技术鉴定的材料、书面陈述及答辩之日起 45 日内组织鉴定并出具医疗事故技术鉴定书。

负责组织医疗事故技术鉴定工作的医学会可以向双方当事人调查取证。

第三十条，专家鉴定组应当认真审查双方当事人提交的材料，听取双方当事人的陈述及答辩并进行核实。

双方当事人应当按照本条例的规定如实提交进行医疗事故技术鉴定所需要的材料，并积极配合调查。当事人任何一方不予配合，影响医疗事故技术鉴定的，由不予配合的一方承担责任。

215. 医疗事故技术鉴定书应当包括哪些内容？

答：《医疗事故处理条例》第三十一条，专家鉴定组应当在事实清楚、证据确凿的基础上，综合分析患者的病情和个体差异，作出鉴定结论，并制作医疗事故技术鉴定书。鉴定结论以专家鉴定组成员的过半数通过。鉴定过程应当如实记载。

医疗事故技术鉴定书应当包括下列主要内容：

（一）双方当事人的基本情况及要求；

（二）当事人提交的材料和负责组织医疗事故技术鉴定工作的医学会的调查材料；

（三）对鉴定过程的说明；

（四）医疗行为是否违反医疗卫生管理法律、行政法规、部门规章和诊疗护理规范、常规；

（五）医疗过失行为与人身损害后果之间是否存在因果关系；

（六）医疗过失行为在医疗事故损害后果中的责任程度；

（七）医疗事故等级；

（八）对医疗事故患者的医疗护理医学建议。

第三十二条，医疗事故技术鉴定办法由国务院卫生行政部门制定。

216. 哪些情形不属于医疗事故？

答：《医疗事故处理条例》第三十三条，有下列情形之一的，不属于医疗事故：

（一）在紧急情况下为抢救垂危患者生命而采取紧急医学措施造成不良后果的；

（二）在医疗活动中由于患者病情异常或者患者体质特殊而发生医疗意外的；

（三）在现有医学科学技术条件下，发生无法预料或者不能防范的不良后果的；

（四）无过错输血感染造成不良后果的；

（五）因患方原因延误诊疗导致不良后果的；

（六）因不可抗力造成不良后果的。

217. 医疗事故技术鉴定哪些情形可以收取鉴定费？

答：《医疗事故处理条例》第三十四条，医疗事故技术鉴定，可以收取鉴定费用。经鉴定，属于医疗事故的，鉴定费用由医疗机构支付；不属于医疗事故的，鉴定费用由提出医疗事故处理申请的一方支付。鉴定费用标准由省、自治区、直辖市人民政府价格主管部门会同同级财政部门、卫生行政部门规定。

218. 医疗事故赔偿，应当考虑哪些因素？

答：《医疗事故处理条例》第四十九条，医疗事故赔偿，应当考虑下列因素，确定具体赔偿数额：

（一）医疗事故等级；

（二）医疗过失行为在医疗事故损害后果中的责任程度；

（三）医疗事故损害后果与患者原有疾病状况之间的关系。

不属于医疗事故的，医疗机构不承担赔偿责任。

219. 《最高人民法院关于审理医疗损害责任纠纷案件适用法律若干问题的解释》（法释〔2017〕20号）（2020年12月23日修正），指的是哪些问题？

答：《最高人民法院关于审理医疗损害责任纠纷案件适用法律若干问题的解释》

第一条，患者以在诊疗活动中受到人身或者财产损害为由请求医疗产品的生产者、销售者、药品上市许可持有人或者血液提供者承担侵权责任的案件，适用本解释。

患者以在美容医疗机构或者开设医疗美容科室的医疗机构实施的美容活动中受到人身或者财产损害为由提起的侵权纠纷案件，适用本解释。

当事人提起的医疗服务合同纠纷案件，不适用本解释。

第二条，患者因同一伤病在多个医疗机构接受诊疗受到损害，起诉部分或者全部就诊的医疗机构的，应予受理。

患者起诉部分就诊的医疗机构后，当事人依法申请追加其他就诊疗机构为共同被告或者第三人的，应予准许。必要时，人民法院可依法追加相关当事人参加诉讼。

第四条，患者依据《民法典》第一千二百一十八条规定，主张医疗机构承担赔偿责任的，应当提交到该医疗机构就诊、受到损害的证据。

患者无法提交医疗机构或者其医务人员有过错、诊疗行为与损害间具有因果关系的证据，依法提出医疗损害鉴定申请的，人民法院应准许。

医疗机构主张不承担责任的，应当就《民法典》第一千二百二十四条一款规定情形等抗辩事由承担举证证明责任。

第八条，当事人依法申请对医疗损害责任纠纷中的专门性问题进行鉴定的，人民法院应予准许。

当事人未申请鉴定，人民法院对前款规定的专门性问题认为需要鉴定的，应当依职权委托鉴定。

第九条，当事人申请医疗损害鉴定的，由双方当事人协商确定鉴定人。

当事人就鉴定人无法达成一致意见，人民法院提出确定鉴定人的方法，当事人同意的，按照该方法确定；当事人不同意的，由人民法院指定。

鉴定人应当从具备相应鉴定能力、符合鉴定要求的专家中确定。

第十条，委托医疗损害鉴定的，当事人应当按照要求提交真实、完整、充分的鉴定材料。提交的鉴定材料不符合要求的，人民法院应当通知当事人更换或者补充相应材料。

在委托鉴定前，人民法院应当组织当事人对鉴定材料进行质证。

第十一条，委托鉴定书，应当有明确的鉴定事项和鉴定要求。鉴定人应当按照委托鉴定的事项和要求进行鉴定。

下列专门性问题可以作为申请医疗损害鉴定的事项：

（一）实施诊疗行为有无过错；

（二）诊疗行为与损害后果之间是否存在因果关系以及原因力大小；

（三）医疗机构是否尽到了说明义务、取得患者或者患者近亲属明确同意的义务；

（四）医疗产品是否有缺陷、该缺陷与损害后果之间是否存在因果关系以及原因力的大小；

（五）患者损伤残疾程度；

（六）患者的护理期、休息期、营养期；

（七）其他专门性问题。

鉴定要求包括鉴定人的资质、鉴定人的组成、鉴定程序、鉴定意见、鉴定期限等。

第十二条，鉴定意见可以按照导致患者损害的全部原因、主要原因、同等原因、次要原因、轻微原因或者与患者损害无因果关系，表述诊疗行为或者医疗产品等造成患者损害的原因力大小。

第十三条，鉴定意见应当经当事人质证。

当事人申请鉴定人出庭作证，经人民法院审查同意，或者人民法院认为鉴定人有必要出庭的，应当通知鉴定人出庭作证。双方当事人同意鉴定人通过书面说明、视听传输技术或者视听资料等方式作证的，可以准许。

鉴定人因健康原因、自然灾害等不可抗力或者其他正当理由不能按期出庭的，可以延期开庭；经人民法院许可，也可以通过书面说明、视听传输技术或者视听资料等方式作证。

无前款规定理由，鉴定人拒绝出庭作证，当事人对鉴定意见又不认可的，对该鉴定意见不予采信。

第十四条，当事人申请通知一至二名具有医学专门知识的人出庭，对鉴定意见或者案件的其他专门性事实问题提出意见，人民法院准许的，应当通知具有医学专门知识的人出庭。

前款规定的具有医学专门知识的人提出的意见，视为当事人的陈述，经质证可以作为认定案件事实的根据。

第十五条，当事人自行委托鉴定人作出的医疗损害鉴定意见，其他当事人认可的，可予采信。

当事人共同委托鉴定人作出的医疗损害鉴定意见，一方当事人不认可的，应当提出明确的异议内容和理由。经审查，有证据足以证明异议成立的，对鉴定意见不予采信；异议不成立的，应予采信。

第十九条，两个以上医疗机构的诊疗行为造成患者同一损害，患者请求医疗机构承担赔偿责任的，应当区分不同情况，依照《民法典》第一千一百六十八条、第一千一百七十一条或者第一千一百七十二条的规定，确定各医疗机构承担的赔偿责任。

第二十条，医疗机构邀请本单位以外的医务人员对患者进行诊疗，因受邀医务人员的过错造成患者损害的，由邀请医疗机构承担赔偿责任。

220.《医疗机构管理条例实施细则》（2017年2月21日修订），修订了哪些内容？

答：相关部门规章的内容，如下：

第二条，条例及本细则所称医疗机构，是指依据条例和本细则的规定，经登记取得《医疗机构执业许可证》的机构。

第三条，医疗机构的类别：

（一）综合医院、中医医院、中西医结合医院、民族医医院、专科医院、康复医院；

（二）妇幼保健院、妇幼保健计划生育服务中心；

（三）社区卫生服务中心、社区卫生服务站；

（四）中心卫生院、乡（镇）卫生院、街道卫生院；

（五）疗养院；

（六）综合门诊部、专科门诊部、中医门诊部、中西医结合门诊部、民族医门诊部；

（七）诊所、中医诊所、民族医诊所、卫生所、医务室、卫生保健所、卫生站；

（八）村卫生室（所）；

（九）急救中心、急救站；

（十）临床检验中心；

（十一）专科疾病防治院、专科疾病防治所、专科疾病防治站；

（十二）护理院、护理站；

（十三）医学检验实验室、病理诊断中心、医学影像诊断中心、血液透析中心、安宁疗护中心；

（十四）其他诊疗机构。

第四条，卫生防疫、国境卫生检疫、医学科研和教学等机构在本机构业务范围之外开展诊疗活动以及美容服务机构开展医疗美容业务的，必须依据条例及本细则，申请设置相应类别的医疗机构。

第五条，中国人民解放军和中国人民武装警察部队编制外的医疗机构，由地方卫生行政部门按照条例和本细则管理。

中国人民解放军后勤卫生主管部门负责向地方卫生计生行政部门提供军队编制外医疗机构的外称和地址。

第四十条，医疗机构的名称由识别名称和通用名称依次组成。

医疗机构的通用名称为：医院、中心卫生院、卫生院、疗养院、妇幼保健院、门诊部、诊所、卫生所、卫生站、卫生室、医务室、卫生保健所、急救中心、急救站、临床检验中心、防治院、防治所、防治站、护理院、护理站、中心以及国家卫生计生委规定或者认可的其他名称。

医疗机构可以下列名称作为识别名称：地名、单位名称、个人姓名、医学学科名称、医学专业和专科名称、诊疗科目名称和核准机关批准使用的名称。

第八十八条，条例及本细则中下列用语的含义：

诊疗活动：是指通过各种检查，使用药物、器械及手术等方法，对疾病作出判断和消除疾病、缓解病情、减轻痛苦、改善功能、延长生命、帮助患者恢复健康的活动。

医疗美容：是指使用药物以及手术、物理和其他损伤性或者侵入性手段进行的美容。

特殊检查、特殊治疗：是指具有下列情形之一的诊断、治疗活动：

（一）有一定危险性，可能产生不良后果的检查和治疗；

（二）由于患者体质特殊或者病情危笃，可能对患者产生不良后果和危险的检查和治疗；

（三）临床试验性检查和治疗；

（四）收费可能对患者造成较大经济负担的检查和治疗。

卫生技术人员：是指按照国家有关法律、法规和规章的规定取得卫生技术人员资格或者职称的人员。

技术规范：是指由国家卫生计生委、国家中医药管理局制定或者认可的与诊疗活动有关的技术标准、操作规程等规范性文件。

军队的医疗机构：是指中国人民解放军和中国人民武装警察部队编制内的医疗机构。

**221. 医疗事故技术鉴定的内容是否完全属于法医类鉴定？**

答：《全国人大法工委关于对法医类鉴定与医疗事故技术鉴定关系问题的意见》（法工委复字〔2005〕29号）第二条规定，国家对从事法医类鉴定的鉴定人和鉴定机构实行登记管理制度。医疗事故技术鉴定的组织方式与一般的法医类鉴定有很大区别，医疗事故技术鉴定的内容也不都属于法医类鉴定。但医疗事故技术鉴定中涉及的有关问题，如尸检、伤残鉴定等，属于法医类鉴定范围。对此类鉴定事项，在进行医疗事故技术鉴定时，由已列入鉴定人名册的法医参加鉴定为宜。

**222. 患者有哪些权益查阅、复制病历的相关资料？**

答：（1）《医疗机构管理条例》（2016年2月6日修订）第十六条，患者有权查阅、复制其门诊病历、住院志、体温单、医嘱单、化验单（检验报告）、医学影像检查资料、特殊检查同意书、手术同意书、手术及麻醉记录、病理资料、护理记录、医疗费用以及国务院卫生主管部门规定的其他属于病历的全部资料。

患者要求复制病历资料的，医疗机构应当提供复制服务，并在复制的病历资料上加盖证明印记。复制病历资料时，应当有患者或者其近亲属在场。医疗机构应患者的要求为其复制病历资料，可以收取工本费，收费标准应当公开。

患者死亡的，其近亲属可以依照本条例的规定，查阅、复制病历资料。

（2）《医疗纠纷预防和处理条例》（2018年10月1日起施行）

第十五条，医疗机构及其医务人员应当按照国务院卫生主管部门的规定，填写并妥善保管病历资料。

因紧急抢救未能及时填写病历的，医务人员应当在抢救结束后6小时内据实补记，并加以注明。

任何单位和个人不得篡改、伪造、隐匿、毁灭或者抢夺病历资料。

第十六条，患者有权查阅、复制其门诊病历、住院志、体温单、医嘱单、化验单（检验报告）、医学影像检查资料、特殊检查同意书、手术同意书、手术及麻醉记录、病理资料、护理记录、医疗费用以及国务院卫生主管部门规定的其他属于病历的全部资料。

患者要求复制病历资料的，医疗机构应当提供复制服务，并在复制的病历资料上加盖证明印记。复制病历资料时，应当有患者或者其近亲属在场。医疗机构应患者的要求为其复制病历资料，可以收取工本费，收费标准应当公开。

患者死亡的，其近亲属可以依照本条例的规定，查阅、复制病历资料。

（3）《医疗事故处理条例》（2002年9月1日起施行）

第八条，医疗机构应当按照国务院卫生行政部门规定的要求，书写并妥善保管病历资料。

因抢救急危患者，未能及时书写病历的，有关医务人员应当在抢救结束后6小时内据实补记，并加以注明。

第九条，严禁涂改、伪造、隐匿、销毁或者抢夺病历资料。

第十条，患者有权复印或者复制其门诊病历、住院志、体温单、医嘱单、化验单（检验报告）、医学影像检查资料、特殊检查同意书、手术同意书、手术及麻醉记录单、病理资料、护理记录以及国务院卫生行政部门规定的其他病历资料。

患者依照前款规定要求复印或者复制病历资料的，医疗机构应当提供复印或者复制服务并在复印或者复制的病历资料上加盖证明印记。复印或者复制病历资料时，应当有患者在场。

医疗机构应患者的要求，为其复印或者复制病历资料，可以按照规定收取工本费。具体收费标准由省、自治区、直辖市人民政府价格主管部门会同同级卫生行政部门规定。

（4）《最高人民法院关于审理医疗损害责任纠纷案件适用法律若干问题的解释》（法释〔2017〕20号）（2020年12月23日修正）

第六条，《民法典》第一千二百二十二条规定的病历资料包括医疗机构保管的门诊病历、住院志、体温单、医嘱单、检验报告、医学影像检查资料、特殊检查（治疗）同意书、手术同意书、手术及麻醉记录、病理资料、护理记录、出院记录以及国务院卫生行政主管部门规定的其他病历资料。

患者依法向人民法院申请医疗机构提交由其保管的与纠纷有关的病历资料等，医疗机构未在人民法院指定期限内提交的，人民法院可以依照《民法典》第一千二百二十二条第二项规定推定医疗机构有过错，但是因不可抗力等客观原因无法提交的除外。

（5）《民法典》第一千二百二十五条【病历资料的制作保管与查阅复制】，医疗机构及其医务人员应当按照规定填写并妥善保管住院志、医嘱单、检验报告、手术及麻醉记录、病理资料、护理记录等病历资料。

患者要求查阅、复制前款规定的病历资料的，医疗机构应当及时提供。

法条评释：本条来自原《侵权责任法》第61条，鉴于医疗费用资料属于患者为获取医疗服务而支付对价的证明并非病历资料，故此将其从病历资料的列举中删除。本条规定的是医疗机构及其医务人员对病历资料的制作和保管义务，以及患者查阅复制病历资料的权利。就其性质而言，本条规定在医疗卫生行政管理性法律中更加合适。

223.《民法典》第一千二百二十三条【药品等缺陷及不合格血液致害责任】与原《侵权责任法》第59条差异性在哪？

答：《民法典》第一千二百二十三条【药品等缺陷及不合格血液致害责任】因药品、消毒产品、医疗器械的缺陷，或者输入不合格的血液造成患者损害的，患者可以向药品上市许可持有人、生产者、血液提供机构请求赔偿，也可以向医疗机构请求赔偿。患者向医疗机构请求赔偿的，医疗机构赔偿后，有权向负有责任的药品上市许可持有人、生产者、血液提供机构追偿。

法条评释：本条来自原《侵权责任法》第59条，修改了两处：其一，将"消毒药剂"修改为"消毒产品"，所谓消毒产品范围更广，包括消毒剂、消毒器械（含生物指示物、化学指示物和灭菌物品包装物）、卫生用品和一次性使用医疗用品。其二，增加了药品上市许可持有人作为责任主体。依据2019年修订后的《药品管理法》第30条，药品上市许可持有人，是指取得药品注册证书的企业或者药品研制机构等。药品上市许可持有人应当依照《药品管理法》的规定，对药品的非临床研究、临床试验、生产经营、上市后研究、不良反应监测及报告与处理等承担责任。其他从事药品研制、生产、经营、储存、运输、使用等活动的单位和个人依法承担相应责任。药品上市许可持有人的法定代表人、主要负责人对药品质量全面负责。

药品、消毒产品、医疗器械的缺陷，或者输入不合格的血液造成患者损害的，性质上属于产品责任，本应规定在"产品责任"一章当中。但是，由于这些产品非常特殊，而且通常只有在诊疗活动中才能造成损害，涉及医疗机构，故此《民法典》"侵权责任编"将其规定在"医疗损害责任"一章。当存在缺陷的药品、消毒产品、医疗器械或者不合格的血液造成患者损害时，药品上市许可持有人、生产者、血液提供机构以及医疗机构均应承担无过错责任。

224.血站对献血者两次采集血液的间隔期最少需要多久？

答：《中华人民共和国献血法》（1998年10月1日起施行）规定：

第九条，血站对献血者必须免费进行必要的健康检查；身体状况不符合献血条件的，血站应当向其说明情况，不得采集血液。献血者的身体健康条件由国务院卫生行政部门规定。

血站对献血者每次采集血液量一般为二百毫升，最多不得超过四百毫升，两次采集间隔期不少于六个月。

225.《民法典》中患者在诊疗活动中受到损害，哪些情形医疗机构不承担赔偿责任？

答：《民法典》第一千二百二十四条【医疗机构的免责事由】患者在诊疗活动中受到损害，有下列情形之一的，医疗机构不承担赔偿责任：

（1）患者或者其近亲属不配合医疗机构进行符合诊疗规范的诊疗；

（2）医务人员在抢救生命垂危的患者等紧急情况下已经尽到合理诊疗义务；

（3）限于当时的医疗水平难以诊疗。

前款第一项情形中，医疗机构或者其医务人员也有过错的，应当承担相应的赔偿责任。

法条评释：本条是对医疗机构免责事由的规定，对此医疗机构负有举证责任。需要注意的是，依据本条第1款第1项，即使患者或者其近亲属不配合医疗机构进行符合诊疗规范的诊疗，但如果医疗机构及其医务人员存在过错，如没有清楚地向患者说明不配合治疗的后果与风险等，此时该过错行为对于损害的发生也具有一定的原因力，医疗机构仍要承担相应的责任。

226.《医疗事故处理条例》（2002年9月1日起施行）中哪些情形不属于医疗事故？

答：《医疗事故处理条例》第三十三条，有下列情形之一的，不属于医疗事故：

（一）在紧急情况下为抢救垂危患者生命而采取紧急医学措施造成不良后果的；

（二）在医疗活动中由于患者病情异常或者患者体质特殊而发生医疗意外的；

（三）在现有医学科学技术条件下，发生无法预料或者不能防范的不良后果的；

（四）无过错输血感染造成不良后果的；

（五）因患方原因延误诊疗导致不良后果的；

（六）因不可抗力造成不良后果的。

227.医疗机构为患者保存病历资料的保存期限是多久？

答：30年。

（1）《医疗机构管理条例实施细则》（2017年2月21日修正）

第五十三条，医疗机构的门诊病历的保存期不得少于十五年；住院病历的保存期不得少于三十年。

（2）《医疗机构病历管理规定》（国卫医发〔2013〕31号）

第二十八条，医疗机构可以采用符合档案管理要求的缩微技术等对纸质病历进行处理后保存。

第二十九条，门（急）诊病历由医疗机构保管的，保存时间自患者最后一次就诊之日起不少于15年；住院病历保存时间自患者最后一次住院出院之日起不少于30年。

第三十条，医疗机构变更名称时，所保管的病历应当由变更后医疗机构继续保管。

医疗机构撤销后，所保管的病历可以由省级卫生计生行政部门、中医药管理部门或者省级卫生计生行政部门、中医药管理部门指定的机构按照规定妥善保管。

（3）《中华人民共和国精神卫生法》（2018年4月27日修正）

第四十七条，医疗机构及其医务人员应当在病历资料中如实记录精神障碍患者的病情、治疗措施、用药情况、实施约束、隔离措施等内容，并如实告知患者或者其监护人。患者及其监护人可以查阅、复制病历资料；但是，患者查阅、复制病历资料可能对其治疗产生不利影响的除外。病历资料保存期限不得少于三十年。

228.其他医疗机构及医务人员可以借阅病历吗？

答：《医疗机构病历管理规定》（国卫医发〔2013〕31号）

其他医疗机构及医务人员因科研、教学需要查阅、借阅病历的，应当向患者就诊医疗机构提出申请，经同意并办理相应手续后方可查阅、借阅。查阅后应当立即归还，借阅病历应当在 3 个工作日内归还。查阅的病历资料不得带离患者就诊医疗机构。

229. 复制或者查阅病历资料的申请流程有哪些？

答：《医疗机构病历管理规定》（国卫医发〔2013〕31 号）

第十七条，医疗机构应当受理下列人员和机构复制或者查阅病历资料的申请，并依规定提供病历复制或者查阅服务：

（一）患者本人或者其委托代理人；

（二）死亡患者法定继承人或者其代理人。

第十八条，医疗机构应当指定部门或者专（兼）职人员负责受理复制病历资料的申请。受理申请时，应当要求申请人提供有关证明材料，并对申请材料的形式进行审核。

（一）申请人为患者本人的，应当提供其有效身份证明；

（二）申请人为患者代理人的，应当提供患者及其代理人的有效身份证明，以及代理人与患者代理关系的法定证明材料和授权委托书；

（三）申请人为死亡患者法定继承人的，应当提供患者死亡证明、死亡患者法定继承人的有效身份证明，死亡患者与法定继承人关系的法定证明材料；

（四）申请人为死亡患者法定继承人代理人的，应当提供患者死亡证明、死亡患者法定继承人及其代理人的有效身份证明，死亡患者与法定继承人关系的法定证明材料，代理人与法定继承人代理关系的法定证明材料及授权委托书。

第十九条，医疗机构可以为申请人复制门（急）诊病历和住院病历中的体温单、医嘱单、住院志（入院记录）、手术同意书、麻醉同意书、麻醉记录、手术记录、病重（病危）患者护理记录、出院记录、输血治疗知情同意书、特殊检查（特殊治疗）同意书、病理报告、检验报告等辅助检查报告单、医学影像检查资料等病历资料。

第二十条，公安、司法、人力资源社会保障、保险以及负责医疗事故技术鉴定的部门，因办理案件、依法实施专业技术鉴定、医疗保险审核或仲裁、商业保险审核等需要，提出审核、查阅或者复制病历资料要求的，经办人员提供以下证明材料后，医疗机构可以根据需要提供患者部分或全部病历：

（一）该行政机关、司法机关、保险或者负责医疗事故技术鉴定部门出具的调取病历的法定证明；

（二）经办人本人有效身份证明；

（三）经办人本人有效工作证明（需与该行政机关、司法机关、保险或者负责医疗事故技术鉴定部门一致）。

保险机构因商业保险审核等需要，提出审核、查阅或者复制病历资料要求的，还应当提供保险合同复印件、患者本人或者其代理人同意的法定证明材料；患者死亡的，应当提供保险合同复印件、死亡患者法定继承人或者其代理人同意的法定证明材料。合同或者法律另有规定的除外。

第二十一条，按照《病历书写基本规范》和《中医病历书写基本规范》要求，病历尚未完成，申请人要求复制病历时，可以对已完成病历先行复制，在医务人员按照规定完成病历后，再对新完成部分进行复制。

第二十二条，医疗机构受理复制病历资料申请后，由指定部门或者专（兼）职人员通知病案管理部门或专（兼）职人员，在规定时间内将需要复制的病历资料送至指定地点，并在申请人在场的情况下复制；复制的病历资料经申请人和医疗机构双方确认无误后，加盖医疗机构证明印记。

第二十三条，医疗机构复制病历资料，可以按照规定收取工本费。

230. 封存病历资料的流程有哪些？

答：《医疗机构病历管理规定》（国卫医发〔2013〕31 号）

第二十四条，依法需要封存病历时，应当在医疗机构或者其委托代理人、患者或者其代理人在场的情况下，对病历共同进行确认，签封病历复制件。

医疗机构申请封存病历时，医疗机构应当告知患者或者其代理人共同实施病历封存；但患者或者其代理人拒绝或者放弃实施病历封存的，医疗机构可以在公证机构公证的情况下，对病历进行确认，由公证机构签封病历复制件。

第二十五条，医疗机构负责封存病历复制件的保管。

第二十六条，封存后病历的原件可以继续记录和使用。

按照《病历书写基本规范》和《中医病历书写基本规范》要求，病历尚未完成，需要封存病历时，可以对已完成病历先行封存，当医师按照规定完成病历后，再对新完成部分进行封存。

第二十七条，开启封存病历应当在签封各方在场的情况下实施。

231. 处方书写应当符合哪些规则？

答：《处方管理办法》（2007 年 5 月 1 日起施行）第六条，处方书写应当符合下列规则：

（一）患者一般情况、临床诊断填写清晰、完整，并与病历记载相一致。

（二）每张处方限于一名患者的用药。

（三）字迹清楚，不得涂改；如需修改，应当在修改处签名并注明修改日期。

（四）药品名称应当使用规范的中文名称书写，没有中文名称的可以使用规范的英文名称书写；医疗机构或者医师、药师不得自行编制药品缩写名称或者使用代号；书写药品名称、剂量、规格、用法、用量要准确规范，药品用法可用规范的中文、英文、拉丁文或者缩写体书写，但不得使用"遵医嘱""自用"等含糊不清字句。

（五）患者年龄应当填写实足年龄，新生儿、婴幼儿写日、月龄，必要时要注明体重。

（六）西药和中成药可以分别开具处方，也可以开具一张处方，中药饮片应当单独开具处方。

（七）开具西药、中成药处方，每一种药品应当另起一行，每张处方不得超过 5 种药品。

（八）中药饮片处方的书写，一般应当按照"君、臣、佐、使"的顺序排列；调剂、煎煮的特殊要求注明在药品右上方，并加括号，如布包、先煎、后下等；对饮片的产地、炮制有特殊要求的，应当在药品名称之前写明。

（九）药品用法用量应当按照药品说明书规定的常规用法用量使用，特殊情况需要超剂量使用时，应当注明原因并再次签名。

（十）除特殊情况外，应当注明临床诊断。

（十一）开具处方后的空白处划一斜线以示处方完毕。

（十二）处方医师的签名式样和专用签章应当与院内药学部门留样备查的式样相一致，不得任意改动，否则应当重新登记留样备案。

第七条　药品剂量与数量用阿拉伯数字书写。剂量应当使用法定剂量单位：重量以克（g）、毫克（mg）、微克（μg）、纳克（ng）为单位；容量以升（L）、毫升（ml）为单位；国际单位（IU）、单位（U）；中药饮片以克（g）为单位。

片剂、丸剂、胶囊剂、颗粒剂分别以片、丸、粒、袋为单位；溶液剂以支、瓶为单位；软膏及乳膏剂以支、盒为单位；注射剂以支、瓶为单位，应当注明含量；中药饮片以剂为单位。

232. 药品处方保存期限是多少年？

答：《处方管理办法》（2007 年 5 月 1 日起施行）第五十条，处方由调剂处方药品的医疗机构妥善保存。普通处方、急诊处方、儿科处方保存期限为 1 年，医疗用毒性药品、第二类精神药品处方保存期限为 2 年，麻醉药品和第一类精神药品处方保存期限为 3 年。

处方保存期满后，经医疗机构主要负责人批准、登记备案，方可销毁。

第五十一条，医疗机构应当根据麻醉药品和精神药品处方开具情况，按照麻醉药品和精神药品品种、规格对其消耗量进行专册登记，登记内容包括发药日期、患者姓名、用药数量。专册保存期限为 3 年。

233.《民法典》中关于禁止过度检查与原来《侵权责任法》第 63 条可有变化？

答：没有变化。《民法典》第一千二百二十七条【禁止过度检查】，医疗机构及其医务人员不得违反诊疗规范实施不必要的检查。

法条评释：本条来自原《侵权责任法》第 63 条，未作修改。本条明确了医疗机构及其医务人员不得实施不必要检查的义务，如果医疗机构及其医务人员违反该规定，给患者造成人身损害的，应当承担侵权责任。即便没有造成人身损害，患者也可以基于医疗服务合同要求医疗机构返还因不必要的检查而支付的费用。

234.《民法典》第一千二百二十八条【医疗机构及其医务人员合法权益的保护】，是否属于宣示性规定？

答：属于。《民法典》第一千二百二十八条【医疗机构及其医务人员合法权益的保护】医疗机构及其医务人员的合法权益受法律保护。

干扰医疗秩序，妨碍医务人员工作、生活，侵害医务人员合法权益的，应当依法承担法律责任。

235. 扰乱医疗机构秩序会受到哪些法律惩罚？

答：(1)《中华人民共和国治安管理处罚法》(2012 年 10 月 26 日修正) 第二十三条，有下列行为之一的，处警告或者二百元以下罚款；情节较重的，处五日以上十日以下拘留，可以并处五百元以下罚款：

(一) 扰乱机关、团体、企业、事业单位秩序，致使工作、生产、营业、医疗、教学、科研不能正常进行，尚未造成严重损失的；

(二) 扰乱车站、港口、码头、机场、商场、公园、展览馆或者其他公共场所秩序的；

(三) 扰乱公共汽车、电车、火车、船舶、航空器或者其他公共交通工具上的秩序的；

(四) 非法拦截或者强登、扒乘机动车、船舶、航空器以及其他交通工具，影响交通工具正常行驶的；

(五) 破坏依法进行的选举秩序的。

聚众实施前款行为的，对首要分子处十日以上十五日以下拘留，可以并处一千元以下罚款。

(2)《中华人民共和国刑法》(1997 年 10 月 1 日起施行) 第二百九十条，聚众扰乱社会秩序，情节严重，致使工作、生产、营业和教学、科研、医疗无法进行，造成严重损失的，对首要分子，处三年以上七年以下有期徒刑；对其他积极参加的，处三年以下有期徒刑、拘役、管制或者剥夺政治权利。

聚众冲击国家机关，致使国家机关工作无法进行，造成严重损失的，对首要分子，处五年以上十年以下有期徒刑；对其他积极参加的，处五年以下有期徒刑、拘役、管制或者剥夺政治权利。

多次扰乱国家机关工作秩序，经行政处罚后仍不改正，造成严重后果的，处三年以下有期徒刑、拘役或者管制。

多次组织、资助他人非法聚集，扰乱社会秩序，情节严重的，依照前款的规定处罚。

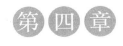

# 医疗卫生常见法律法规信息汇总

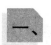 **一、法律法规网络大全**

| 序号 | 数据库名称 | 访问入口 | 版权所有 |
|---|---|---|---|
| 1 | 中国法律法规数据库 | https：//flk.npc.gov.cn | 全国人大常委会办公厅 |
| 2 | 中国政府公开信息整合服务平台 | https：//www.gov.cn/zhengce/xxgk/ | 中国政府网 |
| 3 | 中国裁判文书网 | https：//wenshu.court.gov.cn/ | 中华人民共和国最高人民法院 |
| 4 | 中国审判流程信息公开网 | https：//splcgk.court.gov.cn/gzfwww/ | |
| 5 | 中国执行信息公开网 | http：//zxgk.court.gov.cn/ | |
| 6 | 中国涉外商事海事审判网 | https：//cmt.court.gov.cn/hssp-zw/#/index | |
| 7 | 中国庭审公开网 | http：//tingshen.court.gov.cn/ | |
| 8 | 中国法官培训网 | http：//peixun.court.gov.cn/ | |
| 9 | 中国庭审直播公开 | http：//tingshen.court.gov.cn/preview | |
| 10 | 人民法院诉讼资产网 | https：//www.rmfysszc.gov.cn/ | |
| 11 | 最高人民法院诉讼服务网 | https：//ssfw.court.gov.cn/ssfww/ | |
| 12 | 最高人民法院 | https：//www.court.gov.cn/index.html | |
| 13 | 全国法院切实解决执行难信息网 | https：//jszx.court.gov.cn/ | |
| 14 | 全国法院统一电子送达平台 | https：//songda.court.gov.cn/ | |
| 15 | 全国人民法庭信息网 | https：//rmft.court.gov.cn/ | |
| 16 | 被执行人查询 | http：//zxgk.court.gov.cn/zhixing/ | |
| 17 | 12368诉讼服务网 | https：//ssfw.court.gov.cn/ssfww/ | |
| 18 | 法官举报中心 | https：//jubao.court.gov.cn/home | |
| 19 | 国际商事法庭 | https：//cicc.court.gov.cn/ | |
| 20 | 全国企业破产重整案件信息网 | https：//pccz.court.gov.cn/pcajxxw/index/xxwsy | |
| 21 | 人民法院送达平台 | https：//songda.court.gov.cn/ | |
| 22 | 中国司法案例网 | http：//anli.court.gov.cn/ | |
| 23 | 中国司法大数据服务网 | https：//data.court.gov.cn/pages/ | 中国司法大数据研究院 |
| 24 | 中国普法网 | http：//legalinfo.moj.gov.cn/ | 全国普法办公室 |
| 25 | 中国法院网 | https：//www.chinacourt.org/index.shtml | 中国法院国际互联网站 |
| 26 | 中国警察网 | http：//www.cpd.com.cn/ | 中华人民共和国公安部 |
| 27 | 中国公证网 | http：//www.chinanotary.org.cn/ | 中国公证协会 |
| 28 | 中国律师网 | http：//www.acla.org.cn/home/toPage | 中国律师网 |
| 29 | 中国法律援助基金会 | http：//www.claf.com.cn/ | 中国法律援助和司法行政英烈关爱救助基金会 |
| 30 | 中国保护知识产权网 | http：//ipr.mofcom.gov.cn/index.shtml | 中华人民共和国商务部中国国际电子商务中心 |
| 31 | 中国工会普法网 | http：//ghpf.acftu.org | 中华全国总工会 |
| 32 | 中国审判集刊平台 | http：//www.chinatrial.net.cn/ | 《中国审判》杂志社 |
| 33 | 中国企业合法权益保障网 | http：//qybh.org.cn/ | 权益保护工作委员会 |

续表

| 序号 | 数据库名称 | 访问入口 | 版权所有 |
|------|-----------|----------|----------|
| 34 | 12309 中国检察网 | https：//www. 12309. gov. cn/ | 最高人民检察院 |
| 35 | 人民检察院案件信息公开网 | https：//www. 12309. gov. cn/ | |
| 36 | 最高人民检察院 | https：//www. spp. gov. cn/ | |
| 37 | 人民司法 | https：//rmsf. chinacourt. org/index. shtml | 人民司法杂志社 |
| 38 | 人民法院公告网 | https：//rmfygg. court. gov. cn/web/rmfyportal/noticeinfo | 最高人民法院人民法院新闻传媒总社 |
| 39 | 人民法院报 | http：//rmfyb. chinacourt. org/paper/html/2023 -08/22/node _ 2. htm | 人民法院新闻传媒总社 |
| 40 | 最高人民法院影视中心 | http：//yszx. chinacourt. org/index. shtml | 最高人民法院影视中心 |
| 41 | 最高人民法院服务人民群众系统场景导航 | https：//cjdh. court. gov. cn/ | 最高人民法院信息中心 |
| 42 | 最高人民法院数字图书馆 | http：//eastlawlibrary. court. gov. cn/court-digital-library-search/page/portal/portal-Homepage. html | 最高人民法院数字图书馆 |
| 43 | 人民法院公告网 | https：//rmfygg. court. gov. cn/ | 最高人民法院人民法院新闻传媒总社 |
| 44 | 法治网 | http：//www. legaldaily. com. cn/ | 法治网 |
| 45 | 法治周末 | http：//www. legalweekly. cn/ | 《法治周末》 |
| 46 | 法信网 | http：//www. faxin. cn/ | 人民法院电子音像出版社 |
| 47 | 法院公告网 | http：//rmfygg. court. gov. cn/ | 最高人民法院人民法院新闻传媒总社 |
| 48 | 国家法官学校 | http：//njc. gjfgxy. cn/index. shtml | 国家法官学院 |
| 49 | 国家规章库 | https：//www. gov. cn/zhengce/xxgk/gjgzk/index. htm | 中国政府网 |
| 50 | 解放军军事法院 | https：//www. chinacourt. org/article/subjectdetail/type/more/id/MzAwNCgoMTAwNTCoMDAwAAA. shtml | 中国法院国际互联网站 |
| 51 | 民主与法制网 | http：//www. mzyfz. com/ | 《民主与法制》社 |
| 52 | 司法部 | http：//www. moj. gov. cn/ | 中华人民共和国司法部 |
| 53 | 司法拍卖 | https：//auction. jd. com/sifa. html | 中共中央政法委员会 中华人民共和国最高人民法院 |
| 54 | 司法部法律援助中心 | https：//www. moj. gov. cn/pub/sfbgw/jgsz/jgszzsdw/zsdwflyzzx/index. html | 中华人民共和国司法部 |
| 55 | 教育部全国青少年普法网 | https：//qspfw. moe. gov. cn/index. html | 北京外国语大学全国青少年法治教育中心 |
| 56 | 正义网 | http：//www. jcrb. com/ | 正义网 |

**二、相关法律法规信息汇总表**

| 序号 | 标题 | 制定机关 | 法律性质 | 时效性 | 公布日期 |
|---|---|---|---|---|---|
| 1 | 最高人民法院、最高人民检察院关于办理妨害预防、控制突发传染病疫情等灾害的刑事案件具体应用法律若干问题的解释 | 最高人民法院、最高人民检察院 | 司法解释 | 有效 | 2003－05－14 |
| 2 | 艾滋病防治条例 | 国务院 | 行政法规 | 有效 | 2019－03－02 |
| 3 | 法规汇编编辑出版管理规定 | 国务院 | 行政法规 | 有效 | 2019－03－02 |
| 4 | 放射性药品管理办法 | 国务院 | 行政法规 | 有效 | 2022－03－29 |
| 5 | 关于审理非法行医刑事案件具体应用法律若干问题的解释 | 最高人民法院 | 司法解释 | 有效 | 2016－12－16 |
| 6 | 湖北省中医药条例 | 湖北省人民代表大会常务委员会 | 地方性法规 | 有效 | 2022－05－26 |
| 7 | 护士条例 | 国务院 | 行政法规 | 有效 | 2020－03－27 |
| 8 | 麻醉药品和精神药品管理条例 | 国务院 | 行政法规 | 有效 | 2016－02－06 |
| 9 | 中华人民共和国民法典 | 全国人民代表大会 | 法律 | 有效 | 2020－05－28 |
| 10 | 人民法院在线调解规则 | 最高人民法院 | 司法解释 | 有效 | 2021－12－30 |
| 11 | 人体器官移植条例 | 国务院 | 行政法规 | 有效 | 2007－03－31 |
| 12 | 突发公共卫生事件应急条例 | 国务院 | 行政法规 | 有效 | 2011－01－08 |
| 13 | 武汉市院前医疗急救条例 | 武汉市人民代表大会常务委员会 | 地方性法规 | 有效 | 2013－01－27 |
| 14 | 血液制品管理条例 | 国务院 | 行政法规 | 有效 | 2016－02－06 |
| 15 | 医疗保障基金使用监督管理条例 | 国务院 | 行政法规 | 有效 | 2021－01－15 |
| 16 | 医疗废弃物管理条例 | 国务院 | 行政法规 | 有效 | 2011－01－08 |
| 17 | 医疗机构管理条例 | 国务院 | 行政法规 | 有效 | 2022－03－29 |
| 18 | 医疗纠纷预防和处理条例 | 国务院 | 行政法规 | 有效 | 2018－07－31 |
| 19 | 医疗器械监督管理条例 | 国务院 | 行政法规 | 有效 | 2021－02－09 |
| 20 | 医疗事故处理条例 | 国务院 | 行政法规 | 有效 | 2002－04－04 |
| 21 | 医疗用毒性药品管理办法 | 国务院 | 行政法规 | 有效 | 1988－12－27 |
| 22 | 中华人民共和国医师法 | 全国人民代表大会常务委员会 | 法律 | 有效 | 2021－08－20 |
| 23 | 中国人民解放军实施《中华人民共和国执业医师法》办法 | 国务院 | 行政法规 | 有效 | 2000－09－14 |
| 24 | 中华人民共和国传染病防治法 | 全国人民代表大会常务委员会 | 法律 | 有效 | 2013－06－29 |
| 25 | 中华人民共和国传染病防治法实施办法 | 国务院 | 行政法规 | 有效 | 1991－12－06 |
| 26 | 中华人民共和国药品管理法 | 全国人民代表大会常务委员会 | 法律 | 有效 | 2019－08－26 |
| 27 | 中华人民共和国中医药法 | 全国人民代表大会常务委员会 | 法律 | 有效 | 2016－12－25 |
| 28 | 中药品种保护条例 | 国务院 | 行政法规 | 有效 | 2018－09－18 |

| 序号 | 标题 | 制定机关 | 法律性质 | 时效性 | 公布日期 |
|------|------|----------|----------|--------|----------|
| 29 | 最高人民法院关于审理医疗损害责任纠纷案件适用法律若干问题的解释 | 最高人民法院 | 司法解释 | 有效 | 2020 - 12 - 29 |
| 30 | 中华人民共和国刑法 | 全国人民代表大会 | 法律 | 有效 | 2020 - 12 - 26 |
| 31 | 中华人民共和国基本医疗卫生与健康促进法 | 全国人民代表大会常务委员会 | 法律 | 有效 | 2019 - 12 - 28 |

来源：国家法律法规数据库 网址：https://flk.npc.gov.cn/dfxfg.html

## 三、常用中医药法律法规汇编

### (一) 法律

(以下法律名称均采用简称)

1.《宪法》

(1) 1982 年 12 月 4 日第五届全国人民代表大会第五次会议通过，1982 年 12 月 4 日全国人民代表大会公告公布施行。

(2) 根据 1988 年 4 月 12 日第七届全国人民代表大会第一次会议通过的《中华人民共和国宪法修正案》修正。

(3) 根据 1993 年 3 月 29 日第八届全国人民代表大会第一次会议通过的《中华人民共和国宪法修正案》修正。

(4) 根据 1999 年 3 月 15 日第九届全国人民代表大会第二次会议通过的《中华人民共和国宪法修正案》修正。

(5) 根据 2004 年 3 月 14 日第十届全国人民代表大会第二次会议通过的《中华人民共和国宪法修正案》修正。

(6) 根据 2018 年 3 月 11 日第十三届全国人民代表大会第一次会议通过的《中华人民共和国宪法修正案》修正。

2.《基本医疗卫生与健康促进法》

2019 年 12 月 28 日，经第十三届全国人民代表大会常务委员会第十五次会议通过，于 2020 年 6 月 1 日起施行。

3.《中医药法》

2016 年 12 月 25 日，经第十二届全国人民代表大会常务委员会第二十五次会议通过，自 2017 年 7 月 1 日起施行。

4.《医师法》

2021 年 8 月 20 日，经第十三届全国人民代表大会常务委员会第三十次会议通过，自 2022 年 3 月 1 日起施行。

5.《药品管理法》

(1) 1984 年 9 月 20 日，经第六届全国人民代表大会常务委员会第七次会议通过。

(2) 2001 年 2 月 28 日，经第九届全国人民代表大会常务委员会第二十次会议第一次修订。

(3) 根据 2013 年 12 月 28 日第十二届全国人民代表大会常务委员会第六次会议《关于修改〈中华人

民共和国海洋环境保护法〉等七部法律的决定》第一次修正。

（4）根据 2015 年 4 月 24 日第十二届全国人民代表大会常务委员会第十四次会议《关于修改〈中华人民共和国药品管理法〉的决定》第二次修正。

（5）2019 年 8 月 26 日，经第十三届全国人民代表大会常务委员会第十二次会议第二次修订，自 2019 年 12 月 1 日起施行。

6.《传染病防治法》

（1）1989 年 2 月 21 日，经第七届全国人民代表大会常务委员会第六次会议通过。

（2）2004 年 8 月 28 日，经第十届全国人民代表大会常务委员会第十一次会议修订。

（3）根据 2013 年 6 月 29 日第十二届全国人民代表大会常务委员会第三次会议《关于修改〈中华人民共和国文物保护法〉等十二部法律的决定》修正。

7.《精神卫生法》

（1）2012 年 10 月 26 日，经第十一届全国人民代表大会常务委员会第二十九次会议通过，自 2013 年 5 月 1 日起施行。

（2）根据 2018 年 4 月 27 日第十三届全国人民代表大会常务委员会第二次会议《关于修改〈中华人民共和国国境卫生检疫法〉等六部法律的决定》修正。

8.《献血法》

1997 年 12 月 29 日，经第八届全国人民代表大会常务委员会第二十九次会议通过，自 1998 年 10 月 1 日起施行。

9.《非物质文化遗产法》

2011 年 2 月 25 日，经第十一届全国人民代表大会常务委员会第十九次会议通过，自 2011 年 6 月 1 日起施行。

10.《野生动物保护法》

（1）1988 年 11 月 8 日，经第七届全国人民代表大会常务委员会第四次会议通过。

（2）根据 2004 年 8 月 28 日第十届全国人民代表大会常务委员会第十一次会议《关于修改〈中华人民共和国野生动物保护法〉的决定〉第一次修正。

（3）根据 2009 年 8 月 27 日第十一届全国人民代表大会常务委员会第十次会议《关于修改部分法律的决定》第二次修正。

（4）2016 年 7 月 2 日，经第十二届全国人民代表大会常务委员会第二十一次会议修订。

（5）根据 2018 年 10 月 26 日第十三届全国人民代表大会常务委员会第六次会议《关于修改〈中华人民共和国野生动物保护法〉等十五部法律的决定》第三次修正。

11.《食品安全法》

（1）2009 年 2 月 28 日，经第十一届全国人民代表大会常务委员会第七次会议通过。

（2）2015 年 4 月 24 日，经第十二届全国人民代表大会常务委员会第十四次会议修订。

（3）根据 2018 年 12 月 29 日第十三届全国人民代表大会常务委员会第七次会议《关于修改〈中华人民共和国产品质量法〉等五部法律的决定》第一次修正。

（4）根据 2021 年 4 月 29 日第十三届全国人民代表大会常务委员会第二十八次会议《关于修改〈中华人民共和国道路交通安全法〉等八部法律的决定》第二次修正。

12.《母婴保健法》

（1）1994 年 10 月 27 日，经第八届全国人民代表大会常务委员会第十次会议通过，自 1995 年 6 月 1

日起施行。

（2）根据 2009 年 8 月 27 日第十一届全国人民代表大会常务委员会第十次会议《关于修改部分法律的决定》第一次修正。

（3）根据 2017 年 11 月 4 日第十二届全国人民代表大会常务委员会第三十次会议《关于修改〈中华人民共和国会计法〉等十一部法律的决定》第二次修正。

13.《行政许可法》

（1）2003 年 8 月 27 日，经第十届全国人民代表大会常务委员会第四次会议通过，自 2004 年 7 月 1 日起施行。

（2）根据 2019 年 4 月 23 日第十三届全国人民代表大会常务委员会第十次会议《关于修改〈中华人民共和国建筑法〉等八部法律的决定》修正。

14.《行政处罚法》

（1）1996 年 3 月 17 日，经第八届全国人民代表大会第四次会议通过，自 1996 年 10 月 1 日起施行。

（2）根据 2009 年 8 月 27 日第十一届全国人民代表大会常务委员会第十次会议《关于修改部分法律的决定》第一次修正。

（3）根据 2017 年 9 月 1 日第十二届全国人民代表大会常务委员会第二十九次会议《关于修改〈中华人民共和国法官法〉等八部法律的决定》第二次修正。

（4）2021 年 1 月 22 日，经第十三届全国人民代表大会常务委员会第二十五次会议修订。

15.《行政强制法》

2011 年 6 月 30 日，经第十一届全国人民代表大会常务委员会第二十一次会议通过，自 2012 年 1 月 1 日起施行。

16.《行政复议法》

（1）1999 年 4 月 29 日，经第九届全国人民代表大会常务委员会第九次会议通过，自 1999 年 10 月 1 日起施行。

（2）根据 2009 年 8 月 27 日第十一届全国人民代表大会常务委员会第十次会议《关于修改部分法律的决定》第一次修正。

（3）根据 2017 年 9 月 1 日第十二届全国人民代表大会常务委员会第二十九次会议《关于修改〈中华人民共和国法官法〉等八部法律的决定》第二次修正。

17.《行政诉讼法》

（1）1989 年 4 月 4 日，经第七届全国人民代表大会第二次会议通过，自 1990 年 10 月 1 日起施行。

（2）根据 2014 年 11 月 1 日第十二届全国人民代表大会常务委员会第十一次会议《关于修改〈中华人民共和国行政诉讼法〉的决定》第一次修正。

（3）根据 2017 年 6 月 27 日第十二届全国人民代表大会常务委员会第二十八次会议《关于修改〈中华人民共和国民事诉讼法〉和〈中华人民共和国行政诉讼法〉的决定》第二次修正。

18.《国家赔偿法》

（1）1994 年 5 月 12 日，经第八届全国人民代表大会常务委员会第七次会议通过，自 1995 年 1 月 1 日起施行。

（2）根据 2010 年 4 月 29 日第十一届全国人民代表大会常务委员会第十四次会议《关于修改〈中华人民共和国国家赔偿法〉的决定》第一次修正。

（3）根据 2012 年 10 月 26 日第十一届全国人民代表大会常务委员会第二十九次会议《关于修改〈中

华人民共和国国家赔偿法〉的决定》第二次修正。

19.《广告法》

（1）1994 年 10 月 27 日，经第八届全国人民代表大会常务委员会第十次会议通过。

（2）2015 年 4 月 24 日，经第十二届全国人民代表大会常务委员会第十四次会议修订。

（3）根据 2018 年 10 月 26 日第十三届全国人民代表大会常务委员会第六次会议《关于修改〈中华人民共和国野生动物保护法〉等十五部法律的决定》第一次修正。

（4）根据 2021 年 4 月 29 日第十三届全国人民代表大会常务委员会第二十八次会议《关于修改〈中华人民共和国道路交通安全法〉等八部法律的决定》第二次修正。

## （二）行政法规

（以下条例均采用简称）

1.《医疗机构管理条例》

（1）1994 年 2 月 26 日中华人民共和国国务院令第 149 号发布。

（2）根据 2016 年 2 月 6 日《国务院关于修改部分行政法规的决定》第一次修订。

（3）根据 2022 年 3 月 29 日《国务院关于修改和废止部分行政法规的决定》第二次修订。

2.《药品管理法实施条例》

（1）2002 年 8 月 4 日中华人民共和国国务院令第 360 号公布。

（2）根据 2016 年 2 月 6 日《国务院关于修改部分行政法规的决定》第一次修订。

（3）根据 2019 年 3 月 2 日《国务院关于修改部分行政法规的决定》第二次修订。

3.《医疗器械监督管理条例》

（1）2000 年 1 月 4 日中华人民共和国国务院令第 276 号公布。

（2）2014 年 2 月 12 日国务院第 39 次常务会议修订通过。

（3）根据 2017 年 5 月 4 日《国务院关于修改〈医疗器械监督管理条例〉的决定》修订。

（4）2020 年 12 月 21 日国务院第一百一十九次常务会议修订通过。

4.《医疗纠纷预防和处理条例》

2018 年 6 月 20 日国务院第十三次常务会议通过并公布，自 2018 年 10 月 1 日起施行。

5.《中药品种保护条例》

（1）1992 年 10 月 14 日中华人民共和国国务院令第 106 号发布，自 1993 年 1 月 1 日起施行。

（2）根据 2018 年 9 月 18 日《国务院关于修改部分行政法规的决定》修订。

6.《医疗事故处理条例》

2002 年 2 月 20 日国务院第五十五次常务会议通过并公布，自 2002 年 9 月 1 日起施行。

7.《野生药材资源保护管理条例》

1987 年 10 月 30 日由国务院发布，自 1987 年 12 月 1 日起施行。

8.《突发公共卫生事件应急条例》

（1）2003 年 5 月 9 日中华人民共和国国务院令第 376 号公布，自 2003 年 5 月 9 日起施行。

（2）根据 2011 年 1 月 8 日《国务院关于废止和修改部分行政法规的决定》修订。

9.《医疗废物管理条例》

（1）2003 年 6 月 16 日中华人民共和国国务院令第 380 号公布。

（2）根据 2011 年 1 月 8 日《国务院关于废止和修改部分行政法规的决定》修订。

10.《乡村医生从业管理条例》

（1）2003 年 7 月 30 日国务院第十六次常务会议通过。

（2）2003 年 8 月 5 日中华人民共和国国务院令第 386 号公布，自 2004 年 1 月 1 日起施行。

11.《护士条例》

（1）2008 年 1 月 31 日中华人民共和国国务院令第 517 号公布。

（2）根据 2020 年 3 月 27 日《国务院关于修改和废止部分行政法规的决定》修订。

12.《医疗用毒性药品管理办法》

（1）1988 年 11 月 15 日国务院第二十五次常务会议通过。

（2）1988 年 12 月 27 日中华人民共和国国务院令第 23 号发布，自发布之日起施行。

13.《麻醉药品和精神药品管理条例》

（1）2005 年 8 月 3 日中华人民共和国国务院令第 442 号公布，自 2005 年 11 月 1 日起施行。

（2）根据 2013 年 12 月 7 日《国务院关于修改部分行政法规的决定》第一次修订。

（3）根据 2016 年 2 月 6 日《国务院关于修改部分行政法规的决定》第二次修订。

## （三）部门规章及规范性文件

### 1. 综合管理类

（1）卫生部、国家中医药管理局关于做好《医疗广告管理办法》贯彻实施工作的通知（卫医发〔2006〕470 号）

（2）医疗美容服务管理办法（国家卫生和计划生育委员会令第 8 号）

（3）国务院关于印发中医药发展战略规划纲要（2016—2030 年）的通知（国发〔2016〕15 号）

（4）国务院办公厅关于改革完善医疗卫生行业综合监管制度的指导意见（国办发〔2018〕63 号）

（5）关于印发促进社会办医持续健康规范发展意见的通知（国卫医发〔2019〕42 号）

（6）中共中央国务院关于促进中医药传承创新发展的意见

（7）国家中医药管理局办公室关于做好中医药健康管理服务项目实施工作的通知（国中医药办医政发〔2013〕39 号）

（8）关于打击非法行医专项行动中有关中医监督问题的批复（国中医药办法监发〔2014〕9 号）

（9）国家中医药管理局关于全面推进中医药法治建设的指导意见（国中医药法监发〔2015〕9 号）

（10）国家旅游局国家中医药管理局关于促进中医药健康旅游发展的指导意见（旅发〔2015〕244 号）

（11）国家中医药管理局关于促进中医养生保健服务发展的指导意见（国中医药医政发〔2016〕1 号）

（12）国家卫生计生委国家中医药管理局关于加强中医药监督管理工作的意见（国中医药法监发〔2016〕8 号）

（13）国家中医药管理局国家发展和改革委员会关于印发《中医药"一带一路"发展规划（2016—2020 年）》的通知（国中医药国际发〔2016〕44 号）

（14）国家中医药管理局关于印发中医药发展"十三五"规划的通知（国中医药规财发〔2016〕25 号）

（15）国家中医药管理局关于印发中医药文化建设"十三五"规划的通知（国中医药办发〔2016〕37 号）

（16）国家中医药管理局关于印发中医药人才发展"十三五"规划的通知（国中医药人教发〔2016〕

39 号）

（17）国家中医药管理局关于印发中医药信息化发展"十三五"规划的通知（国中医药规财发〔2016〕25 号）

（18）国家中医药管理局关于印发《关于加快中医药科技创新体系建设的若干意见》的通知（国中医药科技发〔2016〕38 号）

（19）国家中医药管理局中医药国际合作专项项目评估评审准则与督查办法（试行）（2016 年）

（20）关于促进中医药健康养老服务发展的实施意见（2017 年）

（21）国家中医药管理局关于推进中医药健康服务与互联网融合发展的指导意见（国中医药规财发〔2017〕30 号）

（22）国家中医药管理局办公室关于印发《中医药发展战略规划纲要（2016—2030 年）实施监测方案》的通知（2018 年）

（23）关于印发《国家中医药管理局行政规范性文件管理办法》的通知（国中医药法监函〔2019〕75 号）

（24）关于规范医疗机构中医医疗技术命名加强中医医疗技术临床应用管理的通知（2022 年）

（25）卫生部、国家中医药管理局关于中医推拿按摩等活动管理中有关问题的通知（国中医药发〔2005〕45 号）

（26）国家中医药管理局关于加强对冬病夏治穴位贴敷技术应用管理的通知（国中医药医政发〔2013〕36 号）

（27）国家中医药管理局办公室、国家卫生计生委办公厅关于印发中医医疗技术相关性感染预防与控制指南（试行）的通知（国中医药办医政发〔2017〕22 号）

（28）国家中医药管理局办公室关于统一国家中医应急医疗队伍名称和规范标识管理的通知（国中医药办医政函〔2015〕67 号）

（29）卫生部关于修订住院病案首页的通知（卫医政发〔2011〕84 号）

（30）国家中医药管理局办公室关于印发《中医药服务监督工作指南（试行）》的通知（国中医药办法监函〔2020〕193 号）

（31）国务院办公厅印发关于加快中医药特色发展若干政策措施的通知（国办发〔2021〕3 号）

（32）关于印发互联网诊疗监管细则（试行）的通知（国卫办医发〔2022〕2 号）

（33）关于印发促进社会办医持续健康规范发展意见的通知（国卫医发〔2019〕42 号）

（34）国家卫生健康委办公厅关于印发 2022 年国家医疗质量安全改进目标的通知（国卫办医函〔2022〕58 号）

（35）国家卫生健康委办公厅关于印发社区医院基本标准和医疗质量安全核心制度要点（试行）的通知（国卫办医函〔2019〕518 号）

2. 医疗机构类

（1）医疗机构管理条例实施细则（卫生部令第 35 号）

（2）中医诊所备案管理暂行办法（国家卫计委令第 14 号）

（3）卫生部办公厅关于加强医疗机构设置审批和校验工作的通知（卫办医政函〔2012〕713 号）

（4）国务院办公厅关于推进医疗联合体建设和发展的指导意见（国办发〔2017〕32 号）

（5）卫生计生委中医药局关于印发中医诊所基本标准和中医（综合）诊所基本标准的通知（国卫医发〔2017〕55 号）

（6）关于印发互联网诊疗管理办法（试行）等 3 个文件的通知（国卫医发〔2018〕25 号）

（7）关于进一步做好分级诊疗制度建设有关重点工作的通知（国卫医发〔2018〕28 号）

（8）关于加强医疗护理员培训和规范管理工作的通知（国卫医发〔2019〕49 号）

（9）关于开展城市医疗联合体建设试点工作的通知（国卫医函〔2019〕125 号）

（10）关于在医疗联合体建设中切实加强中医药工作的通知（国中医药医政发〔2019〕8 号）

（11）国家中医药管理局关于印发《中医药信息标准体系表（试行）》的通知（国中医药办发〔2013〕41 号）

（12）乡镇卫生院中医药服务管理基本规范

（13）关于印发《公立中医医院、中西医结合医院绩效评价指标体系（试行）》的通知（国中医药人教发〔2016〕14 号）

（14）国家中医药管理局办公室关于印发《国家三级公立中医医院绩效考核操作手册（2022 版）》的通知（国中医药办医政发〔2022〕1 号）

（15）医疗卫生机构医疗废物管理办法（2003 年卫生部令第 36 号）

（16）消毒管理办法（2017 年第二次修订）

（17）医疗机构临床用血管理办法（2012 年卫生部令第 85 号）（2019 年修订）

（18）医疗机构传染病预检分诊管理办法（2004 年卫生部令第 41 号）

（19）医疗机构诊疗科目名录（卫医发〔1994〕27 号）（2009 年修订）

（20）关于印发村卫生室管理办法（试行）的通知（国卫基层发〔2014〕33 号）

（21）卫生计生委中医药局关于印发医疗机构病历管理规定（2013 年版）的通知（国卫医发〔2013〕31 号）

（22）医院感染管理办法（2006 年卫生部令第 48 号）

（23）医疗机构基本标准（试行）（卫医发〔1994〕30 号）

（24）医疗质量管理办法（国家卫生和计划生育委员会令第 10 号）

（25）国家卫生健康委办公厅关于印发医疗机构门诊质量管理暂行规定的通知（国卫办医发〔2022〕8 号）

3. 医疗人员类

（1）医师执业注册管理办法（国家卫生计生委令第 13 号）

（2）护士执业注册管理办法（卫生部令第 59 号）

（3）医师外出会诊管理暂行规定（卫生部令第 42 号）

（4）中医医术确有专长人员医师资格考核注册管理暂行办法（国家卫生计生委令第 15 号）

（5）卫生部、国家食品药品监督管理局、国家中医药管理局《关于印发医疗机构从业人员行为规范的通知》（卫办发〔2012〕45 号）

（6）教育部等六部门关于医教协同深化临床医学人才培养改革的意见（教研〔2014〕2 号）

（7）教育部国家卫生计生委国家中医药局关于规范医学类专业办学的通知（教高〔2014〕7 号）

（8）教育部办公厅、国家卫生计生委办公厅、国家中医药管理局办公室关于加强医教协同做好临床医学硕士专业学位研究生培养与住院医师规范化培训衔接工作的通知（教研厅〔2016〕1 号）

（9）教育部办公厅、国家卫生计生委办公厅、国家中医药局办公室关于进一步做好原七年制临床医学教育调整改革工作的通知（教高厅〔2017〕1 号）

（10）关于印发《中医类别全科医生规范化培养标准（试行）》的通知（国中医药人教发〔2013〕9 号）

（11）关于印发《中医类别助理全科医生培训标准（试行）》的通知（国中医药人教发〔2013〕53

号）

（12）关于印发《中医住院医师规范化培训实施办法（试行）》等文件的通知（国中医药人教发〔2014〕25 号）

（13）关于深化中医药师承教育的指导意见（国中医药人教发〔2018〕5 号）

（14）国家中医药管理局关于印发《国医大师、全国名中医学术传承管理暂行办法》的通知（国中医药人教发〔2018〕6 号）

（15）关于印发推进和规范医师多点执业的若干意见的通知（国卫医发〔2014〕86 号）

（16）传统医学师承和确有专长人员医师资格考核考试办法（2006 年卫生部令第 52 号）

（17）中医医术确有专长人员医师资格考核注册管理暂行办法（2017 年卫生计生委令第 15 号）

（18）关于修订中医类别医师执业范围的通知（国中医药发〔2006〕52 号）

（19）国家卫生计生委办公厅、国家中医药管理局办公室关于中医类别医师从事精神障碍疾病诊断与治疗有关问题的通知（国中医药办医政发〔2015〕9 号）

（20）关于盲人医疗按摩人员执业备案有关问题的通知（国中医药医政发〔2014〕2 号）

4. 中医药剂、药材管理类

（1）国家食品药品监督管理总局关于对医疗机构应用传统工艺配制中药制剂实施备案管理的公告（国家食品药品监督管理总局 2018 年第 19 号）

（2）关于印发加强医疗机构中医药制剂管理意见的通知（国中医药办医政发（2010J39 号）

（3）国家中医药管理局关于贯彻落实《中药材保护和发展规划（2015—2020 年）》和《中医药健康服务发展规划（2015—2020 年）》的通知（国中医药办发〔2015〕14 号）

（4）关于印发《全国医疗机构中药饮片管理专项检查方案》的通知（国中医药办医政发〔2016〕23 号）

（5）农业农村部、国家药品监督管理局、国家中医药管理局关于印发《全国道地药材生产基地建设规划（2018—2025 年）》的通知（农农发〔2018〕4 号）

（6）卫生部关于印发《医疗机构麻醉药品、第一类精神药品管理规定》的通知（卫医发〔2005〕438 号）

（7）抗菌药物临床应用管理办法（2012 年卫生部令第 84 号）

（8）关于加强乡村中医药技术人员自种自采自用中草药管理的通知（国中医药发〔2006〕44 号）

（9）食品药品监管总局等部门关于进一步加强中药材管理的通知（食药监〔2013〕208 号）

（10）国家中医药管理局关于加强对医疗机构膏方推广应用管理的通知（国中医药医政发〔2013〕14 号）

（11）国家食品药品监督管理总局关于对医疗机构应用传统工艺配制中药制剂实施备案管理的公告（2018 年第 19 号）

（12）国家中医药管理局、卫生部关于印发《医院中药饮片管理规范》的通知（国中医药发〔2007〕11 号）

（13）卫生部、国家中医药管理局、总后勤部卫生部关于印发《医疗机构药事管理规定》的通知（卫医政发〔2011〕11 号）

（14）医疗用毒性药品管理办法（国务院令第 23 号）

（15）国家卫生健康委关于印发《按照传统既是食品又是中药材的物质目录管理规定》的通知（国卫食品发〔2021〕36 号）

## （四）批复或回函

（1）关于打击非法行医专项行动中有关中医监督问题的批复（国中医药办法监发〔2014〕9号）

（2）关于中医医师开展计划生育手术有关问题的复函（国中医药办函〔2008〕116号）

（3）关于规范中医医疗机构诊疗科目名称有关问题的复函（国中医药函〔2009〕34号）

（4）关于有关举报案件中涉及中医诊疗行为判定事宜的复函（国中医药政函〔2009〕42号）

（5）关于中医类别执业医师申请个体行医有关问题的复函（国中医药办函〔2009〕156号）

（6）转发河南省中医药管理局关于临床类别执业医师从事中医药服务有关问题的批复（国中医药医政综合便函〔2011〕89号）

（7）关于盲人医疗按摩机构设置有关问题的批复（国中医药办医政函〔2013〕148号）

（8）关于中医类别医师可以从事急救工作的批复（卫医政函〔2009〕335号）

（9）关于对使用医疗器械开展理疗活动有关定性问题的批复（卫医发〔2004〕373号）

（10）关于对穴位按摩治疗近视等有关问题的批复（卫医发〔2004〕380号）

（11）关于美容中医科开展整形美容手术是否认定超范围执业的批复（卫医发〔2006〕41号）

（12）关于非医疗机构开展"火疗"项目的复函（国中医药办医政函〔2018〕79号）

（13）关于重庆市卫生计生委康复按摩活动定性有关问题的批复（国卫法制函〔2014〕168号）

## （五）地方性法律法规类

（1）湖北省人民政府办公厅关于改革完善医疗卫生行业综合监督制度的实施意见（鄂政办发〔2018〕92号）

（2）湖北省中医药条例（2019年11月1日起施行）

（3）湖北省医疗机构管理实施办法（2010年8月10日起施行）

（4）湖北省规范卫生健康行政处罚自由裁量权指导规则（鄂卫规〔2020〕6号）

（5）湖北省卫生健康行政处罚自由裁量权指导标准（鄂卫规〔2020〕6号）

（6）关于印发《湖北省医务人员不良执业行为记分管理办法》的通知（鄂卫规〔2019〕5号）

（7）关于印发《湖北省乡村医生执业注册管理实施办法》的通知（鄂卫规〔2020〕4号）

（8）关于印发《湖北省基层医疗卫生机构药事管理规定（试行）》的通知（鄂卫规〔2019〕7号）

（9）关于印发《湖北省医疗技术临床应用管理办法实施细则》的通知（鄂卫规〔2019〕8号）

（10）关于印发《湖北省新增医疗服务项目技术规范确认暂行办法》的通知（鄂卫规〔2020〕3号）

## （六）规范或标准

（1）中医诊所基本标准

（2）诊所改革试点地区中医诊所和中医（综合）诊所基本标准（2019年修订版）

（3）综合医院中医临床科室基本标准

（4）乡镇卫生院中医科基本标准

（5）中医骨伤医院基本标准（试行）和中医肛肠医院基本标准（试行）

（6）无证行医查处工作规范

（7）中医针刺类技术相关性感染预防与控制指南

（8）中医医疗技术使用手册（2013普及版）

（9）护理人员中医技术使用手册

（10）中医医疗技术相关性感染预防与控制指南（试行）

（11）县级中医医院医疗服务能力基本标准和推荐标准（试行）

（12）冬病夏治穴位贴敷技术规范

（13）医院中药房基本标准

（14）医疗机构中药煎药室管理规范

（15）医院中药饮片管理规范

（16）医疗机构处方审核规范

（17）乡镇卫生院中医药服务管理基本规范

（18）社区卫生服务中心中医药服务管理基本规范

（19）中医电子病历基本规范（试行）

（20）中医病历书写基本规范

（21）中药处方格式及书写规范

（22）中医病证分类与代码（修订版）

（23）湖北省中医诊所建设规范

# 附录一　特别鸣谢

**1. 患者安全领域的"安全达人"肖明朝**

带头人肖明朝，教授、博士生导师，患者安全特殊贡献专家，现任重医附一院副院长、重庆护理职业学院院长，是中国医院协会授予唯一一位"患者安全特殊贡献专家"，WHO 全球患者安全行动计划中国代表，多次受邀参加 WHO 全球患者安全部长级峰会及患者安全工作会议，是国家卫生健康委首个全球"患者安全日"新闻发言人。因在患者安全国际交流与传播领域的杰出贡献，被《健康界》评为"中国患者安全传播者"。拥有"中国患者安全核心专家"、医疗教育领域的"安全达人"、"钱悳教学名师奖"获得者等多项荣誉称号。其在患者安全领域主要贡献如下：

（1）患者安全标准规范和政策制定方面

引领前沿，牵头制定中国医院协会患者安全目标等标准规范，拟定国家卫生健康委首个患者安全文件等，引领并推动中国患者安全的发展。

① 参与和主持中国医院协会患者安全目标的研究、编制与解读以及 WHO 患者安全标准规范和政策制定，项目成果推广至北京、上海等 12 所医学院校和 75 家医院；

② 自 2014 年起，由其所在的重庆医科大学附属第一医院连续三次牵头参与制定《中国医院协会患者安全十大目标》，2024 年依旧继续参与制定 2025 年患者安全目标，并将目标下沉到基层，让更多人知晓患者安全知识，防范可预防性的伤害。大力倡导患者安全文化，通过一系列有效措施和创新实践，不断提升患者安全水平，积极推动中国患者安全的开展，为保障患者权益和促进医疗事业发展做出了重要贡献。

③ 2019 年 1 月，在国家卫生健康委医管中心、《健康报》举办的"改革开放 40 年医院管理座谈会"上做了《患者安全在中国的发展历程》的演讲，获得"卓越奖"，也因此被团队同事们笑称为"肖安全达人"。

（2）教学方面

① 2008 年，在重庆医科大学附属第一医院率先关注患者安全并组建国内第一个患者安全小组；

② 2013 年，在重庆医科大学率先开设符合我国国情的医学院校本科"患者安全"选修课程，这门课程涵盖了本科生、研究生层面的 30 余个专业，为我国高等医学教育开设患者安全课程提供了宝贵经验。"以人文精神透视医生素养——临床医学导论"课程获评"国家级大学素质教育精品通选课 A 类课程"。

③ "本科医学教育标准"和"医教协同"双重背景下，"临床医学导论"课程改革探索与实践中获 2016 年重庆医科大学校级教学成果奖一等奖，"基于医学人文素质培养的临床医学导论课程的改革与实践"获重庆市教学成果二等奖。

④ 2023 年 2 月，完成《患者安全课程思政教学指南》并由教育部课题专家组评审鉴定为优秀等级。

（3）科普推广

2014 年 3 月，创建了中国首个"患者安全（patientsafety）"微信公众号自媒体平台，关注人数超 20 万人。"患者安全"传播国际最新的患者安全资讯，成为国内患者安全领域最具影响力的微信公众号之一，获得显著的社会效益，得到国内外专家的广泛认可。作为全国首批患者安全专家之一，他积极发掘愿意去接触、乐于学习这一专业的青年医师、护士，为他们提供参加全国患者安全启动会议、全国患者安全师资培训会的机会；引荐国际知名卫生组织专家、协会和国家相关团队负责人；带领他们收集、翻译患者安全相关的资料、视频，手把手带领一批批年轻医护人员认识和熟悉这一新领域，为他们打开"新世界"的大门。为了建立更多的医护患联动，多学科互动的"点、线、面、体"医疗照护的患者安全生态圈，搭建起线上线下医患交流平台，他尝试过各种方法，付出了很多努力。他不仅推动医院将患者安全融入三基培训、医师/护士规范化培训、岗前培训、在职培训、继续教育培训等多层次培训中，而且还依托继续教育平台，通过申请国家级、省市级患者安全继续教育项目，将国际和国内患者安全项目进行推广，并利用远程教学模式，将课堂实时连线到重庆医科大学附属第一医院医联体内各医院和各教学指导医院。从医生、护士、技术人员、管理者扩大到医院全员参与，从病人、家属扩大到社区每位公民甚至小学生，将患者安全教育和患者安全文化普及全国。

（4）专业学术

截至 2019 年底，肖明朝在 SCI、CSCD 等期刊上以第一作者或通讯作者身份发表研究论文 60 余篇，作为副主编参编国家级、省级规划教材，主持科技部支撑计划项目、重庆市教委重点课题等科研课题 10 余项，获重庆市教学及科学技术成果奖等在内的科研奖励 3 项，培养研究生 40 余名。带领团队翻译了多部关于患者安全的著作，如：*Uderstanding Patient Safety*、《患者安全案例研究》《零伤害——医疗领域患者安全与职业安全提升之道》《患者安全：构建医院高质量发展的患者安全体系》《牛津患者安全专业实践手册》等。

### 2. 重庆医科大学附属第一医院患者安全团队介绍

为积极响应 WHO 关于加强患者安全的呼吁，以重庆医科大学附属第一医院肖明朝教授领衔的患者安全团队为核心，深耕患者安全领域 22 年，引领"患者安全"发展并推动中国患者安全领域的发展，团队多次受邀参加世卫组织重要会议，积极建言献策。从 2002 年率先关注患者安全到 2008 年组建国内第一个患者安全小组，团队成员从起初的 11 人逐步壮大到近 100 人，逐渐建设为一支医教研融合，学科交叉，青年学者协同成长、持续发展的队伍，汇集临床医学、护理学、药学、管理学、法学等多学科人才，汇聚校内外、国内外、学会及协会等多元化资源，专注医疗、教学科研、社会服务和国际交流 4 个关键点，全面推动患者安全工作。积极为全球患者安全可持续发展提供"中国经验"，贡献"中国智慧"。团队突出贡献主要表现在以下四个方面：

1）明确方向，精准对接患者需求

团队秉持以患者为中心的理念，瞄准国际前沿，组建了医护技管研究团队，凝练了 4 个稳定的研究方向，开启患者安全学习—转化—示范—推广四阶段研究实践。

2）育德育才，推进患者安全教育

深耕患者安全教育研究二十载，2013 年率先在全国医学院校开设"患者安全"课程，全面推动患者安全工作，提出患者安全"抓早、抓小、抓全"理念，形成了较完善的"学习—转化—示范—推广"。构建"一核心两面向三强化"的患者安全人才培养体系，探索服务人才培养的多元路径。

3）不断探索，厚植患者安全文化

通过国际援助、应急救援、援疆、援藏及走进基层、乡村、学校、企业、社区、家庭"四援六进"推广策略，实现患者安全从"医院到居家、城市到农村、国内到国际"全方位推广。10 余年来，团队通过"患者安全"微信公众号，持续传播患者安全最新知识和最佳实践，受到广泛关注及认可，团队成绩被中央电视台、《人民日报》等媒体广泛报道。

4）积极参与国际交流，发出患者安全"中国声音"

（1）四次受邀参加全球患者安全部长级峰会。

① 团队成员陈力作为中国代表于 2016 年参加在德国伯恩举行的第二届全球患者安全部长级峰会。

② 2022 年 2 月 23 日至 24 日，世卫组织举办高级别会议"决策者论坛：患者安全实施"，重庆医科大

学附属第一医院患者安全团队出席论坛，并提出"中国建议"。

③ 2022年12月5日至8日，世卫组织在瑞士日内瓦召开了全球专家咨询会议"落实全球患者安全行动计划（2021—2030）：大流行及未来"，肖明朝教授作为中国代表远程参加此次会议。

④ 2024年4月17日至18日，在智利首都圣地亚哥举办的第六届全球患者安全部长级峰会上，受国家卫健委指派，重庆医科大学附属第一医院肖明朝教授、杨柳副主任护师作为中国代表出席了本次大会。肖明朝教授代表中国在患者安全的世界舞台上发出"中国声音"，向大会介绍了中国在患者安全领域所取得的显著成就和重要经验，为下一步加强中国与世界在该领域的合作与交流提供了新的契机。他介绍，中国高度重视患者安全工作，根据WHO患者安全行动计划的要求，结合中国实际，采取了一系列有效措施，不断加强医疗质量管理和技术创新，提升医务人员专业素养，努力为患者提供更加安全、高效的医疗服务。

（2）多次受邀参加WHO全球患者安全会议

① 2013年出席了WHO在日本举行的患者安全论坛并做了 *Patient Safety in China* 主旨演讲。

② 2019年第72届世界卫生大会《全球患者安全行动》和2021年第74届世界卫生大会《全球患者安全行动（2021—2030）》等文件，在征求中国意见时，肖明朝教授团队在国家卫生健康委的指导下，提出了建设性的书面意见。

③ 2022年，肖明朝教授团队分别参加WHO全球患者安全行动计划政策制定者论坛、大流行及其未来全球专家咨询会议。

④ 2024年5月30日，在瑞士日内瓦召开的第77届世界卫生大会上，世界卫生组织（WHO）发布《2024年全球患者安全报告》。肖明朝教授作为中国唯一代表参与了该报告的编制审稿工作，并线上参加了WHO《2024年全球患者安全报告》发布会。

团队积极参与国际患者安全活动，为中国在国际患者安全领域占有一席之地作出了重要贡献。

（患者安全护理团队带头人　赵庆华，教授、博士生导师，重庆医科大学附属第一医院护理部主任，重庆医科大学护理学院副院长，第45届南丁格尔奖章获得者，中华护理学会第28届常务理事，护理管理专业委员会副主任委员，重庆市护理学会理事长。常年致力于老年及医养结合、患者安全、护理管理研究，获"国际第45届南丁格尔奖章""美国护理科学院院士"、党的十九大代表、全国三八红旗手、全国首批杰出护理工作者、全国学雷锋岗位标兵、中国"最美医生"、重庆市首届医学领军人物等荣誉。）

3. 患者安全领域的"实战专家"仇永贵

仇永贵，卫生事业管理三级研究员、卫生法学硕士生导师，具有律师、司法鉴定人、执业医师、高校教师等资质。现任南通大学附属医院门诊部主任、法务部主任、司法鉴定所负责人、迎评办主任。设计的床位调配管理系统、医技检查智能排序系统获得计算机软件著作权证并进行了知识产权转化，其中床位调配管理系统获得国家卫健委的通报表扬。承担医院管理课题十余项，主编、副主编、参编《医疗机构法律实务》《现代医院合规管理》《医疗法律风险预防与处理》《患者安全》《医患关系学》《江苏省病历书写规范》《新形势下医疗法律难点指引》等著作与规范，发表医院管理论文110余篇，相关研究获得中国医院协会医院科技创新奖三等奖。

担任北京大学图书馆《中文核心期刊要目总览》评审专家，任中国医院协会医疗法制委员会副秘书长、常务委员和中国医院协会医疗法制委员会医院法制学组组长、任中国卫生法学会常务理事，中国研究型医院协会医药法律专业委员会常务理事、中国妇幼保健协会医疗风险防控专业委员会理事、中国医院协会门（急）诊专业委员会委员，医师报维权专栏编委会编委及医事法律栏目轮值主编，担任医学与法学、交通医学等杂志外审专家，参加国家相关法律的废、改、立等工作。个人获得全国2021年度法治人物候选人。

# 附录二 微信公众号——患者安全热门兴趣话题

表附2 "患者安全"公众号热门兴趣话题

| 序号 | 主题 |
|---|---|
| 1 | 新战略：全球患者安全合作（GPSC） |
| 2 | WHA72：总干事关于患者安全全球行动的报告 |
| 3 | WHO：患者安全 让卫生保健更安全（1）、（2） |
| 4 | WHO：安全的初级卫生保健技术系列丛书 |
| 5 | WHO：为全球的患者安全设置优先级 |
| 6 | WHO 患者安全 10 个事实之变化 |
| 7 | 《患者安全 2030 》 |
| 8 | 2024 年美国患者安全目标（医院版） |
| 9 | 英国患者安全的十大数字优先事项 |
| 10 | 牛津手册：患者安全文化 |
| 11 | 医疗质量指标（QI）与患者安全指标（PSI） |
| 12 | 安全的卫生体系与评价指挥棒 |
| 13 | 患者安全的测量工具 |
| 14 | 英国患者安全事件报告与学习系统研究进展报告 |
| 15 | 患者安全事件自愿报告系统 |
| 16 | E-报告：促进患者安全改善 |
| 17 | 外科领域患者安全进展 |
| 18 | 备忘清单与患者安全 |
| 19 | 从"逐项核查"到手术"黑匣子"：手术室安全的演变 |
| 20 | ECRI：2024 年十大医疗技术危害 |
| 21 | WHO 医疗保健领域人工智能全球报告及六项指导原则 |
| 22 | 数字健康与患者安全 |
| 23 | 数字安全：患者安全下一个前沿 |
| 24 | 弯曲患者安全曲线：人工智能能起到多大作用？ |
| 25 | 人工智能及其患者安全问题 |
| 26 | 人工智能与患者安全：希望与挑战 |
| 27 | 人工智能对患者安全、结局的影响 |
| 28 | OECD 患者安全的经济学影响要点 |
| 29 | 疫情过后：建立整体系统安全 |
| 30 | 回顾 2018：患者参与患者安全新动态 |
| 31 | 避免伤害 |

| 序号 | 主题 |
|---|---|
| 32 | 患者安全问责与免责之争 |
| 33 | 人因工程学与患者安全 |
| 34 | 第二受害者：医疗差错漩涡中的医务人员，他们也需要帮助！ |
| 35 | 医生工作时长与患者安全 |
| 36 | 患者安全与医生职业倦怠 |
| 37 | 患者的读写理解能力与患者安全 |
| 38 | 患者安全：一门新的医学教育基础科学 |
| 39 | 患者安全指标 |
| 40 | 患者身份识别：人、流程和医疗信息技术 |
| 41 | 人文关怀：并非易事，并非不付代价，并非仅是护士的事 |
| 42 | 患者安全的过去、现在、将来 |
| 43 | 在信息时代预防用药错误 |
| 44 | *Medication safety forlook-alike，sound-alike medicines*，看似听似药品的用药安全 |
| 45 | 全球预防跌倒16种策略 |
| 46 | 跌倒，其重要事实 |
| 47 | 电子病历的复制粘贴与患者安全 |
| 48 | OECD制定医院患者安全文化国际基准 |
| 49 | 安全文化：一个降低警报疲劳的患者安全实践 |
| 50 | 领导在提升患者安全中的作用 |
| 51 | 透明的安全领导力 |
| 52 | 追踪改善患者安全的策略和方法 |
| 53 | 医务人员安全：患者安全的优先事项 |
| 54 | 患者安全中的患者角色 |
| 55 | 患者安全需要创新 |
| 56 | 气候变化与医疗质量和安全之间的关系 |
| 57 | 2024年美国患者安全目标（医院版） |
| 58 | 自动出院与患者安全 |
| 59 | 世界医学会：国际医学伦理准则（2022版） |
| 60 | "一院多区"同质化管理始于"患者安全" |
| 61 | 警讯事件响应和处理 |
| 62 | 国家不良事件分析——现状和未来 |
| 63 | 媒体在患者安全中的作用 |
| 64 | 确保关键仪器和设备能够重复使用 |
| 65 | 用SAFER指南评估电子病历安全性 |
| 66 | 英国：《NHS患者安全战略：更安全的文化、更安全的系统、更安全的患者》（附送HIMSS19课件一份） |
| 67 | 英国患者安全教学大纲（序） |

| 序号 | 主题 |
|---|---|
| 68 | 零伤害愿景与全球患者安全行动计划 |
| 69 | 强化护士在诊断安全中的价值和作用：对护士领导者和教育者的实用建议 |
| 70 | 护士——技术互动与患者安全 |
| 71 | 以患者为中心的安全护理：一种护理教学模式 |
| 72 | 护理缺失：患者安全的一项关键指标 |
| 73 | 护理缺失与患者安全 |
| 74 | 安全第一：护士守护着您一生的健康 |
| 75 | 患者安全/质量改进：南丁格尔之影响 |
| 76 | 2020 年：护士和助产士年 |
| 77 | 应对数字护理挑战 |
| 78 | 延伸医疗护理：鼓励患者及家属积极参与 |
| 79 | 护理院 · 抗生素该怎么管理 |
| 80 | 强化护士在诊断安全中的价值和作用：对护士领导者和教育者的实用建议 |
| 81 | 护士用药错误的预防策略 |
| 82 | 8 项数字化医疗技术正在改变护士的未来 |
| 83 | 美国护理未来 10 年 |
| 84 | 美国发布：护理的未来十年规划（2020—2030） |
| 85 | 近 115 年护理史上的患者安全 |
| 86 | 以患者为中心的安全护理：一种护理教学模式 |
| 87 | 护理人为因素中的患者安全 |
| 88 | 护理与患者安全 |
| 89 | 谭德塞博士：如果系统失灵，护士可以防止伤害 |
| 90 | 虚拟护理：改善照护应对劳动力挑战 |
| 91 | 姑息治疗：为急诊重症患者提供更优护理 |
| 92 | 药无伤害：知道 · 核对 · 问一问 |
| 93 | 药物安全经济学 |
| 94 | 药无伤害 |
| 95 | 用药安全：WHO 第三项全球患者安全挑战 |
| 96 | 应对过度开药 |
| 97 | 药物重整：正确的药物清单 |
| 98 | 处方精简 患者安全重要策略 |
| 99 | 让孩子远离药物危险 |
| 100 | 沟通与用药安全 |

从 2002 年率先关注患者安全到 2008 年组建国内第一个患者安全小组，团队成员从起初的 11 人逐步壮大到近 100 人，来自微信公众号"患者安全"的上述世界各国关于"患者安全"的前沿讯息，均来自肖明朝教授和他的团队精彩编译与分享。

（1）重庆医科大学附属第一医院人员：魏莎、赵庆华、董慕欢、毛 建、冉晓兰、秦涵书、李进燕、杨柳、李跃荣、任红艳、谢燕、王薇、刘丽萍、江颖、石小莉、刘英、陈登菊、蒋婧、周鹭、吴岳峰、罗涛、苏飞月、代涛、王富兰、王俊、王佳丹、王丹、张平、陈莹、谢燕、郭秋燕、刘璟、胡雪、李娟、姚丽丽、艾慧坚、刘华云、米洁、刘光维、单雪峰、胡小凤、滕 苗等。

（2）重庆医科大学研究生：苏飞月、吴海霞、刘彤、杜星瑶、黄欢欢、赵梓寒、吴洁、姚丽丽、杨冰、李梦茜、余丽丽、廖方通、曾超、刘潺、曾琪渊、许荧杰、贺全浩、刘杰、李雪莲、彭颖、马应卓、秦静雯、王雪琴、彭絷杰、吴洁、严如玉、任靖文、彩莉、刘华云、李雪莲、肖邦鑫、吴凌澄、马应卓、吕洋、罗欣、黄琪、李慧平、白乐、张楠楠、钟锦通、李紫薇、余诗畦、邓佳欣、罗君、胡丹、陈宇露、邹鸿雁、谭皓、陈蒿、高雨、赵林博、李君卓、杨洋、胡燕、邓绚、罗迪、冼月、李慧琳、陆佳陵、饶千宜、雷鹏等。

（3）重庆护理职业学院英语康桥团队：何罗兰、任薇、周小利、张希等。

（4）刘英团队以及上海师范大学郑同京等。

（5）上海长海医院护理部陆小英、伍燕钦（研究生）。

（6）其他致力于患者安全的团队成员。

# 附录三　我国关于患者安全的教育与培训状况

　　曾有文献报道提出一个观点：从错误中学习的功能可以有效预防一线临床医生发生类似医疗差错，提供医疗关键环节的可操作规范，并提高上报者对高品质报告有用性的体验感。来自医院（60%）和学术机构（16%）的医疗专业人士表示，从医疗事件学习得到的益处远远大于从组织得到的益处。这点深有同感，学一千遍不如面对一次医疗实践中遇到不良事件的体验深刻。调查显示护理安全问题占医疗安全问题的40%，临床护理不良事件多数发生在初级职称护士中，但是目前面临的困窘是在临床一线医护工作者对患者安全风控和防范以及执业安全等方面缺乏一个成熟系统的学习。临床实战的真实案例，不仅可以收获更多的经验和教训，还可以深刻理解医疗不良事件纠纷与现实法律之间的关系。

　　（1）"患者安全"在医学院各专科、本科及研究生课程设置情况

　　我国目前的国情，绝大多数医、药学院校基本无系统的患者安全方面的课程设置，医学生或在健康服务体系中工作的医务人员也很少接受过系统的安全管理有关患者安全历史、文化、教育、实战技能与方法的系统学习。

　　2009年，WHO推出《患者安全医学院课程指南》，倡导各国医学院校开展患者安全课程教育。2013年，重庆医科大学率先开设了患者安全选修课，旨在将"生命至上、安全第一"的患者安全价值理念，贯穿于大健康医学人才培养全环节。患者安全课程内容广泛、学科交叉性强、实践性强，传统的专业课教学无法使学生聚焦医疗现实问题，缺少学习热情与兴趣。通过8年坚持不懈深耕在安全课程研究后，至2021年，重庆医科大学患者安全组终获批教育部"医学人文课程思政教学指南编写"重点项目。按照教育部《医学人文课程思政教学指南编写要求》在2023年2月完成《患者安全课程思政教学指南》（以下简称《指南》）的编制工作，并且在教育部课题专家组评审鉴定为优秀等级。通过应用《指南》中鲜活的思政素材增强了针对性、说服力、亲和力，提升了课程的趣味性和感染力。其特色主要体现在科学合理地从"家国情怀、品格塑造、专业伦理、科学精神"4个维度进行挖掘思政元素；灵活恰当地选取"四课堂融通"的方式开展课堂讲授、课外活动、社会实践及网络课堂思政教学方法。《中华人民共和国民法典》（简称《民法典》）自2021年1月1日施行，《中华人民共和国侵权责任法》（简称《侵权责任法》）等九部法律同时废止。《民法典》有7编1260条，居于法律体系基础性地位，是市场经济的基本法。对比原有的《侵权责任法》中的侵权责任部分发生了很大的调整，医疗责任纠纷案件涉及的有关立法变化以及司法实践中的法律理解和适用问题也一并发生了改变，因此，临床医务人员在研究结合我国国情的患者安全"医教研一体化"的过程中对于教育角度与"法治素养"相关的思政元素挖掘、教学方式选取、同学的实际理解等方面则存在一定难度，需要有复合型医疗人才（如懂得法律的临床医务人员）的深度参与及实战经验积累，才能进一步推进法制适用和理解的完善作为更全面的补充，如增加医疗法律、法规、制度系列的普法培训、《指南》应用培训等需求。下面我们将简单阐述《指南》的具体内容。

　　《患者安全课程思政教学指南》共分三篇：

　　第一篇为总论部分，对《患者安全课程思政指南》简介、课程思政相关术语诠释、课程思政教学要求（包括课程思政育人理念、课程思政教学模式、教学目标、教学重点、教学方法、教学评价、教师教学能力要求）等方面进行了系统阐述。

　　第二篇分别从课程概述、用药错误、手术错误、诊断错误等15章内容进行阐述，每个章节内容具体

包括章节简介、课程思政教学目标、重要思政元素与相关知识板块、课程思政教学策略、课程思政相关素材等5个方面。

第三篇为附录，包括典型教学案例、特色示范课堂、教学评价表、课程建设评价表等。

2023年由颜巧元主编的《患者安全学》，面向的是高等医药院校临床、护理、预防、基础、口腔、麻醉、药学、检验等专业的研究生、本科生及专科生，同时也可作为临床各科医生、护士、卫生保健工作者等的参考用书。注重在医学教育课程改革，将患者安全纳入专业学校和培训计划的课程，从而使学校和医疗机构将学生的注意力由单纯知识的获取转向技能的培养和行为的改变。全书共13章，包括绪论、患者身份识别、手术安全、用药安全、医院感染、新发突发传染性疾病的医院感染防控策略、危急值管理、医患沟通、患者意外伤害的防范、患者参与患者安全、患者安全事件报告、医学装备及信息系统安全管理和患者安全展望等内容。

（2）"患者安全"在临床护理工作中的培训与再教育

肖明朝教授曾说过：不良事件是患者安全的"后视镜"，其所呈现的是患者安全的另一面，即让患者"不安全"的一面，对不良事件的测度已成为量化患者安全的研究方向之一。

在研究不良事件或者医疗纠纷时，关键因素（时间、物理区域）容易受政治、法律、制度的影响，即使收集到客观、规范的数据，依旧会出现"同案不同判"的现象（原因：不同区域经济、文化、司法人员存在差异性，法律条文在时间轴上发生改变时患者结局也会不一样，如2021年1月1日实施《民法典》时同时废止《侵权责任法》）。

随着国家卫生系统对不良事件监测的重视度不断提高，组织和政府之间的深度合作不断加强，EHR的充分应用，监测机制不断完善，标准化、科学化、信息智能化数据统一采集方式会逐渐保障其测量的精准稳定性和时效性，缩短周期反馈的滞后性，从患者伤害结局的发生到改变、促进安全性会有一个质的飞跃。

在患者安全转化为患者安全实践过程中又面临在临床工作中多年关于患者安全方面出现的典型的安全警示案例的经验、教训、总结的归纳与分析少之又少的境况，直到国家出台《2021年国家医疗质量安全改进目标》提出持续改进质量的具体要求后，护理界开始着手构建适合我国国情的临床患者安全教育培训体系，通过真实案例的学习来警示和减少不良安全事件，守护患者的安全，提升护理服务品质，保障医疗质量安全。如：米光丽等所著《护理质量与安全管理》、张连荣等所著《护理质量与安全管理规范》、左月燃所著《护理安全》、金慧玉等所著《护理安全管理案例解析》、魏丽丽等所著《56例典型护理不良事件案例剖析》、宋钢兵等所著《护理质量与安全：管理分册》、国家护理专业质控中心所著《2021年国家医疗服务与质量安全报告——护理专业分册》、王春英等所著《护理安全管理：不良事件案例分析》、陆皓所著《护理安全管理应急预案与安全防范》以及张建荣等所著《护理安全不良事件管理》等著作在护理与患者安全的道路上，更多关注在"不良事件"的回顾性研究、制度与规范的建设，有一定的局限性，仅是将典型案例进行汇总、归类、总结、探讨、交流、学习、培训、警示教育、科研、教学所用，很少涉及从患者伤害结局的角度来深入思考和研究如何保障"患者安全"系统的安全性。整体患者安全不仅涉及文化、领导力和治理、患者和家属参与、员工安全、学习系统，而且还涉及法治的领域。医疗纠纷诉讼案件的发生逐年呈上升趋势，患者伤害责任判定走司法鉴定流程的情况也越来越被接纳，这种医疗环境背景下，谁是"第一受害者"，谁又是"第二受害者"一直困扰着医患双方。医疗法律体系的不断完善、结合行业特点进行普法教育与学习、如何才能做到"零伤害"成为我们迫在眉睫要面临解决的问题和对未来完善患者安全的挑战。其中临床护理管理中，对患者安全相关的不良事件总结深刻的有如下2本著作，非常有利于临床一线护理人员、医学院校护生的学习，现将内容简介分享如下：

　　2021 年由霍孝蓉、陈雁主编的《护理临床安全警示案例》面向的对象就是护理专业实习生及医院低年资护士的指导用书，旨在通过 100 个贴近的临床护理工作情景中关于安全的真实警示案例（包括：护理不良事件、安全隐患、突发事件等，覆盖了临床用药、管道管理、核心制度、沟通交流、安全隐患 5 个方面）的"麻雀解剖"方式提高低年资临床护士的风险意识，提升辨识、规避护理风险以及应急处置消除安全隐患的能力，强化护士对护理核心制度及相关医疗法规的知晓以及执行临床业务规范的意识。

　　2022 年由海军军医大学第一附属医院（上海长海医院）护理部陆小英汇编的《护理安全管理情景模拟案例分析》则总结归纳了临床护理中 40 例临床不良事件案例模拟的形式，对在临床接触到的护理安全事件进行描述，围绕患者安全管理，建立以预防为主的安全理念，针对临床护理安全管理中的重点对象、关键环节、薄弱时段等方面可能引发的安全隐患，从安全管理的角度进行原因分析，制定防范措施，提升患者安全，利于护士提高风险防范意识。

# 附录四 经典阅读赏文

**A content analysis of AJN articles spanning 115 years**

跨越 115 年来 AJN 文章分析

美国底特律梅西大学护理学院助理教授索尼娅·科瓦尔斯基（Sonya L Kowalski）和莫林·安东尼（Maureen Anthony）教授近期在美国护理学杂志（AJN）联合刊文 *Nursing's Evolving Role in Patient Safety*。通过查阅具有悠久历史的 AJN 杂志，历时 9 个月，阅读、分析了 1900 年至 2015 年间 1086 篇与患者安全有关的文章，探讨护士在促进患者安全方面的历史和现代作用，简述如下。

## 1900—1919

护理安全主要聚焦于细菌学理论的新发现。

有文章强调了手卫生的重要性。

文章通常由医生撰写，专注于病理生理学和症状学，而不是护理。

参考文献很少被引用。

讨论了热水瓶、约束、"烘烤炉"和水疗等干预措施，但没有提到安全预防措施。

## 1920—1929

许多文章着重介绍如何操作新技术。

继续描述潜在的有害干预措施，例如电疗、静疗加热器和热手术敷料，并没有提及安全预防措施。

文章讨论了新发现的胰岛素，并讨论了护士可以采取哪些措施来预防低血糖。

在精神科护理的文章中讨论了精神科对护士的要求和应具有的素质，但没有提到患者安全。

讨论病床侧栏可作为"无助病人"的安全辅助工具。

建议使用护理单元手册（"病房标准作业书"），以提高效率和标准化护理。

对于有跌倒风险的患者，建议使用低床（距地面 18 至 20 英寸）。

1929 年出版第一篇完全针对安全的文章是用电安全。

## 1930—1939

跌倒防止未得到解决。

胰岛素给药被认为具有较高的给药错误风险，因为不同浓度胰岛素在同时使用。

提出了预防用药错误的方法。

护士正在准备药物或给药时请不要干扰。

应使用药品商品名或通用名或两者皆用。

给药前按姓名识别患者。

确认护士在识别药物毒性方面的作用。

在阵痛、分娩时推荐使用止痛剂，但没有安全预防措施或没有讨论潜在的危害。

在 1939 年发表了第 2 篇专门针对安全的文章。

建议医院开展安全教育与预防会议。

## 1940—1949

护士积极参与安全设备和标准流程的发明。

制定了防止跌倒、窒息和灼伤事故的流程和政策。

推荐填充锯木末的病床用于消瘦和失禁患者，以防止压疮。

开发、实施机构卡片文件系统确保患者统一、一致的信息。

第二次世界大战护士认识到"休克病房"和恢复室可以提高外科和产科患者的生存率。

第二次世界大战后护理短缺要求护士简化护理流程，并导致医院使用替补人员编制。

鼓励护士考取医院护理执照，以改善患者的护理质量和安全。

为了应对众多的医院火灾，护士在防火、消防和患者撤离方面发挥了重要作用。

建立医院灾难应急计划。

**1950—1959**

医院建立了分级护理，依据患者病情程度制定不同患者的护理计划。

开始建立早产儿专科护理。

护理教育中列入了儿科安全内容。

在实施任何治疗前加强对患者的识别。

更多的安全预防措施用于对患者构成最大风险的药物，如巴比妥类、阿片样物质和镇静剂。

运用患者信息板防止医嘱等转录错误。

提出了防止自杀和自残的策略。

在神经学等领域为护士提供在职教育计划。

**1960—1969**

引入复杂的药物治疗方案，使用旋转床和液压升降机，护理日益复杂。

防止跌倒依然未予重视。

热水瓶烫伤是常见的诉讼原因。

认识到医院获得性感染的来源，护士启动预防流程。

**1970—1979**

文章要求全面改革药物治疗实践并倡导了多学科的团队合作，建立专门针对护士易于学习的护理资源库和单位剂量用药系统。

护理设备被认为是有潜在危险的，建议护士制定有缺陷或故障的设备报告程序。

作者鼓励家属参与照护，避免病人约束带的使用。

间歇性正压呼吸治疗被认为是气胸的潜在原因，提出了更安全雾化药物治疗。

文章强调了输液安全和防止活塞污染。

**1980—1989**

鼓励报告事故意识、防跌倒措施和床头警报。

建议更频繁的查房，穿防滑鞋和病床制动器。

单剂量药物治疗系统得到广泛应用。

引入了双重核查系统，以减少用药错误和药物治疗单的转录错误。

建议护士将病人纳入教育行政程序，减少错误，并根据需要寻求订单澄清。

连接呼吸机的通气管断开导致报警修改。

文章讨论了如何避免在鼻胃管喂养期间将空气栓塞引入中心静脉导管，以及瓶盖污染和抽吸。

不鼓励使用重要的侵入性设备或一次性使用设备。

**1990—1999**

关于预防用药错误的每月专栏介绍了发生错误的许多原因，并提出了安全提示，包括使用电子药物管理记录，精炼政策和程序通过系统理论，并在处方前药配方时传达等效剂量。

增加使用无证辅助人员患者安全的因素，护士制定了人员配置和委托原则。

减少使用患者约束成为护理优先事项。

**2000—2015**

系统因素被认为是错误的重要归因。

引入患者安全四大支柱概念（医学错误、实践错误、健康与安全和安全监控）。

床栏的危害。

医学绩效测量指标"抢救失败"运用到护理照护中。

在医院内建立快速反应小组。

美国食品和药物管理局要求药品制造商将条形码贴在所有处方和非处方药品上。

建议药物重整作为减少延续治疗交接过程发生的药物错误的重要手段。

组合式照护（多介质协议）引起重视，通常是与特定生理相关的补救问题或社会经济条件。

对患者安全"从无事件"医保补偿政策的变化。

分析表明，早期的文章（从 1900 年到 1920 年）集中在如无菌和新近理解的萌芽理论及安全措施。在 20 世纪 30 年代，文章提出了预防用药错误的方法，并鼓励制定书面程序来规范护理。二战期间，护士作者通过使用"休克病房"和恢复室提高了患者的存活率。20 世纪 50 年代逐步将患者分配到各个级别的护理（密集型，中级，自我，长期或家庭护理）。20 世纪 60 年代，设备和药物治疗方案日益复杂，造成了安全问题。医院获得性感染得到认识。单剂量药物是在 20 世纪 70 年代建立的。在接下来的二十年里，主要强调用药和护理程序安全。从 2000 年到 2015 年，文章通过人类的表象往深处分析，认为系统性因素是导致医疗保健错误的原因，如沟通不畅，护患比例，提供者技能组合，破坏性或不适当的提供者行为，转移工作和超时工作。

**结论：** 随着患者护理变得更加复杂，越来越强调患者安全。随着护士专业身份的变化，他们经常把焦点放在安全问题和解决方案上。IOM 报告鼓励研究侧重于错误的系统性解决方案，护理专家对安全文化的捍卫将在安全文化发展中起到关键作用。

**【原文】**　http：//journals. lww. com/ajnonline/Fulltext/2017/02000/CE _ Nursing _ s _ Evolving _ Role _ in _ Patient _ Safety. 25. aspx

**翻译：** 王丹（重庆医科大学附属第一医院泌尿外科）

**审校：** 肖明朝（重庆医科大学附属第一医院泌尿外科）

**来源：** 微信公众号"患者安全"2017 - 06 - 13 20：53

**编译自：** Kowalski Sonya L，Anthony，Maureen. American Journal of Nursing，2017，117（2）：34 - 48.

# 附录五　我国"患者安全"领域的部分论著介绍

**1. 患者安全领域部分论著介绍**

通过检索 WHO 官网、中外文数据库查询关于"患者安全"的文献、著作、新闻报道等方式收集以下学习资料，无论是翻译引进的大量相关官方网站（包括国内、国际）的前沿讯息，还是结合我国目前领创患者安全的现状，从各个维度纵深层次阐述患者安全的重要性和必要性，如：安全管理（技术、环境、仪器设备、药品卫材员等）、制度与流程规范、员工安全、患者和家属参加、学习系统、安全文化领导力和治理等多方面影响到安全问题的因素。较为全面地介绍了世界卫生组织在全球致力于"患者安全"领域不断完善的践行举措的相关工作情况以及国内外前沿患者安全问题的现状、面临的困难与挑战，引导我们进一步深度思考"患者安全"从认知到实践。结合我国国情，我们到底该如何去践行才能促进患者安全的教育，从而将患者安全文化渗透到医疗系统的每一个角落，降低医疗风险，不断提高患者安全和医疗质量安全水平，避免不必要的伤害，惠及更多医护人员与患者？

**表附5　患者安全领域部分论著**

| 序号 | 著作名称 | 作者 | 翻译 | ISBN | 出版时间 | 出版社 |
|---|---|---|---|---|---|---|
| 1 | *Taking The Lead In Patient Safety*（卫生保健领导者用患者安全入门书） | Krause, Thomas R. | 英文版 | 9780470225394 | 2008 年 10 月 | Wiley |
| 2 | *Uderstanding Patient Safety* | Wachter, Robert M. | 肖明朝 | 9780071765787 | 2012 年 5 月 | 不详 |
| 3 | 《患者安全案例研究》 | 朱莉·约翰逊、海伦·哈斯克尔、保罗·巴拉赫 | 肖明朝 | 9787519429737 | 2017 年 6 月 | 光明日报出版社 |
| 4 | 《零伤害——医疗领域患者安全与职业安全提升之道》 | （美）克雷格·克拉珀，詹姆斯·梅利诺，卡罗尔·施托克迈尔 | 肖明朝 | 9787518963652 | 2020 年 1 月 | 科学科技文献出版社 |
| 5 | 《患者安全：构建医院高质量发展的患者安全体系》 | （美）罗伯特·M. 瓦赫特，基兰·古普塔著 | 刘谦主审 肖明超，方来英译 | 9787518988778 | 2021 年 12 月 | 科学技术出版社 |
| 6 | 《牛津患者安全专业实践手册》 | PeterLachman, John Fitzsimons, AnitaJayadev, Jane Runpacles & John Brennan | 肖明朝，赵庆华主译 | 不详 | 2022 年 | 不详 |
| 7 | 《患者安全管理》 | 文森特、奥玛波提 | 于鲁名主审 吴新宝等译 | 9787530493717 | 2018 年 2 月 | 北京科学技术出版社 |
| 8 | 《患者质量与患者安全》 | 钱庆文，邹新春， | | 9787519451622 | 2019 年 3 月 | 光明日报出版社 |

续表附5

| 序号 | 著作名称 | 作者 | 翻译 | ISBN | 出版时间 | 出版社 |
|---|---|---|---|---|---|---|
| 9 | 《向航空业学管理——医疗质量与患者安全的终极飞行计划》 | （美）约翰·J. 南斯 | 郝宏恕，张森琳，余秀之译 | 9787519447823 | 2021 年 4 月 | 光明日报出版社 |
| 10 | 《绘制医疗航线图》 | （美）约翰·J. 南斯，凯瑟琳·M 巴塞洛缪著 | 郝宏恕，石璐 | 9787570613526 | 2021 年 5 月 | 湖北科学技术出版社 |
| 11 | 《护理临床安全警示案例》 | 陈雁 | 霍孝蓉主审 | 9787564197186 | 2021 年 11 月 | 东南大学出版社 |
| 12 | 《护理安全管理情景模拟案例分析》 | 陆小英，李海燕，朱国献 | | 9787547855041 | 2022 年 1 月 | 上海科学技术出版社 |
| 13 | 《患者安全—从理论到实践》 | 吴映辉，邹新春 | | 9787518987214 | 2022 年 2 月 | 科学技术文献出版社 |
| 14 | 《灰天鹅与灰犀牛—应对医疗质量与患者安全挑战》 | 韩磊 | | 9787309156102 | 2022 年 6 月 | 复旦大学出版社 |
| 15 | 《医疗质量与安全管理》 | 王炳龙程永忠 | | 9787567919280 | 2022 年 7 月 | 中国协和医科大学出版社 |
| 16 | 《患者安全—严重医疗不良事件的调查与报告》 | 原著（英）Russell Kelsey | 王岳，宋奇繁译 | 9787110104507 | 2023 年 1 月 | 科学普及出版社 |
| 17 | 《患者安全学》 | 颜巧元 | | 9787565928680 | 2023 年 8 月 | 北京大学医学出版社 |
| 18 | 《护理质量与安全管理》 | 米光丽、张米玮、李兆君 | | 9787030782328 | 2024 年 3 月 | 科学出版社 |
| 19 | 《护理质量与安全管理规范》 | 张连荣 / 池金凤 | | 9787801216427 | 2005 年 5 月 | 军事医学科学出版社 |
| 20 | 《护理安全》 | 左月燃 | | 9787117114851 | 2009 年 8 月 | 人民卫生出版社 |
| 21 | 《护理安全管理案例解析》 | 金慧玉，马慧 | | 9787030642370 | 2022 年 10 月 | 科学出版社 |
| 22 | 《56 例典型护理不良事件案例剖析》 | 魏丽丽、李环廷、王薇 | | 9787030594242 | 2018 年 12 月 | 科学出版社 |
| 23 | 《护理质量与安全：管理分册》 | 宋钢兵、朱强 | | 9787801219442 | 2007 年 8 月 | 军事医学科学出版社 |
| 24 | 《2021 年国家医疗服务与质量安全报告——护理专业分册》 | 国家护理专业质控中心 | | 9787518999576 | 2023 年 01 月 | 科学技术文献出版社 |
| 25 | 《护理安全管理：不良事件案例分析》 | 王春英、陈丽君、陈瑜、黄淑群 | | 9787308204316 | 2020 年 09 月 | 浙江大学出版社出版 |
| 26 | 《护理安全管理应急预案与安全防范》 | 陆皓 | | 9787509169384 | 2013 年 09 月 | 人民军医出版社 |
| 27 | 《护理安全不良事件管理》 | 张建荣，黄艳芳 | | 9787566809520 | 2014 年 05 月 | 暨南大学出版社 |
| 28 | 《精神疾病护理安全防范》 | 赵芳，何金爱，陈炜 | | 9787030531506 | 2018 年 2 月 | 科学出版社 |
| 29 | 《护理职业安全教育》 | 蒋羽霏 | | 9787122426444 | 2023 年 07 月 | 化学工业出版社出版 |
| 30 | 《护理安全与防护技能》 | Cunningham, Sheila | 不详 | 9781138479401 | 2019 年 12 月 | Routledge |

2. 患者安全领域代表著作介绍

相关医疗司法鉴定经典案例类著作比较多，比较有代表意义的有 2021 年 7 月出版的王岳、蒋士浩、王伟国主编的《中国医疗诉讼与医疗警戒蓝皮书（第 4 卷·产科）》，汇集了 65 个来自省级医学会和司法鉴定机构的典型科鉴定案例。在体例上，每个案例均包含四部分：第一部分依据病历，以简洁、明了、专业的方式介绍案情；第二部分归纳医患双方的争议焦点所在；第三部分简述鉴定意见；第四部分分析医疗行为与损害结果之间的因果关系、医患双方的责任承担等，进而总结经验教训，为进一步减少医疗纠纷提供借鉴。

【著作背景导读】

医学是科学和文化的结晶，但又充满了不确定性和不成熟性。苛求医务人员在职业生涯中永远不出现错误是不现实的，但这不能成为我们经常重复性出错的理由和借口，帮助医务人员避免重复出现类似的错误，这是可以做到的！《中国医疗诉讼与医疗警戒蓝皮书》就是在这样的背景下出版并发行的，该书旨在告诫相关领域医务人员吸取国内医疗诉讼的经验与教训，避免出现类似错误，提高医疗服务质量，最终保护患者安全。

该书的编委会成员多为从事医学法律教学与研究的法学学者、医学专家、鉴定专家、律师等，在医疗纠纷的调解、处理、鉴定及司法实践中有着丰富的经验。汇集了 65 个来自省级医学会和司法鉴定机构的典型科鉴定案例。在所列举的案例中，主要存在两种情况：一种是在临床实践中没有按照诊疗规范、常规操作，或者没有尽到应尽的专家注意义务而导致患者不良后果的事件，即《侵权责任法》所规定的医疗技术损害责任；另一种情况则是没有尊重患者权利，如知情同意权、隐私权等，给患者造成损害的案例，符合《侵权责任法》的伦理损害责任。例如，归于替代医疗方案告知的忽略而造成患者的损害。对于这些医疗行为，透过鉴定结论，鉴定人的看法在某种意义上也可以指引临床医生的诊疗行为，以吸取教训，规避风险，提高医疗服务质量，促进医患关系和谐，保障患者的生命健康等权益。该书具有重要的实践指导意义和实际应用价值。医之为道，非精不能明其理，非博不能致其得。医学是一门科学性、人文性、社会性很强的实践科学，苛求医务人员在职业生涯中永远不出现错误是不现实的。案例的编撰不是为了提供一个临床实践指南之类的规范或标准，案例的分析部分从医学科学角度严格来讲可能是证据不充分，略显片面、粗糙、主观，但该书的目的是希望通过对一些真实发生的不良事件的介绍、分析，给产科医生一些启示，或者说一些警戒，尽可能吸取这些案例中的教训，并举一反三，将此运用于临床工作，避免重蹈案例中之覆辙，避免重复出现类似的错误，造福于患者，同时也有利于医疗界的发展。

【作者简介】

王岳（1975—），法学博士，北京大学医学人文学院副院长，教授，博士生导师；中国医科大学医学学士，中国政法大学法律硕士，武汉大学法学博士；国家免疫规划专家咨询委员会委员，国家卫计委公立医院院长职业化能力建设专家委员会法律专委会副主任委员；中国人体健康科技促进会医学人文与医院管理专业会主任委员，中国卫生法学会学术委员会副主任委员，中国老年学和老年医学学会安宁疗护分会副主任委员。

蒋士浩（1963—），卫生管理研究员，江苏省医学会医学鉴定中心主任，江苏省医疗损害鉴定专家库管理办公室主任，江苏省医学会医事法学分会主任委员，南京医科大学兼职教授，国家继续教育卫生法规项目评审专家，江苏省医疗损害鉴定专家库专家，江苏省等级医院评审委员会委员；主要从事医学鉴定、医事法学、医院质量安全管理、医疗纠纷风险防范等方面的研究。

　　王伟国（1977—），北京明正司法鉴定中心主检法医师，北京市司法鉴定业协会法医临床、法医病理专业委员会委员；2003 年毕业于中国医科大学法医系，获医学学士学位；2007 年起开始从事医疗损害司法鉴定，至今完成医疗损害司法鉴定一千余例，其中以妇产科医疗纠纷为主，积累了较为丰富的医疗损害司法鉴定经验；先后在《中国司法鉴定》《中国法医学杂志》《中国卫生法制》及专业学术论坛发表学术论文十余篇，并任《实用颅脑创伤学》《中国医疗诉讼与医疗警戒蓝皮书》（第二卷、第三卷）编委，《司法鉴定经典案例汇编》副主编。

# 附录六　患者安全目标团体标准

患者服务 患者安全目标 T/CHAS 10-2-1-2023

中国医院协会 2023 年 10 月 28 日发布，2023 年 12 月 30 日实施

本标准按照 GB/T1.1—2020 给出的规则起草。本标准由中国医院协会提出并归口。

本标准主要起草单位：重庆医科大学附属第一医院，北京大学第一医院，香港大学深圳医院，复旦大学附属华山医院，医院标准化专业委员会。

本标准主要起草人：肖明朝，赵庆华，贾英雷，王平，徐小平，王惠英，郑双江，黄欢欢，彭颖，杜星瑶，刘彤，李雪连，周鹭，马应卓，李慧平，刘月辉，刘丽华。

# 参考文献

［1］滕苗,吕富荣,徐玲,等.医院评审评价中的患者安全［J］.中国医院,2016,20(12):10－12.

［2］WHO. Summary of the evidence on patient safety:implications for research［J］. Geneva:World Health Organization,2009:1－12.

［3］CHO S M,CHOI J. Patient safety culture associated with patient safety competencies among registered nurses［J］. J Nurs Scholarship,2018,50(5):549－557.

［4］LEE S E,QUINN B L. Safety culture and patient safety outcomes in East Asia:a literature review ［J］. West J Nurs Res,2020,42(3):220－230.

［5］刘华平,王青,刘桂英.国内外护理安全教育发展现状与思考［J］.中国护理管理,2018,18(10):1316－1320.

［6］贾英雷,朱硕斌,林箐,等.基于管理视角的患者参与 患者安全策略研究［J］.中国医院管理,2021,41(3):54－58.

［7］徐婷婷,张元红,马庄宣.临床实景教学在新护士护理安全培训的应用［J］.护理学杂志,2021,36(7):75－78.

［8］刘彤,肖明朝,赵庆华.国际患者安全发展趋势分析及对我国的启示［J］.中国卫生质量管理,2023,30(9):1－5.

［9］World Health Organization. 10 facts on patient safety［EB/OL］.(2019－09－14)［2023－01－04］.https://www. who. int/zh/news-room/fact-sheets/detail/patient-safety.

［10］SLAWOMIRSKI L,AURAAEN A,KLAZINGA N S. The economics of patient safety［J］. OECD Health Working Papers,2017(96):67.

［11］JHAAK. Presentation at the "patient safety—a grand challenge for healthcare professionals and policymakers alike" a roundtable at the grand challenges meeting of the Bill & Melinda Gates Foundation ［EB/OL］.(2018－10－18)［2023－01－04］. https://globalhealth. harvard. edu/qualitypowerpoint.

［12］World Health Organization. Global patient safety action plan 2021—2030［Z］,2021.

［13］刘彤,周鹭,王俊,等.患者安全:"零伤害"道路的思考与建议［J］.中国医院管理,2023,43(3):55－58.

［14］刘艳,崔璀,唐方芳,等.基于高可靠性组织理论的儿科住院患者意外伤害事件管理方法的实施及成效［J］.中国护理管理,2021,21(7):1069－1073.

［15］WEICK K,SUTCLIFFE K. Managing the unexpected:resilient performance in an age of uncertainty ［M］. San Francisco:Wiley& Sons,2007:34.

［16］符美玲,苏飞月,赵庆华,等.患者安全文化建设实践研究［J］.中国卫生质量管理,2021,28(5):75－78.

［17］董秋菊.规范化护理操作流程在结肠镜检查前肠道准备中的应用效果分析［J］.临床医药文献电子杂志,2020,7(15):106－131.

［18］魏震,杨琛,曹晓花,等.应用护理标准化操作流程降低医疗成本效果研究［J］.中国医院,2021,25(3):52－54.

［19］刘璟,肖明朝.关于WHO提出全球患者安全行动计划的思考与启示［J］.中国医院,2021,25(7):62－64.

［20］Agency for Healthcare Research and Quality. Patient and family engagement［EB/OL］.［2023-11-16］. https://www. ahrq. gov/hai/cusp/modules/patient-family-engagement/sl-pat-fam. html # slide5.

［21］JAMES J T. A new evidencebased estimate of patient harms associated with hospital care［J］. J Patient Saf,2013,9(3):122-128.

［22］危志华,彭杰,刘婉君,等. 第二受害者研究热点可视化分析［J］. 中国卫生质量管理,2020,27(5):79-82.

［23］朱腾,戴晓娜,陈水红. 患者安全目标:加强医务人员之间有效沟通的管理策略［J］. 中国卫生质量管理,2020,27(6):13-16.

［24］World Health Organization. The conceptual framework for the international classification for patient safety［Z］,2009.

［25］王垭,黄浩,朱红,等. 5W模式在护理信息传递管理中的应用研究［J］. 护士进修杂志,2021,36(21):1962-1965.

［26］World Health Organization. Patient safety incident reporting and learning systems:technical report and guidance［Z］,2020.

［27］张圣宏,刘琍,晏晨阳. 1例信息传递错误事件分析与改进［J］. 中国卫生质量管理,2021,28(12):45-48.

［28］刘月辉,冯丹,等.中国医院协会《中国医院质量安全管理》团体标准编制与应用实践研究［J］. 中国卫生质量管理,2021,31(2):1-5.

［29］詹昱新,喻姣花,李梅,等. 基于Web of Science的患者安全国际研究热点的可视化分析［J］. 中国实用护理杂志,2021,37(15):1176-1184.

［30］冯倩,冯磊,李珞畅.从医疗质量安全到患者安全:医疗风险治理的观念更新与政策优化［J］. 中国全科医学,2019,22(31):3805-3809.

［31］王烈,刘卫东. 患者安全全流程闭环管理的探索与实践［J］. 江苏卫生事业管理,2021,32(9):1167-1169.

［32］丁涛,潘继强,杨宏伟,等. 基于信息化的日间手术闭环管理流程探究［J］. 中国卫生质量管理,2019,26(4):91-93.

［33］徐筱蕾,贺宇杉,李军.“患者参与”理念内涵及形成过程概述［J］. 中华医院管理杂志,2018,34(5):396-399.

［34］李晓晴,王一波,沈鑫,等. 患者安全目标:鼓励患者及家属参与患者安全的临床实践［J］. 中国卫生质量管理,2020,27(6):17-20.

［35］陈武朝,林英忠,张国,等. 医务人员对患者安全文化的认知情况及其影响因素调查分析［J］. 中国临床新医学,2020,13(11):1129-1133.

［36］BROUSSARD L. Simulation-based learning:how simulators help nurses improve clinical skills and preserve patient safety［J］. Nurs Womens Health,2008,12(6):521-524.

［37］文信,冯先琼. 寓患者安全教育于护理学基础课程教学的效果初探［J］. 中华医学教育杂志,2018,38(5):676-679.

［38］李娟,肖明朝,赵庆华,等. 将患者安全融入医学本科教育的探索与实践［J］. 中国继续医学教育,2021,13(4):80-82.

［39］刘庆庆,彭伶丽. 政策工具视角下我国患者安全管理领域的政策文本量化分析［J］. 中国卫生事业管理,

893－896. DOI：10. 3761/j. issn. 0254-1769. 2018. 07. 027.

［60］程海丹,管艳萌. 16 个省市患者参与患者安全实践及管理现状研究[J]. 护理管理杂志,2023,23(4)：290－294.

［61］施雁,吴松起. 基于患者安全的护理质量管理[J]. 上海护理,2022,22(6)：72－75.

［62］贾二歌,周嫣. 患者参与患者安全的国内研究现状[J]. 解放军护理杂志,2017,34(5)：54－57. DOI：10. 3969/j. issn. 1008-9993. 2017. 05. 014.

［63］苏飞月,肖明朝,徐玲,等. WHO 推动患者安全运动的举措及思考[J]. 中国医院,2019,23(11)：23－25.

［64］燕芳红,刘昂芝,程玲,等. 医学本科生对患者安全知识需求的调查[J]. 中华护理教育,2017,14(2)：134－138.

［65］BERWICK D M. A user's manual for the IOM's 'Quality Chasm' report[J]. Health Aff(Millwrood),2002,21 (3)：80－90.

［66］LI SY, YU J H, DIAO Z F, et al. Analysis on nutritional risk screening and influencing factors of hospitalized patients incentral urban area [J]. J Huazhong Univ Sci Technolog Med Sci,2017,37(4)：628－634.

［67］ULRICH B,KEAR T. Patient safety and patient safety culture：foundations of excellent health care delivery[J]. Nephrol Nurs J,2014,41(5)：447－456.

［68］COHEN M R. Why error reporting systems should be voluntary[J]. BMJ,2000,320(7273)：728－729.

［69］范欣,刘志坚,孙蓉蓉,等. 互联网背景下打造患者安全生态圈[J]. 中国医院,2018,22(5)：19－21

［70］常明,俞益武. 基于生态医学的健康管理模式架构及理论探讨[J]. 现代预防医学,2012,39(18)：4745－4746.

［71］杨娟,孙俐,王坤,等. 生态医学模式视角下护理伦理新观念在临床护理中的应用[J]. 中国卫生产业,2015,12(18)：17－19.

［72］杜瑞珍,崔改英,董丽菲. 妇幼医院人才生态医学建立的必要性探讨[J]. 护理实践与研究,2013,10(8)：68－69.

［73］EDOZIEN L C. The bionomic approach to patient safety and its application in gynaecological surgery [J]. Best Pract Res Clin Obstet Gynaecol,2013,27(4)：549－561.

［74］喻姣花,赵诗雨,刘云访,等. 住院患者护理安全生态圈的构建及权重分析[J]. 护理学杂志,2021,36(17)：60－63.

2024,41(1):19 - 23.

[40] 刘同柱,赵昕昱,童贵显. 我国医院预住院模式研究现状与对策[J]. 中国医院管理,2018,38(7):26 - 28.

[41] 张玉虾,陈开珠. 优化服务流程在某三甲医院预入院应用的效果评价[J]. 基层医学论坛,2022,26(6):118 - 120.

[42] 宋可玉,董圣洁,施贞凤,等.2008—2020 年我国三级甲等医院医疗诉讼案例患者损害研究 [J]. 中国医院管理,2023,43(7):46 - 52

[43] 陈纪平. 民事诉讼模式新发展:线上线下并行的民事诉讼模式[J]. 文化学刊,2022(6):91 - 95.

[44] 周贝贝,顾加栋. 涉诉医疗纠纷之特征及侵权原因分析:以 2018 年江苏省审判数据为依据[J]. 医学与法学,2021,13(3): 51 - 56.

[45] 谢冬玲,李扬,王志意. 四川省医疗损害责任纠纷案件实证分析与防控策略[J]. 卫生软科学,2021,35(2):46 - 50.

[46] 杨风,朱俊敏,许艳秋,等. 医疗损害纠纷诉讼案件分析:以江苏省为例[J]. 中国卫生事业管理,2020,37(9):678 - 682.

[47] KIM K I,JUNGH K,KIM C O,et al. Evidence-based guidelines for fall prevention in Korea[J]. The Korean Journal of Internal Medicine,2017,32(1):199 - 210.

[48] BOLTON L. Preventing fall injury[J]. Wounds,2019,31(10): 269 - 271.

[49] 李颖,王玲玲,赵萍,等.中国医院患者安全文化现状及思考 [J].中国医院,2017,21(7):1 - 3.

[50] KEITH D H,MICHELLE V,WILL E W. Falls in the acute hospital setting impact on resource utilization[J]. Australian Health Review,2007(31):471 - 477.

[51] 袁江帆,陈伟,刘诗卉,等.《民法典》背景下医院内跌倒医疗法律风险管理研究[J].中国医院,2023,27(6):70 - 73.

[52] 张文一,刘月辉,冯丹,等. 国内外医疗质量安全管理标准化工作概述[J]. 中华医院管理杂志,2018,34(12):969 - 973.

[53] 刘兰辉. 患者安全:医者的理想与追求[J].中国卫生质量管理,2020,27(6):8.

[54] 冯丹,刘月辉,姚远,等.中国医院质量安全管理团体标准体系框架设计[J].中华医院管理杂志,2018,34(12):974.

[55] 贾英雷,朱硕斌,林箐,等. 基于管理视角的患者参与患者安全策略研究[J].中国医院管理,2021,41(3):50 - 54.

[56] HANS T,VALDERAS J M,MICHEL W,et al. Involving patients in patient safety programmes:a scoping review and consensus procedure by the LINNEAUS collaboration on patient safety in primary care[J]. European Journal of General Practice,2015,21(S1):56 - 61. DOI:10. 3109/13814788. 2015. 1043729.

[57] World Health Organization. World patient safety day 2023:engaging patients for patient safety [EB/OL]. [2023 - 03 - 13]. https://www. who. int/zh/news-room/events/detail/2023/09/17/default-calendar/world-patient-safety-day-2023-engaging-patients-for-patient-safety.

[58] WEINGART S N,ZHU J,CHIAPPETTA L,et al. Hospitalized patients' participation and its impact on quality of care and patient safety [J]. International Journal for Quality in Health Care,2011,23(3):269 - 277. DOI:10. 1093/intqhc/ mzrO02.

[59] 朱琴,颜巧元.患者参与患者安全标准化管理方案的研究现状及启示[J].中华护理杂志,2018,53(7):